한국인 **암의 역사**

The History of Cancers in Koreans

한국인 암의 역사

'감추어진 암 왕국'에서
'암 퇴치 모범국'으로

황상익 지음

한울
아카데미

책을 펴내면서

1.

2012년 1월, 예순 번째 생일을 맞아 아내와 함께 어느 여행사의 도쿄 탐방 프로그램에 참가했습니다. 생일 전날인 1월 25일부터 3박 4일의 여행이었습니다. 첫날 오후 5시 무렵 요코하마 항구의 옛 세관을 견학하기 위해 버스에서 내리는데 전화가 왔습니다. 발신처는 서울대학교병원 강남센터였습니다. 며칠 전 그곳에서 받은 건강검진 결과는 귀국 후에 통보 받기로 했는데 무슨 일일까? 주변이 소란스러운 가운데 내 귀에 뚜렷이 들린 것은 "씨티 검사", "신장암", "김선회", "예약" 등이었습니다. 검진 때 했던 씨티 검사에서 신장암이 발견되어 담당인 김선회 교수에게 예약을 하려 하는데 괜찮겠느냐는 뜻인 것 같았습니다. 하필, 회갑 전날 암에 걸렸다는 통보를 받다니!

여행 기분을 망치지 않도록 아내에게는 얼렁뚱땅 둘러댔습니다. 다행히 아내는 내 말을 의심하지 않았습니다. 그런데 조금 이상하다는 생각이 들었습니다. 일반외과의 김선회 교수는 췌장암 전문인데 신장암이라니? 췌장을 신장으로 잘못 들었나? 만약 췌장암이라면 정말 큰일인데……. 휴대전화 로밍을 하지 않았기 때문에 호텔에 도착해서 인터넷으로 알아보아야겠다고 생각했습니다. 다시 또 하필, 그날따라 호텔의 와이파이망에 이상이 생겼는지 인터넷 접속이 되지 않았습니다. 다음 날 점심 때 신주쿠에 있는 어느 음식점에서 서울대학교병원 홈페이지에 들어가 비뇨기과 김현회 교수가 신장암 전문이라는 사실을 알았습니다. 7년 후배인 김현회 교수를 알지 못해서 전날 "김현회"를 "김선회"로 잘못 들었던 것이지요. 췌장암이 아니라 신장암이어서 다행이라는 생각이 들었고, 회갑 선물을 받은 기분이었습니다.

2.

귀국해서 김현회 교수로부터 신장암 초기이며 수술로 암 부위를 제거하면 다른 치료는 받을 필요가 없다는 반가운 소식을 들었습니다. 그리고 2월 17일에 수술을 받기 위해 그 전날 입원을 했습니다. 나로서는 난생처음 받는 수술이고 첫 입원이었습니다. 저녁 회진 때 입원실에 들른 김 교수는 암 부위는 그리 크지 않고 제거에 어려움이 없을 것 같은데 근처에 오래된 염증 조직이 매우 두껍게 쌓여 있다고 했습니다. 그래서 수술이 까다로울 수 있고, 수술 시간도 길어질지 모르겠다고 알려 주었습니다. 다음 날 아침 일찍 나는 수술장에 실려 갔고 8시경 수술이 시작되었습니다. 수술장 밖에서 기다리던 아내는 시간이 지날수록 걱정이 커져갔습니다. 현황판에 계속 환자들이 회복실로 옮겨졌다는 안내가 나오는데 유독 나만 수술장에 머물러 있었기 때문입니다. 일각이 여삼추였다고 합니다. 아니, 완전히 "멘붕 상태"가 되었답니다. 오후 늦게 김 교수가 이유를 설명해 주었습니다. 우려했던 것보다도 더 두터운 염증 조직이 암 부위를 덮고 있어서 그것을 제거하느라고 수술이 애초 예상보다도 오래 걸렸다는 것입니다. 수술이 매우 까다로워서 암 조직이 있는 오른쪽 신장을 통째로 드러낼까도 생각했지만 원래 계획대로 암 부위와 염증 조직만을 제거했다고 합니다. 김 교수의 환자를 위한 정성과 실력에 크게 감사할 일이었지요.

　김 교수는 내가 어렸을 때 심한 신장염을 여러 차례 앓고도 살아남은 것이 기적에 가까울 정도라고 했습니다. 내 콩팥에는 오래전의 병력이 생생하게 새겨져 있었던 것입니다. 그날 밤 여러 가지 상념이 머리를 흔들었습니다. 아버지는 내가 어렸을 때 감기가 잘 떨어지지 않으면 항생제 정맥주사를 놓아 주곤 했습니다. 나는 대학 시절 이래, 감기 치료에 꼭 필요하지 않은 항생제를 아버지는 왜 그렇게 자주 주사했을까 하는 생각을 했더랬습니다. 그리고 당신이 어렸을 때 신장염에 걸려 죽을 고비를 넘겼다는 아버지 이야기도 떠올랐습니다. 요컨대 아버지는 내가 감기를 심하게 앓을 때면 신장이나 다른 중요 장기에 악성 염증이 생길 것을 우려해서 항생제를 놓았던 것 같습니다. 또 그래서 아버지는 내가 몸이 약하고 그 때문에 의과대학에 진학하는 게 좋겠다고 했던 것이겠지요. 김 교수의 설명으로 오래된 비밀이 밝혀졌습니다. 내 콩팥에는 병력뿐만 아니라 아버지와 나의 관계도 담겨 있었습니다.

　나는 "나이롱" 암 환자입니다. 많은 암 환자들이 수술보다 항암제 치료와 방사선 치료 때문에 큰 고통을 겪는데 나는 그런 치료를 받을 필요가 없었기 때문입니다. 초기 신장암의 특성 때문이지만 정기검진으로 일찍 발견할 수 있었고 또 김 교수가 수술을 잘해 준 덕분이기도 합니다. 목숨을 위협받을 정도로 심한 상태는 아니었지만 나는 암에서 쾌유되었습니다. 게다가 아버지와 나 사이의 한 가지 중요한 숙제도 풀었습니다.

3.

　체험이 사람을 변화시킨다는 말은 진리인 것 같습니다. 나와는 별로 상관없는 것 같았던 암이 바로 나 자신의 문제라는 자각과 함께 한국인의 암에 관한 역사를 정리해야겠다는 연구자로서의 각오가 생겼습니다. 그 뒤 암의 역사에 대해 짤막한 글을 몇 편 썼지만 "한국인 암의 역사"에 대해 책을 펴내리라고는 생각하지 못했습니다. 자료가 너무 부족해서 엄두를 낼 수 없었습니다.

　2020년, 코로나-19 팬데믹이 시작되자 몇 군데에서 감염병의 역사에 대한 글 청탁을 받았습니다. 원고를 쓰기 위해 자료들을 찾고 정리하던 차에 『조선인구동태통계』(1938~1942)가 눈에 띄었습니다. 10여 년간 무심하게 대했던 그 통계 책자에 왠지 눈길이 갔습니다. 그리고 며칠 동안 밤낮으로 궁리한 끝에 마침내 제대로 된 독해 방법을 찾아냈고 실마리가 풀리기 시작했습니다. 이 책 4장에 자세하게 설명했습니다. 이로써 일제 강점기 "암의 청정지역"으로 여겨졌던 식민지 조선에도 암이 상당히 많았다는 사실이 눈에 뚜렷이 들어왔습니다. 부족하고 부실한 자료라도 요령껏 활용하면 역사의 진실을 밝힐 수 있다는 자신감이 생기기 시작했습니다.

　그 무렵 알게 된 러들로우의 1929년 논문 「조선인의 암. 예비 보고(Carcinoma in the Korean. Preliminary Report)」에 담겨 있는 다음과 같은 "통찰"은 눈을 더 밝혀 주었습니다. "앞으로 조선에서 의학이 발달하면 조선인에게서 암종뿐만 아니라 모든 종류의 악성 종양 빈도가 유럽인이나 미국인들과 거의 같다는 사실이 밝혀질 것이라 예견한다." 100여 년 전 필리핀에서 의료활동을 하던 미국인 의사 더들리와 베더 또한 비슷한 논문을 발표했다는 사실도 알게 되었습니다. "한국인 암의 역사"에 대해 써야겠다는 생각을 굳혔습니다.

4.

2021년 초, 30년 지기인 서홍관 교수가 국립암센터 원장이 되었다고 연락했습니다. 며칠 뒤 서 원장에게 『한국인 암의 역사』 집필과 출간을 국립암센터 사업으로 추진하면 어떻겠느냐고 제안했습니다. 국립암센터는 공모사업으로 결정했고, 나는 사업에 응모해서 연구자로 선정되었습니다.

이 무렵, 전립선암 판정을 받았습니다. 신장암 때와는 달리 어느 정도 예견했던 일입니다. 몇 해 전부터 전립선 특이 항원(Prostate-Specific Antigen: PSA) 수치가 점차 올라갔기 때문입니다. 전문가들과 상의해서 수술 대신 방사선 치료와 호르몬 치료 병행요법을 선택했습니다. 의학적 이유와 더불어 건강보험이 커버하지 않는 "로봇 수술"과 달리 방사선 치료와 호르몬 치료는 비용의 5%만 부담하면 되는 점도 고려한 선택입니다. 암의 경제적·사회적인 측면도 실감나게 체험한 셈입니다.

부작용을 걱정했던 한 달간의 방사선 치료는 거뜬히 넘긴 반면, 3년에 걸친 호르몬 치료는 제법 힘들었습니다. 무엇보다도 기력이 많이 떨어졌습니다. 자료 정리와 원고 쓰기가 평소보다 더디고 힘들었습니다. 그 때문에 예정보다 1년이 늦어진 2023년 말에야 원고를 제출할 수 있었습니다. 내 나름으로는 "고난의 행군"을 한 셈입니다. 원고를 제출한 지 석 달 뒤 호르몬 치료가 끝났고, 기력은 빠르게 회복되었습니다. 마치 『한국인 암의 역사』를 온몸으로 쓰기 위해 암을 앓았던 모양새입니다.

5.

내가 글쓰기의 중요한 목표와 원칙으로 삼고 있는 것 가운데 한 가지는 "그릇된 통념과 억지 프레임 깨기"입니다. 이 책에도 잘못된 통념과 프레임을 깨는 이야기가 많습니다. 세상에는 근거가 없거나 부족하고, 사실과 다른 통념이 대단히 많습니다. 암에 관해서 특히 그렇습니다. 사상누각의 통념을 바로잡으려는 내 주장의 근거를 꼼꼼히 살펴 주기를 바랍니다.

이 책의 부제를 "'감추어진 암 왕국'에서 '암 퇴치 모범국'으로"라고 했습니다. 오늘날 우리나라가 "암 퇴치 모범국"이자 "건강 선진국"이라는 점에는 대부분 동의할 것입니다. 반면 과거에 "감추어진 암 왕국"이었다는 점에는 고개를 갸우뚱하는 사람이 적지 않을 것이라고 여깁니다. 하지만 이 책을 다 읽고 나서는 대부분 고개를 끄떡이리라고 생각합니다.

이 책에서는 다루지 않았지만 "암은 현대병, 문명병"이라는 통념을 부정하는 증거들이 점점 늘어나고 있습니다. 30, 40년 전만 해도 고대 이집트 미라에서 암이 발견되면 신기해했지만 이제는 통계학적 방법을 통해 3천, 4천 년 전 이집트인의 암 발생과 사망이 현대인과 별로 다를바 없다는 고병리학자(古病理學者)들의 연구 결과들이 나오고 있습니다. 다른 시대에 대해서도 마찬가지입니다. 또 1억 5천만 년 전 공룡의 암 발생 상황이 현생 동물들과 별 차이가 없다는 연구 결과도 발표되고 있습니다.

암에 대해 현대적 관점과 지견이 없었던 시대를 다룬 1장은 읽기에 지루할 수 있습니다. 그럴 경우 뛰어넘기를 권합니다. 암은 고색창연한 질병이지만, 암에 관한 지식과 개념은 매우 현대적이라는 사실을 보이기 위해 짐짓 길게 서술한 것이라고 양해해 주면 감사하겠습니다.

6.

다른 책들과 마찬가지로 이 책을 집필하고 출간하는 데에도 많은 사람의 도움을 받았습니다. 우선 서홍관 원장을 비롯해서 국립암센터 관계자들에게 깊이 감사드립니다. 그들은 연구비를 지원해 주었을 뿐만 아니라 원고를 꼼꼼하게 검토해 주었습니다. 서 원장은 출판사 선정까지도 챙겼습니다.

한울엠플러스(주)는 『역사 속의 보건의료』(1991) 출간 이래 『생명이란 무엇인가?』(1992), 『세계의학의 역사』(1994), 『면역의 의미론』(1998) 등 오랜 연고를 가지고 있습니다. 이번 책 출판을 계기로 사반세기 만에 다시 인연이 이어져서 기쁘게 생각합니다.

1970년대 야학운동과 양서조합운동의 동지이기도 한 김종수 사장, 1978년 생리학 수업과 실습으로 만나게 된 고경심 원장, 그리고 꼼꼼히 책을 편집해 준 윤순현 부장과 배소영 팀장을 비롯해서 관계자 모두에게 사의를 표합니다.

이 책 초고의 첫 독자인 아내는 끊임없이 궁금한 점을 말해 줌으로써 책의 방향을 설정하는 데 한몫했습니다. 올해 초등학교를 졸업하고 중학생이 된 시현이도 종종 할아버지의 질문에 응해 주어서 집필에 작지 않은 도움이 되었습니다. 시현이 엄마와 아빠도 자료 정리로 힘을 보탰습니다. 팔불출 됨을 무릅쓰고 밝힙니다.

그 밖에도 적지 않은 사람들이 반면교사를 비롯해 이러저런 측면에서 힘이 되었습니다.

책 출간의 보람을 모두와 함께 나누고 싶습니다.

2025년 3월
거짓이 횡행했던 어둠의 "입틀막 시대"를 끝장내고
오직 진실이 승리하는 밝은 새날을 다짐하면서,
황상익

차례

책을 펴내면서 _5

프롤로그 ──────────────── 15
    1. 암이란 무엇인가? _15
    2. 암은 오늘날 사망원인 1위 질환이다 _18
    3. "감염병의 시대"는 저물었다 _24
    4. 암은 퇴조하고 있는 질환이다 _29
    5. 세계적 암 현황: 암은 후진국형 질환인가? _37

1장 우리나라 전통시대의 암에 관한 인식과 실제 ──── 50
    1. 미키 사카에와 전통시대 조선의 암 _53
    2. 『향약집성방』과 "암(癌)"이라는 글자의 등장 _64
    3. 우리나라와 중국 고전 의서의 암 관련 기록 _78
    4. 우리나라 전통시대 일반 문집에 나타나는 암 관련 기록 _90

2장 근대로 향한 여정 ──────────── 94
    1. 해부병리학의 탄생과 암 연구 _99
    2. 마취술의 개발과 유방암 수술 _115
    3. 한자 "암(癌)"의 새로운 탄생 _119
    4. 최한기의 『신기천험』: 전통에서 근대로 _124
    5. "옹저"에서 "암"으로: 『병리통론』의 번역 출간 _137

3장 우리나라 최초의 근대의학식 암 환자 기록 ─────────── 148

1. 『조선정부병원 제1차년도 보고서』와 암에 관한 기록 _152
2. 19세기 후반 유럽의 암 상황 _162
3. 『대한제국병원 연례보고서』와 암에 관한 기록 _169

4장 일제 강점기 한국인(조선인)의 암 실태와 암 연구 ─────── 174

1. 일제 강점기 암을 비롯한 보건의료 관련 통계자료 _177
2. 『조선인구동태통계』의 보정과 분석으로 드러나는 일제 강점기 조선인의 질병과 건강 _186
3. 식민지 조선은 암의 청정지역이었나? _205
4. 병리부검기록을 통한 일제 강점기 암 사망의 진실 찾기 _215
5. 일제 강점기 언론 매체에 나타나는 최초의 암 사망자들 _223
6. 일제 강점기 한국인(조선인) 암 연구자, 특히 병리학자들과 그들의 일본인 스승들 _230
7. 암 고지(告知) 문제 _274
8. 암의 사회적·문화적 이미지의 탄생: 악, 악당, 사멸, 어두움, 단절 _287
[첨부] 일제 강점기 암 연구 논문 목록 _291

5장 현대사회 선진국 국민들과 한국인의 암 사망 변천사 ─────── 309

1. 오스트레일리아의 암 사망 데이터, 1907~2020년 _314
2. 미국의 암 사망 변천, 1930~2020년 _322
3. 일본의 암 사망 데이터, 1920~2018년 _326
4. 1983년 이전의 한국인 암 사망통계와 암 현황 _334
5. 한국인의 급속한 건강수준 향상과 그에 따른 초고속 고령화 _368
6. 암, 심장질환, 뇌혈관 질환 등 3대 만성 퇴행성 질환의 사망자 및 ASDR 변화 추이 _375
7. IHME 통계자료의 시사점: "결핵 왕국" 한국은 또한 "암 왕국"이었나? _379
8. 북한의 암 실태 _395

참고문헌 _402 / 찾아보기 _412

프롤로그

암의 역사를 논의하기에 앞서 우선 현재의 암 실태에 대해 알아보도록 하자. 암과 같이 과거의 자료가 양적으로 부족하거나 질적으로 부실한 경우 현재에 대해 면밀히 살펴보는 것이 역사를 이해하는 데 도움이 되기 때문이다.

1. 암이란 무엇인가?

"보건복지부에서 주관하고 국립암센터(National Cancer Center)에서 운영하는" 국가암정보센터(National Cancer Information Center, https://www.cancer.go.kr/)는 암을 아래와 같이 정의하고 있다.

암의 정의

인간의 몸을 구성하는 가장 작은 단위를 세포(cell)라고 부릅니다. 정상적으로 세포는 세포 내 조절 기능에 의해 분열하며 성장하고 죽어 없어지기도 하며 세포수의 균형을 유지합니다. 어떤 원인으로 세포가 손상을 받는 경우, 치료를 받아 회복하여 정상적인 세포로 역할을 하게 되나 회복이 안 된 경우 스스로 죽게 됩니다. 그러나 여러 가지 이유로 인해 세포의 유전자에 변화가 일어나면 비정상적으로 세포가 변하여 불완전하게 성숙하고, 과다하게 증식하게 되는데 이를 암(cancer)이라 정의할 수 있습니다. 또한 암에는 주위 조직 및 장기에 침입하고 이들을 파괴할 뿐 아니라 다른 장기로 퍼져 갈 수 있는 특징이 있습니다. 암은 억제가 안 되는 세포의 증식으로 정상적인 세포와 장기의 구조와 기능을 파괴하기에 그 진단과 치료의 중요성이 더 강조됩니다.

한편 미국 국립보건원(National Institute of Health: NIH) 산하 국립암연구소(National Cancer Institute, https://www.cancer.gov/)는 암을 다음과 같이 정의한다.

암의 정의

암은 신체의 일부 세포들이 통제할 수 없이 증식하여 신체의 다른 부위들로 퍼지는 질병이다(Cancer is a disease in which some of the body's cells grow uncontrollably and spread to other parts of the body). 암은 수조(數兆) 개의 세포로 구성되어 있는 인체의 거의 모든 곳에서 발생할 수 있다. 일반적으로 인체 세포는 세포 분열이라는 과정을 통해 성장하고 증식하여 신체가 필요로 하는 새로운 세포를 형성한다. 세포가 늙거나 손상

되면 세포는 죽고 새로운 세포가 그 자리를 대신한다. 때때로 이 질서 정연한 과정이 무너지고 비정상적이거나 손상된 세포가 성장하고 증식하지 않아야 할 때 증식한다. 이러한 세포는 조직 덩어리인 종양을 형성할 수 있다. 종양은 암(악성)일 수도 있고 암이 아닐(양성) 수도 있다. 악성 종양(암)은 주변 조직으로 퍼지거나 침범하며, 신체의 먼 곳으로 이동하여 새로운 종양을 형성할 수 있다(전이 과정). 악성 종양은 암성 종양이라고도 한다. 많은 암이 고형 종양을 형성하지만 백혈병과 같은 혈액암은 일반적으로 그렇지 않다. 양성 종양은 주변 조직으로 퍼지거나 침범하지 않는다. 양성 종양은 제거하면 보통 다시 자라지 않지만, 악성 종양은 때때로 다시 자라기도 한다. 그러나 양성 종양은 때때로 상당히 클 수 있다. 뇌에 생긴 양성 종양처럼 심각한 증상을 유발하거나 생명을 위협할 수 있는 종양도 있다.

암에 대한 정의와 개념이 하루아침에 만들어진 것은 아니다. 다른 의학적 정의나 개념들과 마찬가지로 오랜 역사 과정을 통해 계속 변화, 발전해 왔다. 특히 16세기 인체해부학의 탄생, 18세기 해부병리학의 성립, 19세기 세포병리학의 정립이 무엇보다도 현대적인 암의 정의가 형성되는 중요한 계기였다. 암이라는 질병의 역사는 인류의 등장과 함께, 더 거슬러 올라가면 다세포 생물체가 지구상에 나타나면서 출발했지만, 오늘날 우리가 받아들이는 암의 정의와 개념이 마련되기 시작한 것은 200년이 채 되지 않는다.

2. 암은 오늘날 사망원인 1위 질환이다

통계청이 2023년 9월 21일 발표한 『2022년 사망원인통계 결과』에 따르면 암(악성 신생물)은 한국 정부가 공식적으로 사망원인통계를 발표한 1983년 이래 40년째 한국인 사망원인 1위를 고수하고 있다.[1] 더욱이 심장질환 등 차상위 사망원인들과의 격차는 해가 갈수록 벌어져 왔고, 전체 사망자 가운데 암 사망자 비율도 급증했다가 2010년 이후는 감소하는 추세이다 (그림 1, 표 1). 가히 한국 사회는 몇 년 동안 "암 팬데믹"을 겪고 있다고 할 만하며, 언제 그 팬데믹이 사그라들지 예측하기는 쉽지 않아 보인다.

대표적인 국제 암 연구기관으로는 1965년에 설립된, WHO(세계보건기구) 산하의 IARC(International Agency for Research on Cancer, 국제암연구소)와 미국 민간 연구기관인 IHME(Institute for Health Metrics and Evaluation, 보건계측·평가연구소)를 들 수 있다. IHME는 암 연구만 수행하는 기관이 아니지만 IARC에 못지않은 국제적 암 통계자료를 산출해 왔다.

세계 최대의 민간 자선단체인 빌 & 멜린다 게이츠 재단이 2007년에 설립한 IHME는 2012년부터 대체로 2년에 한 번씩 "세계 질병부담 연구(Global Burden of Disease Study: GBD)" 결과를 발표해 왔다. 최신판은 2024년 5월 25일 『랜싯(The Lancet)』에 게재된 2021년 판(Results from the 2021 Global Burden of Disease Study)이다. IHME 홈페이지의 GBD 결과집(https://vizhub.healthdata.org/gbd-results/)에는 세계 204개 지역과 국가의 각종 암을 비롯한 281가지 질병, 손상의 사망, 발생(incidence), 유병(prevalence) 자료가 수록

---

[1] 2022년 한국인 사망원인 순위는 다음과 같다. 1. 암 2. 심장질환 3. 코로나-19 4. 폐렴 5. 뇌혈관 질환 6. 자살 7. 알츠하이머병 8. 당뇨병 9. 고혈압성 질환 10. 간질환. 이 중 3위인 코로나-19는 느닷없이 끼어든 것이고 유행이 지남에 따라 곧 순위에서 사라질 것이다.

그림 1. 『2022년 사망원인통계 결과』 중 "사망원인 순위 추이"

3대 사망원인은 암, 심장질환, 코로나-19(전체 사망의 39.8%)

○ 10대 사망원인은 악성 신생물(암), 심장질환, 코로나-19, 폐렴, 뇌혈관 질환, 고의적 자해(자살), 알츠하이머병, 당뇨병, 고혈압성 질환, 간 질환 순

순위	사망원인	사망률	2021년 순위 대비
1	악성 신생물(암)	162.7	-
2	심장질환	65.8	-
3	코로나-19	61.0	▲(+9)
4	폐렴	52.1	▼(-1)
5	뇌혈관 질환	49.6	▼(-1)
6	고의적 자해(자살)	25.2	▼(-1)
7	알츠하이머병	22.7	-
8	당뇨병	21.8	▼(-2)
9	고혈압성 질환	15.1	▲(+1)
10	간 질환	14.7	▼(-2)

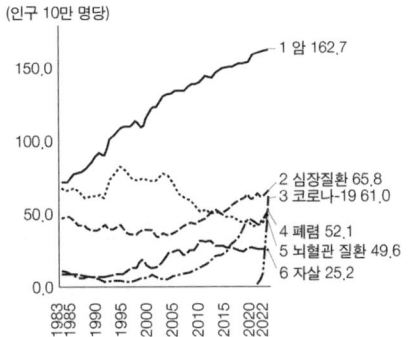

▌2023.9.21 발표.

표 1. 한국인 암 사망자와 암 사망률(인구 10만 명당)

	암 사망자		암 사망률	
	남성	여성	남성	여성
1985	19,089	10,749	93.5	53.0
1990	24,569	13,396	114.3	62.8
1995	31,665	17,152	139.5	76.4
2000	36,325	19,737	153.1	84.1
2005	39,777	22,399	163.2	93.0
2010	42,592	23,671	172.2	96.8
2015	43,947	24,687	173.5	98.9
2018	44,054	24,356	173.1	97.2

자료: IARC, GLOBOCAN(Global Cancer Observatory) 2020, Cancer Over time.

그림 2. 주요 사망원인별 사망자 수, 전 세계, 남녀 합(1980~2021)

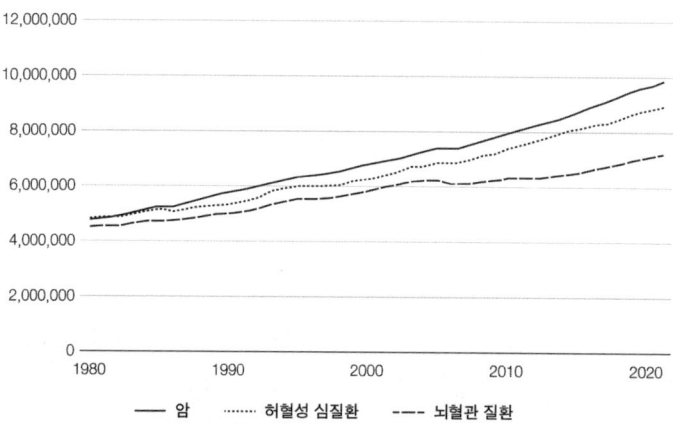

― 암　⋯⋯ 허혈성 심질환　--- 뇌혈관 질환

자료: Results from the 2021 Global Burden of Disease(GBD) study.

표 2. 주요 사망원인별 사망자 수, 전 세계, 남녀 합(1980~2021)

	모든 원인	감염성	비감염성	암	허혈성 심질환	뇌혈관 질환
1980	44,066,535	16,828,767	23,260,801	4,796,347	4,834,846	4,520,625
1982	44,329,419	16,537,400	23,695,137	4,931,374	4,891,541	4,569,813
1985	45,192,371	16,154,232	24,932,926	5,244,345	5,155,057	4,772,121
1990	46,097,969	15,136,758	26,775,430	5,784,417	5,367,137	5,033,558
1995	48,943,988	15,029,866	29,529,821	6,347,780	6,008,445	5,543,425
2000	50,289,846	14,558,538	31,278,953	6,848,610	6,302,616	5,864,909
2005	52,159,337	13,727,533	33,835,904	7,406,842	6,893,999	6,271,162
2010	53,070,739	12,340,113	36,054,649	8,004,188	7,429,320	6,345,443
2015	54,744,853	11,005,012	39,264,136	8,769,997	8,134,518	6,559,562
2019	56,977,071	10,034,627	42,539,088	9,574,258	8,714,715	7,033,585
2020	63,121,340	14,314,297	43,121,378	9,710,099	8,839,381	7,145,972
2021	67,871,077	17,073,661	43,768,182	9,888,413	8,991,637	7,252,676

▌2020년과 2021년에 감염성 질환 사망자가 크게 늘어난 것은 코로나-19 때문이다. IHME는 코로나-19의 피해 규모를 각국 정부 및 WHO 집계치보다 약 2.5배 높게 추정하고 있다. 예외적으로 한국에 대해서는 정부 발표를 거의 그대로 인정하고 있다.
자료: Results from the 2021 Global Burden of Disease(GBD) study.

그림 3. 주요 사망원인별 사망분율(%), 전 세계, 남녀 합(1980~2021)

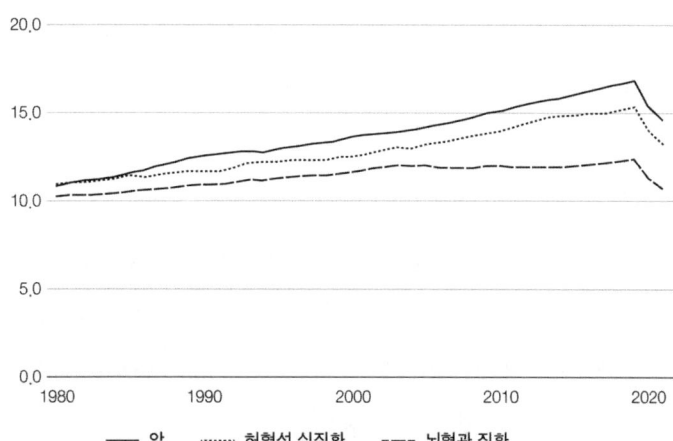

자료: Results from the 2021 Global Burden of Disease(GBD) study.

되어 있다. 특히 1980년부터 2021년까지 시계열(時系列) 자료가 작성, 발표된 것은 역사통계학적으로 의미가 매우 크다. IHME는 각국의 통계자료들을 수집, 정리하는 소극적인 차원을 넘어 자체적으로 개발한 연구 방법을 통해 적극적으로 통계자료들을 작성하고 있다.

IHME 통계에 따르면 암은 전 세계적으로도 1982년 이래 사망원인 1위를 지키고 있다. 사망자 수, 전체 사망자에서 차지하는 비율인 사망분율(%) 모두 그렇다.

사망률(CDR)과 연령표준화사망률(ASDR)

본격적인 논의에 앞서 이 책에서 많이 활용할 두 가지 용어(개념)에 대해 언급한다.

첫째는 조사망률(crude death rate: CDR)로, 간략하게 사망률(death rate: DR)이라고도 한다. 사망률은 인구 10만 명당 특정 사망원인에 의한 1년간 사망자 수로, 예컨대 2020년 한국인의 암 사망률이 160이라 함은 2020년 1년간 한국인 10만 명 중 160명이 암으로 사망했다는 뜻이다. 사망률을 인구 1천 명당 1년간 사망자 수로 나타내기도 하는데, 이 책에서는 인구 10만 명당 사망자 수로 쓸 것이다.

이에 대해 치명률(또는 치사율, fatality rate)은 특정 질병에 걸린 환자 중 사망한 사람의 비율이다. 예컨대 코로나-19 환자(확진자) 1천 명 중 5명이 사망했다면 코로나-19의 치명률은 0.5%이다. 사망률과 치명률은 전혀 다른 개념으로 혼동, 오용해서는 안 된다. 일제 강점기에는 일본을 따라서 사망률을 치명률의 의미로 혼용하기도 했다.

둘째는 연령표준화사망률(age-standardized death rate: ASDR)이다. 잘 알려져 있듯이 사망률은 연령에 따라 크게 달라진다. 연령이 증가할수록 모든 원인(전체 사인)에 의한 사망률도 증가하며, 특정 질병의 사망률도 몇 가지 예외적인 경우(예컨대 영유아, 청소년이 많이 사망하는)를 제외하고는 역시 증가한다. 구체적인 예를 들면, 2022년 한국인 10~14세의 사망률은 10, 30~34세는 57, 60~64세는 547, 80~84세는 5,555이다. 또 암 사망률은 10~14세 2, 30~34세 8, 60~64세 206, 80~84세 1,159이다(표 3).

표 3. 연령(군)에 따른 사망률의 변화

	전체 사인 사망률	암 사망률	심장질환 사망률	뇌혈관 질환 사망률
10~14세	10.4	1.7	0.1	0.3
30~34세	56.5	7.5	2.8	1.7
60~64세	547.4	205.7	42.7	33.4
80~84세	5,554.5	1,158.6	531.7	442.5
전체	727.6	162.7	65.8	49.6

자료: KOSIS 국가통계포털(https://kosis.kr/index/index.do) ▷ 주제별 통계 ▷ 보건 ▷ 사망원인통계 (2023.10.29)

예컨대 1900년과 2000년의 미국인, 1983년과 2020년의 한국인, 2020년의 한국인과 미국인 등 연령 구성이 서로 다른 인구집단 간의 사망률을 제대로 비교하기 위해서는 연령 구성을 같게 하는 연령표준화가 필수적이다. 이렇게 연령표준화를 해서 구한 사망률이 ASDR이다. 일본에서는 연령조정사망률(age-adjusted death rate: AADR)이라는 용어를 사용하는데 이름만 조금 다를 뿐 의미는 똑같다.

현재 한국에서는 연령표준화를 위한 표준인구로 2005년 한국인 연앙인구(年央人口, 한 해의 정중앙인 7월 1일의 인구)를 사용하고 있으며, 미국은 2000년, 일본은 1985년의 자국 연앙인구를 쓰고 있다. 한국과 미국 등 국가 간 사망률을 비교하기 위해서는 한국이나 미국의 표준인구, 또는 세계표준인구 등 제3의 표준인구를 사용할 수 있다.

이 책에서는 별도로 언급하지 않는 경우 국제적 비교, 특히 IARC 자료와 비교하기 위해 세계표준인구를 사용할 것이다(표 4).

강조하건대 연령 구성이 다른 인구집단 간의 사망 정도를 비교하는 경우, CDR만으로는 사실과 진실을 제대로 파악할 수 없으며, 반드시 ASDR을 구해서 비교해야만 한다.

표 4. 이 책에서 사용하는 세계표준인구의 연령별 인구값(age distribution, wi)

연령군	0~4	5~9	10~14	15~19	20~24	25~29	30~34	35~39	40~44	45~49
wi	12,000	10,000	9,000	9,000	8,000	8,000	6,000	6,000	6,000	6,000
연령군	50~54	55~59	60~64	65~69	70~74	75~79	80~84	85+	합계	
wi	5,000	4,000	4,000	3,000	2,000	1,000	500	500	100,000	

▌세계표준인구도 버전에 따라서 "연령별 인구값"이 다르므로, ASDR 작성 시 그 값을 밝힐 필요가 있다. 또한 다른 연구자나 기관이 작성한 ASDR을 활용하는 경우 어떤 버전의 세계표준인구인지를 확인해야만 한다.
자료: IARC, GLOSSARY OF TERMS ▷ ASR(age-standardised rate)

3. "감염병의 시대"는 저물었다

감염병(전염병, 역병)은 오랫동안 인류의 천적(天敵)이었다. 특히 인간이 문명을 이루고 대규모 집단생활을 하면서 감염병은 수시로 인간 사회를 위협했다. 우리나라도 다를바 없었다. 표 5는 조선 후기 감염병의 피해 규모를 보여 준다. 대부분 정체조차 알려지지 않은 감염병들이 지금으로는 상

표 5. 조선 후기 『실록』에 등장하는 역병의 피해(1693~1821)

연도	기록상의 사망자 수	현재 인구(5,175만 명)로 환산한 사망자 수	비고
1699년	25만 700여 명	225만 명	이 해에 역병이 치열하여 각도의 사망자는 도합 25만 700여 명(숙종실록 1699년 12월 30일)
1693~1699년	141만여 명	1,178만 명(연 196만 명)	"제1차 을병대기근" 1693년에 견주어 보면 인구가 141만 6,274명이 감손되었다. 1695년 이후 기근과 역병이 참혹했기 때문(숙종실록 1699년 11월 16일)
1722년	인류가 거의 다 없어질 지경		잇따라 기근이 들고 역병이 가중되었으므로 인류가 거의 다 죽어 없어질 지경(경종수정실록 1722년 2월 21일)
1742년	수십만 명		큰 역병이 발생해 사망한 군민(軍民)이 자그마치 수십만 명(영조실록 1742년 7월 16일)
1749~1750년	72만~82만 명	508만 명(연 254만 명)	역병이 서로(西路)에서부터 일어나 여름부터 겨울에 이르기까지 팔로에 만연해 사망자가 거의 50만~60만 명(영조실록 1749년 12월 4일)
1770년	민호(民戶)가 10에 7, 8이 텅 비었다		역병이 만연해 전국에 사망이 연달았는데 영남, 영동, 관북이 더욱 심해 민호가 10에 7, 8이 텅 비었다(영조실록 1770년 1월 15일)
1798~1799년	12만 8천여 명	89만 명(3개월)	한국 사상 최악의 인플루엔자 대유행. 역병이 유행해 사망자가 12만 8천여 명(정조실록 1799년 1월 13일)
1813~1816년	130만여 명	1,020만 명(연 340만 명)	"제2차 을병대기근"
1821년	수십만 명		한국 사상 최초의 콜레라 대유행

상도 할 수 없는 어마어마한 피해를 끼쳤다. 정체를 알 수 없다고 했지만 오늘날의 의료 수준에 비추어 보면 별로 대단하지 않을지도 모른다. 문종(사망 시 만 나이 37세), 성종(37세), 효종(39세), 정조(47세) 등 국왕이 종기로 목숨을 잃던 시대였다. 10~20년 간격으로 발생하는 대규모 유행 사이에 크고 작은 유행이 잇달았다. "역병(疫病)이 없는 해가 없으므로, 민생의 곤궁이 참으로 극진"(『숙종실록』 1706년 8월 27일)했다.

당시 의학은 감염병 앞에 무력하기만 했다. 우리나라만 그런 것이 아니라, 중국과 유럽 제국들도 마찬가지였다. 의학이 난치병을 치료하고, 생명을 구하고, 건강을 증진하고, 수명을 연장시키게 된 것은 극히 최근의 일이다. 감염병의 역사는 그 점을 생생하게 보여 준다.

질병사학자(疾病史學者)들은 20세기 들어 "역병의 시대"가 저물었다고 말한다. 감염병은, 대체로 산업과 근대 문명의 선발국(先發國)에서는 20세기 전반기부터, 후발국(後發國)에서는 20세기 후반기부터 과거의 위세를 크게 잃었다. 식·주·의(食住衣) 등 생활수준의 향상과 그에 따른 영양과 위생 상태의 개선, 현대 의료의 급속한 발전과 보급 덕분이다.

그렇다고 감염병이 이 세상에서 사라진 것은 결코 아니다. 표 6과 표 7에서 볼 수 있듯이, 여전히 여러 감염병이 인간을 괴롭히고 소중한 생명을 앗아간다. 그럼에도 "감염병의 시대가 저물었다"라고 하는 것은 과거보다 피해의 정도가 비교할 수 없을 정도로 감소했을 뿐만 아니라 치료와 예방 방법을 통해 감염병을 관리할 수 있기 때문이다. 지난 몇 해 동안 코로나-19가 인류 사회를 위협했지만, 100년 전의 인플루엔자 팬데믹과 비교할 바는 전혀 아닌 것이다.

팬데믹 기간 동안 코로나-19의 피해는 언론에서나 학계에서나 미국, 유럽 등 문명 선발국 위주로 논의되어 왔다. 반면에 아프리카 등 후발국은 상

표 6. 주요 감염병 발생자(1990~2021)

연도	하기도 감염증	설사증	결핵	에이즈	말라리아	홍역	코로나-19
1990	313,864,642	3,731,355,622	8,598,520	2,008,916	217,408,765	62,801,262	
1995	312,523,859	3,788,388,199	9,162,425	2,855,466	228,988,914	59,556,573	
2000	321,725,283	3,892,329,448	9,068,099	2,772,679	244,034,597	55,598,485	
2005	330,290,196	4,080,759,708	9,054,931	2,223,929	256,231,804	43,828,701	
2010	346,456,661	4,259,859,706	8,710,811	2,107,240	255,911,267	31,265,884	
2015	354,437,050	4,186,139,818	8,328,962	2,054,066	230,049,084	18,036,675	
2020	341,789,587	4,316,232,813	8,436,385	1,726,332	244,893,788	7,544,193	1,625,531,058
2021	343,606,787	4,438,577,275	8,407,133	1,645,333	249,116,628	4,816,991	2,279,717,768
1990~2021	10,697,766,553 (약 107억 명)	129,429,033,887 (약 1,294억 명)	281,323,519 (약 3억 명)	73,712,738 (약 7천만 명)	7,689,568,578 (약 77억 명)	1,260,717,759 (약 13억 명)	3,905,248,825 (약 39억 명)

자료: Results from the 2021 Global Burden of Disease(GBD) study.

표 7. 주요 감염병 사망자(1980~2021)

연도	하기도 감염증	설사증	결핵	에이즈	말라리아	홍역	코로나-19
1980	3,424,140	3,497,080	1,824,812	1,991	638,005	810,390	
1985	3,192,525	3,273,934	1,813,453	62,083	683,514	766,262	
1990	3,013,349	2,932,253	1,778,869	305,945	721,187	678,190	
1995	2,936,409	2,652,203	1,754,173	835,480	779,334	616,644	
2000	2,718,165	2,278,905	1,733,573	1,369,802	858,378	524,829	
2005	2,589,535	2,040,158	1,612,718	1,575,236	901,769	330,463	
2010	2,511,932	1,808,201	1,428,028	1,190,883	866,834	203,223	
2015	2,580,068	1,472,194	1,288,262	898,290	715,582	131,310	
2020	2,280,538	1,204,343	1,177,979	754,752	747,416	69,388	4,801,802
2021	2,183,001	1,165,398	1,162,796	718,079	748,131	56,049	7,887,553
1980~2021	117,225,402 (약 1억1,722만 명)	97,738,481 (약 9,773만 명)	67,279,445 (약 6,727만 명)	34,180,753 (약 3,418만 명)	32,324,337 (약 3,232만 명)	18,934,701 (약 1,893만 명)	12,689,355 (약 1,268만 명)

자료: Results from the 2021 Global Burden of Disease(GBD) study.

대적으로 관심 대상에서 벗어나 있었다. 각국 정부 및 WHO 보고치로도 후발국은 큰 문제가 없는 것처럼 보였다. 대부분의 감염병 피해가 후발국에

집중되는 일반적·보편적 현상과는 크게 차이가 나는 일이었다.

IHME는 공식적 보고치 대신 "초과 사망"을 코로나-19에 의한 사망으로 간주하고 전 세계에 걸친 연구 네트워크를 가동하여 광범위한 조사 작업에 착수했다. 팬데믹 기간 동안의 초과 사망을 모두 코로나-19에 의한 사망으로 간주하는 IHME의 전제에는 분명히 무리한 점이 있다. 또한 각국 정부가 집계, 발표하는 사망자 수에 누락이 있을 것도 확실하다. 특히 사망원인통계 체계가 미비한 후발국에서 새로 출현한 감염병으로 인한 사망자 집계에 누락이 적지 않을 것은 논리적·경험적으로 타당하다.

표 8은 코로나-19 유행이 시작된 2020년 초부터 2023년 3월 말까지 코로나-19에 의한 누적 사망자 수 통계이다. 전 세계 사망자는 각국 정부 및 WHO 보고치(A)에 따르면 772만여 명, IHME 추정치(B)는 1,857만여 명으로 (B)가 (A)의 2.4배나 되었다. 코로나-19의 실제 사망자는 (A)와 (B) 사이에 있을 것이다.

주목할 점은 (B)와 (A)의 비율이 선발국의 경우 일본을 제외하고는 대체로 2.0 미만인 데 반해, 후발국이나 후발 지역에서는 대단히 높다는 점이다. 그만큼 후발국에서는 코로나-19 사망자 집계에서 누락치가 많다는 뜻이다. 특히 아프리카 지역은 10이 넘는다.

표 9는 코로나-19가 가장 맹위를 떨쳤던 2021년 국가별 코로나-19의 ASDR, CDR 및 사망자 수 통계이다. 아프리카 지역과 국가들이 ASDR 순위의 상위를 독차지하고 있다. 각국 정부 및 WHO 보고로는 잘 드러나지 않던 코로나-19의 실상이 뚜렷하게 나타난다. IHME의 추정치를 액면 그대로 받아들이지 않더라도 코로나-19는 그동안의 논의와 달리 선발국들보다 아프리카 등 후발 지역과 국가들의 문제였음을 파악하게 된다.

코로나-19 사례는 암에 대해서도 중요한 시사점을 준다. 암에 비하면 진

표 8. 코로나-19에 의한 누적 사망자 수, 각국 정부 및 WHO 보고치(A)와 IHME 추정치(B)

국가	각국 정부 및 WHO 보고치(A)	IHME 추정치(B)	(B)/(A)
전 세계	7,727,905	18,572,492	2.4
WHO 지역			
아프리카 지역	174,818	1,890,993	10.8
지중해 이동(以東) 지역	352,299	2,149,658	6.1
유럽 지역	2,677,593	3,931,227	1.5
범아메리카 지역	3,109,179	4,391,301	1.4
동남아시아 지역	814,179	5,074,835	6.2
서태평양 지역	574,293	1,103,881	1.9
한국	35,326	36,395	1.0
일본	64,557	341,105	5.3
중국	293,127	322,660	1.1
인도	536,766	3,733,315	7.0
이집트	24,852	259,641	10.4
미국	1,135,774	1,447,082	1.3
영국	218,289	219,914	1.0
프랑스	171,313	201,704	1.2
이탈리아	195,462	337,375	1.7
에스파냐	134,540	204,177	1.5
에스와티니	1,486	13,244	8.9
레소토	758	17,427	23.0
짐바브웨	5,951	82,225	13.8
잠비아	4,065	75,497	18.6

▎일본의 (B)/(A) 비율이 5.3이나 되는 것은 이해하기 어렵다.
자료: https://covid19.healthdata.org/(2024.8.20)

표 9. 국가별 코로나-19의 ASDR, CDR 및 사망자 수(2021)

ASDR 순위	국가	ASDR	CDR	사망자 수
1	에스와티니	932.9	382.8	4,422
2	레소토	894.6	437.2	8,195
3	짐바브웨	722.3	265.8	41,457

4	보츠와나	582.8	315.4	7,549
5	잠비아	577.2	180.2	35,172
6	소말리아	559.0	134.3	29,016
7	나미비아	540.6	265.8	6,462
8	볼리비아	490.9	339.1	40,003
9	말라위	474.6	159.2	30,962
10	아프가니스탄	420.1	115.3	36,012
134	미국	86.1	145.4	483,510
183	한국	11.1	19.6	10,099
	전 세계	94.0	100.0	7,887,554
	WHO 지역			
	아프리카 지역	260.9	102.3	1,181,504
	지중해 이동 지역	196.8	103.5	779,316
	유럽 지역	95.8	174.5	1,629,225
	범아메리카 지역	135.9	176.1	1,808,704
	동남아시아 지역	134.3	105.9	2,184,523
	서태평양 지역	11.0	15.0	289,617

자료: Results from the 2021 Global Burden of Disease(GBD) study.

단에 전문적인 장비나 숙련이 덜 필요한 코로나-19에 대해서도 누락이 엄청나게 많은 후발국들의 암 통계를 해석하는 데는 각별한 주의가 필요하다는 것이다. 또한 선발국들이라도 과거의 암 통계를 다루는 데는 조심해야 한다. 통계치를 액면 그대로 신뢰해서는 안 된다는 점을 명심해야 한다.

4. 암은 퇴조하고 있는 질환이다

전 세계적으로 암은 빠른 속도로 퇴조하고 있는 질환이다. 특히 한국을 비롯하여 선진국들에서 그런 경향이 뚜렷하다. 고령화(高齡化)가 그와 같은 현상을 가리고 있을 뿐이다. 고령화로 암 환자와 사망자, 발생률과 CDR이 늘어나고 있지만 연령 요인을 제거하면 (일부 후진국을 제외하고는) 감소 현상을 보이고 있다. 요컨대 전 세계적으로 암은 빠른 속도로 ASDR이 감소하고 있다.

1971년 12월 23일, 미국 대통령 리처드 닉슨(Richard Nixon, 1913~1994)은 의회를 통과한 「국가암퇴치법(National Cancer Act)」에 서명하며, 20세기가 끝나기 전까지 암이 정복될 것이라고 장밋빛 전망을 했다. 그 전망은 실현되지 않아서 아직 암을 완전히 정복한 단계는 아니지만, 암이 불치병이었던 시대는 지나가고 있다. 초기에 발견해서 치료를 시작하면 더 이상 암 진단이 사망 선고는 아니게 된 것이다. 역병보다 조금 뒤늦고 더디지만 역병의 역사와 비슷한 길을 걷고 있다.

감염병과 암의 위중함을 어떻게 비교하느냐고 할지 모른다. 그것은 현재만 생각하는 관점이다. 1946년 5월 초 중국에서 부산으로 돌아오던 귀국선에서 콜레라가 발생하여 그 해 10월 말까지 1만 5,644명의 환자가 발생했고 그중 무려 65%에 이르는 1만 181명이 사망했다. 치명률 65%! 오늘날 암 치명률의 거의 2배나 된다.

ASDR의 변화 양상은 **그림 4, 표 10**과 같이 사망자 수나 CDR의 변화와 전혀 다른 양상을 보여 준다. 요컨대 암을 비롯한 주요 사인별 사망자 수, CDR 증가는 연령 구성의 고령화에 기인한 것으로, 연령 요인을 제거하면 오히려 지속적으로 감소하는 양상을 보여 왔다. 암은 허혈성심질환, 뇌혈관 질환에 비해서는 상대적으로 감소 속도가 완만한 편이다. **그림 4, 표 10**에서 전 세계의 주요 사망원인별(암, 허혈성심질환, 뇌혈관 질환) ASDR을 볼 수 있다.

그림 4. 주요 사망원인별 ASDR, 전 세계, 남녀 합(1980~2021)

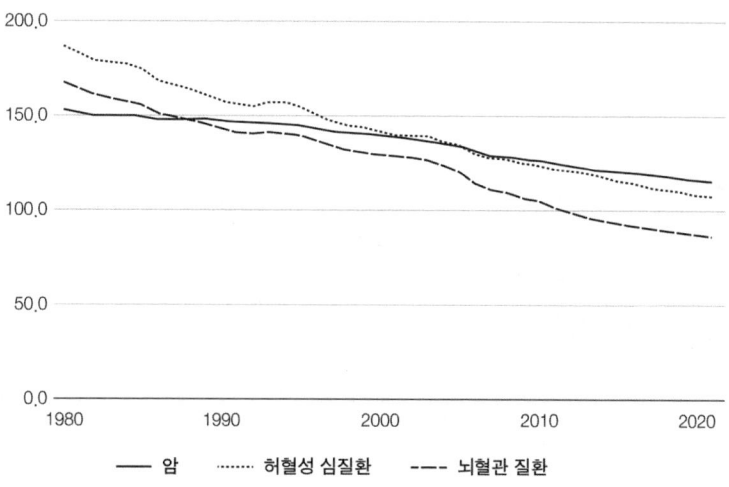

―― 암　　……… 허혈성 심질환　　―――― 뇌혈관 질환

표 10. 주요 사망원인별 ASDR, 전 세계, 남녀 합(1980~2021)

	모든 원인	감염성	비감염성	암	허혈성심질환	뇌혈관 질환
1980	1,273.1	362.9	812.9	153.5	187.4	168.2
1985	1,188.4	324.1	773.4	150.5	175.5	156.2
1990	1,107.0	288.0	734.2	148.2	158.9	144.3
1995	1,081.0	277.3	720.9	146.0	155.3	140.2
2000	1,012.8	256.3	678.8	140.8	142.5	130.6
2005	946.4	226.7	645.5	134.9	135.2	121.7
2010	854.4	189.2	596.2	127.4	125.0	105.9
2015	779.9	157.4	561.6	121.5	117.3	94.2
2021	835.3	219.6	529.7	116.5	108.7	87.5

자료: Results from the 2021 Global Burden of Disease(GBD) study.

그림 5. 주요 질환별 발생자수, 전 세계, 남녀 합(1990~2021)

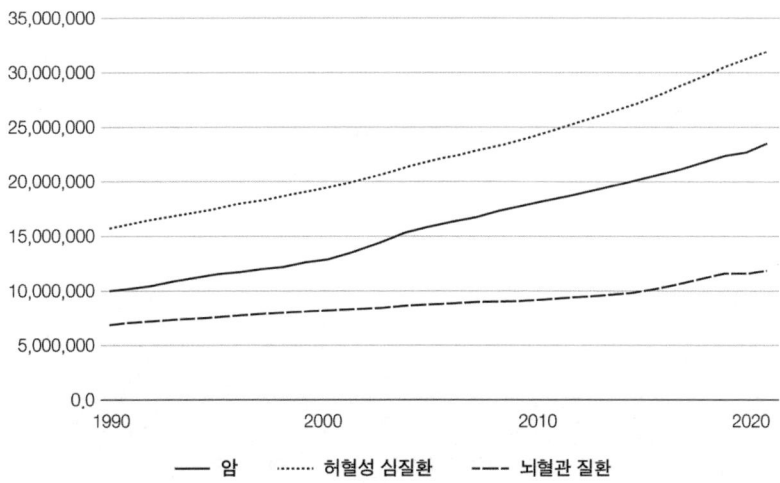

― 암 ······· 허혈성 심질환 ――― 뇌혈관 질환

표 11. 주요 질환별 발생자수, 전 세계, 남녀 합(1990~2021)

	감염성	비감염성	암	허혈성심질환	뇌혈관 질환
1990	16,345,007,923	8,047,511,382	10,059,628	15,813,619	7,019,116
1995	16,997,936,529	8,687,801,903	11,526,967	17,604,957	7,708,801
2000	17,593,290,922	9,238,052,895	12,885,948	19,370,648	8,206,530
2005	18,273,218,394	9,922,557,192	15,944,380	21,812,686	8,821,745
2010	18,886,087,499	10,590,957,603	18,031,887	24,185,319	9,261,423
2015	19,322,079,865	11,434,887,998	20,246,678	27,310,933	10,027,031
2021	22,406,972,970	12,364,222,888	23,566,245	31,872,778	11,946,274

자료: Results from the 2021 Global Burden of Disease(GBD) study.

그림 6. 주요 질환별 ASIR(연령표준화발생률), 전 세계, 남녀 합(1990~2021)

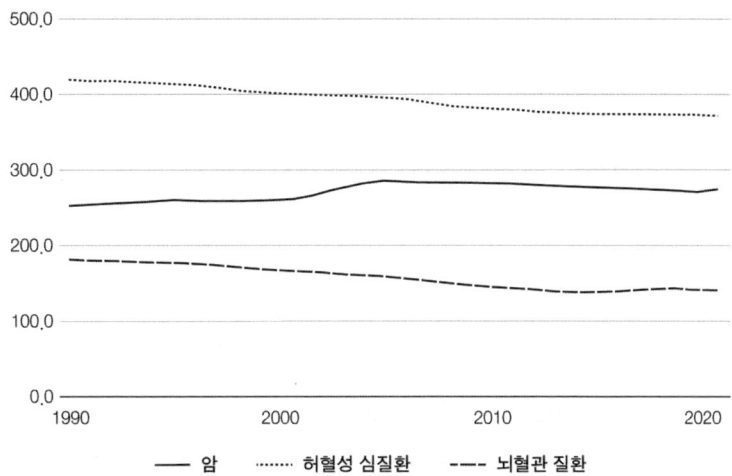

표 12. 주요 질환별 ASIR, 전 세계, 남녀 합(1990~2021)

	감염성	비감염성	암	허혈성심질환	뇌혈관 질환
1990	293,510.0	152,873.2	252.9	419.5	181.0
1995	288,766.0	153,039.1	259.7	414.3	177.2
2000	285,183.6	152,723.3	259.4	401.6	167.8
2005	281,507.7	153,780.1	285.6	396.6	159.1
2010	274,454.1	153,268.0	282.5	381.5	146.1
2015	265,640.7	154,931.9	276.7	374.3	138.5
2021	291,004.3	156,214.8	275.2	372.9	141.6

자료: Results from the 2021 Global Burden of Disease(GBD) study.

그림 7. 암 사망분율(%)과 암 ASDR, 전 세계(1980~2021)

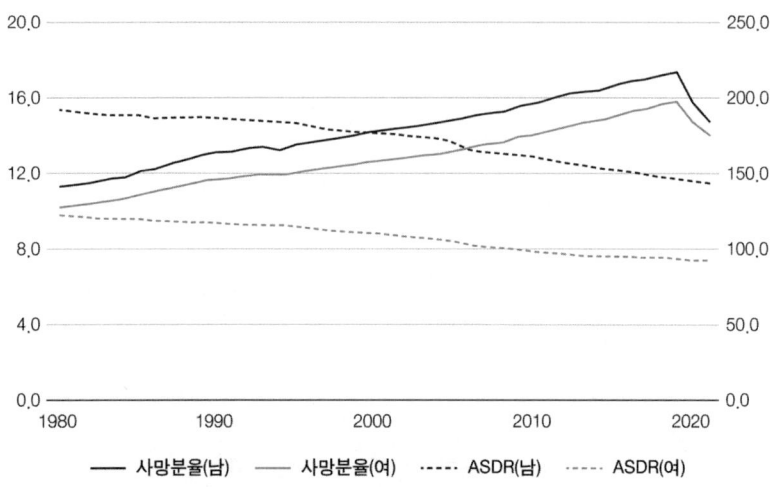

자료: Results from the 2021 Global Burden of Disease(GBD) study.

그림 8. 암 사망분율과 암 ASDR, 미국(1980~2021)

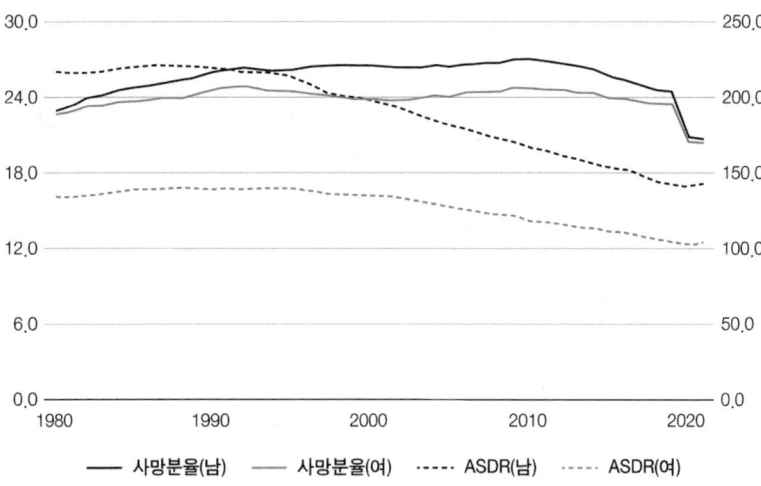

자료: Results from the 2021 Global Burden of Disease(GBD) study.

그림 9. 암 사망분율과 암 ASDR, 한국(1980~2021)

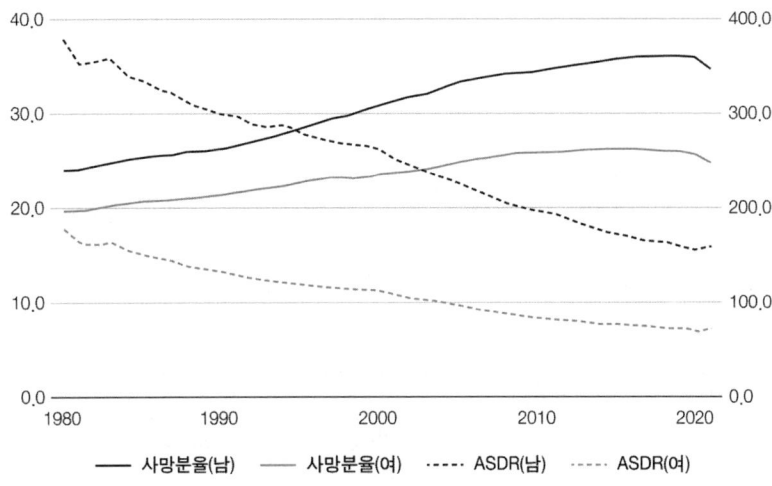

자료: Results from the 2021 Global Burden of Disease(GBD) study.

그림 10. 암 사망분율, 전 세계·한국·미국(1980~2021)

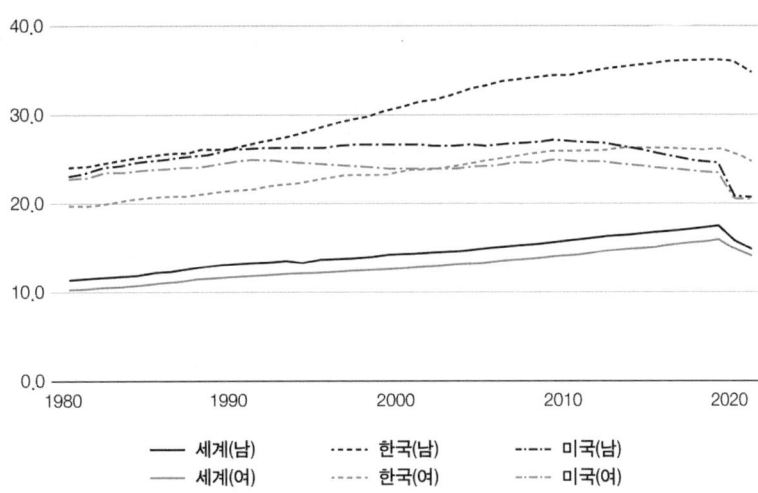

자료: Results from the 2021 Global Burden of Disease(GBD) study.

그림 11. 암 ASDR, 전 세계·한국·미국(1980~2021)

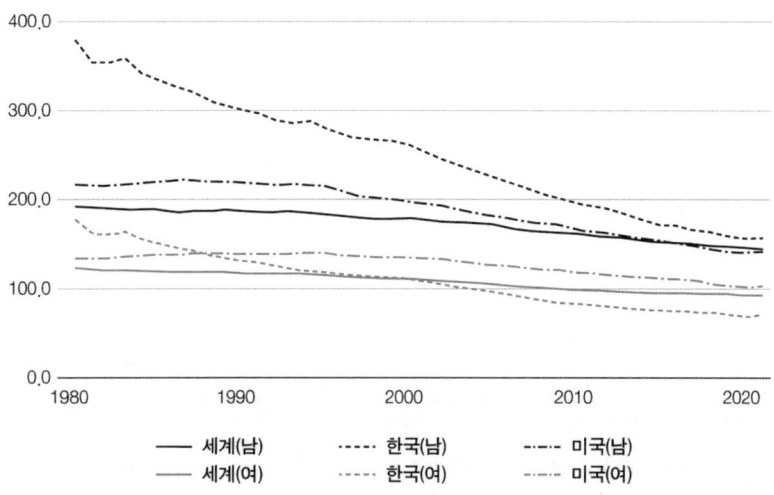

자료: Results from the 2021 Global Burden of Disease(GBD) study.

　암 ASDR이 감소해 온 것과 달리, 암 사망분율은 계속 증가해 왔다. 암 ASDR과 암 사망분율은 직접적인 관계가 없다. 암 사망분율이 증가한 것은 대부분 다른 사망원인들의 사망률이 암 사망률보다 더 빠르게 감소했기 때문이다. 암 사망분율의 증가만 보고 암 상황이 악화되었다고 여기는 것은 오류이다. 또 과거의 암 사망분율이 낮았다고 하여, 암 문제가 작았다고 판단하는 것 역시 섣부른 태도이다.

　한국은 1980년부터 2021년까지 40여 년간 암 사망분율이 전 세계와 미국에 비해 빠르게 증가했지만, 그와 반대로 암 ASDR은 가장 빠르게 감소했다. 언뜻 보기에 한국의 암이 세계적으로 매우 큰 문제가 되어 온 것 같지만, 실제로 한국은 암 퇴치의 모범국이었다.

5. 세계적 암 현황: 암은 후진국형 질환인가?

IARC 자료를 이용하여 오늘날의 세계적인 암 현황을 보다 상세하게 살펴보자. IARC의 "Cancer Today" 홈페이지(https://gco.iarc.fr/today/home)에 따르면, IARC는 암을 33가지 종류로 분류하고 있다.

표 13. IARC의 암 분류(33가지)

ICD※	Cancer 암
C00-97	All cancers 모든 암
C00-06	Lip, oral cavity 입술 및 구강암
C07-08	Salivary glands 침샘암
C09-10	Oropharynx 구강인두암
C11	Nasopharynx 비강인두암
C12-13	Hypopharynx 하인두암
C15	Oesophagus 식도암
C16	Stomach 위암
C18-21	Colorectum 대장직장암
C22	Liver 간암
C23	Gallbladder 담낭암
C25	Pancreas 췌장암
C32	Larynx 후두암
C33-34	Lung 폐암
C43	Melanoma of skin 흑색종(黑色腫)
C45	Mesothelioma 중피종(中皮腫)
C46	Kaposi sarcoma 카포시 육종
C50	Breast 유방암
C51	Vulva 음문암
C52	Vagina 질암
C53	Cervix uteri 자궁경부암
C54	Corpus uteri 자궁체부암

C56	Ovary 난소암
C60	Penis 음경암
C61	Prostate 전립선암
C62	Testis 고환암
C64-65	Kidney 신장암
C67	Bladder 방광암
C70-72	Brain, central nervous system 뇌암
C73	Thyroid 갑상선암
C81	Hodgkin lymphoma 호지킨 림프종
C82-86, C96	Non-Hodgkin lymphoma 비호지킨 림프종
C88+C90	Multiple myeloma 다발성골수종
C91-95	Leukaemia 백혈병

※ ICD(International Classification of Diseases, 국제질병 분류)는 사람의 질병 및 사망원인에 관한 국제적인 분류 규정이다. 1893년 국제통계기구(International Statistical Institute: ISI)가 처음으로 ICD를 제정했고, WHO는 1948년 6차 개정판부터 관여하기 시작했다. 2022년부터는 11차 개정판(ICD-11)이 쓰이고 있다.

1) 암 종류별 사망자

IARC에 따르면, 2020년 모든 암의 전 세계 총 사망자는 995만 8,133명으로 추계되었다. 대략 1년에 1천만 명이 암으로 사망하는 것이다. 암 종류별 사망자는 폐암, 대장직장암, 간암, 위암, 유방암, 식도암, 췌장암, 전립선암, 자궁경부암, 백혈병 순이었다(표 14). 순위가 남성에서는 폐암, 간암, 대장직장암, 위암, 췌장암 순이었고(표 15), 여성에서는 유방암, 폐암, 대장직장암, 자궁경부암, 위암 순이었다(표 16).

표 14. 암종별 사망자 수 및 ASDR과 Cum Risk, 전 세계, 남녀 합, 모든 연령(2020)

순위	ICD	Cancer	Number	ASDR	Cum Risk※
	C00-97	All cancers	9,958,133	100.70	25.70
1	C33-34	Lung	1,796,144	18.00	5.26
2	C18-21	Colorectum	935,173	9.00	-
3	C22	Liver	830,180	8.70	2.09
4	C16	Stomach	768,793	7.70	2.28
5	C50	Breast	684,996	13.60	3.14
6	C15	Oesophagus	544,076	5.60	1.47
7	C25	Pancreas	466,003	4.50	1.58
8	C61	Prostate	375,304	7.70	4.26
9	C53	Cervix uteri	341,831	7.30	1.23
10	C91-95	Leukaemia	311,594	3.30	0.83
11	C82-86, C96	Non-Hodgkin lymphoma	259,793	2.60	0.79
12	C70-72	Brain, central nervous system	251,329	2.80	0.54
13	C67	Bladder	212,536	1.90	0.89
14	C56	Ovary	207,252	4.20	0.92
15	C64-65	Kidney	179,368	1.80	0.57
16	C00-06	Lip, oral cavity	177,757	1.90	0.39
17	C88+C90	Multiple myeloma	117,077	1.10	0.39
18	C32	Larynx	99,840	1.00	0.26
19	C54	Corpus uteri	97,370	1.80	0.52
20	C23	Gallbladder	84,695	0.84	0.27
21	C11	Nasopharynx	80,008	0.88	0.15
22	C43	Melanoma of skin	57,043	0.56	0.19
23	C09-10	Oropharynx	48,143	0.51	0.11
24	C73	Thyroid	43,646	0.43	0.14
25	C12-13	Hypopharynx	38,599	0.41	0.09
26	C45	Mesothelioma	26,278	0.25	0.09
27	C81	Hodgkin lymphoma	23,376	0.26	0.05
28	C07-08	Salivary glands	22,778	0.23	0.06

29	C51	Vulva	17,427	0.30	0.11
30	C46	Kaposi sarcoma	15,086	0.18	0.02
31	C60	Penis	13,211	0.29	0.09
32	C62	Testis	9,334	0.22	0.03
33	C52	Vagina	7,995	0.16	0.04

※ Cum Risk(Cumulative Risk, 누적위험도). 현재의 암 발생률이 유지된다는 가정하에 신생아 100명 중 특정 연령(보통 75세) 이전에 특정 암으로 사망하리라 추정되는 수로, 현재 성인들의 위험도가 아니라 아이들의 미래위험도를 나타내는 수치이다. 이 자료에서 모든 암의 누적위험도가 25.70이라는 것은 2020년에 태어난 전 세계 어린이가 암으로 사망할 위험률이 25.70%라는 뜻이다.
▮ 2023.8.6 검색.

표 15. 암종별 사망자 수 및 ASDR과 Cum Risk, 전 세계, 남성, 모든 연령(2020)

순위	ICD	Cancer	Number	ASDR	Cum Risk
	C00-97	All cancers	5,528,810	120.80	31.78
1	C33-34	Lung	1,188,679	25.90	7.74
2	C22	Liver	577,522	12.90	3.00
3	C18-21	Colorectum	515,637	11.00	-
4	C16	Stomach	502,788	11.00	3.30
5	C61	Prostate	375,304	7.70	4.26
6	C15	Oesophagus	374,313	8.30	2.19
7	C25	Pancreas	246,840	5.30	1.76
8	C91-95	Leukaemia	177,818	4.00	1.08
9	C67	Bladder	158,785	3.30	1.60
10	C82-86, C96	Non-Hodgkin lymphoma	147,217	3.30	0.99
11	C70-72	Brain, central nervous system	138,277	3.20	0.63
12	C00-06	Lip, oral cavity	125,022	2.80	0.54
13	C64-65	Kidney	115,600	2.50	0.81
14	C32	Larynx	85,351	1.90	0.49
15	C88+C90	Multiple myeloma	65,197	1.40	0.50
16	C11	Nasopharynx	58,094	1.30	0.22
17	C09-10	Oropharynx	39,590	0.89	0.19
18	C43	Melanoma of skin	32,385	0.70	0.25

19	C12-13	Hypopharynx	32,303	0.72	0.17
20	C23	Gallbladder	30,265	0.65	0.22
21	C45	Mesothelioma	18,681	0.39	0.17
22	C73	Thyroid	15,906	0.35	0.11
23	C81	Hodgkin lymphoma	14,288	0.33	0.06
24	C07-08	Salivary glands	13,353	0.30	0.09
25	C60	Penis	13,211	0.29	0.09
26	C46	Kaposi sarcoma	9,929	0.23	0.03
27	C62	Testis	9,334	0.22	0.03

▌2023.8.6 검색.

표 16. 암종별 사망자 수 및 ASDR과 Cum Risk, 전 세계, 여성, 모든 연령(2020)

순위	ICD	Cancer	Number	ASDR	Cum Risk
	C00-97	All cancers	4,429,323	84.20	21.06
1	C50	Breast	684,996	13.60	3.14
2	C33-34	Lung	607,465	11.20	3.37
3	C18-21	Colorectum	419,536	7.20	-
4	C53	Cervix uteri	341,831	7.30	1.23
5	C16	Stomach	266,005	4.90	1.50
6	C22	Liver	252,658	4.80	1.35
7	C25	Pancreas	219,163	3.80	1.43
8	C56	Ovary	207,252	4.20	0.92
9	C15	Oesophagus	169,763	3.20	0.90
10	C91-95	Leukaemia	133,776	2.70	0.65
11	C70-72	Brain, central nervous system	113,052	2.40	0.47
12	C82-86, C96	Non-Hodgkin lymphoma	112,576	2.10	0.64
13	C54	Corpus uteri	97,370	1.80	0.52
14	C64-65	Kidney	63,768	1.20	0.39
15	C23	Gallbladder	54,430	1.00	0.30
16	C67	Bladder	53,751	0.86	0.41
17	C00-06	Lip, oral cavity	52,735	1.00	0.25

18	C88+C90	Multiple myeloma	51,880	0.93	0.32
19	C73	Thyroid	27,740	0.50	0.17
20	C43	Melanoma of skin	24,658	0.45	0.15
21	C11	Nasopharynx	21,914	0.47	0.08
22	C51	Vulva	17,427	0.30	0.11
23	C32	Larynx	14,489	0.28	0.07
24	C07-08	Salivary glands	9,425	0.18	0.05
25	C81	Hodgkin lymphoma	9,088	0.19	0.04
26	C09-10	Oropharynx	8,553	0.17	0.04
27	C52	Vagina	7,995	0.16	0.04
28	C45	Mesothelioma	7,597	0.14	0.04
29	C12-13	Hypopharynx	6,296	0.13	0.03
30	C46	Kaposi sarcoma	5,157	0.12	0.01
31	C60	Penis	13,211	0.29	0.09
32	C62	Testis	9,334	0.22	0.03
33	C52	Vagina	7,995	0.16	0.04

▌2023.8.6 검색.

2) 국가 및 WHO 지역별 암 현황

WHO는 전 세계를 그림 12와 같이 6개 지역(권역)으로 나누어 관리한다.
암 진단은 대부분 최신식 진단 설비와 숙련된 의료진이 있는 의료기관에서 이루어지지만, 암 진단율은 인구당 의사 수의 영향을 받기 마련이다. 요컨대 의사가 크게 부족한 국가나 WHO 지역에서는 암 진단에서 누락되는 환자가 많을 수밖에 없다. 표 17에서 보듯이 아프리카 지역(AFRO)과 그 지역에 속하는 국가들은 의사가 매우 부족한 실정이다. 아프리카 지역의 인구 1만 명당 의사 수는 전 세계 평균의 20%에도 미치지 못하는 2.9명에 불과하고, 인구 1만 명당 의사 수가 2명도 되지 않는 나라가 28개국에 이른

그림 12. WHO의 6개 지역(권역)

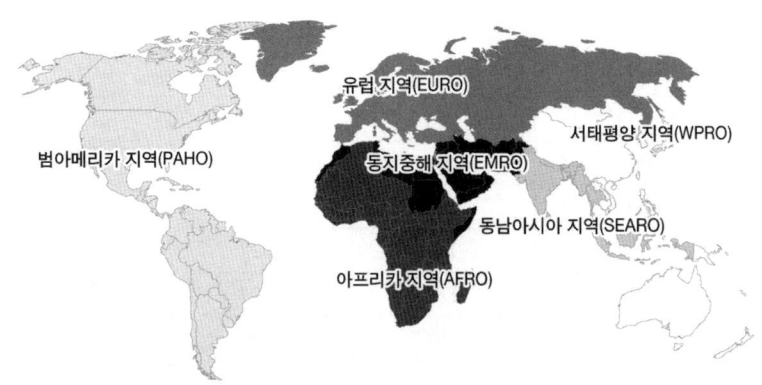

표 17. 인구 1만 명당 의사 수

국가	의사 수	연도	WHO 지역
전 세계	16.4	2020	
아프리카 지역	2.9	2020	AFRO
범아메리카 지역	24.5	2020	PAHO
동지중해 지역	7.7	2020	EMRO
유럽 지역	36.6	2020	EURO
동남아시아 지역	11.2	2020	SEARO
서태평양 지역	21.0	2020	WPRO
소말리아	0.23	2014	EMRO
니제르	0.34	2020	AFRO
남수단	0.40	2018	AFRO
말라위	0.49	2020	AFRO
리베리아	0.50	2018	AFRO
탄자니아연방공화국	0.50	2018	AFRO
차드	0.58	2021	AFRO
토고	0.59	2021	AFRO
베닌	0.62	2019	AFRO

파푸아뉴기니아	0.63	2021	WPRO
브룬디	0.65	2021	AFRO
중앙아프리카공화국	0.66	2018	AFRO
시에라리온	0.70	2020	AFRO
감비아	0.77	2020	AFRO
모잠비크	0.81	2021	AFRO
에리트리아	0.82	2020	AFRO
세네갈	0.84	2020	AFRO
부르키나파소	0.91	2019	AFRO
콩고	1.00	2018	AFRO
에티오피아	1.04	2020	AFRO
르완다	1.16	2019	AFRO
말리	1.23	2018	AFRO
카메룬	1.24	2021	AFRO
에스와티니	1.40	2020	AFRO
우간다	1.58	2020	AFRO
바누아투	1.58	2019	WPRO
코트디부아르	1.60	2019	AFRO
가나	1.64	2020	AFRO
짐바브웨	1.89	2020	AFRO
솔로몬 군도	1.91	2016	WPRO
모리타니아	1.92	2018	AFRO
키리바티	1.94	2013	WPRO
마다가스카르	1.95	2018	AFRO

▌WHO 지역별 및 인구 1만 명당 의사 수가 2명 미만인 나라들의 데이터이다.
자료: World Health Statistics 2022.

다. 따라서 아프리카 지역, 그 밖에 동지중해 지역(EMRO)과 동남아시아 지역(SEARO) 및 그곳 국가들은 암 환자와 사망자가 실제보다 크게 저평가될 가능성이 많다고 할 것이다.

설령 중앙에 시설과 인력이 뛰어난 암 전문 의료기관이 있다 하더라도(실제로는 거의 찾아볼 수 없지만) 전국적으로 의사가 크게 부족하다면 암 진단에서 누락되는 경우가 많을 수밖에 없다. 그럼에도 ASDR이 세계 최상위급인 나라들(예컨대 짐바브웨, 말라위, 말리)에 대해서는 어떻게 해석해야 할까? 또 통계상 암 사망이 많지 않은 의사 부족 국가들의 통계치를 그대로 수용해도 될까? 암 통계를 다루는 경우 이런 사실을 염두에 두어야 한다.

모든 암(표 18), 유방암과 자궁경부암(표 19)의 ASDR과 누적위험도(Cum Risk, %)가 높은 국가들과 남북한, 미국, 일본의 데이터들을 제시했다. 또 WHO 지역별 및 세부 지역별 순위와 데이터들도 제시했다.

모든 암의 경우, 남성에서는 동유럽 국가들이 ASDR과 누적위험도 상위를 차지했고, 여성에서는 아프리카, 남태평양, 동유럽 국가들이 상위를 점했다. 반면 한국, 일본, 미국 등 경제·사회·보건의료 선진국들은 중간 이하의 순위였다. 지역별로는, 남성의 경우 서태평양 지역과 유럽 지역이 1, 2위를 차지했는데 중국과 동유럽 국가들 덕분이었다. 여성의 경우, 아프리카 지역이 1위인 서태평양 지역과 거의 차이 없는 2위를 차지했다.

최근 암의 조기 진단과 치료 성적 호전으로 선진국들에서 암 사망률이 크게 감소한 점을 감안하더라도 아프리카 등 개발도상국들이 암 사망률과 누적위험도에서 언뜻 생각하는 것보다 높은 순위를 차지하고 있는 현상은 주목할 만한 일이다. 앞서 언급했듯이 아프리카 지역은 의사가 매우 희소하여 암 진단에서 누락되는 비율이 적지 않으리라는 점을 생각하면 이 지역의 실제 사망률과 위험도는 통계에 잡히는 것보다 훨씬 높을 가능성이

표 18. 국가, 지역별 모든 암의 ASDR과 Cum Risk(2020)

	모든 암 / 남성				모든 암 / 여성		
순위	국가 또는 지역	ASDR	Cum Risk (%)	순위	국가 또는 지역	ASDR	Cum Risk (%)
	전 세계	120.8	31.8		전 세계	84.2	21.1
1	몽골	224.4	47.2	1	짐바브웨	145.3	31.3
2	헝가리	193.4	42.8	2	몽골	138.8	34.8
3	슬로바키아	191.7	48.1	3	사모아	130.6	27.6
4	세르비아	187.4	40.4	4	말라위	130.3	17.3
5	몬테네그로	186.4	45.1	5	파푸아뉴기니아	125.8	27.7
6	몰도바	186.0	34.7	6	세르비아	123.5	26.3
7	벨라루스	184.4	38.3	7	말리	120.8	20.5
8	크로아티아	180.6	45.9	8	바베이도스	118.1	26.2
9	폴란드	179.2	44.1	9	헝가리	118.1	27.3
10	리투아니아	178.4	40.6	10	피지	116.1	23.8
36	북한	140.6	31.0	58	북한	90.5	20.4
85	한국	106.0	35.4	117	미국	76.9	21.0
86	일본	105.6	35.8	167	일본	62.6	20.6
102	미국	98.1	28.6	182	한국	52.9	17.7
1	WPRO	154.5	38.3	1	WPRO	92.0	23.8
2	EURO	140.6	36.5	2	AFRO	90.6	17.5
3	PAHO	99.0	29.1	3	EURO	85.1	22.1
4	EMRO	91.5	25.0	4	PAHO	78.9	20.7
5	AFRO	84.1	22.6	5	EMRO	77.2	18.7
6	SEARO	76.8	17.3	6	SEARO	66.1	14.0
1	중동유럽	165.6	36.7	1	멜라네시아	118.3	25.6
2	동아시아	157.5	38.9	2	폴리네시아	108.2	24.6
3	폴리네시아	149.0	37.7	3	동아프리카	102.4	18.3
4	마이크로네시아	146.0	38.3	4	남아프리카	98.7	21.5

5	남아프리카	128.8	33.5	5	마이크로네시아	95.5	26.3
6	서유럽	127.1	35.9	6	동아시아	92.9	24.2
7	남유럽	126.9	35.3	7	카리브제도	89.0	22.6
8	멜라네시아	125.3	32.7	8	중동유럽	88.7	20.4
9	서아시아	123.5	33.7	9	북유럽	87.9	25.8
10	카리브제도	120.5	36.1	10	서유럽	83.9	23.4
11	북유럽	115.1	36.3	11	서아프리카	83.6	16.7
12	동남아시아	114.1	28.4	12	남아메리카	82.1	20.9
13	남아메리카	104.9	30.5	13	동남아시아	80.8	18.8
14	북아프리카	104.6	28.6	14	중아프리카	79.9	15.1
15	오스트레일리아	100.7	32.8	15	서아시아	79.1	19.8
16	북아메리카	98.9	29.2	16	북아메리카	77.7	21.4
17	동아프리카	82.4	21.0	17	북아프리카	77.5	19.3
18	중아프리카	79.2	22.2	18	남유럽	76.3	20.9
19	서아프리카	74.7	20.3	19	오스트레일리아	73.1	22.4
20	남중아시아	71.2	15.8	20	남중아시아	63.1	12.9
21	중아메리카	70.2	21.1	21	중아메리카	63.1	15.3

표 19. 국가, 지역별 유방암과 자궁경부암의 ASDR과 Cum Risk(2020)

유방암 / 여성				자궁경부암 / 여성			
순위	국가 또는 지역	ASDR	Cum Risk (%)	순위	국가 또는 지역	ASDR	Cum Risk (5)
	전 세계	13.6	3.1		전 세계	7.3	1.2
1	바베이도스	42.2	7.6	1	에스와티니	55.7	8.9
2	피지	41.0	8.5	2	말라위	51.5	6.3
3	자메이카	34.1	7.4	3	잠비아	43.4	7.2
4	바하마	31.0	7.3	4	짐바브웨	43.0	8.6
5	파푸아뉴기니아	27.7	7.1	5	탄자니아	42.7	7.1
6	소말리아	27.2	4.0	6	우간다	41.4	6.4
7	말리	26.6	4.7	7	코모로스	39.8	5.8

8	도미니카공화국	26.4	5.6	8	모잠비크	38.7	5.2
9	시리아	26.2	5.5	9	레소토	38.7	6.3
10	사모아	25.6	4.4	10	부룬디	38.5	6.1
138	미국	12.4	3.2	103	북한	6.5	0.8
165	북한	10.0	1.3	146	일본	2.9	0.5
167	일본	9.9	2.1	159	미국	2.1	0.4
183	한국	6.4	1.1	169	한국	1.8	0.5

1	AFRO	19.1	3.3	1	AFRO	21.5	3.7
2	EMRO	17.7	4.3	2	SEARO	11.1	2.2
3	EURO	14.8	3.8	3	PAHO	5.3	1.0
4	PAHO	13.2	3.2	4	WPRO	5.0	0.9
5	SEARO	12.9	2.8	5	EURO	3.8	0.6
6	WPRO	10.5	2.4	6	EMRO	3.4	0.6
1	멜라네시아	27.5	6.6	1	동아프리카	28.6	4.6
2	서아프리카	22.3	4.1	2	중아프리카	22.7	4.1
3	폴리네시아	22.3	5.0	3	남아프리카	20.6	3.6
4	카리브제도	18.9	4.3	4	멜라네시아	18.6	3.6
5	북아프리카	18.8	4.8	5	서아프리카	16.6	3.2
6	중아프리카	18.0	2.6	6	동남아시아	10.0	2.0
7	동아프리카	17.9	2.9	7	남중아시아	9.6	1.9
8	마이크로네시아	16.2	5.3	8	카리브제도	8.2	1.8
9	서아시아	16.0	3.6	9	마이크로네시아	8.2	2.1
10	남아프리카	15.7	3.6	10	남아메리카	7.8	1.5
11	서유럽	15.6	4.5	11	중아메리카	6.8	1.4
12	중동유럽	15.3	3.6	12	중동유럽	6.1	0.9
13	동남아시아	15.0	3.4	13	폴리네시아	5.3	0.7
14	남아메리카	14.0	3.3	14	동아시아	4.9	0.8
15	북유럽	13.7	3.9	15	북아프리카	3.7	0.8
16	남유럽	13.3	3.6	16	남유럽	2.3	0.4

17	남중아시아	13.1	2.9	17	서아시아	2.3	0.5
18	북아메리카	12.5	3.3	18	북유럽	2.2	0.4
19	오스트레일리아	12.1	3.4	19	북아메리카	2.1	0.4
20	중아메리카	10.4	2.1	20	서유럽	2.0	0.4
21	동아시아	9.8	2.1	21	오스트레일리아	1.6	0.3

다분하다.

  상대적으로 쉽게 진단할 수 있는 여성의 유방암과 자궁암의 사망률과 위험도가 아프리카 지역에서 높게 나타난다는 점도 시사적이다. 19세기 유럽에서 암은 여성에게 훨씬 많은 질환으로 인식되었다. 겉에서 알아차리기 어려운 내부 장기의 암은 내시경과 엑스선 촬영기 등 진단 도구나 장비가 개발, 활용되기 전까지는 대부분 놓칠 수밖에 없었다. 현대의학이 충분히 보급되지 않은 아프리카 지역은 과거 선진국들의 상황과 비슷할지 모른다.

  현재로의 변화와 발전의 단서를 과거에서 찾을 수 있듯이, 거꾸로 현재에서 과거의 모습을 찾아볼 수도 있다. 오늘날 개발도상국들의 암 실태를 파악함으로써 자료가 태부족한 우리의 과거 암 실상에 접근할 수 있으리라는 뜻이다. 현대판 원시사회의 인류학적 탐구를 통해 선사시대 사회에 대한 고고학적 연구를 보완하는 것에 비유할 수 있을 터이다.

1장

우리나라 전통시대의 암에 관한 인식과 실제

　일본인 의사학자 미키 사카에(三木榮, 1903~1992)는 『조선질병사』(1963)에서 전통시대 조선의 "암(癌)"에 관해 다루었다. 미키가 전통시대 조선의 질병들에 대해 집중적으로 연구하던 1930~1940년대 조선(한국)에서는 암에 대한 관심이 별로 없었다. 그 무렵까지만 해도 암은 선진 문명국의 문제일 뿐이고 후진국에서는 일종의 희귀 질병으로 여겼다.

　그런 시절 미키가 전통시대 조선의 암에 관해 서술한 것은 높게 평가할 만한 일이다. 미키가 언급한 전통시대 조선의 암은 위암과 식도암을 제외하고는 피부암, 유방암, 음경암, 설암(舌癌) 등 눈에 잘 띄는 "접근하기 쉬운 암(accessible cancer)"이었다. 미키가 위암과 식도암을 언급한 것은 20세기 전반기 선진 제국에서 가장 문제가 되었던 암이 위암과 식도암이었기 때문일 것이다.

　미키는 전통시대 의서(醫書)들에서 주로 증상을 근거로 암으로 간주할 만한 질병들을 찾아 기술했다. 현대의학에서 암을 진단하는 세포병리학적 방법과는 전혀 다른 접근이므로 미키의 서술이 얼마나 타당한지를 평가하기란 사실상 불가능하다.

가령 목신(木腎) 환자 가운데 음경암 환자가, 반위(反胃) 환자 가운데 위암 환자가 있을 수 있지만 그렇다고 목신=음경암, 반위=위암이라고 할 수는 없다. 전통의학에서 질병을 진단하는 방법, 궁극적으로 질병을 인식하는 패러다임 자체가 현대의학과는 크게 다르기 때문이다.

미키는 "암(癌)이라는 글자는 고려 말부터 사용되었던 것 같으며, 지금의 암종(癌腫)에 가까운 것"이라고 했다. 하지만 "癌"이라는 한자(漢字)가 오늘날 우리가 사용하는 뜻으로 쓰이기 시작한 것은 1860년대 일본에서이다. 근대 문명을 도입하면서 일본인 번역가와 의료인들이 "cancer"(영어), "Krebs"(독일어)를 "癌"으로 표기했다. "癌"이라는 글자에 새로운 뜻이 부여된 것이다. 한때 "癌"은 이 무렵 "일본인들이 새로 만든 글자라는 주장"이 있었지만 이는 근거 없는 낭설이다.

동아시아 의학권에서는 1860년대 이전에 "癌"이라는 글자를 더러 사용했지만, 오늘날의 뜻과는 거리가 멀었다. 중국, 조선, 일본의 전통 의서들에서는 "癌"을 대체로 "상고하심 엄혈지의(上高下深 嚴穴之義)"라고 풀이했다. 오늘날의 용어로 번역하거나 설명하기 대단히 어려운데, 요즈음 암과는 의미가 다르다. 따라서 미키가 "癌"을 "지금의 암종(癌腫)에 가까운 것"이라고 언급한 것은 무리한 주장이다.

우리나라 의서 가운데 "癌"이라는 글자가 최초로 등장하는 의서는 『향약집성방(鄕藥集成方)』(1433)이다. 『향약집성방』 제41권 "옹저창양문(癰疽瘡瘍門)"에는 "癌"이라는 글자가 몇 차례 나온다.

『향약집성방』에서는 "癌"의 고전적 전거(典據)로 중국 남송(南宋)의 양사영(楊士瀛)이 1264년에 저술한 『직지방(直指方)』, 즉 『인재직지방론(仁齋直

指方論)』을 언급했다. 『직지방』에 등장하는 "癌者 上高下深 巖穴之狀"이라는 풀이는 이후 중국뿐만 아니라 동아시아 한자 문화권, 한의학권에 계속 전범(典範)이 되었던 것으로 보인다.

양사영은 암에 대해 이렇게 기술했다. "암(癌)은, 위쪽은 높고 아래쪽은 깊어 암혈(巖穴)과 같은 모양이고 알갱이가 주렁주렁 매달려 …… 독의 뿌리[毒根]가 깊이 간직되어 구멍을 뚫으면 속이 투명한데 남자는 배에 발병하는 경우가 많고 여자는 유방, 목, 어깨, 팔뚝에 발병하는 경우가 있다. 밖으로 드러나는 증상은 사람을 혼미하게 한다."

『인재직지방론』이 "癌"이 등장하는 최초의 의서는 아니다. 그보다 90여 년 앞선 1171년, 송나라의 동헌거사(東軒居士)가 저술한 『위제보서(衛濟寶書)』에 처음으로 "癌"이라는 글자가 나타난다.

한국한의학연구원의 "한의학고전DB"(https://mediclassics.kr/)에서 암과 어느 정도 관련 있다고 생각되는 질병 명칭들을 검색하면(2023.10.10) 다음과 같은 빈도로 나온다. 가장 많은 옹저(癰疽)가 2,330건이며 적취(積聚)가 1,651건이다. 그 밖에 반위(反胃) 840건, 일격(噎膈) 282건, 반화창(反花瘡) 52건, 목신(木腎) 48건, 유암(乳巖) 41건이 검색된다. 주의할 점은, 검색 건수가 많다는 것은 그만큼 중요한 질병으로 여겨졌다는 징표이지 그 질병이 암일 가능성이 높다는 뜻은 아니다.

동아시아 전통의학의 인식 체계와 질병관은 근대(현대) 서양의학과 크게 달라 전통의학 서적 등에 나타나는 질병명이 오늘날의 근대의학적 용어로는 무엇에 해당하는지 알 수 없는 것이 태반이다. 앞서 언급한 질병들 가운데 암이 있을 것이라고 하지만, 그것들 중 구체적으로 어떤 게 암에 해당하는지, 또 그런 것이 얼마나 되는지를 알기는 현재로서는 불가능에 가깝다.

옹저, 적취 등 의서에 많이 보이는 질병 명칭들은 일반 문집들에서는 별로 눈에 띄지 않는다. 유암도 다를바 없지만, 남녀유별이 뚜렷했던 시절에 정약용 등 양반 사대부들의 글에 간혹이나마 여성의 내밀한 질병이 등장하는 것이 이채롭다. 유암 가운데 유방암(乳房癌)이 얼마나 많았을지 모르지만 없지는 않았을 터이다.

1. 미키 사카에와 전통시대 조선의 암

일본인 의사학자 미키 사카에는 자신의 저서 『조선질병사(朝鮮疾病史)』 (1963, 자비 출판)의 제3장 「이조질병사(李朝疾病史)」 제12절 "피부병"에서 다음과 같이 암종(癌腫, carcinoma)에 대해 언급했다.

제7항 암종

암종

암종은 표피세포 조직이 있는 어떤 신체 부위에서도 발생하지만, 옛날에는 주로 겉으로 나타나는 것을 가

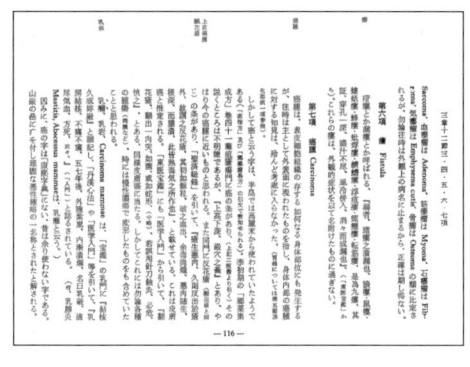

그림 1-1. 미키 사카에, 『조선질병사』 116쪽 "제7항 암종"

리켰지 신체 내부의 암종은 고려되지 않았다(위암은 제5절 소화기병 제1항 참조).

그러나 암(癌)이라는 글자는 고려 말부터 사용되었던 것 같다[『직지방(直指方)』1) 및 『향약간이방(鄕藥簡易方)』2)의 인용문]. 비록 설명하는 바가

명료하지 않지만 조선 초기『향약집성방(鄕藥集成方)』3) 권41 "옹저창양문(癰疽瘡瘍門)"에 암(癌) 조항이 있는데(앞의 두 의서에서 인용), "상고하심 엄혈지의(上高下深 嚴穴之義)"라고 해서 지금의 암종에 가까운 것으로 생각된다.

상피암종(上皮癌腫) 번화창(翻花瘡)

반화창(反花瘡, 翻花瘡과 같다) 조항이 있는데,『성제총록(聖濟總錄)』4)을 인용해서 "헌데에 궂은살5)이 돋아서 오래되면 헌데 밖으로 삐어져 나오기 때문에 반화창(反花瘡)이라고 했다. 처음에는 밥알만 한데 터뜨리면 피가 나오고 여독(餘毒)6)이 더 성해져서 궂은살이 더 커지고 근(根)이 깊어지며 점차 곪아 터진다. 이것은 모두 열독기(熱毒氣)로 생긴다"라고 했다. 번화창은 피부암을 가리키는 것으로 추정된다.『동의보감(東醫寶鑑)』7)에도

---

1) 중국 남송의 양사영이 지은 의학서.『인재직지방론』또는『인재직지(仁齋直指)』라고도 부르지만 "직지방"이라고 통칭하는 경우가 많았다. 1264년에 저술되었으며, 우리나라에는 고려시대에 유입되어 조선시대에 줄곧 의과고강서(醫科考講書)로 널리 사용되었다. 인재(仁齋)는 양사영의 호(號)이다.
2) 고려 말기의 향약방서(鄕藥方書)인『삼화자향약방(三和子鄕藥方)』에 가편수집(加編蒐輯)된 의서. 조선시대에 출간된『향약집성방』의 원본(原本)으로, 그 근간을 형성한 것이지만 산실(散失)되어 없어졌기 때문에 그 내용은『향약집성방』에 인용되어 있는 유문(遺文)으로 추측할 따름이다.
3) 집현전 직제학 유효통(兪孝通), 전의감정(典醫監正) 노중례(盧重禮, ?~1452), 전의감 부정(副正) 박윤덕(朴允德)이 향약의 모든 처방문을 수집하여 1433년에 간행한 의약서.
4) 중국 송나라 휘종(徽宗) 때인 1111~1118년에 조정의 명으로 편찬한 총 200권의 방서(方書).
5) 헌데에 두드러지게 내민 군더더기 살. 군살. 노육(努肉).
6) 일본어 원문에는 余毒. 余는 餘의 일본식 신자체(新字体) 한자이다.
7) 조선시대 의관 허준(許浚, 1539~1615)이 중국과 조선의 의서들을 집대성하여 1610년에 저술을 완성한 의학서로 총 25권 25책이다. 1596년 선조(宣祖)의 명으로 허준을 비롯하여 유의(儒醫) 정작(鄭碏, 1533~1603)과 태의 이명원(李命源), 양예수(楊禮壽, 1530~1597), 김

『의학입문(醫學入門)』8)을 인용하여, "번화창이란 헌데에서 살이 버섯 혹은 뱀 모양으로 삐져나온 것이다. …… 만일 함부로 침이나 칼질을 하거나 뜸을 뜨거나 썩히는 약을 쓰면 반드시 위험해지므로 조심해야 한다"라고 했는데, 마찬가지로 피부암에 해당한다. 그러나 여기에는 육종(肉腫) 등 각종 종양(腫瘍), 때로는 만성종양으로 변한 것도 포함된 것으로 보인다.

유암(乳癌)

유류(乳瘤), 유암(乳岩, Carcinoma mammae)은 『동의보감』의 유문(乳門)에 "젖멍울[結核]이 오래되면 유암(乳嚴)이 된다"라고 기술되어 있다. 그리고 『단계심법(丹溪心法)』9)이나 『의학입문』 등을 인용하여, "젖몸에 멍울이 생긴다. 이것이 아프지도 가렵지도 않다가 5~7년 뒤에 겉이 부어나면서 꺼멓게 되고 속으로부터 점점 터져 나오는데 이것을 유암(乳嚴)이라고 한다. 이때 기혈(氣血)이 다 없어지면 죽는다"(『의학입문』)라고 기록되어 있다[〈부록〉 유선염(乳腺炎, Mastitis, Abscessus mammae)은 유옹(乳癰)이라고 한다].

"癌"이라는 글자는 『강희자전(康熙字典)』10)에는 없으며, 옛날에는 그다

응탁(金應鐸), 정예남(鄭禮男) 등이 공동 편찬을 진행하다 정유재란으로 중단되었던 것을 그 뒤 허준이 단독으로 추진하여 1610년에 완성했으며 1613년 내의원에서 개주 갑인자(改鑄甲寅字) 목활자로 간행했다.
8) 1580년경 명나라의 이천(李梴)에 의하여 완성되어 간행되었으며, 늦어도 1590년경 조선에 전해져 『동의보감』과 함께 조선 후기 의학을 주도한 양대(兩大) 의학서로 평가 받는다. 조선에서는 임진왜란 직후 훈련도감활자로 처음 간행된 이후 여러 차례 목판으로 중간되어 널리 보급되었다.
9) 중국 원나라 주진형(朱震亨, 1281~1358)이 저술하고, 명나라 정충(程充, 1433~1489)이 교정하여 1481년에 간행한 의서. 전 5권(일설에는 전 3권).
10) 중국 최대의 자전으로 청나라 강희 55년(1716)에 장옥서(張玉書), 진정경(陳廷敬) 등 30인

그림 1-2. 미키 사카에, 『조선질병사』 91~92쪽 "제5절 소화기병 제1항"

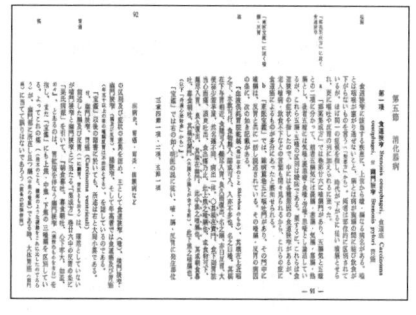

지 사용하지 않은 글자이다. 산엄(山嚴)의 "암(嵒)"11)에 "녁(疒)"12)을 붙여서 완고한 악성 종양의 일반 명칭이 된 것으로 해석된다.

미키 사카에는 『조선질병사』의 제3장 「이조질병사」 제5절 "소화기병" 제1항 "식도협착(食道狹窄, Stenosis oesophagei) 식도암(食道癌, Carcinoma oesophagei) [부록] 유문협착(幽門狹窄, Stenosis pylori) 위암(胃癌)"에서 다음과 같이 소화기암에 대해 언급했다.

일격(噎膈)

예로부터 식도협착에 해당하는 질환으로 일·격(噎·膈)이란 병명이 있다. 일(噎)은 목구멍이 막혀서 통하지 않는 것이고 격(膈)은 병이 흉격 사이에 걸려 음식이 내려가지 않는 것을 말한다(『성혜방(聖惠方)』13)에서 인용).

그 두 가지는 부위로 구별되고 있지만, 거의 동일한 증상을 가리킨다. 시대가 지나면서 일격이라고 했다가 구토(嘔吐)나 반위(反胃)가 더해지기

의 학자가 편찬했다. 고문(古文) 1,995자 등 총 4만 9,030자가 수록되어 있다.
11) 바위 암.
12) 병들어 기댈 녁.
13) 중국 북송(北宋)에서 992년에 간행된 총 100권의 방서(方書). 성혜방은 약칭이며 본래 서명은 『태평성혜방(太平聖惠方)』이다. 한림의관원(翰林醫官院) 왕회은(王懷隱, 925~997) 등이 민간의 효과적인 처방을 광범위하게 수집하는 한편, 북송 이전의 각종 방서에서 관련 내용을 집대성하여 편찬했다.

도 했다.

『향약집성방』에 언급된 식도협착

a. 『향약집성방』 권36의 "일격문(噎膈門)"을 보면, 5격기(五膈氣)와 5일(五噎) 두 항목으로 나뉘어 있다. 전자에서는 우격(憂膈) 에격(恚膈) 기격(氣膈) 한격(寒膈) 열격(熱膈)을, 후자에서는 기일(氣噎) 우에일(憂恚噎) 식일(食噎) 노일(勞噎) 사일(思噎)을 설명했다. 그러나 5격, 5일의 구별이 애매하기만 하다. 요컨대 모두가 식도협착 증상을 가리키는 것이고 이 가운데 각종 원인의 식도협착이 있지만, 노인이 되어 음식이 잘 내려가지 않는 것이나 음식에 체한 경우도 간간이 보인다. 이로 보아 이들 증상에 식도암도 다분히 포함되어 있을 것으로 짐작된다.

『동의보감』에 언급된 일격(噎膈)과 반위(反胃)

b. 『동의보감』 잡병편(雜病篇) 권5의 구토문(嘔吐門)을 보면 일격이 반위와 함께 일괄적으로 서술되어 있으며, 일격과 반위의 원인을 다음과 같이 기록했다.

고(槁)

"혈액이 모두 말라 줄어들면 위가 마르는데(槁는 말라서 죽어 버린 고목나무, Skirrhos), 목구멍 가까이가 마르면 물을 마실 수는 있지만 음식을 넘기기 어렵다. 간혹 넘긴다고 하여도 많이는 넘기지 못하는데 이것을 일(噎)이라고 한다. 아래로 내려가면서 위 가까이가 마르면 음식을 넘긴다고 해도 모두 위에 들어가지 못하고 한참 있다가 도로 토해내는데 이를 격(膈)이라 한다. 또는 반위라고도 한다. 이때에 대변은 굳어서 양의 똥처럼 나온다. 일격은 이렇게 이름은 같지 않지만 사실은 한 가지 병이다. ○분문(賁門)이 마르면 음식이 내려가자마자 명치 아래가 아픈데 조금 있다 토하면 아픈 것이 멎는다. 이것은 상초(上焦)의 일격이다. 간혹 음식을 먹는다고 해도 모두 위에 들어가지 못하고 한참 있다 도로 올라오는 것은 유문이 말랐기 때문이다. 이것은 중초(中焦)의 일격이다. 혹간 아침에 먹은 것을 저녁에 토하거나 저녁에 먹은 것을 아침에 토하는 것은 난문(闌門)이 말랐기 때문이다. 이것은 하초(下焦)의 일격이다"(『단계심법부여(丹溪心法附餘)』14)에서 인용).

『동의보감』은 위와 같이 명나라 의원의 설명에 따라, 일·격·반위의 발생 부위를 구별하고 증상의 차이를 서술했다. 주로 식도협착(噎), 분문협착(膈), 유문협착(反胃), 장협착을 구분했으며, 그리고 고령자의 경우 식도암이나 위암(50세가 지난 사람의 경우 일격·반위는 불치병이라 했다) 등에 대해 기록했다. 『동의보감』이후의 의서들은 대부분 대동소이하다.

[부록] 유문협착, 위암(Carcinoma ventriculi)

위암

전술했던 격과 반위(번위飜胃, 위반胃反이라고도 한다)는 확실하지는 않지만, 분문협착과 유문협착으로 보인다. 『향약집성방』권26 중 "반위조(反胃條)"를 보면 『소씨병원(巢氏病源)』15)을 인용하여, "아침에 먹은 것을 저녁에 토하며, 저녁에 먹은 것을 아침에 토한다. 명치 아래에 잔과 비슷한 딴딴한 것이 있는데 때때로 추웠다 열이 났다 한다"라고 한 것은 위 확장을

---

14) 중국 명나라 방광(方廣)이 증상별로 모아 편집하여 1536년에 간행한 종합 의서. 전 24권.
15) 중국 수나라 소원방(巢元方, 550~630) 등이 610년에 편찬한 총 50권의 의서로, 『제병원후총론(諸病源候總論)』 또는 『소씨병원(巢氏病源)』으로 불린다.

동반하는 유문협착(癌을 포함)을 가리킨다.

고(槁)

또한 『동의보감』에서도 상초(上焦) 중초(中焦) 하초(下焦) 등 세 부위의 일 격을 구별하고 있는데 따라서 槁(단단한 종양을 고목에 비유한 것으로 보인다)가 유문부에 생겨 격(중초의 일격)이 발생한 경우 대체로 위암(유문암)으로 보아도 틀림없을 것이다(앞의 기술 참조).

미키 사카에는 이 밖에 음경암 등 생식기 암과 설암(舌癌)에 대해서도 언급하고 있다.

제2장 고려시대의 질병

제1절 『향약구급방』에 실려 있는 질병

21. 음퇴(陰㿗)·음창(陰瘡): 음부가 가렵고 헌데, 여자의 음부가 헌데, 부인의 음부가 부어서 단단하고 아픈 경우, 음부가 불룩하게 부어오른 경우(음낭 수종水腫으로 보인다), 음창 중에는 연성하감, 암(癌) 및 기타 궤양성 질환들이 포함된다(『조선질병사』, 8쪽).

제6절 신장병, 비뇨기병, 생식기병

제3항 음부 질환(비전염병)

7. 퇴산(㿉疝): 증상은 음낭이 커진 것이 됫박만 하며 아프거나 가렵지는 않다. 음낭수종(Hydroceletestis)이나 음낭상피병(Elephantiasis)의 일종으로 여겨진다. 『향약구급방』에도 음낭이 부어 됫박만 하다는 내용이 보인다.

이상 조선의 의서, 특히 『동의보감』에서 서술하고 있는 칠산(七疝)에 대해 개략적인 내용을 소개한 것이다. 이 밖에 음란편추(陰卵偏墜, 음란은 고환Testis이며, 편추는 한쪽의 고환만 몸 밖으로 나온 것), 목신(木腎, 음경이 단단하면서 아프지 않은 것으로 음경암陰莖癌 Carcinoma penis 로 추정된다)(『조선질병사』, 97쪽).

제15절 구치병(口齒病)

제1항 구강병

(1) 설암(舌癌)

설종(舌腫) 혹은 목설(木舌)이 이에 해당되지만, 물론 다른 비슷한 것들도 포함한다고 생각된다. 『동의보감』에 『의학강목(醫學網目)』[16)]을 인용해서 "목설(木舌)은 혀가 점차 더 심하게 붓고 뜬뜬해지면서 입 안에 가득 차게 된다. 이것을 빨리 치료하지 않으면 사람을 죽인다"라고 기술되어 있다(『조선질병사』, 120쪽).

미키 사카에는 1927년 3월 규슈제국대학(九州帝國大學) 의학부를 졸업하고 같은 대학 내과학교실에 입국하여, 이듬해인 1928년 조선에 와서 경성제국대학 의학부 내과에서 근무하게 되었다.[17)] 1930년 제3내과(교수 시노자키 테쓰히로) 조수로 임명되었고, 1932년 강사, 1933년 조교수로 승진했다.[18)] 미키는 1932년 8월 모교인 규슈제국대학에서 의학박사학위를 받았

---

16) 중국 명나라 누영(樓英, 1332~1401)이 1396년에 간행한 총 40권의 의서.
17) 규슈제국대학 내과학교실 조교수인 시노자키 테쓰히로(篠崎哲四郎, 1888~1968, 1915년 규슈제국대학 의학부 졸업)가 1928년 4월 경성제국대학 내과 교수로 영전한 것이 미키가 경성제국대학으로 가게 된 계기였을 것이다.

다. 주 논문 제목은 「간뇌(間腦)에서 함수탄소 신진대사 조절 중추에 관한 실험적 연구(間腦=於ケル含水炭素新陳代謝調節中樞=關スル實驗的硏究)」였다.[19] 그 뒤 그는 1935년 경기도립수원의원 원장으로 자리를 옮겨 1944년 초까지 근무한 뒤 그 해 봄 일본으로 돌아갔다. 부친이 병환으로 위독했기 때문에 귀국했던 것으로 여겨진다.

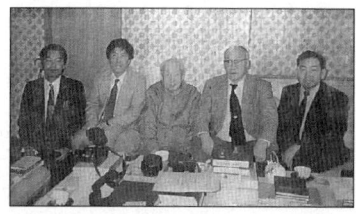

그림 1-3. 만년의 미키 사카에(가운데)

■1992년 12월 20일 만 89세로 별세하기 반년 남짓 전인 5월 7일의 모습.
자료: 眞柳誠, 〈三木栄先生の学恩〉, 『医譚』 復刊64号 54~58頁, 1993年 5月에 수록. https://square.umin.ac.jp/mayanagi/paper04/mikisensei.html

태평양 전쟁(제2차 세계대전) 종전 후에는 고향인 사카이(堺)시(오사카시 바로 남쪽)에서 조부와 부친이 운영하던 의원을 이어받아 개업하는 한편, 조선에 체류하는 동안 시작한 조선의학사와 조선질병사 연구를 계속했다. 미키는 『조선의서지(朝鮮医書誌)』(1956, 학술도서간행회), 『조선의학사 및 질병사(朝鮮医学史及疾病史)』(1963, 자비 출판)[20]를 발간했다.

미키는 자신이 조선의 의학과 질병의 역사에 관심을 가지고 연구하게 된 연유와 과정, 그리고 성과를 다음과 같이 밝혔다.[21]

---

18) 해당 연도『경성제국대학일람』.
19) 1933년 판『규슈제국대학일람』.
20) 『조선의학사 및 질병사』는 1955년에 공판본(孔版本)으로 출간된바 있었다. 1963년 판은 인쇄 방식을 공판 인쇄에서 활자 인쇄로 바꾸었을 뿐 아니라 내용도 많이 수정, 보완되었다. 『조선의서지』는 1956년 공판본, 1973년 활자본이 출간되었으며, 『조선의사연표(朝鮮医事年表)』는 1985년에야 활자본으로 출간되었다.
21) 『조선의학사 및 질병사』(1963)의 총서(總序), 1948년 3월 작성, 1961년 3월 보필(補筆).

나는 의대생 시절부터 의학사에 다소나마 흥미를 가지고 있었기 때문인지 1928년 봄 규슈대학에서 경성제국대학 내과교실로 전근한 이래, 조선에 온 이상 남는 시간을 헛되게 낭비하는 것은 도리가 아니라고 생각하여 조선의학사 연구를 이루려는 뜻을 세웠다. 그리고 곧바로 작업에 착수하여, 도중에 도립 수원의원으로 직장을 옮긴 일도 있었지만, 1944년 봄 일본으로 돌아오기까지 연구를 계속 진행했다. 귀국 후에는 빈번한 공습으로 많은 가족을 떠안고 피난하여 거처를 옮겼고 나중에는 식량 부족으로 심신이 매우 시달렸지만 자투리 시간이라도 나면 용기를 북돋아 정리와 서술에 열중하여 간신히 완성 단계에 이르렀다. ……

이렇게 『조선의서지(朝鮮医書誌)』와 『조선의사연표(朝鮮医事年表)』를 편찬할 수 있었는데 다음으로는 이것들에 기반하여 이론 체계를 덧붙인 『조선의학사』를 찬술하여 지금 그 작업을 마치기에 이른 것이다. 『조선의학사』의 찬술은 모든 각도에서 여러 가지 특정한 문화 변천을 연구하는 방식으로도 할 수 있는데, 특히 현대에는 색다른 사상에 의거해 설명하는 경우도 적지 않다. 그럼에도 나는 역시 여타의 조선 자연과학사 연구 또한 취할 만한 것이 없으므로 새로 발굴하지 않으면 안 되었기에, 종전에 일반적으로 채택되어 온 방법에 의지했다. 즉, 일반문화 변천 과정에 따라 각 왕대의 맨 앞에 의학상의 개관적 사실을 기술했고 이어 그 왕대의 주요한 의약 사실을 제목으로 정한 뒤 설명을 붙여서 의학문화 변천의 양상을 살펴볼 수 있도록 했다. 그런 한편 빠졌거나 부족한 것이나 왕조 전체를 총괄할 필요가 있는 경우 또는 각론적으로 계통을 세울 필요가 있는 경우에는 별도로 장절을 두어 설명하여 가능한 한 빠진 부분을 메우려 했다.

더불어 본초학이나 수의학 등에 관해서도 서술했다. 즉, 본 의학사는 여러 가지 세부 사항에까지 부족함이 없도록 노력을 기울인 것이다. 그렇지만 의학사에 이어 질병사를 쓰지 않으면 완전한 저술이 될 수 없었다. 그래서 계속하여 『조선질병사』를 서술하게 되었다. 질병사를 설명하는 데 있어서는 일본, 중국과도 비교하여 논고했으며 동아시아의 가교(架橋)인 반도의 입장을 해명하고자 노력했다. 이렇게 해서 내가 이룬 연구 업적은 다음과 같이 3부작이 된다.

조선의지(朝鮮医誌)
1. 조선의서지
2. 조선의사연표
3. 조선의학사 및 질병사

미키가 『조선질병사』에서 다룬 질병은 대부분 감염병(전염병)이었다. 그는, 한 나라의 운명과 개인의 생명은 감염병에 크게 좌우되며, 감염병 연구는 자신의 연구 중에서도 가장 흥미롭고 중요한 연구라고 강조했다.

1900년 무렵까지 우리나라뿐만 아니라 모든 나라, 모든 사회에서 가장 큰 문제가 되었던 질병은 단연 여러 가지 감염병이었다. 따라서 미키가 『조선질병사』에서 주로 감염병들을 다룬 것은 적절하고 자연스러웠다.

앞에서 보았듯이 미키는 『조선질병사』에서 전통시대 조선의 "암"에 관해 다루었다. 미키가 전통시대 조선의 질병들에 대해 집중적으로 연구하던 1930~1940년대 조선(한국)에서는 암에 대한 관심이 별로 없었다. 그 무렵까지만 해도 암은 선진 문명국의 문제일 뿐이고 후진국에서는 일종의 희귀 질병이라고 여겼다.

그런 시절 미키가 전통시대 조선의 "암"에 관해 서술한 것은 높게 평가할 만한 일이라고 생각한다. 미키가 언급한 전통시대 조선의 암은 위암과 식도암을 제외하고는 피부암, 유방암, 음경암, 설암(舌癌) 등 눈에 잘 띄는 "접근하기 쉬운 암"이었다. 미키가 위암과 식도암을 언급한 것은 20세기 전반기 선진 제국에서 가장 문제가 되었던 암이 위암과 식도암이었기 때문일 것이다.

미키는 전통시대 의서들에서 주로 증상을 근거로 암으로 간주할 만한 질병들을 찾아내어 기술했다. 현대의학에서 암을 진단하는 세포병리학적 방법과는 전혀 다른 접근이므로 미키의 서술이 얼마나 타당한지를 평가하기란 사실상 불가능하다.

가령 목신(木腎) 환자 가운데 음경암 환자가, 반위(反胃) 환자 가운데 위암 환자가 있을 수 있지만 그렇다고 목신=음경암, 반위=위암이라고 할 수는 없는 것이다. 전통의학에서 질병을 진단하는 방법, 더 궁극적으로는 질병을 인식하는 패러다임 자체가 현대의학과는 크게 다르기 때문이다.

2. 『향약집성방』과 "암(癌)"이라는 글자의 등장

미키 사카에는 "암(癌)이라는 글자는 고려 말부터 사용되었던 것 같으며, 지금의 암종(癌腫)에 가까운 것"이라고 했다. 하지만 "癌"이라는 한자(漢字)가 오늘날 우리가 사용하는 뜻으로 쓰이기 시작한 것은 1860년대 일본에서이다. 일본인 의료인과 번역가들이 근대 서양의학을 도입하면서 "cancer"(영어), "Krebs"(독일어)를 "癌"으로 표기한 것이었다. "癌"이라는 글자에 새로운 뜻이 부여된 것이다. 한때 "癌"은 이 무렵 "일본인들이 새로 만든 글자라는 주장(和製漢字說)"이 있었지만 근거 없는 낭설이다.

동아시아 의학권에서는 1860년대 이전에 "癌"이라는 글자를 더러 사용했지만, 오늘날의 뜻과는 거리가 멀다. 중국, 일본, 우리나라의 전통 의서들에서는 "癌"을 대체로 "상고하심 엄혈지의(上高下深 嚴穴之義)"라고 풀이했다. 오늘날의 용어로 번역하거나 설명하기 대단히 어려운데 요즈음 암과는 의미가 다르다. 따라서 미키가 "癌"을 "지금의 암종에 가까운 것"이라고 언급한 것은 무리한 주장이다.

우리나라 의서 가운데 "암(癌)"이라는 글자가 최초로 등장하는 것은 『향약집성방』(1433)이다. 『향약집성방』 제41권22) 「옹저창양문(癰疽23)瘡瘍門)」에는 "암(癌)"이라는 글자가 몇 차례 나온다.

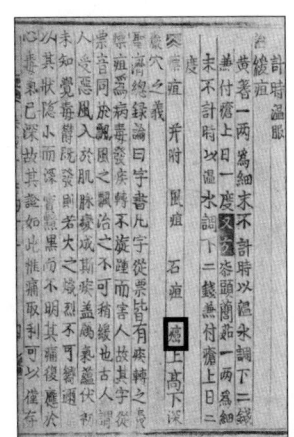

그림 1-4. 『향약집성방』 제41권 「옹저창양문(癰疽瘡瘍門)」 "癌 上高下深嚴穴之義"

우선 표저(瘭疽) 등 여러 저(疽)24)에 대해 언급하는 항목 앞머리에 "암은, 위는 높고 아래는 깊은 바위굴의 뜻(癌 上高下深嚴穴之義)"이라고 풀이한다(그림 1-4).

그리고 중국 남송 양사영의 『직지방』을 인용하여 "옹저, 암, 표저, 악창

---

22) 『향약집성방』은 모두 85권으로 이루어져 있다.
23) 19세기 중엽 중국에서 활동하던 영국인 의사 홉슨(Benjamin Hobson, 合信, 1816~1873)은 cancer를 "옹저(癰疽)"로 번역했다. 그렇다고 홉슨이 "옹저=cancer"라고 생각했던 것은 아니다. 홉슨은 중국인들에게 cancer를 설명하기 위해 중국 전통의학 용어를 찾던 중 "옹저"가 가장 적당하다고 생각한 것 같다. 비슷한 시기 일본에서는 cancer의 번역어로 "암(癌)"이 채택되었다. 『향약집성방』 「옹저창양문(癰疽瘡瘍門)」에 "癌"이 등장하는 것은 자못 흥미롭다고 할 수 있다.
24) 저(疽)는 "등창 저"로, 악성 종기라는 뜻이다. 종기 중에는 종양(tumor)도 포함될 것이다. 현대의학적으로 악성 종양은 곧 암이다. "疽=cancer"는 아니지만, 疽라고 여겨졌던 것에는 cancer도 있을 수 있다는 뜻이다.

의 치료(治癰疽 癌瘭 惡瘡)"에 대해 설명한다. 그중 "암 치료법(治癌)"은 다음과 같다.

> 우물에 사는 개구리를 껍질을 벗겨 햇빛에 말려 약성이 남게 태워 고운 가루를 뿌려준다. 혹은 꿀물에 개어 붙인다. 生井蛙取皮 日乾 燒存性 細末摻之 或蜜水調傅

또한 다음과 같은 『향약간이방』의 "암 치료법"도 소개한다.

> 피마자(蓖麻子)를 가루 내어 밖에 붙이는데 독수(毒水)를 많이 배출시키기 때문이다. 蓖麻子搗 外傅 以多出其毒水

글자는 오늘날 우리가 사용하는 "癌"이지만, 그 글자가 뜻하는 바는 크게 다르다는 사실을 알 수 있다. 그렇기는 하지만 『향약집성방』에서 "癌"이 어떤 맥락에서 쓰이는지를 파악하기 위해 「옹저창양문(癰疽瘡瘍門) 2」의 번역문과 원문을 아래에 전재(全載)한다.[25] 각주 23에서 언급했듯이 영국인 의사 벤저민 홉슨은 현대 서양의학 용어인 "cancer"를 "옹저(癰疽)"로 번역했다. 전통의학에서 "옹저"는 특히 악성 종기, 부스럼과 종양을 총칭하는 용어이므로 그중에는 현대적 의미의 "암"도 당연히 포함되어 있을 것이다.

---

[25] 한국한의학연구원의 인터넷 게재본(https://mediclassics.kr/books/93/volume/41#content_2, 번역: 윤창열·김용진·임진석)을 필자가 약간 수정했다. 한의학 고전을 누구나 손쉽게 열람, 활용할 수 있도록 배려해 준 한국한의학연구원에 감사드린다.

『향약집성방』 제41권 「옹저창양문(癰疽瘡瘍門) 2」의 번역문과 원문

옹에 고름이 생긴 것 癰有膿

『성혜방』에서 다음과 같이 말했다. 옹(癰)에 고름이 있는 것은 한기(寒氣)가 기육(肌肉)을 침범하여 혈기(血氣)가 운행하지 못하여 뭉쳐서 옹이 된 것이다. 옹이 낫지 않고 삭지도 않은 것을 만약 눌러 보아 몹시 단단한 경우는 곪지 않은 것이다. 눌러 보아 반은 단단하고 반은 부드러운 것은 고름이 있는 것이다. 또 손으로 위를 덮어서 뜨겁지 않은 것은 고름이 없는 것이고 열이 심하면 고름이 있는 것이다. 고름이 있는 것을 알았다면 반드시 급히 터트려야 되니 그렇지 않으면 근골(筋骨)을 침범하여 부식시킨다.

『聖惠方』論曰 夫癰有膿者 由寒氣搏於肌肉 折血氣結聚 乃成癰也 凡癰不差 不復可消者 若按之都牢強者 未有膿也 按之半強半軟者 有膿也 又手掩上不熱者 爲無膿 若熱甚者 有膿也 凡覺有膿 宜急破之 不爾 侵蝕筋骨也

열독으로 생긴 절 熱毒癤

『성혜방』에서 다음과 같이 말했다. 절(癤)이라는 것은 풍습(風濕)의 냉기가 혈에 침범하여 뭉쳐서 생긴 것이다. 사람이 운동을 하고 노동을 하면 양기(陽氣)가 발산되고 이어서 땀이 나는데 풍냉습기(風冷濕氣)가 경락(經絡)에 침범하여 피가 차가워져서 운행되지 않으면 뭉쳐져서 소통이 안 되고 절이 생기니 멍울이 매실이나 자두처럼 생긴다. 또 이르기를 멍울이 1촌에서 2촌 되는 것을 절이라고 했다. 그 삭지 않고 터진 것은 마땅히 열이 나도록 비벼 고름을 제거하는데 맑은 피가 나올 때까지 한다. 만약 고름이 다 나가지 않고 그 종기(瘡)가 닫힌 것은 재발한다. 귀와 턱과 목과 겨드랑이에 생겼는데 만약 고름이 다 없어지지 아니하면 흔히 누창(瘻)으로 변하게 된다. 『聖惠方』論曰 夫癤者 由風濕冷氣搏於血 結聚所生也 人運役勞動 則陽

氣發洩 因而汗出 風冷濕氣搏於經絡 血得冷折 則結澁不通 而生瘤 腫結如梅李也
又云 腫一寸二寸爲癤也 其不消而潰者 卽宜熱捻去膿 至淸血出 若膿汁未盡 其瘡
合者 則更發也 其着耳頷頸腋下 若膿汁不盡 多變成瘻也

옹저를 씻어내는 방법 癰疽淋洗

『성혜방』에서 다음과 같이 말했다. 옹저는 음양이 부조화를 이루고 기혈이 잘 운행되지 않아 열독이 쌓여 장부(臟腑)에 머물러 소통되지 않고 기육(肌肉)과 피부를 공격하여 옹종(癰腫)이 되는 것이다. 혹 독기가 처음 뭉치며 혹 이미 곪은 것이 터진 경우에 모두 약을 달여 뜨거운 물로 씻어 열독의 기운을 흩어 버리면 성한 살에 침범하여 썩게 하는 것을 면할 수 있다. 물은 씻어 내는 기능이 있으므로 뜨거운 물로 씻어 내는 것이다.『聖惠方』
論曰 癰疽者 由陰陽不和 氣血否澁 積稸熱毒 在於臟腑 不得宣通 攻於肌肉皮膚
而成癰腫也 或毒氣初結 或已膿潰 並可用藥煮湯淋射 以散熱毒之氣 免其侵壞良肉
夫水有蕩滌之功 故用湯淋洗也

『성혜방』 저제탕은 일체의 상하고 문드러진 종기를 치료한다.『聖惠方』猪蹄湯治一切敗爛瘡

저제 1쌍, 패장 1냥, 회화나무 가지, 버드나무 가지 각 1줌, 황기 2냥 자름 ○이상을 가늘게 썰어 먼저 물 1말에 돼지족발을 넣고 푹 삶은 다음 돼지족발은 버리고 나머지 약을 넣는다. 다시 달여 4되가 되면 베로 짜서 찌꺼기는 버리고 종기를 씻어 주는데 뜨거운 물이 식을 때까지 한다. 솜으로 닦아 말린 다음 생기고(生肌膏)를 붙여준다. 猪蹄一對 敗醬一兩 槐 柳枝各一握 黃芪二兩 剉 ○右細剉 先以水一斗 下猪蹄 煮令爛 去猪蹄 下諸藥 更煎取四升 以布絞去滓 洗瘡 湯冷爲度 以綿拭乾 便以生肌膏貼之

완저 緩疽

『성혜방』에서 다음과 같이 말했다. 완저라는 것은 한기가 경락에 침범하여 영위(榮衛)가 잘 운행되지 않아 기혈이 막혀서 생기는 것이다. 한기가 왕성한 것은 붓고 뭉치며 깊은 곳이 아프고 둥글둥글하여 머리와 꼬리가 없다. 큰 것은 주먹만 하고 작은 것은 복숭아나 자두 열매만 한데 피육(皮肉)과 서로 밀착되어 있다. 열기가 적어 그 종기는 기육과 비슷하여 그리 붉지는 않다. 여러 날이 지나도 터지지 않고 오래되면 자암색으로 변하고 피육이 모두 물러져서 소의 목덜미와 같아진다. 종기가 점차 전체가 청암색으로 변하고 아래에서 머리가 생기고 터져서 고름이 나오는 것이 이것이다. 뭉쳐 부은 것이 오래되었으되 살이 썩는 것이 늦어지기 때문에 완저(緩疽)라고 하며 또한 육색저(肉色疽)라고도 한다. 완저가 급히 진행되면 1년 만에도 죽을 수 있고 더디게 진행되는 것이라도 여러 해가 지나면 죽게 된다. 『聖惠方』論曰 夫緩疽者 由寒氣客於經絡 致榮衛凝澁 氣血壅結所成 其寒氣盛者 則腫結痛深 圓圓無頭尾 大者如拳 小者如桃李之狀 與皮肉相親着 熱氣少 其腫與肉相似 不甚赤 積日不潰 久乃變紫黯色 皮肉俱爛 如牛領 瘡漸至通體青黯 下作頭而穿潰膿出 是也 以其結腫積久 而肉腐壞遲 故名緩疽 亦名肉色疽也 緩疽急者 一年殺人 緩者 數年乃死者也

『성혜방』생건지황산(生乾地黃散)은, 완저가 풍열이 침범하여 계속 부으면서 기육에서 고름이 생기려고 하고 사지에서 번열(煩熱)이 나는 증상을 치료한다. 『聖惠方』生乾地黃散 治緩疽 風熱侵 腫不住 肉欲成膿 四肢煩熱

생건지황 2냥, 대황 1냥을 썰어서 약간 볶음, 인삼 1냥 제거, 황금 1냥, 당귀 반 냥, 원지 1냥 심 제거, 맥문동 1냥반 심 제거, 승마 반 냥, 적작약 1냥 반, 황기 1냥, 적복령 1냥, 영양각 가루 냄 1냥 ㅇ이상을 거칠게 가루 내어

4돈씩 복용한다. 중간 크기의 잔으로 1잔의 물에 생강 반쪽을 넣고 달여 6 푼이 되면 찌꺼기는 버리고 수시로 따뜻하게 복용한다. 生乾地黃 二兩 大黃 一兩 剉 微炒 人蔘一兩 去蘆 黃芩一兩 當歸半兩 遠志一兩 去心 麥門冬一兩半 去 心 升麻半兩 赤芍藥一兩半 黃芪一兩 赤茯苓一兩 羚羊角屑一兩 〇右麤末 每服四 錢 以水一中盞 入生薑半片 煎至六分 去滓 不計時溫服

완저를 치료한다. 治緩疽

황기 1냥을 곱게 가루 내어 수시로 따뜻한 물에 2돈을 타서 먹고 겸하여 종기 위에 하루에 1번 붙여 준다. 黃芪一兩爲細末 不計時 以溫水調下二錢 兼付 瘡上日一度

 (다른 처방) 머리가 검은 여(茹) 1냥을 곱게 가루 내어 수시로 따뜻한 물에 2돈을 타서 먹고 겸하여 하루에 2번 종기 위에 붙인다. 又方 漆頭藺茹一兩 爲細末 不計時 以溫水調下二錢 兼付瘡上 日二度

표저, 풍저, 석저, 암을 부연 설명함. 암은 위는 높고 아래는 깊은 바위굴의 뜻이다. 瘭疽 附 風疽 石疽 癌上高下深巖穴之義

『성제총록』에서 다음과 같이 말했다. 옥편에서 글자에 표(票)가 있는 것은 모두 빨리 전변된다는 뜻이 있다. 표저(瘭疽)병은 독이 발작해 빨리 전변하여 잠깐 사이에 사람을 해치기 때문에 그 글자에 표가 있다. 발음은 飄風[거센 바람]의 표와 같으니 치료를 조금도 늦추어서는 안 된다. 옛 사람이 이르기를 나쁜 바람을 맞아 살과 맥 속에 들어가 변해서 이 병이 생긴다고 했다. 나쁜 기운이 쌓여 잠복된 처음에는 알지 못하다가 울체된 독이 발작하면 불처럼 맹렬하여 치료할 수 없게 된다. 그러므로 그 증상이 은미하여 작고 깊이 있으면서도 단단하며 암흑색을 띠고 선명하지 않으나 그 통증이 다시 깊은 곳에서 느껴지면 독기가 이미 깊이 박혀 있는 것이기 때문에 그 증상이 이와 같다. 오직 통증은 설사를 시켜야만 겨우 살릴 수 있으니 단번에 남청(藍青), 승마(升麻), 규근(葵根), 죽력(竹瀝)의 종류를 먹어서 그 열독(熱毒)을 빼내야 된다. 열독이 심하면 손가락을 끊고 살을 잘라내고 기육을 지져야 제거할 수 있다. 이는 독기가 빨리 전변되어 조금이라도 늦추면 장(臟)으로 들어가기 때문이다. 『聖濟總錄』論曰 字書凡字從票 皆有疾轉之義 瘭疽爲病 毒發疾轉 不旋踵而害人 故其字從票 音同於飄風之飄 治之不可稍緩也 古人謂人受惡風 入於肌脈 變成斯疾 蓋厲氣蘊伏 初未知覺 毒鬱旣發 則若火之熾烈 不可嚮邇 是以其狀隱小而深實 黯黑而不明 其痛復應於心 毒氣已深 故其證如此 惟痛取利 可以僅存 欲頓飮藍青 升麻 葵根 竹瀝之類 以沃其熱毒 甚則斷指 剒肉 灼肌以除之 凡以毒氣疾轉 稍緩則入臟故也

『성제총록』 표저의 치료 『聖濟總錄』治瘭疽

굴뚝 안의 검댕, 부엌의 먼지, 솥 아래의 흙 각 1되. ㅇ이상을 물 9되에 3번 끓도록 달여 달인 물로 하루에 서너 번 창(瘡)을 씻어 준다. 竈突中墨 竈室塵 釜下土各一升 ㅇ右水九升 煮三沸 取汁洗瘡 日三四度

조협산(皂莢散)은 표저가 터진 뒤에 쓴다. 皂莢散 治瘭疽潰後

조협(皂莢) 2꼬투리를 껍질과 씨는 제거하고 태워 재를 내어 곱게 가루 낸다. 소금 끓인 물로 종기를 깨끗이 씻어 내고 마른 뒤에 하루에 3번 뿌려준다. 皂莢二挺 去皮子 燒灰 細末 用鹽湯洗瘡令淨 乾摻傅 日三

대두주(大豆酒)는 열독과 풍종으로 표저가 생겨 밤낮으로 열이 나며 아픈 증상을 치료한다. 大豆酒 治熱毒 風腫成疽 日夜熱痛

대두 단단하고 작은 것 3되, 마자인(麻子仁) 곱게 간 것 3되, 검은 뱀 1마리의 머리와 꼬리, 껍질과 뼈를 제거하고 4냥을 갈음. ○이상을 고르게 잘 섞어 시루 안에 넣고 찌는데 다 익을 무렵 시루 아래의 뜨거운 물을 버리고 좋은 술 1말 5되를 시루에 붓는다. 술이 뜨거워지면 또 붓기를 7, 8번 하고 자기 그릇 안에 담고 밀봉한다. 식으면 주량에 따라 마시는데 항상 술기운이 돌게 하면 좋다. 大豆緊小者 三升 麻子仁硏細 三升 烏蛇一條 去頭尾皮骨 重四兩 碎 ○右相和令均 就甑內蒸 臨熟 去甑底湯 將好酒一斗五升 就甑中淋 候酒熱又淋 凡七八遍 入瓷瓶內密封 候冷量性飮之 常帶酒氣 佳

진교환(秦艽丸)은 풍으로 인한 독기가 경락을 침범하여 풍저가 생긴 증상을 치료한다. 秦艽丸 治風毒氣 客經絡 成風疽

진교 흙 제거, 고삼(苦蔘), 승마(升麻), 황금(黃芩) 검은 심 제거, 방풍(防風) 갈래진 것은 버림, 지각(枳殼) 속은 버리고 밀기울로 볶음, 악실 볶음 각 4푼. 오사주(烏蛇酒)에 담가 껍질과 뼈는 제거하고 구움, 질려자(疾藜子) 볶음 각 5푼. ○이상을 곱게 가루 내어 연밀로 오동나무 열매 크기의 환약을 만들어 아침과 저녁을 먹은 뒤에 질려자 삶은 물에 20알을 복용한다. 秦艽去土 苦蔘 升麻 黃芩去黑心 防風去叉 枳殼去瓤 麩炒 惡實炒 各四分 烏蛇酒浸 去皮骨 灸 疾藜子炒 各五分 ○右爲細末 煉蜜丸如桐子大 早晚食後 以疾藜子煎湯 下二十丸

풍저(風疽) 치료. 긁으면 누런 진물이 나오는 증상을 치료한다. 治風疽 搔之黃水出

호마자(胡麻子)를 잘게 씹어 풍저 위에 붙이고 헝겊으로 싸매 주고 하루에 두세 번 나을 때까지 가루 내어 붙인다. 胡麻子細嚼 塗傳疽上 以綿裹縛之 日

三兩上 以差爲度

지황전(地黃煎)은 석저(石疽)가 단단하고 삭지 않은 증상을 치료한다. 地黃煎 治石疽 堅硬不消

처방은 옹문(癰門)에 있다. 方見癰門

석저(石疽) 치료. 모양이 뾰루지와 같고 껍질이 두꺼운 증상을 치료한다. 治石疽 狀如痤癤而皮厚

적당량의 닥나무 열매를 가루 내어 풀처럼 식초에 개어 환부에 붙인다. 마르면 바꿔 준다. 楮實不拘多少 爲末 以醋調如糊 塗患上 乾則易之

『천금방』[26] 표저가 손발과 어깨, 등에 생겨 갑자기 붉은 팥처럼 이어지고 껍질을 벗기면 진물이 나오는 증상을 치료한다. 『千金方』治瘭疽着手足肩背 忽發累累如赤豆 剝之汁出

붕어 3촌 크기, 계란 정도의 난발, 저지, 1되. ○ 이상을 달여 고약을 만들어 붙인다. 鯽魚長三寸 亂髮如雞子大 猪脂一升 ○ 右同煎爲膏 傅之

(다른 처방) 밀가루를 술에 개어 붙인다. 又方 麪以酒和傅之

(다른 처방) 돼지 쓸개를 붙인다. 又方 猪膽傅之

(다른 처방) 딱지를 떼고 따뜻한 식초와 쌀뜨물로 씻어 준다. 제비의 일종인 칼새의 똥에 100일 된 남자아이의 똥을 섞어 고약을 만들어 붙인다. 又方 剝去瘡痂 以溫醋泔淋洗之 以胡鷰屎和百日男兒屎如膏 傅之

---

[26] 당나라 시대의 명의 손사막(孫思邈, 581?~682)이 652년에 저술한 의서. 원래 서명은 『비급천금요방(備急千金要方)』이며, 사람의 목숨이 천금(千金)처럼 중하다는 뜻이라고 한다.

(다른 처방) 난발을 태워 4방 1촌 되는 숟가락으로 한 숟가락씩 하루에 3번 복용한다. 이것은 또한 발배저(發背疽)도 치료한다. 又方 亂髮灰服方寸匙 日三 亦治發背疽

(다른 처방) 구기(枸杞)자 나무 뿌리와 아욱의 뿌리 및 잎사귀 달인 물을 엿처럼 졸여 뜻대로 복용한다. 又方 枸杞根 幷葵根葉煮汁 煎令如糖 隨意服之

(다른 처방) 유채를 달여 즙을 취해 1되를 복용한다. 또한 익혀 말릴 유채를 소금이나 간장을 조금 쳐서 먹는데 겨울에는 씨를 가루 내어 물에 타서 복용한다. 又方 蕓薹菜 煮取汁 一升服之 幷食乾熟蕓薹 少與鹽醬 冬月硏子 水和服之

(다른 처방) 섣달에 달인 엿에 밤낮으로 계속 며칠간 환부를 담그면 낫는다. 又方 臘月糖 晝夜 連浸數日 乃愈

(다른 처방) 적당량의 마자(麻子)를 볶아 가루 내어 환부를 문지르면 좋다. 又方 麻子不拘多少 熬 細末 摩上 良

석저 치료. 돌처럼 단단하고 곪지 않은 증상을 치료한다. 治石疽 堅如石 不作膿

상수리나무 열매 1개를 식초와 함께 푸른 돌에 가루 내어 종기(腫)에 붙인다. 마르면 가루 내어 붙이는데 10번을 넘지 않고 낫는다. 櫟子一枚 以醋於靑石上磨之 塗腫上 乾更塗 不過十度 卽愈

『직지방』옹저, 암과 표저, 악창의 치료 『直指方』治癰疽 癌瘭 惡瘡

생머리털 약성을 보존하여 태운 것 3푼, 백급(白芨) 1푼, 조협자(皂莢刺) 약성을 보존하여 태운 것 2푼. ㅇ이상을 곱게 가루 내어 환부를 말린 상태에서 뿌려 주거나 혹은 우물물에 개어 붙인다. 조협자는 모든 약기운이 잘

운행되게 한다. 生髮燒留性 三分 白芨一分 皁莢刺燒帶性 二分 ○右爲細末 乾 摻 或井水調傅之 皁莢刺能行諸藥

(다른 처방) 계내금(雞內金)과 생머리털을 각각 약성을 보존하여 태우고 대남성(大南星)과 반하생(半夏生)을 함께 섞는다. ○이상을 곱게 가루 내어 환부에 뿌린다. 又方 雞內金 生髮各燒留性 夾和 大南星 半夏生 ○右爲細末 摻之

(다른 처방) 조협자 약성을 보존하여 태움, 백급 조금 넣음. ○이상을 곱게 가루 내어 모든 종기에 뿌리는데 널리 쓰이는 처방이다. 又方 皁莢刺燒存性 白芨小許 ○右爲細末 摻諸瘡通用

표저를 씻어서 치료하는 방법 治瘭疽洗瀁

형개수(荊芥穗), 백지(白芷), 천초 씨는 제거, 총백 뿌리까지 씀. ○이상을 우물물에 달여 소금을 넣고 따뜻할 때 손과 팔뚝에서부터 위로 가면서 하루에 3번 씻어 주고 표저의 독기가 팔을 따라가면서 끝난 곳은 단단하게 묶어 둔다. 荊芥穗 白芷 椒去目 葱白連根 ○右用井水煎 入鹽候溫 而自手臂上 瀁下日三次 瘭疽毒氣 走臂腫 所至處 緊繫之

암의 치료법 治癌

우물에 사는 개구리를 껍질을 벗겨 햇빛에 말려 약성이 남게 태워 고운 가루를 뿌려 준다. 혹은 꿀물에 개어 붙인다. 生井蛙取皮 日乾 燒存性 細末摻之 或蜜水調傅

---

27) 1773년 청나라 건륭제(乾隆帝)의 명으로 1781년에 편찬 완성된 총서로, 전 3,503부 7만

그림 1-5. 『향약집성방』에 인용된 『직지방』의 "옹저, 암, 표저, 악창의 치료(治癰疽癌瘭惡瘡)"

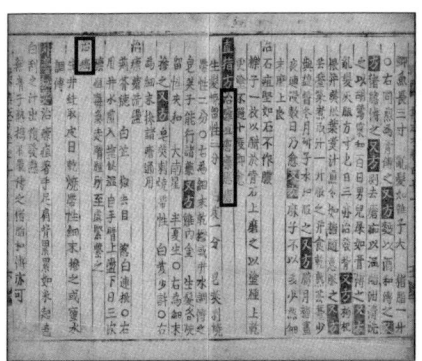

▌그중 "암의 치료법(治癌)"은 다음과 같다. 우물에 사는 개구리를 껍질을 벗겨 햇빛에 말려 약성이 남게 태워 고운 가루를 뿌려준다. 혹은 꿀물에 개어 붙인다. 生井蛙取皮 日乾 燒存性 細末摻之 或蜜水調傅

그림 1-6. (좌) 『향약집성방』에 인용된 『향약간이방』의 암 치료법(治癌)

그림 1-7. (우) 『흠정사고전서(欽定四庫全書)』[27]에 수록된 『인재직지방론』 권22 중 "癌者 上高下深 巖穴之狀"

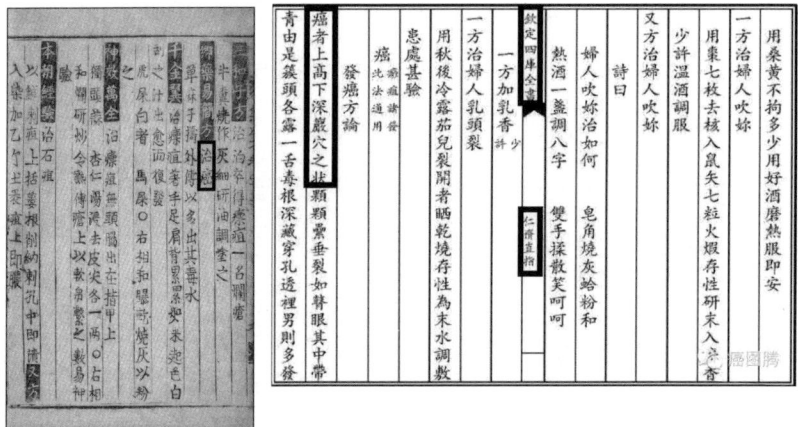

用桑黄不拘多少用好酒磨熱服即安
一方治婦人吹妳
用棗七枚去核入鼠矢七粒火煆存性研末入[illegible]香
少許溫酒調服
又方治婦人吹妳
詩曰
婦人吹妳治如何 皂角燒灰蛤粉和
熱酒一盞調八字 雙手揉散笑呵呵
欽定四庫全書 仁齋直指
一方加乳香 少許
一方治婦人乳頭裂
用秋後冷露茄兒裂開者晒乾燒存性為末水調敷
患處甚驗
癌 癰疽諸發 此法通用
發癌方論
癌者上高下深巖穴之狀顆顆纍垂裂如瞽眼其中帶
青由是簇頭各露一舌毒根深藏穿孔透裡男則多發

▌(좌) 피마자(萞麻子)를 가루 내어 밖에 붙이는데 독수(毒水)를 많이 배출시키기 때문이다. 萞麻子搗 外傅 以多出其毒水

▌(우) 여기 인용된 것은 『흠정사고전서』를 현대식 활자로 인쇄한 것이다.

9,337권에 달한다. 『인재직지방』은 『흠정사고전서』에 수록됨으로써 더 높은 권위를 가지게 되었다.

『외대비요(外臺秘要)』[28] 표저 치료. 손발과 어깨, 등에 생겨 쌀알처럼 연결되면서 흰색을 띄고 긁으면 진물이 나오고 다시 발열하는 증상을 치료한다.『外臺秘要』治瘭疽 着手足肩背 累累如米起 色白 刮之汁出 復發熱

순무씨를 잘 찧어 헝겊에 싸서 붙여 준다. 돼지기름에 개어 붙여도 괜찮다. 蕪菁子熟搗 帛裹傅之 猪脂和 傅之亦可

『삼화자방』[29] 난창이라고도 부르는 갑자기 생긴 표저를 치료한다.『三和子方』治卒得瘭疽 一名爛瘡

소똥을 태워 재를 내어 곱게 가루 내어 기름에 개어 붙인다. 牛糞燒作灰 細研 油調塗之

『향약간이방』암 치료법『鄕藥簡易方』治癌

피마자(蓖麻子)를 가루 내어 밖에 붙이는데 독수(毒水)를 많이 배출시키기 때문이다. 蓖麻子搗 外傅 以多出其毒水

『천금익방』[30] 표저 치료. 손발과 어깨, 등에 생겨 쌀처럼 연결되고 흰색을 띄며 긁으면 진물이 흐르고 나왔다가 다시 재발하는 증상을 치료한다.『千金翼』治瘭疽 着手足肩背 累累如米起 色白 刮之汁出 愈而復發

호랑이의 흰 똥, 말의 똥. ○이상을 서로 섞어 햇볕에 말려 태워 재를 내어

---

28) 당나라의 왕도(王燾, 670~755)가 752년에 편찬한 총 40권의 의서.
29) 고려시대 말인 1374년경 편찬되었지만 망실된 의서. 원래 서명은『삼화자향약방』으로 『향약집성방』의 저본으로 알려져 있다.『통일뉴스』(2010.3.25)에 따르면, 평양의대 고려의학부에서 "원문에 가까운 수준으로 발굴 정리해 냈다"라고 한다.
30) 당나라의 손사막이 682년(?)에 편찬한 총 30권의 의서.『비급천금요방』의 속편 격.

바른다. 虎屎白者 馬屎 ○右相和 曝乾 燒灰以粉之

『**신효만전방(神效萬全方)**』 머리가 없는 표저 치료. 손톱에 생긴 증상을 치료한다. 『神效萬全』治療疽無頭腦 出在指甲上

독두산마늘, 행인(살구씨의 속 알맹이)을 끓는 물에 담가 껍질과 뾰족한 끝은 버린 것 각 1냥. ○이상을 서로 섞어 문드러지게 가루 내어 볶아서 뜨겁게 하여 종기 위에 붙이고 부드러운 헝겊으로 단단히 싸매 준다. 여러 번 바꾸어 주면 신이한 효과가 있다. 獨頭蒜 杏仁湯浸 去皮尖 各一兩 ○右相和爛硏 炒令熱 傅瘡上 以軟帛緊之 數易神驗

『**본조경험방**』[31] 석저 치료법 『本朝經驗』治石疽

석저의 위를 침으로 찌르고 고루근(菰蔞根)을 깎아 침구멍에 꽂으면 즉시 터진다. 以鍼刺疽上 菰蔞根削 納刺孔中 卽潰

　(다른 처방) 염색할 때 넣었던 갈정 흙으로 석저를 싸매 주면 즉시 곪는다. 又方 入染瓮ケ土 裹疽上 卽膿

3. 우리나라와 중국 고전 의서의 암 관련 기록

『향약집성방』에서는 "癌"의 고전적 전거(典據)로 중국 남송의 양사영이 1264년에 저술한 『직지방』, 즉 『인재직지방론』을 언급했다. 이 『직지방』

---

31) 실전된 지 오래되어 실물이 전하지 않는 일실 문헌이다. 고려 말 또는 조선 초의 의서로 여겨진다.

에 등장하는 "癌者 上高下深 巖穴之狀"이라는 풀이는 이후 중국뿐만 아니라 동아시아 한자 문화권, 한의학권에 계속 전범(典範)이 되었던 것으로 보인다.

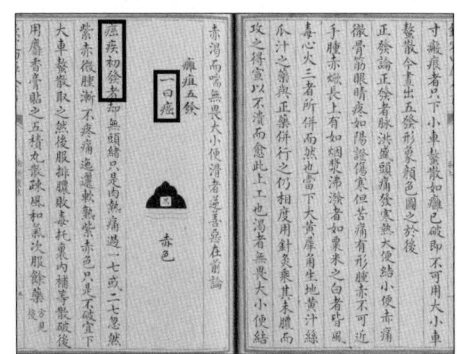

그림 1-8. 『흠정사고전서』에 수록된 『위제보서』의 "癌" 언급 부분

양사영은 암에 대해 이렇게 기술했다. "암(癌)은, 위쪽은 높고 아래쪽은 깊어 암혈(巖穴)과 같은 모양이고 알갱이가 주렁주렁 매달려 …… 독의 뿌리[毒根]가 깊이 간직되어 구멍을 뚫으면 속이 투명한데 남자는 배에 발병하는 경우가 많고 여자는 유방, 목, 어깨, 팔뚝에 발병하는 경우가 있다. 밖으로 드러나는 증상은 사람을 혼미하게 한다(癌者上高下深 岩穴之狀 顆顆累垂 …… 毒根深藏 穿孔透裡 男則多發於腹 女則多發于乳或頸 或肩或臂 外症令人昏迷)".

『인재직지방론』이 "癌"이 등장하는 최초의 의서는 아니다. 그보다 90여 년 앞선 1171년, 송나라의 동헌거사가 저술한 『위제보서』[32)]에 처음으로 암(癌)이라는 글자가 나타난다.

『위제보서』의 여러 곳에서 다음과 같이 "癌"을 언급하고 있다.[33)]

---

32) 원래의 저술·편찬자는 미상이며, 동헌거사가 증보 주석하여 간행했다는 주장도 있다.
33) 번역에는 한국 및 중국 전통철학 연구자로 전통의학에도 조예가 깊은 경희대학교 후마니타스 칼리지 전호근 교수의 도움을 많이 받았다.

「권상(卷上)」

경(經)에 이렇게 말했다. 1촌에서 2촌 크기를 옹(癰)이라 하고 그 이상 1척 정도에 이르는 것을 저(疽)라 한다. 다섯 가지 형태로 나타나는데 각기 다섯 가지 색깔을 가지고 있다. 표암저고(瘭癌疽瘑)의 4가지 형태로 나타나는 것은 각기 안색(顏色)을 가지고 있으며 그중 크기가 작은 옹(癰)은 치료하기가 비교적 쉽다. 사람이 덩어리가 뭉친 것을 느끼자마자 한기와 열기가 생기며 혹 한기는 없고 열기만 나타나는 증상이 생긴다. 통증이 있고 종기의 색깔은 붉으며 흉터가 단단하게 굳는다. 크기가 5촌을 넘는 것으로 혹 머리나 등에 생기거나 혹 팔다리에 생기거나 혹 형상을 볼 수 없는 것들은 대차오산(大車螯散)을 쓰는 것이 좋고 크기가 3촌이나 2촌의 흉터일 경우에는 소차오산(小車螯散)을 쓴다. 만약 옹이 이미 터졌으면 대차오산이나 소차오산을 쓸 수 없다. 다섯 가지 형태의 형상과 안색은 뒤에 그려두었다. 經曰 一寸二寸爲癰 以上至一尺來許者爲疽 其五發各有五色 起因瘭癌疽瘑之四發 各有顏色 惟小者爲癰 所治頗爲易耳 凡人才覺發作結聚 發作寒熱或不寒只熱之狀 疼痛腫赤 瘢痕闊硬 若過五寸以來者 或在頭背 或在肢節 或不見形狀者 便宜下大車螯散 如只三寸二寸瘢痕者 只下小車螯散 如癰已破旣不可用大小車螯散 今畫出五發形象顏色 圖之於後

「권상 논치(論治)」 첫 번째를 암이라 한다. 一曰癌

암질(癌疾)이 처음 발병할 때는 아무런 두서가 없고 단지 살이 아프다가 7일이나 14일쯤 지나면 갑자기 붉은색의 작은 종기가 생기고 조금씩 아프지 않게 되며 구불구불한 모양에 부드럽고 붉은색을 띠게 되는데 단지 터지지는 않는다. 대차오산을 쓰고 그런 뒤에 배농패독산(排膿敗毒散)이나 탁리내보산(托里內補散) 등을 복용하게 하는 것이 좋다. 터진 뒤에는 사향고(麝香膏)를 붙이고 오적환산(五積丸散)으로 공기를 통하게 해 준다. 그다음에 복용할 약 처방은 뒤에 나온다. 癌疾初發者 却無頭緒 只是肉熱痛 過一七或二七 忽然紫赤微腫 漸不疼痛 迤邐軟熟紫赤色 只是不破 宜下大車螯散取之 然後服排膿敗毒托裏內補等散 破後用麝香膏貼之 五積丸散疏風和氣 次服餘藥方見後

「권하 방법(方法)」

거친 분말을 만들어 매양 한 냥 반을 쓰는데 돼지의 발굽을 익을 때까지 삶되 약에 넣기 전에 굽은 제거하고 여러 차례 끓인 뒤에 손을 면으로 감싼 뒤 암창(癌瘡)을 문질러 씻어 내되 약이 차갑게 식을 때까지 한다. 씻어 낸 뒤에는 사향고를 붙여 준다. 봄과 겨울에는 하루에 한 차례 씻어 내고 여름과 가을에는 하루에 두 차례 씻어 낸다. 上為粗末 每用一兩半 以豬蹄煮熟去蹄入前藥 煎數沸 通手以綿惹洗癌瘡 直至藥冷為度 洗後使麝香膏貼 春冬一日一洗 夏秋一日兩洗

조금씩 소멸하고 물러나는 것이 느껴지더라도 아직 완전하게 좋아진 것은 아니므로 다시 표중내탁산, 고제환을 복용하고 거듭 표내진피산으로 씻어내고 벽유오지전고약을 붙여야 하니 그렇게 하지 않으면 암이 안에서 일어나게 된다. 빈랑산 또한 효험이 있다. 如漸覺消退 未十分好 更服瘰中內托散 固濟丸 再用瘰內秦皮散洗之 碧油五枝煎膏藥貼之 不然使癌發內作 檳榔散亦得

『위제보서』 이전의 상황에 대해서는 전통중의약문화(傳統中醫藥文化)를 소개하는 중국의 인터넷 사이트 신농씨(神農氏, http://www.shen-nong.com/chi/front/index.html)의 해당 부분 "암증(癌症)에 대한 중국 전통의학의 기술(中國傳統醫學對癌症的描述)"을 인용한다.[34]

암(癌)자는 고대의 암(巖), 암(岩), 암(嵒) 등의 글자로부터 변화해 왔다.35) 암류(癌瘤)의 모양이 암석(岩石)처럼 단단하게 뭉쳐 있으며 높이 솟아 고르지 못하기 때문에 발음과 뜻을 취하여 이름한 것이다. 癌 系由古代巖岩嵒等 字轉化而來 因癌瘤之形如岩石 累累堅硬 高突不平 故取其音義而名

암증은 "류(瘤)", 곧 종류(腫瘤)의 범위에 해당하는데 역사적 조건의 한계로 중국 의학 문헌 중에서는 종류를 논술한 전문적인 저술은 없고 또 종류학을 단독 분과로 다루지도 않았다. 다만 종류에 관한 논술과 치료 방법은 도리어 매우 풍부하다. 중의학에서는 종(腫)은 크기가 큰 것이고 류(瘤)는 한곳에 머문다는 뜻으로 종기가 커져서 덩어리를 이루어 한곳에 불쑥 솟아올라 풀 수 없는 것을 종류(腫瘤)라고 이해했다. 일찍이 은허에서 출토된 갑골문 중에도 "류(瘤)"라는 병명이 기재되어 있다. 『황제내경(黃帝內經)』36) 중에도 이미 "류(瘤)"라는 분류가 기재되어 있고 여러 가지 종류(腫瘤)의 병명을 제시하고 있는데 이를테면 근류(筋瘤), 석류(昔瘤), 장심(腸蕈), 석가(石瘕), 적취(積聚), 일격(噎嗝) 따위로 이들 질병 증상에 대한 체계적 기술을 진행하고 있다. 癌症 屬於「瘤」即腫瘤的範疇 由於歷史條件的限制 中醫文獻中無專門著作論述腫瘤 也沒有將腫瘤學單獨分科 但有關腫瘤的論述和治療方藥卻很豐富 中醫學認為 腫者 腫大也 瘤者 留居也 腫大成塊 留居在一起而不消散之物謂之腫瘤 早在殷墟出土的甲骨文中 就有「瘤」的病名記載 『黃帝內經』中已有「瘤」的分類記載 提出了一些腫瘤的病名 如筋瘤 昔瘤 腸蕈 石瘕 積聚 噎嗝等 並對這些疾病的症狀進行了系統的描述

---

34) 이 부분 번역에도 전호근 교수의 도움을 많이 받았다(각주 33 참조).
35) 巖, 岩, 嵒 모두 "바위"라는 뜻이다.
36) 현존하는 중국 최초의 의서로 전국시대(기원전 476년 또는 기원전 403~221년)에 편찬되었다고 일컫지만 그보다 후대에 완성되었다는 설도 유력하다.

진나라와 당나라 이래로 적지 않은 중의학가들이 악성종류(惡性腫瘤)의 발병과 치료에 대해 기록을 시작했다. 晉唐以來 不少中醫學家開始 對惡性腫瘤的發病和治療有所記載

진나라 시대 갈홍(葛洪)의 『주후비급방(肘後備急方)』37)에는 "옹(癰)은 돌처럼 단단하게 종기가 맺혀서 어떤 것은 커다란 씨 같은데 색은 변하지 않으며, 어떤 것은 석옹(石癰)

그림 1-9. 『제병원후론』 중 반화창질(反花瘡疾)

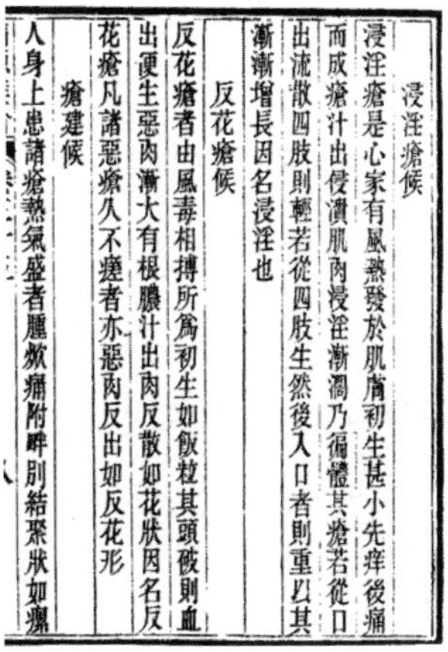

이 되어서 소멸되지 않는다"라고 한 기록이 있고 "종기가 생겨 단단해지고 뿌리가 있게 되면 석옹(石癰)이라 한다"라는 기록도 있다. 이 같은 기술은 유암(乳岩)(癌)과 초기 증상이 비슷하며 동시에 약을 복용하거나 바깥에 바르는 처방약도 기록하고 있다. 晉代葛洪在『肘後備急方』中有「癰結腫堅如石 或如大核 色不變 或作石癰不消」及「若發腫至堅 而有根者 名曰石癰」의 記載 這些描述與乳岩(癌)早期症狀相似 同時還記載了內服 外塗的方藥

수나라 시대 소원방(巢元方, 550~630)의 『제병원후론(諸病源候論)』38)에는 "반화창(反花瘡)"에 대한 기록이 있는데 지금의 피부암 또는 피부의 악성 종양과 유사하다. 隋代巢元方在『諸病源候論』中載有「反花瘡」의 記載 類似於今天的皮膚癌或體表惡性腫瘤

---

37) 중국 진(晉)나라 갈홍(葛洪, 283~343)이 4세기에 편찬한 총 8권의 방서(方書).
38) 각주 15 참조.

요컨대 중국에서는 고대부터 근류(筋瘤), 석류(昔瘤), 장심(腸覃), 석가(石瘕), 적취(積聚), 일격(噎膈) 등 종류(腫瘤)를 언급하고 있는데 이것들 중에 "암종(癌腫)"이 포함될 것이라는 언급으로 다른 연구자들과 별로 다를바 없는 견해이다. 또한 "옹(癰)", "반화창(反花瘡)" 역시 많은 연구자들이 암과의 관련성에 주목하고 있다. 하지만 거듭 이야기하듯이 이것들과 암이 일대일로 대응하는 것은 아니다. 중국, 일본, 우리나라 의서에 빈번하게 등장하는 유암(乳岩, 乳巖) 또한 오늘날의 유방암과 동의어로 이해해서는 안 된다.

소원방의 『제병원후론(諸病源候論)』에는 번화창에 대해 다음과 같이 기술했다.

> 반화창(反花瘡)[39]은 풍독(風毒)으로 인해 발생한다. 처음에는 쌀알 같고 머리가 부러지면 피가 나오고 사악한 살이 생겨 점차 크기가 커지고 뿌리가 생기고 고름이 나온다. 살이 꽃처럼 펴져 나오기 때문에 "반화창"이라는 이름이 붙었다. 오랫동안 치유되지 않는 악창(惡瘡)의 경우도 모두 악성 살이 반화(反花) 모양으로 나온다. 反花瘡者 由風毒相搏所爲 初生如飯粒 其頭破則血出 便生惡肉 漸大有根 膿汁出 肉反散如花狀 因名反花瘡 凡諸惡瘡 久不瘥者 亦惡肉反出 如反花形

우리나라 고전 의서에서도 다음과 같이 반화창에 대한 기술이 보인다. 우선 『향약집성방』 권44 「옹저창양문 5」에 나오는 것으로 앞서 미키 사카

---

[39] 헌데가 곪아 터진 뒤에 속에서 튀어나온 군살이 마치 버섯이나 꽃잎이 뒤집힌 모양 같아서 이름을 반화창이라 했다. 간화(肝火)로 인해 혈이 건조하게 되어 생기는데, 아프지도 가렵지도 않으나 조금만 다쳐도 피가 나서 그치지 않는다. 불교에서 반화(反花)는 위로 향한 연꽃, 즉 수화(受花)에 대해 아래쪽으로 뒤집히도록 열린 연꽃잎을 지칭한다.

에가 언급했던 것이 바로 이것이다.

『성제총록』에서 다음과 같이 말했다. 종기(瘡)에 악육(惡肉)이 생겨 오래되면 도리어 종기 밖으로 나오게 되기 때문에 반화창이라고 부른다. 초기에는 밥알만 하고 터트리면 피가 나오며 여독(餘毒)이 아직 왕성하여 악육이 이것 때문에 생기고 뿌리가 깊이 박혀 고름이 터지니 이것은 모두 풍열(風熱)의 독기가 만들어 내는 것이다. 『聖濟總錄』論曰 瘡生惡肉 久則反出於瘡外 故謂之反花瘡 其初如飯粒 破之血出 餘毒尙熾 惡肉隨生 根深而膿潰 此皆風熱毒氣之所作也

『성제총록』 반화창 치료법 『聖濟總錄』 治反花瘡
연지 1냥, 호분 1냥 반. 이상을 서로 섞어 고르게 간다. 먼저 소금 끓인 물로 환부를 씻고 깨끗한 수건으로 닦아 말린 다음 하루에 3~5회 약을 붙인다. 胭脂一兩 胡粉一兩半 右相和 硏令均 先以鹽湯洗瘡 淨帛搵乾 用藥傅之 日三五次

오랫동안 낫지 않는 반화창 치료법 治反花瘡 久不差
집비둘기 똥 2냥을 노랗게 볶아 찧어 가루 내어 먼저 따뜻한 장수로 환부를 씻고 닦아서 말린 다음 약을 붙여 준다. 鵓鴿糞二兩 炒黃 搗爲散 先以溫漿水 洗瘡搵乾 以藥傅之

반화창 치료법, 여로부방(藜蘆傅方) 治反花瘡 藜蘆傅方
여로가루, 돼지기름 각 2냥. 이상을 서로 섞어 풀처럼 개어 하루에 3~5회 환부에 붙인다. 藜蘆末 猪脂各二兩 右相和 調如糊 塗瘡上 日三五度

반화창을 치료하고 아울러 여러 해 동안 여러 가지 창이 낫지 않는 증상을 치료한다. 治反花瘡 幷治積年 諸瘡不差

악실근 가루 4냥, 돼지기름 2냥. 이상을 풀처럼 개어 하루에 3~4회 종기 위에 붙인다. 『천금방』에는 거미의 막을 종기 위에 붙이고 자주 가루 내어 준다고 했다. 『성혜방』에서는 거미줄을 쓴다고 했다. 惡實根末四兩 猪脂二兩 右調和如糊 塗瘡上 日三四度 『千金』 蜘蛛膜貼上 數易之 『聖惠方』用蜘蛛網

반화창 치료법 治反花瘡

쇠비름을 곱게 문드러지게 찧어 종기 위에 하루에 5회 붙여 준다. 한 처방에는 불에 태워 재를 만들어 돼지기름에 개어 붙인다고 했다. 馬齒莧 搗爛 令細 塗瘡上 日五度 一方 燒灰 以猪脂調 塗之

(다른 처방) 버드나무의 가지와 잎사귀 2되를 썰어 물 5되에 달여 2되가 되면 찌꺼기는 버리고 다시 엿처럼 달여 하루에 3~5회 종기 위에 붙인다. 한 처방에는 청유에 버드나무 가지만 노랗게 타도록 달여 찌꺼기는 버리고 식으면 즉시 바른다고 했다. 又方 柳枝葉二升 剉 水五升 煎至二升 去滓 再煎如餳 塗傅瘡上 日三五度 一方 以淸油 單煎柳枝 令燋黃 去滓候冷 旋旋塗之

(다른 처방) 소금을 볶아 곱게 가루 내어 하루에 3~5회 종기 위에 바른다. 又方 鹽炒 細研 塗瘡上 日三五度

(다른 처방) 도꼬마리의 잎을 찧어 즙을 짜서 3홉을 먹고 또한 종기 위에 하루에 3~5회 붙인다. 又方 蒼耳葉 搗絞取汁 服三合 幷塗瘡上 日三五次

정조 때에 간행된 『광제비급(廣濟秘笈)』[40]에는 반화창(번화창)에 대해 다

---

40) 조선 후기의 이경화(李景華, 1721~?)가 저술한 총 4권의 의서. 1790년 이병모(李秉模, 1742~

음과 같은 언급이 있다.

> 번화창(飜花瘡)은 살이 버섯처럼 튀어나오거나 혹은 뱀처럼 생긴 것이 몇 치가 되는 것이다. 이때에는 석웅황(石雄黃) 가루를 붙이고 세게 보할 약을 먹는다. 또, 쇠비름 태운 재를 돼지기름에 개어서 붙인다. 버드나무 가지와 잎을 진하게 달여 고약을 만들어 바른다(『본초(本草)』).[41] 백반(白礬) 2냥, 유향(乳香), 몰약(沒藥) 각각 3돈, 주사(朱砂) 2돈, 우황(牛黃) 5푼, 붕사(硼砂) 2푼을 부드럽게 가루 내어 뿌린다. 석웅황을 가미하여 쓰면 더욱 좋다(『경험(經驗)』). 飜花瘡 肉突出如菌 或如蛇形 長數寸 雄黃末 付之 內服大補藥 又馬齒莧 燒灰 和猪脂 付 柳枝葉 濃煎作膏 塗之『本草』白礬 二兩 乳香 沒藥 各三錢 朱砂 二錢 牛黃 五分 硼砂 二分 爲細末 糝之 或加石雄黃 尤妙『經驗』

『동의보감』 잡병편(雜病篇) 권8 제창(諸瘡)에도 번화창 항목이 있다.

> 버섯이나 몇 치 되는 긴 뱀처럼 살이 뒤집혀 나올 때는 웅황을 가루 내어 붙이고, 십전대보탕이나 팔물탕(두 처방은 모두 허로문虛勞門에 나온다)에 인삼·황기·당귀·백출을 2배로 넣어 먹는다. 여로(藜蘆)를 가루 내고 돼지기름에 개어 바르되, 하루에 1번씩 갈아준다. 원기가 점차 회복되고 종독(腫毒)이 다 없어져 갈 때 바르면 군살이 저절로 들어간다. 이렇게 하지 않으면 들어가더라도 다시 나온다. 만약 침이나 칼을 잘못 쓰거나 뜸을 잘못

1806)에 의해 간행되었다.

41) 중국 명나라의 이시진(李時珍, 1518~1593)이 지은 약초학 연구서 『본초강목(本草綱目)』. 이시진의 사후인 1596년에 출간되었으며, 중국 본초학 사상 분량이 가장 방대하고 내용 또한 가장 충실한 약학 저작으로 평가 받는다.

뜨면 반드시 위험해지니 조심해야 한다(『입문(入門)』).⁴²⁾ 翻出一肉突如菌 或如蛇形長數寸 雄黃爲末付之 內服十全大補湯 或八物湯二方幷見虛勞 倍參芪歸朮 外用藜蘆爲末 猪脂調塗 日一易 候元氣漸復 腫毒將盡時 塗之則努肉自入 否則 雖入復出 若誤用鍼刀蝕灸必危 愼之『入門』

중품정자는 오로지 번화창을 치료한다(『입문』). 中品錠子 專治翻花瘡『入門』

면화창(綿花瘡)이라고도 하고, 광동창(廣東瘡)이라고도 한다. 천궁(川芎)·천화분(天花粉) 각 5돈, 경분(輕粉) 2.5돈, 주사(朱砂)·웅황(雄黃) 각 1.25돈, 사향(麝香) 5푼. 이 약들을 가루 내고 증편에 반죽하여 녹두대(菉豆大)로 환약을 만든다. 7~9알씩 따뜻한 술에 먹는다(『정전(正傳)』).⁴³⁾ 一名綿花瘡 一名廣東瘡 川芎天花粉 各五錢 輕粉 二錢半 朱砂雄黃 各一錢 二分半 麝香 五分 右爲末 蒸餠和丸菉豆大 每服七丸至九丸 溫酒下『正傳』

중품정자 中品錠子

오로지 번화창과 영류(癭瘤)를 치료한다. 백반 3.85냥, 유향·몰약 각 5.5돈, 주사 3돈, 우황 7.5푼, 망사(硇砂) 1냥(5푼은 익힌 것, 5푼은 생것), 비상(砒礵) 1.5냥(불에 달구어 검은 연기가 멎고 옅푸른 연기가 날 때까지 달군다). 이 약들을 가루 내어 밀가루 풀로 고루 섞고 비벼 정자(錠子)를 만든다. 창(瘡)의 크기에 맞춰 넣는다(『입문』). 專治翻花瘡 及癭瘤 白礬 三兩 八錢半 乳香沒藥 各五錢半 朱砂 三錢 牛黃 七分半 硇砂(五分熟 五分生) 砒礵 一兩半(火煅黑烟止 用淡靑烟) 右爲末 麪糊和勻捻作錠子 量瘡揷入『入門』

---

42) 『의학입문』을 가리킨다(각주 8 참조).
43) 중국 명나라 우단(虞摶, 1438~1517)이 1515년에 편찬한 총 8권의 종합 의서.

단방 單方

번화창을 치료할 때는 마치현(馬齒莧)을 태운 재를 돼지기름에 개어서 붙인다(『본초(本草)』). 治翻花瘡 馬齒莧燒灰 猪脂調付 『本草』

버드나무의 가지와 잎을 진하게 달여 고약을 만들어 바른다 (『본초(本草)』). 柳枝葉 濃煎作膏 塗之 『本草』

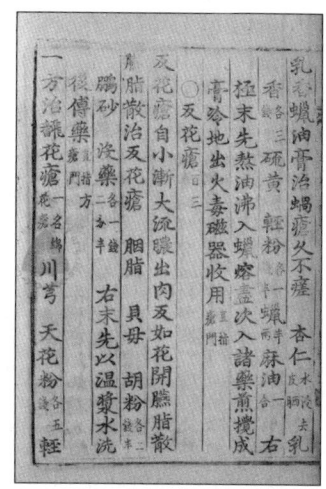

그림 1-10. 『의림촬요』 권10 반화창

┃"반화창은 환부가 작은 것이 점점 커지면서 고름이 흘러내리고 살이 꽃이 피듯 벌어진다. 연지산(臙脂散)을 쓴다."

이 밖에 『단곡경험방(丹谷經驗方)』[44], 『단방비요경험신편(單方秘要經驗新編)』[45], 『수진경험신방(袖珍經驗神方)』[46], 『양의미(瘍醫微)』[47], 『의림촬요(醫林撮要)』[48], 『의문보감(醫門寶鑑)』[49], 『의휘(宜彙)』[50], 『진우신방(晋寓神方)』[51] 등에도 반화창(번화창)에 대한 기술이 있는데 내용은 위의 것들과 대동소이하다.

---

44) 18세기 중엽 이진태(李鎭泰)가 저술한 의서.
45) 신해용(申海容)이 1913년에 발간한 의서로 지석영(池錫永, 1855~1935)이 교열했다. 오영근(吳榮根)은 서문에서 저자 신해용이 제자백가를 섭렵하고 서의학(西醫學)을 공부했으며 동서고금의 실험단방을 망라하여 몇 해에 걸쳐 집필했다고 적었다.
46) 이인재(李麟宰)가 1912년에 펴낸 의서.
47) 이의춘(李宜春)이 옹저(癰疽) 치료법을 다룬 전문 의서로 1836년에 출간되었다.
48) 정경선(鄭敬先)이 편찬하고 양예수(楊禮壽)가 교정하여 1580년경에 펴낸 역대 의학자들의 전기.
49) 주명신(周命新)이 병증을 중심으로 치료법과 처방을 엮어 1724년에 간행한 의서.
50) 금리산인(錦里散人)이 1871년경 간행한 의서.
51) 1700년대 산청 지방에서 출간된 의서.

한국한의학연구원에서 개설한 "한의학고전DB"에서 반화창 및 번화창으로 검색되는 항목은 52건이다. 한편 옹저(癰疽)로 검색되는 항목은 무려 2,330건이며 적취(積聚)가 1,651건이다. 그 밖에 반위(反胃) 840건, 일격(噎膈) 282건, 목신(木腎) 48건, 유암(乳巖) 41건이 검색된다. 검색 건수가 많다면 그만큼 중요한 질병으로 여겨졌다는 징표이지 그 질병이 암일 가능성이 높다는 뜻은 아니다.

동아시아 전통의학의 인식 체계와 질병관은 근대(현대) 서양의학과 크게 달라 전통의학 서적 등에 나타나는 질병명이 오늘날의 근대의학적 용어로는 무엇에 해당하는지 알 수 없는 것이 태반이다. 앞서 언급한 질병들 가운데 암이 있을 것이라고 하지만, 그것들 가운데 구체적으로 어떤 것이 암에 해당하는지, 또 그런 것이 얼마나 되는지를 알기는 현재로서는 불가능에 가깝다.

4. 우리나라 전통시대 일반 문집에 나타나는 암 관련 기록

옹저, 적취 등 의서에 많이 보이는 질병명들은 의서 이외의 일반 문집들에서는 별로 눈에 띄지 않는다. 유암도 다를바 없지만, 남녀유별이 뚜렷했던 시절 양반 사대부들의 글에 간혹이나마 여성의 내밀한 질병이 등장하는 것이 이채로워 소개한다. 유암 가운데 유방암이 얼마나 많았을지 모르지만 없지는 않았을 터이다.

우선 정약용(丁若鏞, 1762~1836)이 막내 숙부 정재진(丁載進, 1740~1812)의 일생을 기록한 "계부(季父) 가옹(稼翁)의 행장(行狀)"[김도련 옮김, 『다산시문집』 제17권 「행장(行狀)」(한국고전번역원, 1985)]을 보자. 여기에 숙부의 어머니, 즉 정약용의 할머니 풍산 홍씨(豐山洪氏)의 유암 이야기가 나온다. 정약용의 조부 정지해(丁志諧, 1712~1756)가 1712년생, 정지해의 장남이자 정약용의 아버지인 정재원(丁載遠, 1730~1792)은 1730년생, 정재진이 14세(우리 전통식 세는 나이) 때인 1753년이면 풍산 홍씨는 40세 전후였을 것으로 추정된다. 고름을 씻어

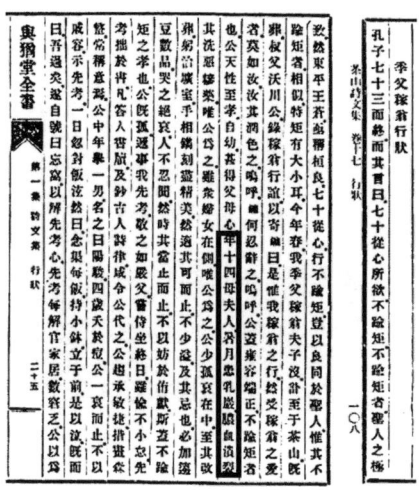

그림 1-11. 정약용, "계부(季父) 가옹(稼翁)의 행장(行狀)" 중 유암(乳巖)에 대한 언급

내고 약을 바르는 등, 열네 살 난 아들이 40세 내외 어머니의 유암 치료에 정성을 다했다는 이야기이다. 단정할 수는 없지만 여기서 유암은 염증성 질환이었을 것으로 여겨진다.

올봄에 나의 숙부이신 가옹 부자(稼翁夫子)께서 돌아가셔서 부음(訃音)이 다산(茶山)에까지 이르렀다. 이미 장례를 치른 뒤에 숙부 옥천공(沃川公)께서 가옹의 행의(行誼)를 기록하여 나에게 부치시면서, "이것이 우리 가옹의 행적이다. 가옹의 사랑을 받은 자가 너만 한 사람이 없으니, 네가 이것을 윤색하라" 했다. 아, 내가 어찌 차마 사양하리오. 아, 공은 옹용(雍容)하고 단정하여 법도를 넘지 않는 분이다.

공은 천성이 지극히 효성스러워 어려서부터 부모의 마음을 흡족하게 했다.
나이 14세 때 어머니께서 여름철에 유암을 앓아 피고름이 곪아 터지니, 그 고름을 씻어 내고 약을 바르는 일을 공이 혼자 했으며, 부녀자들이 옆에

있어도 공이 오로지했다. 年十四母夫人暑月患乳巖 膿血潰裂 其洗惡糝藥 唯公
爲之雖衆婦女在側

　　공이 어려서 아버지가 돌아가셨을 때는 속으로 슬퍼했고 개장(改葬)함
에는 몸소 광실(壙室)을 다듬고 손수 새기어, 모두 정교하고 아름다웠다.
그러나 적합한 선에서 그치고 조금도 넘치게 하지 않았다. 기일이 되면 반
드시 변두(籩豆) 몇 그릇을 더 올려놓고 매우 애절하게 우니, 사람들이 차
마 들을 수 없었다. 그러나 마땅히 그쳐야 할 때에 가서는 곡을 그쳐서 유
식(侑食)이나 삼헌(三獻)을 올리는 데에 방해가 되지 않게 했으니, 이것이
법도에 넘지 않게 하는 효도인 것이다.

　한편 『승정원일기』 1725년(영조 1년) 2월 28일 자, "노모의 병 구완을 이
유로 체직해 줄 것을 청하는 예조 참의 이성조(李聖肇)의 상소"에도 유암이
언급되어 있다.

　　예조 참의 이성조가 상소하기를,
　　"삼가 아룁니다. 신이 얼마 전에 승지의 직임을 맡았는데 고향에 계신
노모의 숙환이 갑자기 위중해졌다는 소식을 듣고 지극히 급박한 마음에
감히 사직 상소를 올렸습니다. 삼가 비지를 받아 보니 사직하지 말고 간호
하라고 유시하셨고 조정을 하직하던 날에는 특별히 궁중의 진귀한 약제를
내려 주셨으니, 신이 어떤 사람이기에 성상께 이렇게 특별한 은혜를 받는
단 말입니까. 이어 변통해 주도록 본원에서 계품한 것으로 인해 신의 직임
을 체차하여 고향에 돌아가서 병든 어미를 곁에서 모시면서 간호에 전념
하도록 해 주셨으니 모자가 마주앉아 성상의 은혜에 감사의 눈물을 흘렸
는데, 죽어서 결초보은 하더라도 조금도 못 갚을 것입니다.

다만 신의 어미의 병은 한때 어쩌다가 걸린 병에 비할 것이 아니며 여러 해 계속된 유암의 증세인데, 종기가 곪아서 터지면서 살이 점차 짓물러 완전히 나을 기약이 없으며 원기가 날로 쇠하여 돌아눕는 것도 사람의 도움이 필요합니다." 第臣母病 非一時偶感之比 積年乳巖之症 自至膿潰 肌肉漸傷 完合無期 眞元日敗 轉側須人 病形非常 危懍若是

1725년이면 이성조(1662~1739)가 63세 때의 일이고, 그 어머니는 80세 또는 그 이상 되었을 것이다. "한때 어쩌다가 걸린 병이 아니라 여러 해 계속된 유암"이라면 유방암일 수 있을지? 이 기록만으로는 판단할 수 없다.

2장

근대로 향한 여정

1. 고대부터 동서양을 막론하고 건강과 질병은 대체로 몸 전체의 조화·균형과 관련된 문제였다. 한의학에서는 음(陰)과 양(陽)의 조화 여부가, 고대 그리스 이래 서양의학에서는 혈액, 점액, 황담즙, 흑담즙 등 네 가지 체액의 균형 여부가 건강과 질병을 판단하는 기준이었다. 이에 따라 환자의 치료도 넘치는 것은 덜어 내고 부족한 것은 채워 주는 것이 핵심 원리였다.

서양에서 이러한 전통적인 의학관에 근본적인 변화가 일어나기 시작한 것은 18세기 들어 "본체론"적인 질병관이 싹트면서부터이다. 즉, 병은 인간(의 신체)을 구성하는 체액들 사이의 균형이 깨진 전인적(全人的)인 상태가 아니라 신체의 특정한 자리에 생긴 해부병리학적인 변화로 여겨지게 된 것이다. 18세기 중엽 모르가니(Giovanni Battista Morgagni, 1682~1771)에 의해 탄생한 장기(臟器)병리학은 19세기 초 프랑스의 비샤(Xavier Bichat, 1771~1802)에 의해 조직(組織)병리학으로, 19세기 중엽 독일의 피르호(Rudolf Virchow, 1821~1902) 등에 의해 세포(細胞)병리학으로 발전했다. 다시 말해 모르가니는 질병의 자리를 "장기"라고 했고, 비샤는 그것을 "조직"으로 좁혔으며, 피르호는 "세포"로 더욱 구체화했다.

16세기 베살리우스(Vesalius, 1514~1564) 이래 빠르게 발전한 인체해부학은 인간의 신체를 해체하고 분절화했을 뿐 아니라 전통적인 질병관을 해체하고 새로운 병리학, 즉 해부병리학을 탄생시켰다. 이로써 질병은 객관적으로 인식할 수 있는 "실체"가 되었고 의학은 이러한 실체를 더 빨리, 그리고 정확하게 발견(진단)하여 그것을 제거하거나 교정(치료)하는 방향으로 급속히 발전했다. 또한 의학관이 이렇게 분절적·분석적·객관적인 특성을 띠게 되면서 의학은 물리학, 화학, 생물학, 전자공학, 통계학 등 여러 과학·기술 분야의 성과를 손쉽게 수용할 수 있게 되었다. 이른바 "과학적 의학"이 탄생한 것이다.

모르가니부터 본격적으로 모습을 보인, 질병의 구체적인 자리를 찾으려는 해부병리학은 고대 그리스 시대부터 2천 년 넘게 주도권을 가졌던 체액병리학의 지위를 넘겨 받았다. 또한 이로써 히포크라테스와 갈레노스(Galenos, 129~216?)로 대표되는 서양의 전통의학은 운명을 다했다.

모르가니의 업적으로 집대성되는, 1500년 무렵부터 1750년대 사이에 이루어진 해부병리학, 그리고 외과 분야의 발전은 18세기, 19세기에 악성 및 양성 종양의 본질과 거시적·미시적 구성을 이해하는 데도 토대가 되었다.

모르가니는 『질병의 장소와 원인에 관한 해부학적 연구(De Sedibus et Causis Morborum per Anatomem Indagatis)』(1761)에서 17건의 암 사례를 보고했다. 17건은 병의 정체를 확인할 수 있는 646건 중 2.6%에 해당한다. 모르가니는 병이 있다고 여긴 장기만 검사하는 등, 사체 절개를 제한적으로 했기 때문에 대부분의 경우 부검이 불완전할 수밖에 없었다. 병리학자이자 의학사가인 하즈두(Steven I. Hajdu)에 따르면, 모르가니는 5건의 위암 사례를 기술했다. 모르가니는 또한 부검을 통해 간에서 포도알만 한 흰색 결절(전이)과 쇄골 상부 림프절 비대를 관찰했지만, 암의 전이성 확산에 대한 개념이 없었던 시절이기 때문에 이를 전이로는 인식하지 못했다. 모르가니는 팔의 림프부종을 동반한 유방암 사례 2건도 기술했다.

모르가니가 근대적인 암 연구에 관해서 선구자적인 업적을 남긴 것은 명백한 사실이지만, 그의 업적이 하늘에서 뚝 떨어진 돌발적인 것은 아니었다. 모르가니에 앞서 이탈리아의 베니비에니(Antonio Benivieni, 1443~1502), 그리고 스위스의 보네티(Theophili Boneti, 1620~1689)가 모르가니의 작업을 예고했다.

최초의 인쇄된 암 사례 보고는 1507년에 출간된 54페이지 분량의 소책자 『질병들과 치유의 원인들에 관한 숨겨진 비밀과 경이로움(De Abditis nonnullus ac Mirandis Morborum et Sanationum Causis)』에 수록되어 있다. 베니비에니가 세상을 떠나고 5년 뒤에 출판된 이 책자에는 20례의 부검 보고와 100례의 임상 보고가 실려 있다.

베니비에니는 위가 두꺼워지고 결절성 위 주름이 단단하게 만져지고 유문이 완전히 막힌 상태에 대해 개략적으로 설명했다. 하즈두에 따르면, 베니비에니가 그 병변을 위암으로 인식하지는 못했지만, 그것은 분명히 위암이었다. 이로써 베니비에니는 의식하지 못한 채 최초로 위암을 기술한 의사가 되었다. 베니비에니는 또 다른 환자에서 부검을 통해 장 천공, 담석, "방광암으로 해석되는" 병변으로 인한 요로 폐색, 매독의 병리학적 소견을 서술했다. 그는 위암 외에 방광암도 의식하지 못하는 사이에 기록한 것이었다. 이로써 베니비에니의 부검 사례 20건 중 2건이 암 사례였다.

2. 일본마취과학회(Japanese Society of Anesthesiologists: JSA) 홈페이지(영문판)의 "마취의 역사" 항목은 이렇게 시작한다. "마취의 기원은 외과의사 하

나오카 세이슈가 세계 최초로 1804년 10월 13일 전신마취하에 유방암을 성공적으로 제거한 것이다. 이것은 매사추세츠 종합병원에서 윌리엄 모턴이 에테르를 사용했던 널리 알려진 공개 시연에 40여 년 앞선 일이다."

와카야마의 의사 가문 출신인 하나오카 세이슈(華岡靑洲, 1760~1835)는 전통의술뿐만 아니라 네덜란드 의학에도 조예가 깊었다. 일본은 조선과 마찬가지로 쇄국정책을 폈지만 나가사키(長崎)의 데지마(出島)에서 네덜란드인들과의 교역, 교류는 제한적이나마 허용했다. 이런 좁은 통로를 통해 서양 의학이 일본으로 유입되었는데 이것을 난방의학(蘭方醫學)이라고 한다. 네덜란드의 한자식 표현인 화란(和蘭)의 의학이라는 뜻이다.

하나오카는 주로 난방의학에서 외과술을 배운 것으로 보인다. 마취술은 아직 서양에서도 개발되기 전이라 하나오카 스스로 개척해야만 했다. 그는 20년의 노력 끝에 통선산(通仙散) 또는 마비탕(麻沸湯)이라는 이름의 마취제를 개발했다. 하나오카는 1804년 11월 14일(양력) 아이야 간(藍屋勘)이라는 60세 여성을 통선산으로 마취하고 유암 적출수술에 성공했다. 유암을 현대 일본 학자들은 손쉽게 유방암으로 해석하지만, 양성인지 악성인지 명확하지 않으므로 "유방종양"으로 표현하는 편이 적절할 것이다. 환자는 수술 넉 달 뒤에 사망했는데 사인은 미상이다. 그 뒤로 하나오카는 155례의 유암 수술과 그 밖에 여러 질환 치료에 자신의 마취제를 사용했다. 155례의 유암 중 악성(암)도 있었고, 양성도 있었을 것이다.

3. 영어 "cancer"가 한자 "암(癌)"으로 첫 번역된 건 언제일까? 필자가 지금까지 조사한 바로는, 사전의 경우 일본 번역가 호리 타스노스케(堀達之助, Hori Tatsunosuke, 1823~1894)가 펴낸 『영화대역수진사서(英和對譯袖珍辭書, A Pocket Dictionary of the English and Japanese Language)』(1862)가 최초이다.

현대적 의미의 cancer(독일어로는 Krebs) 개념은 피르호가 1858년에 출간한『생리 및 병리 조직학적 관점으로 본 세포병리학(Die Cellularpathologie in ihrer Begrundung auf physiologische und pathologische Gewebelehre)』에서 비롯된다고 일컬어지는데, 일본에서는 피르호의 책 출간 직후인 1860년대 초부터 cancer를 "癌"으로 표기하기 시작했다고 보면 될 것이다.

4. 암에 관한 우리나라 최초의 근대 서양의학적 기술은『신기천험(身機踐驗)』에 나타난다.『신기천험』은 조선 말기 실학자인 최한기(崔漢綺, 1803~1879)가 영국인 의사 벤저민 홉슨의 저서들을 참고해서, 동서의학을 집성하여 1866년에 편찬한 의서라고 일컬어진다. 최한기는 홉슨이 펴낸 의서들의 해당 부분을 전재(全載)함으로써 암에 관한 근대 서양의학적 개념과 지견을 우리나라에 최초로 소개했다.

최한기의『신기천험』저술에 지대한 영향을 미친 홉슨은 1839년부터 1858년까지 20년 가까이 중국에서 의료 선교사로 활동했다. 홉슨은 마카오, 홍콩, 광저우, 상하이 등의 선교 병원에서 의사로 활동하면서 흔히 "홉슨 의서 5종"이라고 불리는 한문 의학서적들을 저술하여 간행했다. 홉슨의 책들은 중국, 일본, 조선의 지식인들에게 큰 영향을 미쳤다고 평가된다.

당시 조선의 의사들이 중국에서 간행된 의서들을 손쉽게 입수하지 못했을 것으로 보아, 최한기의『신기천험』은 홉슨의 원 서적들보다 영향력이 더 컸으리라 짐작된다. 최한기 자신, 그리고『신기천험』에서 암에 관해 읽은 조선의 의사와 지식인들은 암을 어떻게 이해했을까?

『신기천험』에 처음 등장한, 암이라는 새로운 의미의 단어 "옹저(癰疽)"가 조선에서 얼마나 많이 활용되었는지를 알려 주는 자료는 없다.『신기천험』이외에 "옹저"가 암의 뜻으로 쓰인 자료도 아직 발견된바 없다. 요즈음의 공식 용어인 "암"이 우리나라에서 언제부터 쓰였는지도 확실치 않다. 아마도 일본의 영향력이 커진 1894년 갑오개혁 무렵부터로 짐작되지만 문헌으로 확인되는 것은 1900년대 초이다.

5. 1902년 3월, 대한제국 학부 편집국은 의학교(醫學校) 교장 지석영의 요청에 따라 『병리통론(病理通論)』을 출간했다. 당시 유일한 근대식 의학교육 기관인 의학교에서 교과서로 사용하기 위해서였다. 이 학부판 『병리통론』은 현존하는 것으로는 우리나라에서 간행된 최초의 근대적 병리학 교과서로, 일본의 야마다 료슈쿠(山田良叔)와 하세가와 준치로(長谷川順治郎)가 독일어 병리학책들과 도쿄제국대학 교수인 독일인 의사 벨츠(Erwin von Bälz, 1849~1913)의 강의 노트를 저본(底本)으로 해서 펴낸 『병리통론』 상·하권 가운데 상권을 번역한 것이다.

우리나라에서 "암"이라는 새로운 의학 용어를 조금 더 앞선 시기부터 사용했을 가능성이 없지 않지만, 1902년 『병리통론』이 간행됨으로써 "암"은 더 탄탄한 지위를 차지하게 되었으리라 여겨진다.

1. 해부병리학의 탄생과 암 연구

야윈 몸집에 포도주 애호가인 74세 노인은 한 달 전부터 왼쪽 다리에 체중을 싣듯이 걸었다. 하인들은 절뚝거림을 눈치 챘지만 노인은 그것에 관해 전혀 언급하지 않았고 불편함을 호소하지도 않았다. 그런 지 22일째 복부에 통증이 생기자 예전부터 널리 쓰여 온 테리아카 가루로 스스로를 치료했다. 고통이 사라졌다. 하지만 12일 뒤, 오른쪽 하복부에 "개들이 물어뜯는 것 같은" 통증이 생겼다. 통증 부위는 부어올랐고, 내가 손으로 누르자 단단하게 뭉친 것이 만져졌다. 나는 맥박이 정상이 아닌데다, 눈이 움푹 꺼지고, 혀가 말랐음을 알아차렸다.

다음 날 아침, 맥박이 더 빠르게 뛰었다. 통증과 단단한 덩어리는 이제 하복부 가운데와 왼쪽 부위까지 번졌다. 나는 혈액을 200그램가량 빼라고 처방했다. 사혈(瀉血)을 한 부위에는 피가 굳어 누런 딱지가 생겼다. 환자는 헛구역질을 했다. 그 날 밤은 상황이 극히 좋지 않았다.

다음 날, 노인은 시큼한 액체를 토해 냈다. 게다가 발음이 불분명해지고 정신이 오락가락했다. 또 다음 날 아침에는 15분 정도 지속되는 경련이 빈번하게 일어났다. 변 같은 악취가 나는 토사물도 쏟아 냈다. 호흡도 더 곤란해졌다. 그 날 저녁, 반짝 정신이 든 노인은 숨을 한번 몰아쉬고는 경련을 하더니 세상을 떠났다.

이튿날 아침에 시행한 부검에서 눈에 띄는 소견이 오른쪽 하복부의 복강에 있었다. 맹장의 기저부, 즉 대장이 시작되는 곳에 생긴 괴저(壞疽)가 다리 쪽으로 가는 근육 위에 걸쳐 있었다. 냄새가 지독한 농양(膿瘍)이 그 근육 깊숙이 박혀 있어서 절개하지 않고는 떼어 낼 방법이 없었다. 농양을 절개하자 피고름이 솟았다.

지금 보아도 손색이 없는 이 임상 및 부검 기록은 모르가니가 23세였던 1705년에 작성했다. 환자의 사인은? 거의 틀림없이 충수염 파열이다. 적절한 치료법은 물론 충수염이라는 병명도 없던 시절이지만, 정확한 묘사 덕분에 우리는 300년 전 환자가 앓았던 병에 대해 자신 있게 말할 수 있다. 모르가니는 이 무렵부터 50년이 넘는 동안 많은 증례를 모아 의학역사에 가장 중요한 이정표 한 가지를 세웠다. "의학의 교황"이라고 불렸고 그 자신이 모르가니의 업적을 더욱 발전시킨 독일의 병리학자 피르호는 "모르가니의 공적 덕택에 케케묵은 의학은 풍비박산이 났고, 그 자리에 새로운 의학이 탄생했다. 그의 책이 나오고서야 비로소 의학은 진정한 가치를 지니게 되었다"라고 했다.

이탈리아 볼로냐 대학에서 의학을 공부한 모르가니는 학생 시절부터 당대 최고의 해부학자인 발살바(Antonio Valsalva, 1666~1723)[1]의 해부학 실습을 거드는 등 뛰어난 자질을 발휘했다. 1701년 졸업과 동시에 발살바의 조수 생활을 거친 그는 잠시 고향인 포를리에서 개업을 하다 스물아홉의 나이에 파도바 대학의 이론의학 교수로 임명되었다. 그리고 4년 뒤에는 해부학 교수직을 맡아 세상을 떠날 때까지 해부학 연구자로 빼어난 업적을 쌓으며 유럽 각지에서 찾아온 수많은 학생들을 가르쳤다.

앞서 언급한 피르호는 현대의학 발전에 크게 이바지한 요소로 동물 실험, 임상 관찰과 더불어 부검(剖檢, autopsy)을 꼽았다. 부검이 체계적으로 행해진 역사는 그리 길지 않다. 고대 알렉산드리아에서 잠시 시행되었던 부검이 중세 후기에 부활했지만 17세기에 들어서도 체계가 없었고, 임상 소견과 부검 소견 사이의 상관관계도 별 관심 대상이 아니었다. 증상과 부검 결과를 연관 짓는 시도는 1679년 보네티가 『부검 실례(Sepulchretum sive Anatomica Practica)』를 출간하면서 가시화되었다. 보네티의 의도는 병력들을 검토하고 인체에 생긴 변화를 관찰한 부검 결과들을 종합하여 병의 숨은 원인을 규명하는 것이었다. 보네티는 임상 기록과 부검 보고가 확인되는 저자 470명의 증례 2,806개를 정리했지만 원래 의도를 충분히 실현하지

---

1)　발살바는 예수회 교단 학교에서 인문학, 수학, 자연과학을 공부한 뒤 볼로냐 대학에서 의학과 철학을 전공했다. 그는 미세해부학(현미경 해부학)의 한 창시자인 마르첼로 말피기의 가르침을 받았다. 1687년 의학부를 졸업한 발살바는 볼로냐 불치병 병원(Sant Orsola)의 외과의 등을 거친 뒤 볼로냐 대학의 해부학 교수로 취임해서 많은 업적을 남겼다. 모르가니는 발살바의 가장 뛰어난 제자로, 1740년에는 발살바의 전집을 편집하고 그의 전기를 펴냈다. 말피기(1628~1694), 발살바(1666~1723), 모르가니(1682~1771)로 이어지는 볼로냐 의학 천재들의 인연은 근대의학의 역사에서 단연 돋보인다.

는 못했다. 그의 책은 잘못된 인용과 오역, 부정확한 판단으로 얼룩졌다. 청년 의사 모르가니는 보네티의 의도 자체는 올바르므로 책의 오류를 바로잡으면 되겠다고 생각했다. 이렇게 시작은 『부검 실례』의 개정이었지만 결국 전혀 새로운 작업으로 마무리된다.

모르가니는 700례(대부분 스스로 한 것이고 일부는 발살바 등 다른 학자들의 사례를 인용했다)에 가까운 부검 소견과 그 환자들 생전의 임상 소견을 연결 지어 검토하여 1761년에 『질병의 장소와 원인에 관한 해부학적 연구』라는 2,500쪽에 이르는 방대한 저서를 출간했다. 거의 80세가 되어서야 책이 나온 것은 자신의 주장에 대한 확신이 설 때까지 발표를 미루었기 때문이다.

그의 저서는 1741년부터 가상의 젊은이에게 보낸 70통의 편지 형식으로 구성되어 있다. 이 편지들에 담긴 약 700개의 증례는 임상 자료 및 그것과 관련된 부검 결과를 보여 주는 한편, 역사적 배경과 다른 저자들의 연구를 언급하기도 하며 때로는 질병의 경과를 밝히기 위해 수행한 실험을 설명하기도 한다. 그 책은 모든 증례를 쉽게 찾을 수 있도록 질서 정연하게 구성되어 있으며 정확하고 세심한 찾아보기까지 달려 있어 임상의학의 방대한 문헌 박물관 구실을 한다. 삽화가 없는 것이 아쉬운 점이다.

모르가니는 그 책에서 각각의 증례에 대해 우선 환자 생전의 임상적 특성을 기술하고 난 뒤 사후 부검에서 보이는 해부병리학적 특징을 묘사하고 둘 사이의 관련성을 규명했다. 그리고 그러한 과정을 통해 질병은 "장기라는 국소부위(局所部位)"에 "자리 잡고 있다"는 결론을 내렸다. 모르가니의 모범을 따라 의사들은 히포크라테스 이래 통용되어 온 "체액의 불균형"이 아니라 "고통 받아 울부짖는 장기"를 통해 환자의 증상을 설명하려 애쓰게 되었다. 그리고 질병의 본체라고 생각되는 병변을 파악하려는 노력을 거듭하여 청진법(1816년)과 위 내시경(1868년), 방사선 진단법(1895년) 등 새로운 진단 방법과 도구가 개발되었다.

모르가니의 위대한 업적은 자신이 환자들을 치료해야 할 책임이 있는 의사라는 자각에서 비롯되었다. 그에게 해부학은 질병을 이해하기 위한 최상의 도구였으며 따라서 훌륭한 의사가 되기 위한 최적의 수단이었다. 해부학자 모르가니는 기나긴 생애 내내 환자들을 진료했다. 해부학자가 환자 진료까지 겸한다는 것은 오늘날에는 거의 찾아볼 수 없는 일이지만 모르가니 시대에는 오히려 당연한 것이었다. 모르가니의 환자 진료 기록 가운데 100편을 정리해서 책으로 펴낸 의학사가 자르코(Saul Jarcho, 1906~2000)는 이렇게 말했다. "모르가니는 해부학 연구를 목적이 아닌 수단으로 간주했다. 해부학은 그가 임상의사로서도 뛰어날 수 있었던 중요한 배경이다."

언제 어디에서나 무엇보다 진리와 진실만을 추구한 진정한 학자였던 모르가니는 학생들에게는 몇십 년의 나이 차이를 뛰어넘는 다정다감한 "젊은 멘토"였고, 부인과 12녀 3남의 자녀들에게도 한없이 자상했다. 60년 동안 해로한 부인을 먼저 보낸 모르가니는 1년 뒤인 1771년 12월 6일 뒤를 따랐다. 사인은 스승 발살바, 또 발살바의 스승 말피기(Marcello Malpighi, 1628~1694)와 마찬가지로 뇌졸중이었다.

고대부터 동서양을 막론하고 건강과 질병은 대체로 몸 전체의 조화·균형과 관련된 문제였다. 한의학에서는 음(陰)과 양(陽)의 조화 여부가, 고대 그리스 이래 서양의학에서는 혈액, 점액, 황담즙, 흑담즙 등 네 가지 체액(體液)의 균형 여부가 건강과 질병을 판단하는 기준이었다. 이에 따라 환자의 치료도 넘치는 것은 덜어 내고 부족한 것은 채워 주는 것이 핵심 원리였다. 약 체계 역시 부족한 것을 보(補)하는 보약(補藥) 중심으로 이루어진 것이 동서의학의 공통적인 모습이었다. 즉, 질병관과 치료술, 그리고 약물학 모두 전인적(全人的)이고 전신적인 특징을 가지고 있었다.

서양에서 이러한 전통적인 의학관에 근본적인 변화가 일어나기 시작한 것은 18세기 들어 "본체론(本體論, ontology)"[2]적인 질병관이 싹트면서부터 이다. 즉, 병은 인간(의 신체)을 구성하는 체액들 사이의 균형이 깨진 전인적 상태가 아니라 신체의 특정한 국소부위에 생긴 해부병리학적인 변화(병변(病變)]라고 여겨지게 된 것이다. 18세기 중엽 모르가니에 의해 탄생한 장기병리학은 19세기 초 프랑스의 비샤에 의해 조직병리학으로, 19세기 중엽 독일의 피르호 등에 의해 세포병리학으로 발전했다. 다시 말해 모르가니는 질병의 자리를 "장기"라고 했고, 비샤는 그것을 "조직"으로 좁혔으며, 피르호는 "세포"로 더욱 구체화했다.

16세기 베살리우스 이래 빠르게 발전한 인체해부학은 인간의 신체를 해체하고 분절화했을 뿐 아니라 전통적인 질병관을 해체하고 새로운 병리학, 즉 해부병리학을 탄생시켰다. 이로써 질병은 객관적으로 인식할 수 있는 "실체"가 되었고 의학은 이러한 실체를 더 빨리 그리고 정확하게 발견(진단)하여 그것을 제거하거나 교정(치료)하는 방향으로 급속히 발전했다. 또한 의학관이 이렇게 분절적·분석적·객관적인 특성을 띠게 되면서 의학은 물리학, 화학, 생물학, 전자공학, 통계학 등 여러 근대적(현대적) 과학·기술 분야의 성과를 손쉽게 수용할 수 있게 되었다. 이른바 "과학적 의학(scientific medicine)"이 탄생한 것이다.

모르가니부터 본격적으로 모습을 보인, 질병의 구체적인 자리를 찾으려는 국소병리학(해부병리학)은 고대 그리스 시대부터 2천 년 넘게 주도권을 가졌던 체액병리학의 지위를 넘겨 받았다. 또한 이로써 히포크라테스와 갈

---

2) 실재(實在) 또는 실체(實體)라는 의미의 그리스어 "onto"와 학문이라는 뜻의 "logia"의 합성어로, 사물이나 개념의 구체물이나 사건 등의 실질적인 형태로 나타난 그 자체를 의미한다.

레노스로 대표되는 서양의 전통의학은 운명을 다했다.

모르가니의 업적으로 집대성되는, 1500년 무렵부터 1750년대 사이에 이루어진 해부병리학, 그리고 외과 분야의 발전은 18세기와 19세기에 악성 및 양성 종양의 본질과 거시적·미시적 구성을 이해하는 데도 토대가 되었다. 앞서 언급했듯이, 모르가니는 약 700건의 부검 사례에서 환자 생전의 임상 소견과 사후의 부검 소견을 상호 연관시켰다. 또한 그는 악성 복수에 대해 알고 있었으며 주사기를 이용한 천자술(穿刺術)을 옹호했다. 그리고 질에 깔때기를 삽입하여 자궁경부를 관찰하는 질경(膣鏡) 검사를 도입하기도 했다. 큰 업적에 가려지기 쉬운 모르가니의 작은 업적들이다.

모르가니는 『질병의 장소와 원인에 관한 해부학적 연구』에서 17건의 암 사례를 보고했다.[3] 17건은 병의 정체를 확인할 수 있는 646건 중 2.6%에 해당한다. 모르가니는 병이 있다고 여긴 장기만 검사하는 등 사체 절개를 제한적으로 했기 때문에 대부분의 경우 부검이 불완전할 수밖에 없었다. 병리학자이자 의학사가인 하즈두[4]에 따르면, 모르가니는 5건의 위암 사례를 기술했다. 모르가니는 위암 환자가 사망 직전에 검댕이 같은 물질을 토하고 검은 잠혈(潛血, occult blood)을 배설했다고 기록했다.[5] 그는 또한 부

---

3) 17건의 암 사례는 하즈두가 모르가니의 『질병의 장소와 원인에 관한 해부학적 연구』에서 찾아낸 사례들이다(Steven I. Hajdu, *A Note From History: Landmarks in History of Cancer*, Part 3. Cancer, 2012, 118:1155~1168.)
4) 헝가리에서 태어난 하즈두는 1956년 반공 봉기가 실패한 뒤 헝가리를 탈출하여 1961년 벨기에 루뱅 대학에서 우등으로 의학사(MD) 학위를 취득했다. 그 뒤 하즈두는 정치적 난민 자격으로 미국에 가서 4년간의 병리학 레지던트 과정과 뉴욕 메모리얼 슬론 케터링 암센터에서 외과병리학 펠로우십 과정을 거친 뒤 코넬 대학교 의과대학 병리학 교수와 병원 세포병리과 과장으로 임명되었다. 하즈두는 연조직 및 뼈 육종에 관한 책 4권을 저술했으며, 의학역사에 관한 논문 72편을 포함하여 400여 편의 논문을 발표했다.
5) 스승인 발살바가 관찰했던 사실을 기록한 것이다.

검을 통해 간에서 포도알만 한 흰색 결절(전이)과 쇄골 상부 림프절(피르호 림프절) 비대를 관찰했지만, 암의 전이성 확산에 대한 개념이 없었던 시절이기 때문에 이를 전이로는 인식하지 못했다. 모르가니는 팔의 림프부종을 동반한 유방암 사례 2건도 기술했다. 그는 암 덩어리가 커짐에 따라 겨드랑이의 혈관과 신경이 압박을 받아 부종이 발생하는 것이라고 추정했다.

모르가니는 고환암 환자에 대해 설명했다. 놀랍게도 부검 결과 복막 뒤쪽에 여러 개의 종양 결절(전이)이 있었다. 그는 또한 인후암 3건, 대장암 2건, 자궁경부암 2건의 부검 소견을 기술했다. 모르가니는 췌장암을 기술하면서, 췌장이 복강 깊은 곳에 있기 때문에 환자의 생전에 췌장암을 대부분 진단할 수 없다고 경고했다. 모르가니는 많이 진행된 림프종(lymphoma)으로 보이는 파종성(disseminated) 종양으로 사망한 한 소년의 사례도 보고했다.

모르가니는 『질병의 장소와 원인에 관한 해부학적 연구』에서 암 이외에도 몇백 가지나 되는 질병에 대해 최초로 설명했다. "모르가니의 공적 덕택에 (고대 그리스 이래) 케케묵은 의학은 풍비박산이 났고, 그 자리에 새로운 의학이 탄생했다"라고 한 피르호의 언급은 결코 과장이 아니다.

"나는 음경과 항문, 여성 생식기에 종양이 생기는 경우를 많이 보았지만 해부할 기회는 없었다. 나는 발살바가 귀두를 비롯해서 음경 대부분에 생긴 암을 잘라 낼 때 그 자리에 있었다."[6] 영국인 의사 쿡(William Cooke, 1785~1873)의 영역본 『질병의 장소와 원인에 관한 해부학적 연구(Seats and

---

6) "I have seen numerous instances of tumours on the penis, and anus, as well as on the female genital organs, but have not had an opportunity of dissecting them. I was present when Valsalva amputated a cancerous tumor which occupied the glans and a large portion of the penis." Morgagni, William Cooke(transl.), *Seats and Causes of Diseases Investigated by Anatomy*, Vol 2., 1822, p.598.

그림 2-1. 쿡의 영역본 *Seats and Causes of Diseases Investigated by Anatomy* 제2권 598쪽

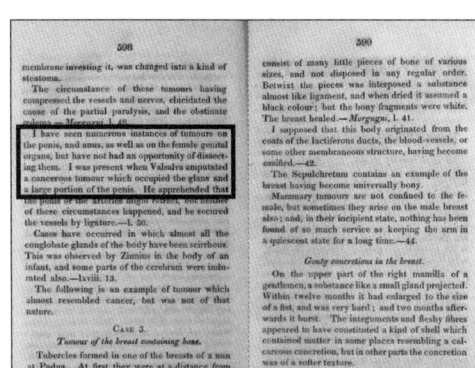

▌모르가니는 스승 발살바가 음경암을 잘라 내는 것을 목격했다고 기록했다. 그리고 해부할 기회를 갖지는 못했지만 음경과 항문, 여성 생식기에 종양이 생기는 경우를 많이 보았다고도 했다. 모르가니의 시절에 남녀 생식기 암이 많았음을 짐작케 하는 기술이다.

Causes of Diseases Investigated by Anatomy)』의 한 구절이다. 모르가니가 음경암을 직접 부검하거나 수술한 것은 아니지만, 스승 발살바가 음경암을 잘라 내는 장면을 목격했다는 사실을 자신의 책에 기록했다. 그리고 해부할 기회를 갖지는 못했지만 음경과 항문, 여성 생식기에 종양이 생기는 경우를 많이 보았다고도 했다. 모르가니의 시절에 남녀 생식기 암이 많았음을 시사하는 기술이다.[7] 하즈두의 논문에는 이 부분에 대한 언급은 없다. "해부할 기회는 없었다"라는 기술은 눈으로 쉽게 확인할 수 있는 생식기 암을 "굳이 해부할 필요는 없었다"라고 해석해도 무방할 것 같다. 다시 말해 모르가니의 부검 사례들에 "접근하기 쉬운 암"은 대부분 포함되지 않았다는 뜻이다.

그럼 모르가니의 책에 기술된 암, 또 그가 목격한 암은 실제로 얼마나 될

---

7) 구미 선진국에서는 과거보다 청결하고 위생적인 생활을 함으로써 외부 생식기 암이 점차 줄어든 반면, 그렇지 못한 후진국에서는 20세기에 들어서도 생식기 암이 여전히 큰 문제였다. 이에 대해서는 뒤에 상세히 다룰 것이다.

그림 2-2. 베네치아의 레몬디니아나(Remondiniana) 인쇄소에서 발간한 모르가니의 명저 『질병의 장소와 원인에 관한 해부학적 연구』의 초판(1761년) 표지

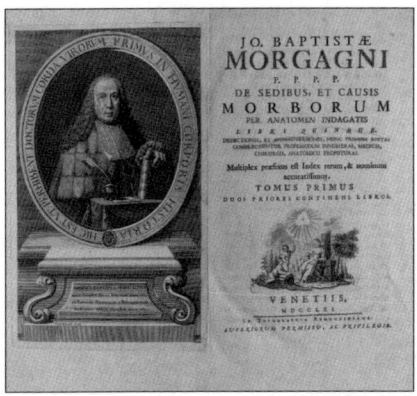

┃모르가니는 자신의 주장에 대한 확신이 설 때까지 발표를 미루었기 때문에 거의 80세가 되어서야 책이 나왔다. 초년 시절부터 뛰어난 자질을 보인 모르가니는 대기만성형 천재이다. 모르가니는 근대의학의 막을 본격적으로 열어젖힌 의학자이거니와 근대적인 암 연구에 관해서도 선구자적인 업적을 남겼다. 초판 제1쇄가 나온 이듬해인 1762년에 제2쇄가 발간되었다. 모르가니의 완숙한 업적은 별 어려움 없이 받아들여졌다.

까?『질병의 장소와 원인에 관한 해부학적 연구』를 보다 꼼꼼히 분석하면 암에 관한 더 많은 기술을 찾아낼지 모른다. 모르가니의 이 저서는 명성과 예찬에 비해 연구가 미흡한 편이다. 라틴어로 된 원저를 해독할 어학 실력, 18세기의 병리학을 이해할 의학(사)적 역량을 갖추기가 쉽지 않기 때문일 것이다.

"한국인"의 암의 역사를 다룬다면서, 직접 관련이 없어 보이는 모르가니에 대해 길게 언급하는 이유는 무엇인가? 여러 차례 말했듯이 우리나라 또는 동아시아 전통 의서들에서 "암"이라고 자신 있게 말할 수 있는 기술은 없다. 전통의학의 패러다임, 더 구체적으로는 질병에 대한 인식 체계, 즉 질병관(疾病觀)이 현대의학과 다르기 때문이다. 설령 "암(癌)"이라는 글자를 사용했더라도 오늘날의 "암"과는 의미가 같지 않다. 서양의학이라고 크게 다르지 않다. 영어 "cancer"와 "carcinoma"의 어원이라고 일컫는 고대 그리스어 "karkinos"와 "karkinoma"는 히포크라테스 시대인 기원전 400년대 무렵부터 등장한다고 알려져 있다. 그 단어들은 종양, 종기, 심지어는 치질을

그림 2-3. 쿡의 영역본 *Seats and Causes of Diseases Investigated by Anatomy* 제2권 32~33쪽

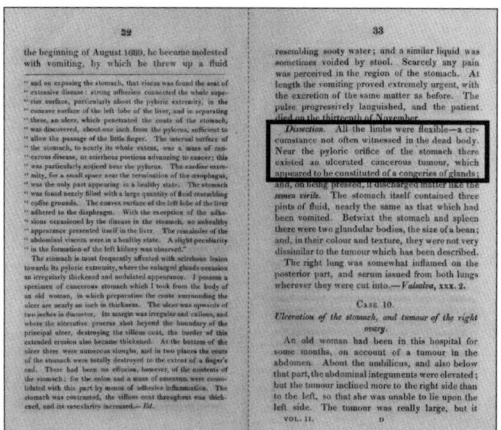

▎"위 유문 출구(pyloric orifice) 근처에 궤양이 있는 암 종양(cancerous tumour)이 있었는데, 분비선 덩어리(congeries of glands)로 이루어진 것으로 보였다." 이것은 모르가니의 스승 발살바의 위암 부검 소견이다. 1689년 초부터 증상을 보였던 환자는 그 해 11월 13일에 사망했고, 발살바는 자신이 진료 하던 환자의 시신을 부검했다. 발살바가 23세 때의 업적이다. 모르가니의 이 명저에는 내력을 잘 아는 환자들의 임상 소견과 부검 소견, 또 그것들 사이의 "인과"관계가 상세하게 기록되어 있다. 그중 대부분은 모르가니가 직접 경험한 것이고, 일부는 발살바 등 다른 의사들의 기록을 분석한 것이다.

지칭하기도 했다. "karkinos"와 "karkinoma" 중 "cancer"와 "carcinoma"가 있을 수 있지만, "karkinos=cancer", "karkinoma=carcinoma"는 전혀 아닌 것이다. 서양 전통의학도 패러다임과 질병관이 현대의학과 다르기 때문이다. 달리 말해, 동서의 전통의학과 현대의학 사이에는 극복하기 어려운 원천적인 번역 장벽이 있는 것이다.

현대의학의 질병관이 모르가니 질병관의 연장선상에 있는 것은 사실이지만, 그렇다고 그 두 가지 질병관이 일치하지는 않는다. 우리가 모르가니를 주목하는 것은 그가 "구체적"인 환자의 임상 소견과 부검 소견, 그리고 그들 사이의 상관관계, 인과관계를 기술했기 때문이다. 모르가니는 원론적이거나 추상적인 언급과 주장을 한 것이 아니다. 구체적인 "환자 사례(case)"들을 기술했기 때문에 모르가니의 업적은 지금도 빛이 바래지 않는

다. 개개 사례에 대한 모르가니의 해석은 지금과 다를지라도 우리는 그의 서술과 묘사를 통해 그가 언급한 질병이 무엇인지 파악할 수 있다. 하즈두는 모르가니의 저서에서 17건의 암 사례를 찾아냈다. 앞서 보았듯이 하즈두가 놓친 부분도 있다. 앞으로 더 세밀한 연구를 통해 모르가니의 저서에서 더 많은 암 사례를 찾아낼지도 모른다.

그렇다 하더라도 모르가니가 다룬 1700년대 이탈리아의 암 상황이 한국인의 암 역사와 무슨 관련이 있는가? 암에 대해 다른 시대보다 정확한 통계자료가 많은 21세기를 생각해 보자. 오늘날 암 사망률 등 암 통계치는 국가와 지역에 따라 차이가 있지만 한편 공통점도 많다. 신뢰할 만한 후진국의 암 통계자료가 사실상 전무했던 20세기 전반기에 암은 후진국에서는 거의 문제가 되지 않고 선진국만의 문제라고 "잘못" 여겨졌다. 그런 분위기 속에서 "암은 문명병"이라는 인종차별적인 의미까지 포함하는 신화가 만연하기 시작했다.

하지만 오늘날에는 암이 과거부터 선·후진국 모두의 문제였다는 사실을 뒷받침하는 증거가 점차 많아지고 있다. 과거 후진국에서 암이 별 문제가 아니었다는 주장은 당시 암의 실상을 드러낼 근거 자료가 부족했기 때문에 통용되었던 것이지 실제는 그렇지 않았다는 견해가 점차 힘을 얻고 있다. 이 책에서는 우리나라의 암 실상에 관한 여러 근거 자료를 제시함으로써 그러한 견해를 뒷받침할 것이다.

직접적인 자료가 없는 경우, 선진국의 사례를 통해 후진국의 상황을 간접적으로 짐작할 수 있다는 점도 생각해 볼 수 있다. 예컨대 모르가니가 다룬 1700년대 이탈리아의 암 상황은 자료가 전혀 없는 같은 시대 우리나라의 암 상황을 유추하는 자료로 활용될 수 있다는 생각이다. 18세기 스웨덴, 영국, 프랑스의 평균수명(기대여명) 데이터로 동시대 우리나라의 평균수명

그림 2-4. 영국의 과학사가 싱어(Charles Singer)의 영역본(1954) 『질병들과 치유의 원인들에 관한 숨겨진 비밀과 경이로움』

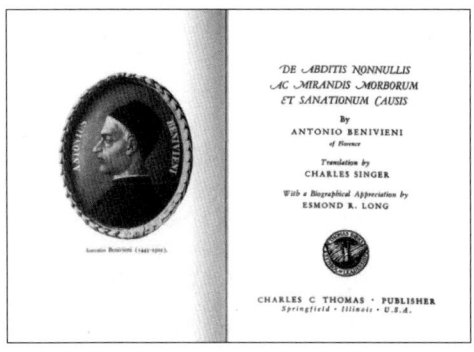

┃부검 사례 20건 중 2건이 암 사례이다.

을 유추할 수 있는 점과 비슷하다.

모르가니가 근대적인 암 연구에 관해서 선구자적인 업적을 남긴 것은 명백한 사실이지만, 그의 업적이 하늘에서 뚝 떨어진 것은 아니었다. 모르가니에 앞서 이탈리아의 베니비에니, 그리고 앞서 언급했던 스위스의 보네티가 모르가니의 작업을 예고했다.[8]

최초의 인쇄된 암 사례 보고는 1507년에 출간된 54페이지 분량의 소책자 『질병들과 치유의 원인들에 관한 숨겨진 비밀과 경이로움』에 수록되어 있다. 베니비에니가 세상을 떠나고 5년이 지난 1507년 그의 동생에 의해 출판된 이 책자에는 20례의 부검 보고와 100례의 임상 보고가 실려 있다.

피렌체에서 내과의와 외과의로 활동한 베니비에니는 매우 창의적인 사람으로 부검의 선구자였다. 그는 사망의 숨겨진 원인에 관한 지식을 얻기 위해, 범위가 제한적이기는 했지만 절개를 통한 사후 부검을 실시했다. 베

---

[8] Steven I. Hajdu, *The First Printed Case Reports of Cancer*, Cancer, 2010, 116: 2493-2498.

니비에니는 자신이 부검에서 관찰한 장 천공, 장간막 및 흉강 내 농양, 담석 중, 위가 굳은살처럼 두터워진 유문 폐쇄 사례에 대해 기술했다. 베니비에니는 위가 두꺼워지고 결절성 위 주름이 단단하게 만져지고 유문이 완전히 막힌 상태에 대해 개략적으로 설명했다. 병리학자이자 의학사가인 하즈두에 따르면, 베니비에니가 그 병변을 위암으로 인식하지는 못했지만, 그것은 분명히 위암이었다. 이로써 베니비에니는 자신은 의식하지 못한 채 최초로 위암을 기술한 의사가 되었다. 그가 환자의 임상 소견과 부검 소견을 현대의학적 관점에서 확인할 수 있도록 기록한 덕분이었다. 그러한 방식의 사례(케이스) 기록은 250여 년 뒤 모르가니에 의해 더욱 찬란히 빛나게 되었다. 베니비에니는 자신의 친척인 그 남성 환자를 구토제와 하제로 치료했지만 아무런 효과가 없었다. 베니비에니는 부검이라는 새로운 근대적 방법으로 환자를 진단했지만, 그가 사용한 치료법은 여전히 히포크라테스 이래의 전통적이고 고리타분한 것이었다.

베니비에니는 또 다른 환자에서 부검을 통해 장 천공, 담석, "방광암으로 해석되는" 병변으로 인한 요로 폐색, 매독의 병리학적 소견을 서술했다. 그는 위암 외에 방광암도 의식하지 못하는 사이에 기록한 것이었다.[9] 이로써 베니비에니의 부검 사례 20건 중 2건이 암 사례였다.

보네티는 동시대 및 앞선 시대의 저명한 내과의와 외과의가 수행한 부검 기록들을 열성적으로 수집했다. 그들 다수는 스위스의 파라켈수스(Paracelsus, 1493~1541), 프랑스의 페르넬(Fernel, 1497~1558), 이탈리아 모데나의 팔로피우스(Fallopius, 1523~1563), 로마의 유스타키우스(Eustachius, 1524~1574), 영국의 글리슨(Glisson, 1597~1677), 덴마크의 바르톨리누스(Bartholinus, 1616~

---

9) Bruce Fye, *Antonio di Paolo Benivieni*, Clin. Cardiol, 1996: 19, 678~679.

1680), 영국의 윌리스(Willis, 1621~1675), 볼로냐의 말피기(Malpighi, 1623~1694), 독일의 메이보미우스(Meibomius, 1638~1700), 스위스의 파이어(Peyer, 1653~1712) 등 저명한 의사였다. 부검은 이미 1500년대부터 낯선 것이 아닐 만큼 행해지고 있었다. 보네티는 부검 소견

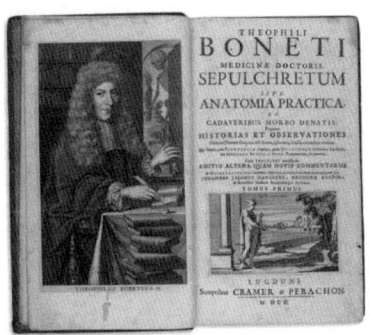

그림 2-5. 보네티의 『부검 실례』(1700)

의 가치를 알아차리고 사례들을 널리 수집한 것이었다.

보네티가 사망한 지 11년이 지난 1700년, 부검 사례 2,806건이 총 3권 2,260페이지의 대형 책자인 『부검 실례』에 수록되어 출판되었다. 책자에는 2,806건의 각 사례에 대해 우선 병리학적 진단과 사망원인, 그리고 임상병력과 부검 소견이 기술되었다. 서술의 길이는 사례에 따라 몇 줄에서 몇 페이지까지 다양하다. 대부분의 경우 부검은 병이 있을 법한 부위와 장기에 대한 해부로 한정되었다. 즉, 환자의 사체 전체가 대상이 아닌 제한된 부검이었다. 그것은 오늘날과 다른 점으로, 모르가니 시절에도 별로 개선되지 않았다.

보네티의 의도는 환자들의 병력과 부검 결과들을 종합하여 병의 숨은 원인을 규명하는 것이었다. 하지만 그의 책은 잘못된 인용과 오역, 부정확한 판단으로 얼룩졌다. 그렇더라도 보네티의 책은 암에 관해 많은 정보를 제공해 준다. 하즈두의 분석에 따르면, 보네티의 책에는 표 2-1과 같이 모두 43건의 암 사례가 기술되어 있다. 오늘날 문제가 되는 암 종류의 대부분이 열거되어 있는 것이다.

하즈두의 분석에 의하면, 암 사례가 베니비에니의 『질병들과 치유의 원

표 2-1. 보네티의 『부검 실례』에 언급된 암 사례들

암 종류	사례 수	암 종류	사례 수
뇌암	2	빌름스 종양(Wilms tumor)	1
두경부암(cancer in the head & neck)	4	췌장암	2
갑상선암	1	담도암	1
폐암	2	신장암	2
유방암	2	자궁경부암	2
식도암	3	자궁(체부)암	3
위암	2	질암(vagina cancer)	1
대장암	1	방광암	2
직장암	2	전립선암	2
간암	3	복강 내 암종증(carcinomatosis)	4
신경아세포종(neuroblastoma)	1	합계	43

표 2-2. 베니비에니, 보네티, 모르가니의 저서에서 발견되는 암 사례

	베니비에니	보네티	모르가니
총 부검 사례	20	2,806	646
암 사례	2※	43	17
암 사례 비율 (%)	10.0	1.5	2.6

※ Bruce Fye(각주 9)가 찾아낸 방광암을 포함해서 2건이다.

인들에 관한 숨겨진 비밀과 경이로움』(1507)에서 1건, 보네티의 『부검 실례』 (1700)에서 43건, 모르가니의 『질병의 장소와 원인에 관한 해부학적 연구』 (1761)에서 17건이 발견된다.

2. 마취술의 개발과 유방암 수술

정약용이 숙부의 행장을 쓰기 1년 전인 1811년, 영국 작가인 버니(Fanny Burney, 1752~1840)는 마취를 하지 않은 채 대수술을 받아야 했다. 1811년 9월 30일 외과의들은 버니의 오른쪽 가슴에 생긴 유방종양을 치료하기 위해 4시간에 걸쳐 유방 제거수술을 시행했다. 아래 인용문은 버니가 수술 받은 지 아홉 달 뒤 동생에게 보낸 편지의 한 구절이다. 이 편지만으로는 버니의 종양이 양성인지 악성(암)인지 확언할 수 없지만, 거의 목숨을 걸고 이런 대수술을 받은 것으로 봐서는 유방암의 가능성이 매우 높다 할 것이다.

> 흉측한 쇠뭉치가 내 가슴뼈를 잘라 내는 순간 비명을 지르기 시작했단다. 비명은 몸이 파헤쳐지는 내내 멈추지 않았어. 그런데 아무 소리도 들리지 않는 거야, 신기하게도. 끔찍하게 아팠어. 수술 도구가 치워졌을 때도 통증은 전혀 줄어들 것 같지 않았다구. 그리곤 곧 내 가련한 몸뚱이로 공기가 달려들었는데 날카로운 단도가 갈가리 찢어 대는 것 같았어. 이제는 다 끝났다고 생각했는데, 맙소사! 더 무서운 일이 시작된 거야. 이전 건 아무 것도 아니었어. 나는 수술 칼이 가슴 속을 샅샅이 긁어 내는 것을 느끼고 또 느꼈단다.

1842년 조지아주의 롱(Crawford Long, 1815~1878), 그리고 1846년 보스턴의 모턴(William Morton, 1819~1868)에 의해 에테르 마취제가 개발·보급되기 전에 안전한 수술은 기대할 수 없었다. 버니는 요행히 살아남았지만 팔다리 절단술, 제왕절개술, 개복 수술 등을 받고 사망하는 경우는 매우 흔했다. 수술 환자들은 우선 통증으로 인한 쇼크 때문에, 그리고 출혈과 감염 탓에 목숨을 잃었다. 따라서 그냥 놓아두면 당장 사망하는 경우 이외에 수술은 고려 대상이 되기 어려웠다. 외과(外科)는 말 그대로 몸의 바깥(外) 부위를 주로 다루는 분야로 오늘날의 피부과에 가까웠다. 그랬던 외과가 현대적인 모습으로 변모하게 된 데는 무엇보다 마취술의 공이 크다. 예전부터 써 온 아편, 히오시아민, 만드라고라, 알코올(술) 등은 진통 효과는 있을지언정 마취와는 거리가 멀었다.

유럽에서는 마취제가 개발되기 전에도 위험을 무릅쓰고 유방 제거수술을 했다. 유방종양(유방암)이 그만큼 위중한 질병이라는 인식이 뚜렷했기 때문이다. 오늘날과 같은 세포병리학적 방법으로 유방암을 진단한 것은 아니었지만, 유방암의 정체에 대해서는 요즈음과 별로 다르지 않은 인식을 가지고 있었다. 동아시아 등 그 밖의 문명권과는 다른 모습이었다.

일본인 외과의사 하나오카 세이슈의 마취술과 외과 수술

일본마취과학회 홈페이지(영문판)의 "마취의 역사" 항목은 이렇게 시작한다. "마취의 기원은 외과의사 하나오카 세이슈가 세계 최초로 1804년 10월 13일 전신마취하에 유방암을 성공적으로 제거한 것이다. 이것은 매사추세츠 종합병원에서 윌리엄 모턴이 에테르를 사용했던 널리 알려진 공개 시연에 40여 년 앞선 일이다."

와카야마의 의사 가문 출신인 하나오카는 전통의술뿐만 아니라 네덜란드 의학에도 조예가 깊었다. 일본은 조선과 마찬가지로 쇄국정책을 폈지만 나가사키의 데지마에서 네덜란드인들과의 교역과 교류는 제한적이나마 허용했다. 이런 좁은 통로를 통해 1853년 미국 페리(Matthew Calbraith Perry, 1794~1858) 제독에 의한 강제 개국 이전에 이미 서양의학이 일본으로 유입되었는데 이것을 난방의학이라고 한다. 네덜란드의 한자식 표현인 화란의

그림 2-6. 일본마취과학회 홈페이지(영문판)의 "마취의 역사" 항목

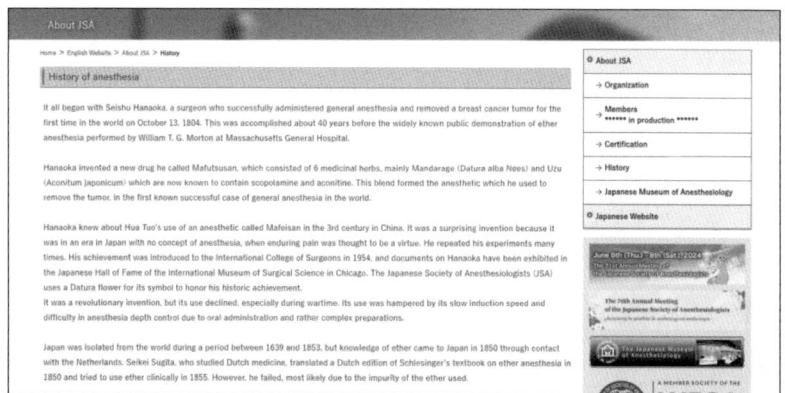

▌"하나오카 세이슈는 1804년 10월 13일(양력 11월 14일) 세계 최초로 전신마취하에 유방암을 제거하는 데 성공했다(It all began with Seishu Hanaoka, a surgeon who successfully administered general anesthesia and removed a breast cancer tumor for the first time in the world on October 13, 1804)"라고 기록하고 있다.

그림 2-7. 1825년경에 간행된 하나오카의 저서 『진기한 질환들과 그 외과 치료법 도해(奇疾外療圖卷)』(미국국립의학도서관 소장) 중 하나오카의 수술 장면(왼쪽 위)

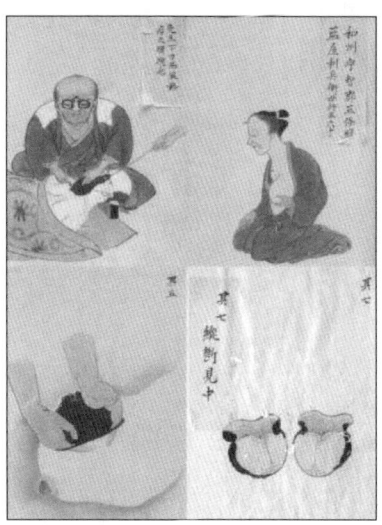

▌그에게 처음으로 전신마취하에 유방종양 제거 수술을 받은 60세 환자 아이야 간(오른쪽 위), 유방종양을 들어내는 모습(왼쪽 아래), 떼어 낸 유방종양의 종단면(오른쪽 아래). 각 그림은 원서의 10쪽, 57쪽, 62쪽, 64쪽,

2장 근대로 향한 여정 **117**

의학이라는 뜻이다.

하나오카는 주로 난방의학에서 외과술을 배운 것으로 여겨진다. 마취술은? 아직 서양에서도 개발되기 전이라 하나오카 스스로 개척해야만 했다. 하나오카 자신과 주변 사람들이 남긴 기록 등을 종합해 보면 그는 20년의 노력 끝에 통선산 또는 마비탕이라는 이름의 마취제를 개발했다. 사실인지 모르지만 이 과정에서 스스로 실험 대상이 되었던 부인은 마취제 부작용으로 눈이 멀었고, 이것을 모티프로 한 소설 『하나오카의 처(華岡青洲の妻)』(1966)와 같은 제목의 영화(1967)가 인기를 끌어 하나오카가 일본인들에게 유명해졌다. 텔레비전 드라마로 만들어진 것도 여섯 차례나 된다. 통선산은 흰독말풀과 바꽃속이 주재료인 복합 제제로 하나오카 자신의 처방은 전해지지 않고 주변인들의 기록만 남았다고 한다. 히로사키(弘前) 의과대학 마취과의 마츠키(松木明知) 교수가 그 기록에 따라 조제해서 마취에 성공했다는 것을 보면 과학적 근거도 있는 셈이다.

앞서 언급한 대로, 하나오카는 1804년 11월 14일(양력) 아이야 간이라는 60세 여성을 통선산으로 마취하고 유암(乳岩) 적출수술에 성공했다. 유암을 현대 일본 학자들은 손쉽게 유방암으로 해석하지만, 양성인지 악성인지 명확하지 않으므로 "유방종양"으로 표현하는 편이 적절할 것이다. 환자는 수술 넉 달 뒤에 사망했는데 사인은 미상이다. 그 뒤로 하나오카는 155례의 유암 수술과 그 밖에 여러 질환 치료에 자신의 마취제를 사용했다. 155례의 유암 중에 악성(암)도 있었고, 양성도 있었을 것이다.

하나오카의 사후 마취술은 수제자 혼마 겐초(本間玄調, 1804~1872)에 계승되지만 활발하게 시행되지는 않았다. 혼마는 1857년 4월 탈저(脫疽) 환자를 통선산으로 마취하고 하지 절단술에 성공했다고 전해진다.

정약용이 "계부 가옹의 행장"에서 유암(乳巖)을 언급할 무렵, 일본에서는 전신마취하에 유방암 수술을 하고 있었다. 하나오카가 시행한 155례의 유암 수술 가운데 유방암이 얼마나 되는지 알 수 없지만 앞서 패니 버니의 경우에 대해 언급했듯이 대부분 유방암일 가능성이 높았을 것이다.

3. 한자 "암(癌)"의 새로운 탄생

영어 "cancer"가 한자 "암(癌)"으로 처음 번역된 것은 언제일까? 필자가 지금까지 조사한 바로는, 사전의 경우 일본 번역가 호리 타스노스케가 펴낸『영화대역수진사서』(1862)가 최초이다. 의학서적의 경우는 드루이트(ロベルト・ドロイ, Robert Druitt)의 *A Manual of Modern Surgery*(1870)를 모리바나 소지(森鼻宗次, 1848~1918)가 번역한『외과신설(外科新說 獨來氏)』(1874)에 cancer가 "암종(癌腫, カンカル)"으로, skin cancer가 "피부암종(皮膚癌腫)"으로, spinal cancer가 "척추암종(脊椎癌腫)" 등으로 번역되어 있는 것이 최초로 보인다.(이보다 조금 앞서서 의학서적에 "癌"이 등장했을 가능성도 다분하다. 조금 더 조사와 연구가 필요한 부분이다.) 그리고 베를린 대학 의학부를 졸업한 사토 스스무(佐藤進, 1845~1921)의 방대한『외과통론(外科通論)』(1880) 24권과 25권에 암종에 관한 당시의 최신 지견이 상세하게 기술되어 있다.

현대적 의미의 cancer 개념은 피르호가 1858년에 출간한『생리 및 병리 조직학적 관점으로 본 세포병리학』에서 비롯된다고 일컬어지는데, 일본에서는 피르호의 책 출간 직후인 1860년대 초부터 현대적 의미의 cancer(독일어 Krebs)를 "암(癌)"으로 표기하기 시작했다고 보면 될 것 같다.

일본은 1854년 2월 미국의 페리 제독이 이끈 함대에 의해 강제 개국, 이어서 1858년 미국·영국·프랑스·러시아 등과 근대식 조약을 체결하기에 앞

그림 2-8. 일본 최초의 영일(英日)사전 『영화대역수진사서』(1862, 초판, 와세다 대학 도서관 소장본) 중 105쪽

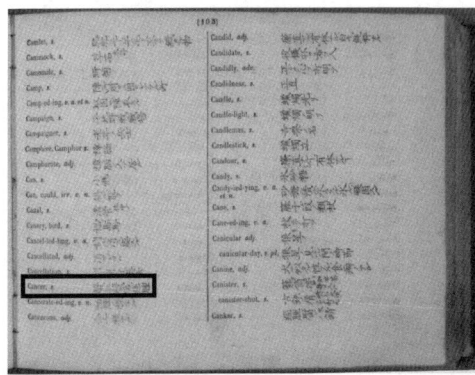

▎"cancer"가 "해거해궁암종[蟹巨蟹宮癌腫, 蟹는 "(바닷)게" 해]"으로 번역되어 있다. cancer가 "별자리 해거해궁"과 의학 용어로 "암"을 뜻한다는 사실을 나타낸다. 또한 cancer의 어원이 바닷게를 뜻하는 그리스어 karkinos라는 사실도 암시하는 것으로 여겨진다. 『영화대역수진사서』를 펴낸 호리 타스노스케는 에도 시대에 네덜란드어와 영어 통역가, 번역가이자 사전 편찬자이다.

그림 2-9. 모리바나 소지가 번역한 『외과신설』(1874) 제9권 2~3쪽

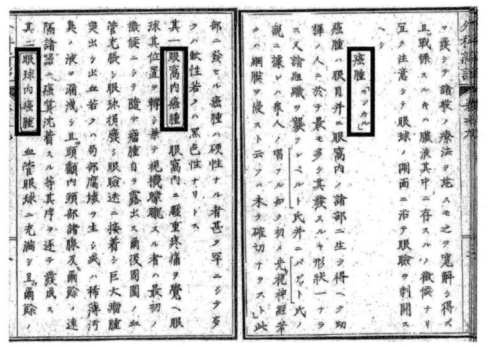

▎cancer가 "암종(癌腫, カンカル)"으로 번역되어 있다.

서 1630년대부터 네덜란드와 교류를 시작했다.

1543년, 표류한 포르투갈 선박이 일본의 다네가시마(種子島)에 도착했고, 이를 계기로 나가사키 서쪽의 히라도시마(平戸島)에서 일본과 포르투갈의 통상이 시작되었다. 1549년, 에스파냐의 예수회 선교사 사비에르(Francisco Xavier, 1506~1552)가 가고시마(鹿兒島)에 도착하여 크리스트교(가톨릭) 포교를 시작했는데, 이때 일본인들은 크리스트교를 "남만교(南蠻敎)"라고 불렀다. 이후 활발한 포교 활동을 전개하여 크리스트교의 교세는 급속도로 확

산되었다. 그러나 크리스트교를 수용하는 것은 서양의 문화와 사상을 받아들여 일본적 가치관과 행동 양식에 크나큰 변혁을 초래하는 것이었으므로 지배층에서는 이를 위험시했고, 크리스트교에 대한 박해가 시작되었다.

일본에서는 서양학문을 처음에는 "남만학(南蠻學)"이라 했지만 네덜란드와의 교역과 교류가 시작되면서 "난학(蘭學)"이라 했다. 네덜란드를 뜻하는 화란에서 들어온 서양의 학문이라는 뜻이다. 네덜란드 상관이 설치된 나가사키에는 네덜란드어를 구사하는 에도 막부의 관리가 상주했고, 이들은 네덜란드 상인을 통해 전해지는 서양의 소식과 의학, 과학 지식을 일본 국내에 소개하는 역할을 담당했다. 난학이 본격적으로 자리를 잡은 것은 17세기 말 니시카와 조켄(西川如見, 1648~1724)이 『화이통상고(華夷通商考)』를 저술하여 세계의 지리와 풍속을 소개하면서부터였다.

난학 등 서양학문에 대한 연구가 더욱 왕성해진 것은 8대 쇼군(將軍) 도쿠가와 요시무네(德川吉宗, 1684~1751, 쇼군 재위 1716~1745)의 시대부터였다. 요시무네는 교호(享保) 개혁을 통해 농지를 확대하고 농업 기술을 향상시키려 했으며, 새로운 농업 기술을 도입하기 위해 청나라에서 한문으로 번역된 서학서를 수입했다. 에도시대에 나가사키를 출입하는 당선(唐船)이라 불리는 중국 강남의 상선을 통해서였다.

아오키 곤요(青木昆陽, 1698~1769)는 『화란문자약고(和蘭文字略考)』, 『화란문역(和蘭文譯)』 등 네덜란드어 연구서를 펴내어 난학 연구의 새로운 전기를 마련했다. 18세기 후기에는 난학에 대한 관심이 더욱 고조되었다. 1774년, 난학 계열의 의사 스기다 겐파쿠(杉田玄白, 1733~1817)와 마에노 료타쿠(前野良澤, 1723~1803)는 각고의 노력 끝에 네덜란드어로 번역된 독일 해부학 서적을 『해체신서(解體新書)』라는 제목으로 번역, 출간했다. 난학은 이들의 제자인 오쓰기 겐타쿠(大槻玄澤, 1757~1827)가 에도(도쿄)에 지란당(芝蘭

堂)을 설립하고 제자들을 교육시키면서 급속도로 발전했다. 겐타쿠는 1788년에 난학 입문서인 『난학계제(蘭學階梯)』를 출간하여 난학 연구의 의의와 역사를 소개하고, 초보적인 네덜란드어 문법을 해설했다.

겐타쿠의 문하에서 "지란당의 사천왕(四天王)"이라 불리는 우다가와 겐신(宇田川玄眞, 1770~1835), 이나무라 삼파쿠(稻村三伯, 1758~1811), 하시모도 소우키치(橋本宗吉, 1763~1836), 야마무라 사이스케(山村才助, 1770~1807)가 배출되면서 난학은 전국으로 전파되었다. 1796년 이나무라 삼파쿠는 일본 최초의 난일(蘭日)사전인 『파유마화해(波留麻和解)』를 간행했는데, 여기에는 무려 8만 단어가 수록되었다. 그리고 삼파쿠의 제자인 후지바야시 후잔(藤林普山, 1781~1836)은 1810년에 『파유마화해』를 간략하게 정리한 『역건(譯鍵)』을 출판했다.[10]

1796년에 출간된 『파유마화해』에는 네덜란드어 "kanker"(영어 cancer)가 수종(螋腫)[11]으로 번역되어 있다. 그리고 "kanker"의 파생어인 "kankeragtig"(영어 cancerous)의 번역어는 "같은 종류의 양창(瘍瘡)"[12]으로 되어 있다.

1810년에 간행된 『역건』에는 "kanker"(영어 cancer)가 "유암(乳岩)의 일종"이라고 되어 있다. 유암이 유방암과 동의어는 아닐지라도, 앞서 언급했던 하나오카 세이슈의 경우를 보면 유암 중에는 유방암도 포함되는 것으로 여겨진다. 최초의 난일사전인 『파유마화해』를 간략하게 정리한 것이 『역건』이라고 했지만, 적어도 "kanker"에 대해서는 번역이 달라지고 있음을

---

10) 121쪽과 122쪽의 기술은 "동북아역사넷"(http://contents.nahf.or.kr/)의 "동아시아의 역사. 제4장 국제질서 변화와 독자적 전통의 형성. 에도시대의 난학" 부분을 요약, 정리한 것이다.
11) "螋"는 "집게벌레 수"로, 수종(螋腫)은 "집게벌레 모양의 종양"을 뜻하는 것으로 생각된다.
12) "瘍"은 "종기 양", "瘡"은 "부스럼 창"으로 양창(瘍瘡)은 종기, 부스럼, 종양을 지칭하는 것으로 여겨진다.

그림 2-10. 일본 최초의 난일(蘭日)사전 『파유마화해』(1796)

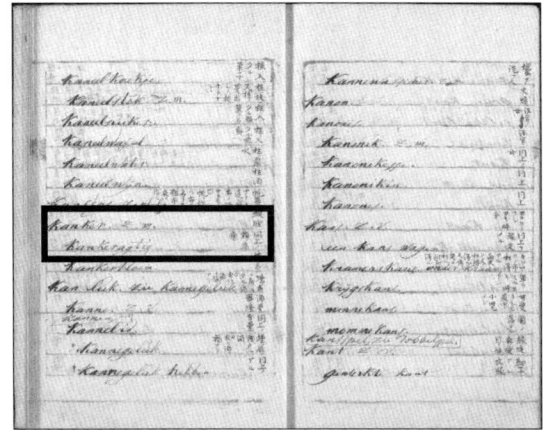

▌네덜란드어 "kanker"(영어 cancer)가 "수종(䭇腫)"으로 번역되어 있다. "kanker"의 파생어인 "kankeragtig"(영어 cancerous)의 번역어는 "같은 종류의 양창(瘍瘡)"으로 되어 있다.

그림 2-11. (좌) 1810년에 간행된 『역건』
그림 2-12. (우) 1816년에 작성된 필사본 난일사전 『도역법리마』

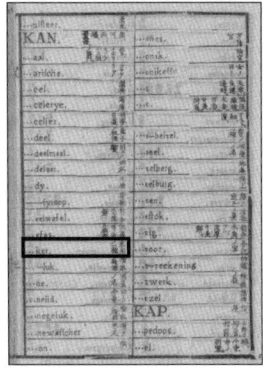 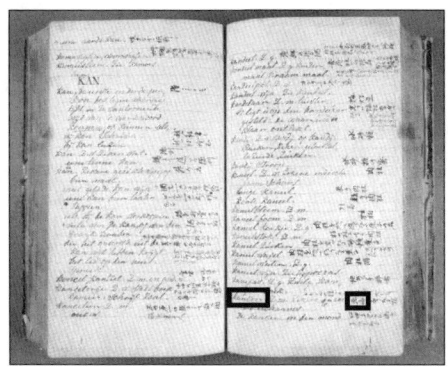

▌(좌) "kanker"(영어 cancer)가 "유암(乳岩)의 일종"이라고 되어 있다.
▌(우) "kanker"의 번역어로 "악증(惡症)"이 쓰이고 있다.

말해 준다.

한편 1816년에 작성된 필사본 난일사전 『도역법리마(道譯法爾瑪)』(와세다 대학교 도서관 소장)13)에는 "kanker"의 번역어로 "악증(惡症)"이 쓰이고 있다.

요약하자면, 일본에서는 "kanker"에 대해 1700년대 말 이래 "수종(䭇腫)",

2장 근대로 향한 여정 123

"양창(瘍瘡)", "유암(乳岩)", "악증(惡症)" 등 여러 번역어가 등장했지만, 결국 1862년에 간행된 일본 최초의 영일사전인 『영화대역수진사서』에 첫선을 보인 "암종(癌腫)" 또는 "암(癌)"이 번역어로 자리 잡게 되었으며, 이후 우리나라와 중국 등 동아시아의 공용어(共用語)가 되었다.

한때 "암(癌)"이 1860년 전후하여 일본에서 새로 만들어진 한자라는 주장이 있었지만, 근거 없는 낭설로 밝혀졌다.

4. 최한기의 『신기천험』: 전통에서 근대로

암에 관한 우리나라 최초의 근대 서양의학적 기술은 『신기천험』에 나타난다. 『신기천험』은 조선 말기 실학자 최한기가 영국인 의사 벤저민 홉슨[14]의 저서들을 참고해서, 동서의학을 집성하여 1866년에 편찬한 의서라고 일컬어진다.

최한기의 『신기천험』 저술에 지대한 영향을 미친 홉슨은 1839년부터 1858년까지 20년 가까이 중국에서 의료 선교사로 활동했다. 홉슨은 마카오, 홍콩, 광저우, 상하이 등의 선교 병원에서 의사로 활동하면서 흔히 "홉슨 의서 5종"이라고 불리는 한문 의학서적들을 저술하여 간행했다. 홉슨의 책들은 중국, 일본, 조선의 지식인들에게 대단히 큰 영향을 미쳤다고 평가된다. 이 다섯 가지 의학서적 중 『신기천험』의 암 서술과 직접 관련되는 것은 『서의약론(西醫藥論, First Lines of the Practice of Surgery in the West)』(1857

---

13) François Halma(1653~1722) 원저, Hendrik Doeff(1777~1835) 편저를 요시오 조엔(吉雄如淵, 1785~1831)이 번역한 것으로 알려져 있다.
14) 1장 각주 23 참조.

표 2-3. 벤저민 홉슨이 한문으로 출간한 의학서적

연도	서명	서명(영문)
1850	혜애의관연기(惠愛醫館年紀)	Annual Report of the Missionary Hospital at Canton
1851	전체신론(全體新論)	Treatise on Physiology
1855	박물신편(博物新編)	New Treatise on Natural Philosophy and Natural History
1857	서의약론(西醫略論)	First Lines of the Practice of Surgery in the West
1858	부영신설(婦嬰新說)	Treatise on Midwifery and Diseases of Children
	내과신설(內科新說)	Practice of Medicine and Materia Medica
	의학영화자석(醫學英華字釋)	A Medical Vocabulary in English and Chinese

과 『내과신설(內科新說, Practice of Medicine & Materia Medica)』(1858)이다.

최한기는 다음과 같이 『신기천험』 권4의 "위병증론(胃病證論)"과 권5의 "옹저(癰疽)" 등 두 군데에서 암에 대해 언급했다. 여기에서 최한기는 위암은 위옹(胃癰), 유방암은 유옹(乳癰)이라고 기술했다. 즉, 암을 옹(癰)이라고 한 것이다.

1) 『신기천험』 권4 "위병증론(胃病證論)" 중 "위옹(胃癰)" 부분15)

위암[胃癰]은 많이 발견되지는 않고, 40세 이상에서 간혹 있으며, 남성이 여성보다 훨씬 많다. 깨무는 듯한 극심한 통증이 있고 불에 태우는 듯한 열이 나는 것은 대부분 위의 양쪽 입구에서 발생한 것이다. 음식을 먹을 때 아프다가 먹고 난 뒤에 통증이 멎는 것은 암[癰]이 위쪽 입구16)에 있는 것

---

15) 한의학고전DB(https://mediclassics.kr/books/130/volume/4). 번역: 안상우·권오민·윤석희·황재운·노성완.
16) 식도와 위를 연결하는 분문구(噴門口)

그림 2-13. 『신기천험』 권4의 “위병증론(胃病證論)” 중 “위옹(胃癰)” 부분

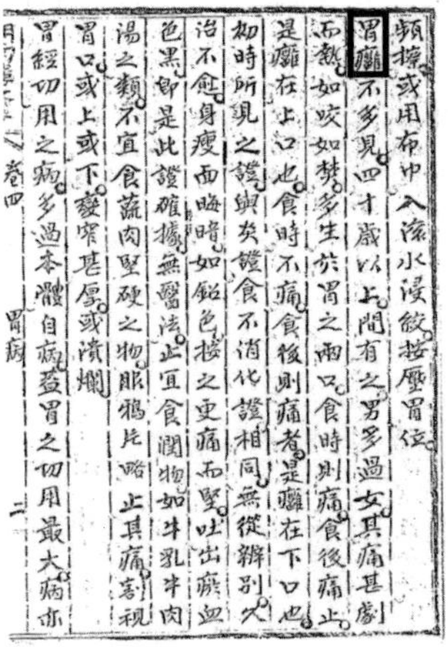
頻擦或用布巾入滾水浸絞按壓胃位
胃癰不多見四十歲以上間有之男多過女其痛甚劇
而熱如咬如焚多生於胃之兩口食時則痛食後痛止
是癰在上口也食時不痛食後則痛者是癰在下口也
初時所見之證與炎證食不消化證相同無從辨別久
治不愈身瘦面晦暗如鉛色按之更痛而堅吐出瘀血
色黑即是此證確據無醫法止宜食潤物如牛乳牛肉
湯之類不宜食蔬肉堅硬之物服鴉片略止其痛割視
胃口或上或下變窄甚厚或潰爛
胃經切用之病多過本體自病蓋胃之切用最大病亦

卷四 胃病 二

자료: 고려대학교 도서관 소장.

이다. 음식을 먹을 때는 아프지 않다가 먹고 난 뒤에 아픈 것은 암[癰]이 아래쪽 입구[17]에 있는 것이다. 초기에 보이는 증상은 위염이나 소화가 되지 않는 증상과 같아서 변별하기가 어렵고, 오랫동안 치료하여도 낫지 않는다. 몸이 야위고 낯빛이 납처럼 어두우며, 누르면 아프면서 단단하고, 검게 굳은 피를 토해 내는 것이 이 증상의 확실한 근거이다. 치료법이 없고, 다만 우유와 쇠고기국 같은 부드러운 음식물을 먹는 것이 좋으며, 채소와 고기, 단단한 음식물을 먹지 말아야 한다. 아편을 복용하면 어느 정도 통증을 멎게 한다. 위구(胃口)를 해부해 보면 윗부분이나 아랫부분이 심하게 협착되어 있거나 궤양이 생겨 있다.[18]

2) 『신기천험』 권5 “옹저(癰疽)” 부분[19]

옹저(癰疽), 병의 원인이 유암[乳癰]과 유사하여[20] 이 편에 포함시켰다.

옹저도 류(瘤)와 같은 종류지만, 류는 독이 없고 옹저는 반드시 독이 있

17) 위와 십이지장을 연결하는 유문구(幽門口)

18) 위암의 부검 소견을 이렇게 기술했다. 하지만 최한기가 실제로 해부(부검)를 해 보았다는 근거는 발견된 바 없다.

19) 한의학고전DB(https://mediclassics.kr/books/130/volume/5). 번역: 안상우·권오민·윤석희·황재운·노성완.

20) 유방암과 그 밖의 암종들을 다룬다는 뜻으로 읽힌다.

그림 2-14. 『신기천험』 권5의 "옹저(癰疽)" 부분

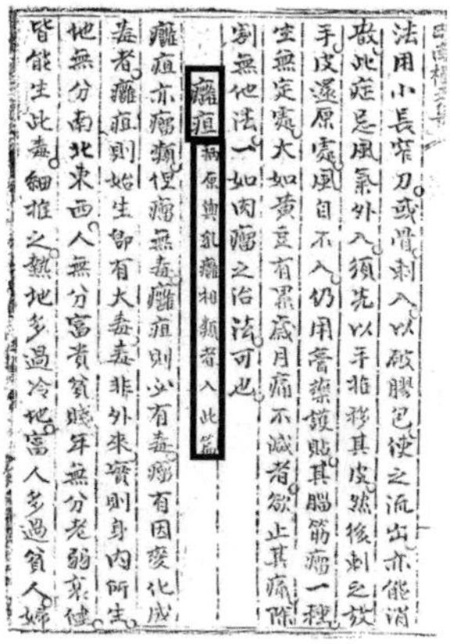
法用小長柴刀或骨刺入以破膿包使之流出亦能消
散此症是風氣外入須先以手推移其皮然後刺之於
手皮還原處風自不入仍用膏藥貼其腦筋瘤一種
生無定處大如黄豆有累歲月痛不減者欲止其痛除
割無他法一如肉瘤之治法可也
癰疽 病原與亂癰相類者入此篇
癰疽亦瘤類但瘤無毒癰疽則必有毒瘤有因變化成
毒者癰疽則始生即有大毒毒非外來實則身內所生
地無分南北東西人無分富貴貧賤年無分老弱衰健
皆能生此毒細推之熱地多過冷地富人多過貧人婦

자료: 고려대학교 도서관 소장.

다. 류는 변화해야 독성을 지니는 것이 있는 데 비해, 옹저는 처음 생길 때부터 큰 독이 있다.[21] 독은 외부에서 들어온 것이 아니고, 사실상 몸속에서 생겨난 것이다.[22] 지역과 부귀, 귀천과 노약의 정도와 건강 상태를 불문하고 모두 이러한 독이 생길 수 있다. 더 세부적으로 논하자면, 더운 지역에 사는 사람이 추운 지역에 사는 사람보다 훨씬 많이 걸리고, 부자가 가난한 사람보다 훨씬 많이 걸리며, 여성이 남성보다 훨씬 많이 걸린다.[23] 처녀[室女]가 유부녀보다 훨씬 많이 걸리고, 결혼을 했으나 출산을 하지 않는 여성이 출산을 한 여성보다 훨씬 많이 걸린다.[24] 남성은 15세 이하의 경우 눈에 많이 생기고, 20~50세의 경우 음낭에 많이 생긴다. 여성은 30~50세까지 유방과 자궁에 많이 생긴다. 노인은 위와 대·소장에 많이 생긴다. 노인은 경옹(硬癰, 단단한 옹)이 대부분이고, 소년은 연옹(軟癰, 물렁한 옹)이 대부분이다. 뼈에는 어떤 연령대라도 모두 발생할 수 있다. 옹저는 사람뿐만 아니라, 짐승들에게서도 발생한다.[25] 병의 원인은 밝혀지

21) 류(瘤)는 양성에서 악성으로 변화하기도 하는 종양이고, 옹저(癰疽)는 처음부터 악성 종양이라는 뜻이다.
22) 암의 원인이 외인성(外因性)이 아니라 내인성(內因性)이라는 주장을 하고 있다.
23) 암은 남성보다 여성에게 더 많다는 19세기의 지견을 반영하고 있다.
24) 명시되어 있지는 않지만 유방암에 대해 설명하는 것으로 보인다.
25) 암이 사람뿐만 아니라 동물에게도 생긴다는 사실을 정확하게 기술하고 있다.

지 않았으며, 환자가 혹 스스로 몇년 몇월 몇일에 타박상을 입고 나서 이러한 병증이 생겼다고 말하기도 하는데, 실상은 독의 뿌리[毒根]가 먼저 신체 내에 잠복해 있다가 외상으로 말미암아 발병하게 된 것뿐이다.26) 대체로 병에는 각각의 원인이 있는데, 사람의 체질이 그것들에 가까워지면 쉽게 이러한 것들이 들어오게 되니, 이것은 물려받은 기(氣)의 운화작용 때문이다.

병증은 초기·중기·말기의 세 시기로 구분된다.27) 초기에는 몸속에 잠복되어 있어 알아차리지 못하고, 시간이 흘러도 자라지 않는 것이 있어 보통 사람과 다르지 않다. 중기에는 크게 자라 드러나고 반드시 참기 힘든 극심한 통증이 있어 마치 칼로 찌르거나 불로 지지는 듯하며, 얼굴이 누렇고 입술이 창백하며, 편안히 눕지를 못하고 음식이 소화되지 않으며, 답답하고 정신이 없으며, 점점 환부가 터지고 문드러지면서 사람도 또한 쇠약해진다. 말기는 항상 부정기적으로 저절로 터지는데, 소년이나 장년층은 쉽게 터져서 빨리 죽게 된다. 생명과 관계되는 중요 부위로는 안으로는 간·폐·뇌·복부와 밖으로는 관절 등으로, 이 부위에 생기면 쉽게 터지고 빨리 죽게 된다. 발생한 뒤에 몇 개월 지나서 죽는 경우도 있고 몇 년 지나서 죽는 경우도 있는데, 대략 6개월이 지나서 죽는 경우가 대부분이고, 3년을 지나는 경우는 드물다.28)

병증은 경옹과 연옹 2가지로 나뉘는데, 경옹은 누르면 꽉 차 있고 묵직하며, 높이 솟지도 둥글지도 않으며, 발생 초기 때는 밀면 약간 움직이다가 나중에는 돌처럼 꼼짝하지 않는다. 20~30세에서는 몇 개월이면 크게 자라

---

26) 암의 원인이 내인성이라는 주장을 반복하고 있으며, 외상 등 외부 원인은 암 발생을 촉발하는 부수적인 인자일 뿐이라고 언급하고 있다.
27) 암의 병기(病期)도 언급하고 있다.
28) 암의 진행이 상당히 빨라 3년 안에는 대부분 사망한다고 했다.

나며, 연령이 많을수록 자라는 속도가 더디다. 나이를 먹을수록 경옹은 입술과 내장의 내피·고환·젖·자궁 등에 많이 발생한다. 해부해 보면 수포(水泡)가 인대와 근섬유 사이에 섞여 있는데 수포는 매우 미세하여 눈으로 보이지 않으며, 현미경으로 보면(以鏡顯之)[29] 작은 수포가 쌓여 큰 수포를 이루고 있으며 수포 속에는 독물이 있으며, 농양 주변은 굴곡이 있고 가지런하지 못하다. 터지려 할 때는 반드시 한곳이 먼저 붉어지고 물러지면서 작게 터지다가 점점 크게 터지거나 얕게 터지다가 점점 깊게 터져 나가는데, 주변의 터져 나온 살[肉牙]은 단단하고 까뒤집히며, 냄새가 심한 희멀건 고름물이 나와 가까이 갈 수 없을 정도이다. 이상은 경옹이다. 연옹은 누르면 떠 있는 느낌이 들고 물렁하며, 해부해 보면 뇌와 같은 모양과 색을 띠고 있으며, 대부분 눈구멍·콧속·고환·관절 등에 발생한다. 사람 머리통만큼 큰 것도 있으며, 성장 속도가 아주 빨라 내일은 오늘보다 훨씬 크고 모레는 내일보다 훨씬 커져서 며칠 만에 매우 커지는 것도 있다. 속에는 많은 가닥의 혈관이 분포되어 있어 건드리기만 하면 피가 흘러나오는 것이 혈류(血瘤)와 아주 유사하지만, 혈류는 통증이 없고 수면과 식사를 평소처럼 하지만 연옹은 통증이 아주 심하고 불안해하는 것으로 쉽게 구별된

---

[29] "진주사(陳奏使) 정두원(鄭斗源)이 명나라 서울에서 돌아와 천리경(千里鏡)·서포(西砲)·자명종(自鳴鐘)·염초화(焰硝花)·자목화(紫木花) 등 물품을 바쳤다. 천리경은 천문을 관측하고 백 리 밖의 적군을 탐지할 수 있다고 했으며, 서포는 화승(火繩)을 쓰지 않고 돌로 때리면 불이 저절로 일어나는데 서양 사람 육약한(陸若漢)이란 자가 중국에 와서 두원에게 기증한 것이다. 자명종은 매 시간마다 종이 저절로 울고, 염초화는 곧 염초를 굽는 함토(鹹土)이며, 자목화는 곧 색깔이 붉은 목화이다"(『인조실록』 1631년 7월 12일 자). 이렇게 망원경은 이미 1631년 조선에 도입되었다. 현미경은 어땠을까? 개항기 이전 조선에 현미경이 도입되었다는 기록은 찾아볼 수 없다. 한편 최한기가 베이징을 방문했을 때 현미경으로 정자(精子)를 관찰했다는 항설이 있지만 베이징 방문 자체도 의문이다. 최한기가 직접 해부(부검)를 해 본 일이 확인되지 않듯이 현미경 관찰도 확인되지 않은 일이다.

다. 연옹은 쉽게 터지고, 터진 뒤에 뜬 살이 버섯 모양으로 쌓인다. 피를 많이 흘려서 죽는 경우도 있고, 아프고 괴로워서 죽는 경우도 있다. 이상은 연옹이다.

대체로 경옹과 연옹은 모두 지극히 위험한 병증이다. 환부는 이곳인데 독은 벌써 다른 곳까지 퍼져 있는 경우가 있으니, 유암[乳癌]을 앓을 때 겨드랑이 아랫부분에 멍울이 잡히는 것처럼 환부는 유방이지만 독은 벌써 겨드랑이 아래까지 퍼져 있는 경우와 같다.[30] 부모에게 이 독이 있으면 자식에게 전해지는 경우도 있는데,[31] 다 그러하지 않더라도 그 자식은 대부분 건강하지 못하다. 치료하기 위해 약을 복용하는 것은 무익하니,[32] 치료할 수 있다고 함부로 떠들면서 환자를 속여 약을 투여하는 의사가 있었는데, 도리어 그 환자는 빨리 죽었다. 칼로 잘라 내는 방법밖에는 없으나, 병든 부분을 모조리 잘라 내지 않아 겨자씨만 한 부분만 남아 있어도 결국에는 다시 반복된다.[33] 몇 군데에 독이 있거나 온몸에 독이 있으면 잘라 내도 반드시 빠르게 반복되니, 이쪽에서 반복되지 않아도 다른 쪽에서 반복된다.[34] 또한 잘라 내어서 낫고 끝내 반복되지 않는 것도 있다.

처음 독이 발생하여 다른 곳으로 퍼지지 않아 의사가 잘라 내기를 권하는 경우이거나, 혹은 마침 터지려고 하는데 환자가 악취를 맡기 싫어하여

---

30) 전이(轉移, metastasis)를 설명한 것임이 분명하다. 프랑스의 산부인과 의사로 콜레주 드 프랑스의 교수를 지낸 조제프 레카미에(Joseph Claude Anselme Récamier, 1774~1852)는 자신의 저서 『암 연구(Recherches du Cancer)』(1829)에서 전이 개념을 확립했고, métastase(metastasis)라는 용어도 처음으로 사용했다.
31) 암의 유전성에 대해 언급한 것으로 보인다.
32) 항암제가 등장하기 훨씬 전의 상황을 보여 준다.
33) 암 조직 전체를 들어내는 외과적 수술만이 유일한 치료법이라고 주장하고 있다.
34) 전이가 있는 경우 외과적 치료도 무용함을 말하고 있다.

잘라 내기를 원한다면 모두 적당한 방법에 의해서 잘라 내도 된다. 통증을 두려워하면 마취제[迷蒙水]를 쓴다[齅].35) 연옹을 잘라 낼 때는 세심한 주의를 기울여서 동맥을 1개씩 잘라 내고 잘린 동맥을 묶어 주는데, 연옹에는 수많은 동맥혈관이 분포되어 있어 자를 때 피가 과다하게 흘러나오는 것을 막아야 하기 때문이다. 의사는 이 병증을 만나면 3가지 어려움을 겪으니, 잘라 내지 않으면 반드시 죽고 잘라 내도 반드시 낫는 보장이 없는 것이 첫 번째 어려움이다. 다 잘라 내지 못하면 반복되는 것이 두 번째 어려움이다. 다 잘라 냈다 하더라도 독이 다른 곳에서 발생할 수도 있다는 것이 세 번째 어려움이다.36) 만약 잠깐 동안 통증을 멎게 하고자 할 때는 아편고(鴉片膏)와 신경을 안정시키는 약을 쓰고, 겉에는 붉은 무를 무르게 삶아 찧은 것을 붙이거나 숯가루를 뿌려 주고 자주 뜨거운 물로 깨끗하게 씻는다. 다시 부드러운 베를 백반을 녹인 물에 적셔 환부에 붙이는데, 모두 황랍고약(黃臘膏藥)을 붙여 준다.37)

여성의 유방에 병이 생겼을 때, 옹저인지 여부를 분별하고자 할 때는 단단하면서 아프고 큰 경우를 제외하고 3가지 방법이 있다. 첫 번째는 유방의 피부가 검붉은색이거나 납과 같은 색이면서 쭈글쭈글한 경우, 두 번째는 유두가 안으로 들어간 경우, 세 번째는 밀었을 때 유방 전체가 다 흔들리는 경우로, 이때는 유암[乳癰]이다.38) 유암은 중년의 여성에게 더욱 많다.

대체로 모든 류나 옹은 의사가 증상을 상세하게 묻고, 또 손으로 만져

---

35) 마취제를 미몽수(迷蒙水)라고 했고, 그것을 냄새 맡도록[齅], 즉 흡입하도록 했다. 흡입마취를 이렇게 표현한 것이다.
36) 암 치료의 어려움을 토로하고 있다.
37) 중국과 동아시아의 전통적인 통증 치료법을 언급한 것으로 보인다.
38) 유방암의 시진(視診) 방법을 열거하고 있다. 아직 조직검사로 암을 진단하기 이전 시대였다.

보고, 눈으로 살피는 각각의 방법을 쓴다면 대체로 어렵지 않게 구별할 수 있다. 만약 이러한 방법을 써 본 후 조금이라도 망설임이 있다면 류(瘤)를 탐지하는 바늘[探瘤針](곧 탐농침[探膿針], 고름을 탐지하는 바늘]으로 길이가 일정하지 않다)을 찔러 넣어 한편으로 속에 고름과 피 같은 것이 있는지를 탐지하고, 다른 한편으로는 속이 차 있는지 비었는지를 탐지한다. 독이 한곳에만 있고 나머지에는 독이 없거나, 독이 바깥에만 있고 안에는 없다는 것을 알아냈으면 즉시 환자에게 알려 빨리 잘라 내기를 권해야 한다. 잘못하여 때를 놓쳐서는 안 되는 것이 잘라 내는 것을 늦추어서는 안 되는 하나의 이유이다. 혹은 처음에는 본래 잘라 낼 수 있는데 나중에는 너무 커져서 잘라 내기 어렵게 되는 것이 잘라 내기를 늦추어서는 안 되는 또 하나의 이유이다. 혹은 처음에는 독이 전하여 퍼지지 않아 자를 수 있는데 나중에는 다른 곳으로 전하여 퍼져 자를 수 없게 되는 것이 잘라 내기를 늦추어서는 안 되는 또 하나의 이유이다.[39] 잘라 낼 때는 칼·가위·핀셋[鉗鑷]·바늘·실·패드[墊]·붕대·부드러운 베·찬물과 뜨거운 물(찬물은 지혈할 때 쓰고, 뜨거운 물은 고름을 씻어 낼 때 쓴다)·고약·좋은 술·마취제[迷蒙藥水] 등의 물품을 모두 미리 갖추어 놓아야지 일에 당면해서 찾으려 해서는 안 된다. 환자를 높은 침상에 편안히 눕게 하고 곁에 있는 사람이 소란스럽게 하지 못하게 한다.

의사는 우선 류나 옹의 모양, 크기, 길이, 독의 유무를 살핀다. 어떤 방법을 쓸 것인지가 정해지면 손을 놀려 환부 상하로 각각 반촌이 더 길게 입구를 째서 칼이 지나가는 데 방해가 되지 않게 하고, 다시 독의 유무를 살핀 후 쨀 입구를 어느 정도로 벌릴까를 정한다. 외피에 독이 없으면 남겨

---

39) 암 조직이 커지거나 전이가 일어나기 전에 조속히 수술로 제거할 것을 권장하고 있다.

서 환부를 보호하게 하여 환부가 쉽게 맞붙어 아물도록 하는데, 외피를 자를 때는 다만 직선으로 한 번 긋고 좌우를 까뒤집어 손상되지 않게 한다. 외피에 독이 있으면 애석해할 필요가 없으니, 새살이 돋으면 따로 새로운 외피가 생겨난다. 류나 옹 속에 분포되어 있는 동맥은 류나 옹을 다 잘라 낸 다음 한꺼번에 묶거나 하나씩 잘라 낸 후 하나씩 묶는다. 대체로 류나 옹 속에 분포되어 있는 동맥은 나무의 줄기와 가지가 분포되어 있듯이 분포되어 있어 한두 가닥이 상하면 출혈이 많지 않아 다 잘라 낸 후에 일제히 묶어도 되기 때문이다. 만약 여러 가닥이 상했거나 큰 가닥이 상했다면 다량의 출혈이 발생하는 데다 환자가 몸이 허약하여 견디지 못할 수도 있으므로 반드시 자른 족족 묶어 주어야지 오랫동안 놓아두면 안 된다. 동맥을 묶을 때 의사는 핀셋으로 잘린 동맥의 입구를 집고(핀셋의 끝부분에는 서로 안쪽으로 마주 보는 톱니가 있다. 그림에 나온다.) 조수가 묶거나 스프링이 달린 핀셋으로 집어 놓은 다음 차례로 묶어도 된다. 다 묶은 다음에는 묶고 남은 실을 창구(瘡口)의 바깥에 고르게 배열한 다음 한쪽 끝은 잘라 버리고 다른 한쪽 끝은 남겨 둔다.[40] 겉에는 아물게 하는 고약을 바르고 붕대로 묶은 다음 조용한 곳에 눕히는데, 혹 환부가 발이라 걷지 못할 때는 안거나 업어서 침상에 눕힌다. 허약하여 정신이 없을 때는 좋은 술이나 안정시키는 약을 마시게 해도 좋다.

이상에서 보았듯이 최한기는 『신기천험』에서 암에 관한 당시의 최신 지견들을 매우 적절히 기술하고 있다. 앞서 『신기천험』은 "최한기가 영국인 의사 벤저민 홉슨의 저서들을 참고해서, 동서의학을 집성하여 1866년에 편

---

40) 이 문단에서는 구체적인 수술 방법을 설명하고 있다.

그림 2-15. 홉슨의 『내과신설』 중 위옹(胃癰) 부분

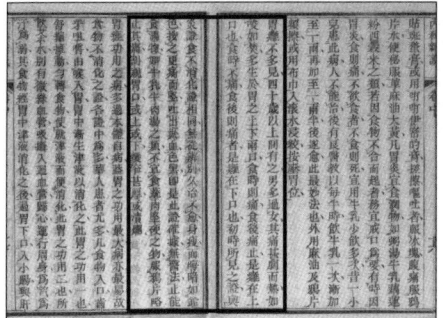

▎최한기는 검정색 굵은 테두리 선 속의 문장을 『신기천험』 권4 위옹(胃癰) 항목에 그대로 옮겼다.

그림 2-16. 홉슨의 『서의약론』 중 옹저론(癰疽論)

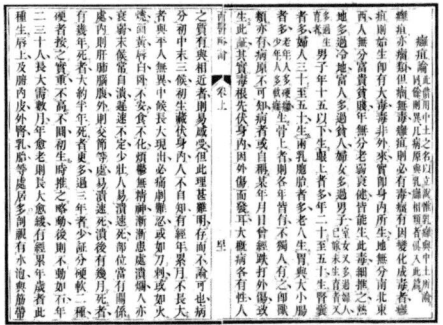

▎최한기는 도합 7쪽의 해당 부분을 『신기천험』 권5 옹저(癰疽) 항목에 그대로 옮겼다.

그림 2-17. 홉슨의 『서의약론』 중 옹저론(癰疽論) 도판

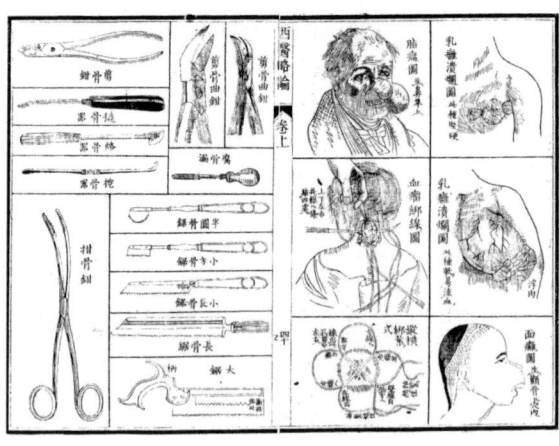

▎최한기는 이 부분은 『신기천험』에 수록하지 않았다. 베껴 그리기[模寫]가 쉽지 않아서였을 것으로 추측된다.

찬한 의서라고 일컬어진다"라고 했다. 하지만 암에 관한 부분은 흡슨의 저서들을 "참고해서 편찬"했다라기보다는 흡슨의 저서 중 관련 부분을 "그대로 옮긴 것"이다. 권4의 "위암[胃癰]" 부분은 『내과신설』을, 권5의 "옹저(癰疽)" 부분은 『서의약론』의 "옹저론(癰疽論)"을 고스란히 전재(全載)한 것이다.

흡슨이 영어 "cancer"를 한자 "癰疽"로 번역한 것은 그가 1858년에 펴낸 영중(英中)사전 *A Medical Vocabulary in English and Chinese* (醫學英華字釋)을 보면 더 분명하다. 흡슨은 internal cancer를 내부옹저(內部癰疽)로, cancer of the stomach를 위옹저(胃癰疽)로 번역했다. 중국에서는 이때부터 1920년대까지 "癰疽"가 "cancer"의 의미로 쓰였다. 한편 전통의학을 고수하는 사람들은 계속 "癰疽"를 전통적 의미로 사용했을 터이다.

최한기의 『신기천험』은 흡슨이 펴낸 의서들의 해당 부분을 전재함으로써 암에 관한 근대 서양의학적 개념과 지견을 우리나라에 최초로 소개한 서적이다. 1866년에 간행된 『신기천험』의 원고는 그보다 몇 해 앞선 1860년 무렵에 완성된 것으로 여겨진다. 중국에서 흡슨의 저서들이 발간되자마자 곧 입수하여 그중 중요하다고 생각한 부분들을 자신의 원고에 반영한 것으로 생각된다.

당시 조선의 의사들이 중국에서 간행된 의서들을 손쉽게 입수하지 못했을 것으로 보아, 최한기의 『신기천험』은 흡슨의 원서들보다 영향력이 더 컸을 것으로 짐작된다. 최한기, 그리고 『신기천험』에서 암에 관한 부분을 읽은 조선의 의사와 지식인들은 암을 어떻게 이해했을까? 옹저(癰疽)에 관해 전통적인 해석에 익숙했을 조선의 의사와 지식인들은 옹저의 새로운 의미에 대해 어떻게 생각했을까?

『신기천험』에 처음 등장한, 암이라는 새로운 의미의 단어 "옹저"가 조선에서 얼마나 많이 활용되었는지를 알려 주는 자료는 없다. 『신기천험』이

그림 2-18. *A Medical Vocabulary in English and Chinese* (1858)의 표지(왼쪽)와 34쪽

A

MEDICAL VOCABULARY

IN

ENGLISH AND CHINESE.

BY

BENJ. HOBSON M. B. LOND.

OF THE

LONDON MISSIONARY SOCIETY.

SHANGHAE MISSION PRESS:
1858.

34

Brain, inflammation of,	腦髓生炎
„ Softening of,	腦質變軟
„ Abscess of,	腦髓生膿
„ Inflammation of the membranes.	腦胞內外生炎
„ Dropsy of,	腦胞水漲
Bronchitis, acute and chronic.	氣管新舊炎
Bronchocele.	結喉之下核變大
Cachexy or bad habit of body.	身虛血毒
Cancer, internal,	內部癰疽
„ of the stomach,	胃癰疽
Catarrh or common cold.	傷風
Chicken-pox—varicella.	水痘
Cholera.	霍亂吐瀉
Colic.	肚腹暴痛反覆
Congestion of the brain and lungs.	血積聚腦肺
„ of the liver and spleen.	血積聚肝脾
Constipation.	大便秘結
Consumption, pulmonary.	肺勞症
Cough.	欬嗽
„ Without expectoration.	乾欬
„ With expectoration.	痰欬
„ Spitting of blood.	欬血
Cow-pox.	種痘苗粒
Dandriff.	髮根風癬皮
Debility, general,	身虛弱
Delirum tremens.	中酒累腦
Diabetes.	溺太多味變甜
Diarrhœa.	瀉泄
Digestive organs, diseases of,	消化之器病証
Diseases divided into acute & chronic.	病分新舊

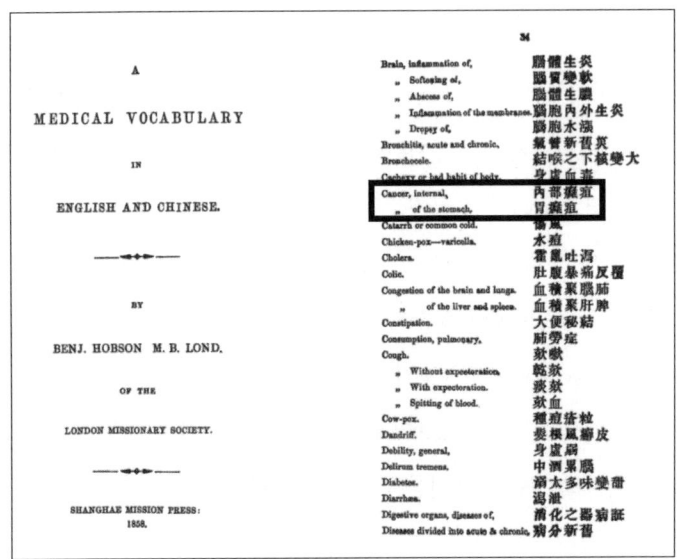

▌영어 "cancer"를 한자 "癰疽"로 번역했다.

그림 2-19. 과학명사심사회가 엮은 『의학명사휘편(醫學名詞彙編)』(1931)

古文名 英文名 德文通用名 日譯 參考名 決定名

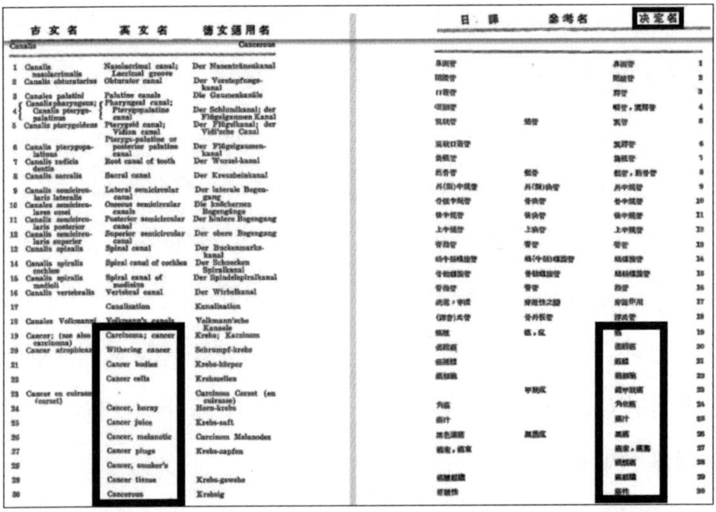

▌중국에서는 1927년 결정에 따라 "cancer"를 새로운 공식 번역어인 "癌"으로 표기하기 시작했다.

외에 "옹저"가 암의 뜻으로 쓰인 자료도 아직 발견된바 없다. 요즈음의 공식 용어인 "암"이 우리나라에서 언제부터 쓰였는지도 확실치 않다. 아마도 일본의 영향력이 커진 1894년 갑오개혁 무렵부터로 짐작되지만 문헌으로 확인되는 것은 1900년대 초이다. 이 점에 대해서는 뒤에 상술한다.

중국에서는 1850년대 이래 70년 동안 대체로 "옹저(癰疽)", "옹(癰)", "저(疽)", "독창(毒瘡)"[羅布存德(Wilhelm Lobscheid) 지음, 『화영음운자전집성(華英音韻字典集成)』(1906)] 등을 "cancer"의 번역어로 사용하다가 1927년 일종의 민관(民官) 합동기구인 "과학명사심사회(科學名詞審査會)"의 논의와 합의로 "암(癌)"을 "cancer"의 번역어로서 사용하기로 결정했다.[41]

5. "옹저"에서 "암"으로: 『병리통론』의 번역 출간

1902년 3월, 대한제국 학부 편집국은 의학교 교장 지석영의 요청에 따라 『병리통론』을 출간했다. 당시 유일한 근대식 의학교육기관인 의학교에서 교과서로 사용하기 위한 것이었다.[42] 이 학부판 『병리통론』은 현존하는 것으로는 한국에서 간행된 최초의 근대적 병리학 교과서로, 일본의 야마다 료슈쿠와 하세가와 준치로가 독일어 병리학 책들과 도쿄제국대학 교수인 독일인 의사 에르빈 폰 벨츠의 강의 노트를 저본으로 해서 펴낸 『병리통론』 상·하권 가운데 상권을 번역한 것이다.

번역자 유창희(劉昌熙)는 관비 유학생으로 도쿄의 간다(神田) 법학원에서

---

41) 현재 남북한, 중국, 대만, 일본 등 동아시아 5개국 모두 "癌"이라는 용어를 사용하고 있다.
42) 학부대신 민영소(閔泳韶, 1852~1917)는 서문에서 "의학교의 모든 생도들에게 나누어 주고자" 번역이 추진되었다고 출간 경위를 밝히고 있다.

그림 2-20. 1902년 3월 학부 편집국에서 출간한, 우리나라 최초의 근대적 병리학 교과서 『병리통론』의 서론과 목차

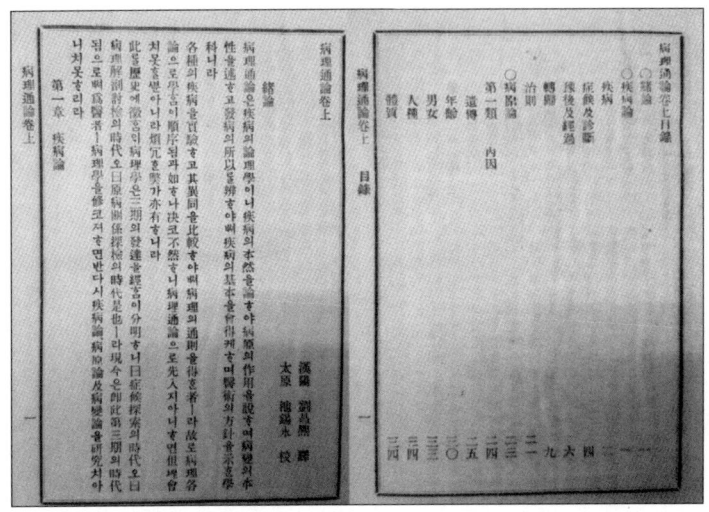

■ 같은 제목의 일본어 책을 유창희가 번역했고, 지석영이 교열했다.
자료: 연세대학교 의과대학 동은의학박물관 소장.

법학을 공부한 인물이다. 유창희는 1899년 11월 귀국한 후, 이듬해 2월부터 광흥학교 법률과에서 교사로 근무했다. 그리고 유학 시절 민권 사상에 눈을 뜬 유창희는 1901년 10월 무렵, 하원홍(河元泓)의 정부 전복 음모 사건에 연루되었지만 미리 피신해서 체포는 면했다. 이렇게 의학과는 직접 관련이 없고, 또 당시 역모에도 연루된 유창희가 번역을 맡은 것은 쉽게 이해가 가지 않는다. 유창희와 같은 시기 관비 유학생으로 파견되어 1899년 도쿄 지케이의원(慈惠醫院) 의학교를 졸업하고 한국인으로는 최초의 근대식 의사가 되었으며, 1년간 모교 병원에서 수련한 뒤 귀국해서 의학교 교관(교수)으로 일하던 김익남(金益南, 1870~1937)이 있었는데, 김익남이 아닌 유창희가 번역을 하게 된 이유는 무엇이었을까?

각설하고, 학부판 『병리통론』을 소장하고 있는 연세대학교 의과대학 동

은의학박물관에서 책의 열람을 허용하지 않아 구체적인 내용을 확인할 수는 없지만, 야마다와 하세가와의 『병리통론』을 살펴본 결과 학부판 『병리통론』에서 암종, 육종 등 종양을 다루고 있음은 분명하다. 그리고 용어도 『신기천험』에서 쓰인 옹저(癰疽) 대신 암(癌)을 사용했음도 알 수 있다. 일부 공개된 『병리통론』의 목차에서 확인할 수 있는 의학 용어들이 일본어판과 똑같기 때문이다. 암에 대해서만 굳이 다른 용어를 사용할 이유는 없을 것이다.

우리나라에서 "암(癌)"이라는 새로운 의학 용어를 더 앞선 시기부터 사용했을 가능성이 없지 않지만, 1902년 『병리통론』이 간행됨으로써 "암(癌)"은 더 탄탄한 지위를 차지하게 되었을 것으로 여겨진다. 학부판 『병리통론』의 구체적인 내용을 살펴볼 수 있으면 더 많은 정보를 얻게 되리라 생각한다.

한글판 『병리통론』은 5년 뒤인 1907년, 이번에는 황성제중원(세브란스병원)에서 다시 번역, 출간되었다. 한국학중앙연구원이 소장하고 있는 1907년 판은 누구나 쉽게 내려 받을 수 있어 그 내용을 상세히 살펴볼 수 있다. 1907년 판은 1902년 학부판과 마찬가지로 야마다와 하세가와의 『병리통론』 상권을 우리말로 옮긴 것이다.

번역자가 밝혀지지 않은 1907년 세브란스병원 판 『병리통론』에서는 암종, 육종 등 종양을 137쪽부터 163쪽에 걸쳐 다루고 있다. 한자는 최소한으로 사용하여 한글 전용에 가까운 서술이다. 그중 암종 부분(157~159쪽)은 다음과 같다. 암종의 명의(名義=정의),

그림 2-21. 1907년 황성제중원(세브란스병원)에서 간행한 『병리통론』 중 암종 부분(157쪽)

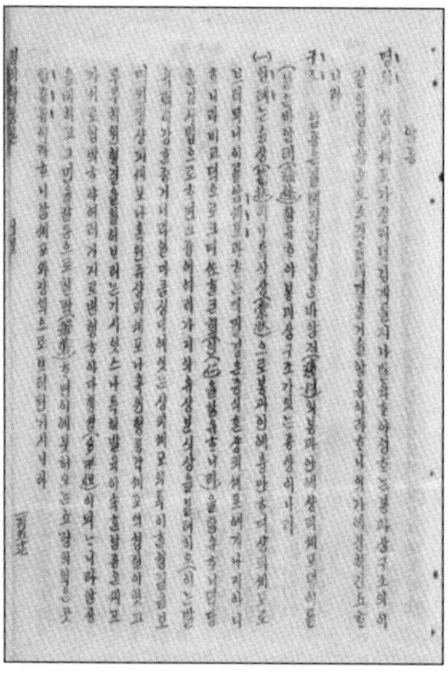

구조, 종류, 병상(病狀)과 진단에 대해 당시의 지견이 비교적 상세히 설명되어 있다.

암종

(명의) 상피세포가 생리적 경계를 지나 발육하여 생기는 봉과상 구조의 이질 악성 종양으로 조직을 궤멸한 것을 암종이라 하니 의가에 심히 긴요하니라

(구조) 암종은 결체직 간질 이른바 암재(癌材)의 봉과 안에 상피세포 덩이를(이른바 암체癌體) 함유하여 봉과상 구조가 있는 종양이니라

(1) 암체는 순상(筍狀)이나 혹 삭상(索狀)으로 봉과 안에 충만하며 상피세포로부터 되니 이를 암세포라 하는데 필경은 증식한 상피세포에 지나지 아니하니라. 비교적으로 크며 또한 큰 핵(인[仁, 燐의 오기]을 함유하니라)을 함유하니 적당한 검사법으로 하면 그 중에 여러 가지의 유상분식상을 볼 터이오(이는 발육력이 강한 증거니라. 얼마큼 생지에 있는 상피세포의 특이한 성질을 보며 편평상피세포나 혹 원주상피세포나 혹 원형릉각세포의 성질이 있고 누누이 원형질을 잃어버리는 것이 있으나 특히 발육이 속(速)한 암종은 세포가 서로 압박하여 여러 가지로 변형하여 다형성(多形性)이 되느니라. 암종을 베고 그 면을 칼등으로 찰락(擦落)하면 이에 붙어오는 소량의 액은 곧 암종즙이라 하니 암세포와 장액으로부터 된 것이니라

(2) 암체는 봉과상을 나타내어 그 강동 안에 암체가 충만하는데 반은 재래 요 반은 신생한 결체직으로 되어 암체 발육의 지속(遲速)을 따라 그 분량이 같지 아니하며 암세포를 기르는 혈관을 함유하여 결단코 세포 사이에 들어가지 않고(이는 육종과 다른 한 징후니라) 얼마큼은 백혈구의 침윤을 나타내니 이 백혈구의 일분이 누누이 암체 안에 들어가서 고여 암세포에 식

물(食物)이 됨이 있느니라

(종류) 암종은 세포의 형상을 따라 아래 세 가지로 구별하니라

(1) 편평상피암은 편평상피로 된 암종이니 평시에 편평상피가 덮인 부에 피부, 구강, 인두, 식관, 방광, 질, 자궁, 질부의 점막에 생하니 그중 피부암은 결절상 종양이나 혹 만연성 비후가 되어 궤란하기가 쉬우며 봉과 안에 대다릉형의 편평세포가 조각조각 쌓여 중앙의 구상을 나타내니 이를 진주구(眞珠球)라 하며 또 점막 안에 생하는 편평상피암도 그 성질이 피부암과 똑같으니라

(2) 원주상피암은 원주상피로 된 암종이니 평시에 원주상피가 덮인 부에 장, 위, 자궁의 점막과 O식 배설관(비컨대 담관)에 생하여 혹 침윤상이나 혹 유연한 결절상을 이루어 궤란하거나 혹 교질변성이 되기 쉽고 그 구조는 많이 봉과의 주위부에 원주상피세포를 함유하며 중앙부에는 세포의 변형한 물질을 함유하고 혹은 강동을 나타내느니라

(3) 선세포암은 선세포로 된 암종이니 모든 선기(腺器)에 특히 유선, 위선, 간, 췌(膵)에 생하니 많이 단단한 결절상이오 혹 침윤상을 나타내어 지방변성을 일으키기 쉬우며 봉과 안의 세포는 생지를 따라 성질이 다르나 많이 부정한 융기상을 나타내느니라

(병상과 진단) 암종은 상피가 있는 부(피부, 점막과 선기)에는 어떤 것에서든지 발하나 피부, 유선, 자궁(질), 위(유문), 식관, 구순, 설, 직장, 방광, 귀두, 역환, 간, 췌, 이하선에 잘 발하느니라

35세 이상의 연령에 많이 누누이 유전을 말미암음이(적어도 6으로부터 12%에 이르느니라) 있으니 "지루시유"씨의 말은 사람이 노년에 이르면 결체직의 발육과 항저가 감소하며 상피의 발육이 증가하여 암종을 생하는 것이니 자극(외상, 염증)은 상피의 발육을 인한다 하고 "곤하임"[43] 씨의 말

은 태생의 처음에 상피세포가 조직 사이에 들어가 후래의 조직이 항저가 감소하며 자극을 받을 때는 발육하여 암종을 생한다 하니라. 근년에 이르러 암종의 원인을 간균(桿菌)이나 혹 아충(芽虫)에 돌려보내는 자가 있으나 자세치 아니하니라. 처음 발생할 때에 상피가 정한 규칙을 어겨 증식하며 상피 아래 결체직 중에 들어가 다시 번식하여 봉과와 상피덩이를 형성하느니라

흔히 한 개만 생하노니 결절상이나 혹 식육상(瘜肉狀)이나 혹 침윤상을 나타내어 경계가 분명치 못하며 만지면 단단하고 특히 봉과의 결체직이 많은 경암(硬癌)과 적은 수양암(髓樣癌)에 비하면 단단하며 대소는 중등이니라

근방에 속히 만연하여 조직을 궤멸하며 누르면 흔히 동통을 발하고 발육은 좀 완만하여 육종과 같이 속(速)하지 아니하며 이미 근방의 "님프"선에 만연하여 이를 일으키며 또 "님프"로부터 혈액에 들어가 멀리 옮겨서 모든 기장(器臟)(특히 간)에 원발암(原發癌)과 구조가 같은 계발암(継發癌)을 생하고 혹 모든 기장과 모든 조직(특히 장액막)에 무수히 옮겨 작은 암결절을 생하며 염증(암성 장액막염)을 발하여 열을 일으키나니 이를 급성암종병이라 하니라

간간이 다른 종양과 합해 연골암, 골암, 육종암을 생하며 경과 중에 궤란하여 암궤양이 되기 쉽고 또 누누이 모든 변성(위축, 지방변성, 간락변성, 연화)을 일으키며 만일 암세포덩이가 점액변성이나 혹 교질변성이 되면 이를 교질암이라 하고 장, 위, 유선에 암이 많으니 만일 암의 봉과가 점액조직으로 변하면 점액종암이라 하며 만일 암의 성분이 초자양(硝子樣) 변성이 되어 특이한 초자양 물질을 생할 때는 이를 원주종상암이라 하고 만일

---

43) 독일의 병리학자 콘하임(Julius Friedrich Cohnheim, 1839~1884)이다.

암세포의 일분이 크게 발육하면 대세포암이라 하며 만일 암의 세포와 간질에 갈(褐)색소나 혹 흑(黑)색소를 생할 때는 이를 색소암이라 하니 가장 악성이니라

베어버려도 재발하기가 쉬우며 경과가 두어 달부터 두어 해에 이르는데 전신빈혈, 피부오색(汚色), 이수, 탄력을 일으켜 암악액이 되어 죽는 것이 상례이니라. 그러나 속히 충분하게 베어버리면 다스림을 얻는데 특히 역환과 음경들의 전부를 베어버린 암종은 예후가 양하니라

암종은 가장 악성의 종양이라 그런고로 생지, 연령, 동통, 발육이 더딘 것과 "님프"선 종창(이 종창은 "님프"선은 흔히 동통을 발함이 없느니라) 악액에 주의하여 ○○지 아니한 단단한 결절을 나타내며 근방의 괴열함을 검사하여 다른 종양에 특히 육종(肉腫)과 선종(腺種)에 부득불 감별할지니라

그리고 152쪽부터 155쪽에 걸쳐서는 육종의 명의, 구조, 종류, 병상과 진단에 대해 아래와 같이 서술되어 있다.

육종

(명의) 구조가 미숙(未熟)한 결체조직의 병형에 일치되어 전혀 세포로 이루어 간질이 가장 적은 악성 이질 종양을 부름이니 혹 육종은 근육 모양을 나타내므로 이 이름이 있으니 의가(醫家)에는 긴요한 것이니라

(구조) 육종조직은 미숙한 결체조직과 비슷하며 ○○○○조직과 짝한 것이니 통상은 각 세포 사이에 지극히 작은 간질이 있으니(결단코 암종과 같이 다른 조직이 섞이지 아니 한 세포덩이를 봉과(蜂果) 안에 함유함이 없고 혹 결체직 봉과 안에 세포덩이를 함유하여 암종과 방불한 것이니 이른바 봉과육종(蜂果肉腫)이 있으나 또한 봉과 안의 세포 사이에 적은 간질이 있는

것이라) 혈관에 많고 그 세포는 결체조직세포니 곧 결체직세포나 혹 내피 세포나 혹 "님프"양 세포와 같으며 얼마큼 모조직 세포의 성질이 있으나 완전한 결체조직 중에 있음이 많으며 크니라. 완전히 된 조직에 발육할 것은 약해 자라지 못하나 그 형상과 대소가 또한 발육의 도수를 따라 같지 아니하며 소원형이나 혹 대원형이나 혹 방추상이나 혹 성망상이나 혹 큰 세포 모양을 나타내고 간질은 얼마큼 발생시 간질의 성질을 받은 것이라. 섬유상 동질과 혹 과립상을 나타내나니 이를 화학상으로 검사하면 결체직과 같은 교질 외에 단백질을 함유하니라

(종류) 육종은 각 종류의 세포가 섞인 것이 많으나 그 주성분된 세포의 형상을 따라 아래 세 가지로 구별하니라

(1) 방추형세포육종은 가장 많은 육종이라 여러 곳의 결체직으로 발생하니 원형세포육종에 비하면 단단하며 악성이 적고 그 조직은 어린 반흔조직과 비슷하여 전혀 크고 혹 작은 방추형 세포가 (이를 말미암아 다시 작은 방추형세포육종과 큰 방추형세포육종을 구별하나니라) 빽빽이 벌려 속상(束狀)을 나타내며 간질이 지극히 적어 보기가 어렵고 혹 소량으로 섬유상을 이루는데 만일 섬유상 간질이 많을 때는 단단하며 섬유종에 가까우니 이를 섬유육종이라 하니라

(2) 거대세포육종은 특히 뼈에 잘 나는 육종이니 가장 양성(良性)에 속하며 여러 가지 육종조직에 특히 방추형세포육종 중에 얼마큼 큰 세포가 섞이므로 특성이라 하느니라. 이 세포는 모양이 크고 부정하니 돌기가 있으며 그 가운데에 두어 핵을 함유한 것이니라

뼈에 생하는 육종이 여러 가지가 있으니 골막으로부터 생하여 단순한 육아조직 모양을 나타내며 여러 가지의 세포가 있는데 참골질을 형성한 것을 골육종이라 하며 골수로부터 생하여 큰 세포가 많은 것을 골수육종이

라 하고 골로부터 발하여 골재(骨材)를 생치 아니하며 다만 석회가 변화치 아니한 골양재(骨樣材)만 생하는 것을 골양육종이라 하니라

(3) 원형세포육종은 육아와 방불한 구조가 있으므로 또한 육양아육종(肉樣芽肉腫)이라 하니 속히 발육하는 연성의 수양종(髓樣腫)인데 특히 선양(腺樣)조직과 내피에 발생하니 전혀 원형이나 혹 원형에 가까운 부정형의 세포로 되어 (돌기가 있는 세포가 많은 것을 특히 성망성세포육종이라 하니라) 소량의 망상간질을 함유함이 특별한 증거라 그 중에 소원형세포육종은 발육이 심히 급한 악성 종양이니 "님프"양세포로부터 되고 "님프"육종과 내피육종은 원형세포육종에 속한 것이니라

"님프"육종은 구조가 "님프"선과 같이 "님프"양세포 사이에 망상간질이 있어서 원형세포육종에 속하며 선양조직에 특히 "님프"선과 "님프"기로 발생하고 한국성(限局性)으로 생하여 속히 발육하며 또 전이하고 결핵성과 백혈성 악성 "님프"종과 같이 만인생으로 생함이 없느니라

내피종은 내피세포의 증식함을 말미암아 생하는 한 가지 육종이니 신체강극(腔隙)과 대장액막강(大漿液膜腔), 혈관, "님프"관과 결체직강극의 내면을 덮은 내피에 발생하고 구조는 편평한 다릉형 세포와 원주상이나 혹 부정한 망상의 덩이가 되어 혈관을 함유한 결체직으로 싼 봉과상 육종이니 편평상피의 암종과 흡사하며 간질이 각 세포 사이에 없으며 만일 혈관벽 외면의 내피가 (혹 혈관은 외면에도 내피가 있느니라) 증식하면 그 경과와 가지를 따라 혈관을 싼 세포층이 총상(叢狀)과 같이 배열하여 봉과상을 나타내니 이를 혈관육종과 혈관내피종이라 하니라. 특히 뇌에 생하며 만일 내피의 증식이 한획되고 세포가 서로 층층이 쌓여 백색의 광휘가 있는 덩이를 이룰 때는 이를 진주종(眞珠腫)이라 하니 양성이오 특히 뇌에 생하며 만일 내피종 중에 한획성 석회변성을 일으켜 작은 모래알을 많이 생

할 때는 이를 사종(砂腫)이라 하니 특히 뇌척수막에 생하며 만일 내피종의 간질이나 혹 혈관벽에 초자양 변성을 일으킬 때는 수다한 원주상이나 혹 담상(壜狀) 초자양 색(索)(누누이 세포가 섞이노니라)을 생하니 이를 원주종(圓柱腫)이라 하는데 특히 안과[눈구멍]와 뇌막에 생하며 만일 내피종의 간질에 점액변성을 일으키면 점액종의 상태를 이루니 이를 점액육종이라 하니라. 그러나 무릇 내피종은 그 종류를 따라 양성과 혹 악성이니라

(병상과 진단) 육종은 결체조직이니 곧 결체직, 연골, 경골, 점액조직, "님프"선, 지방조직과 신경결체직에는 어떤 부든지 생하나 외부 골질과 골막에 특히 장관상 골의 골단과 악골이오 선기(腺器)에 특히 "님프"선, 유선, 이하선, 역환[고환의 옛 표현인 듯], 근막, 신경초, 뇌척수에 잘 발하니 20으로부터 40세 이르는 동안에 많으며 누누이 우췌(疣贅) 모반(母班)의 자극과 혹 외상의 유인을 이루니 근년에 그 원인을 기생물에 돌리는 자가 있느니라

대저 1기가 발생하여 혹 분명히 한획한 위험을 이루며 (특히 양성의 경성 육종에 그러하니라) 혹 침윤상으로 경계가 분명치 아니하고 (특히 악성의 연성 육종에 그러하니라) 대소가 같지 아니하며 흔히 연하나 (특히 세포가 많은 악성 육종에 그러하니라) 또한 단단한 것이 있고 (특히 세포가 적은 양성 육종에 그러하니라) 발육은 속하여 근방에 속히 만연하며 또 왕왕히 혈관을 많게 하여 간, 폐, 심 들의 내장에 옮기고 (암종에 비하면 더디 옮기나니라) 국소와 및 전신을 크게 해치며 재발하기가 쉬우니라

모든 종양 중에 다른 종양과 합병하기가 가장 쉬우니 섬유육종, 연골육종, 선육종, 색소육종 들인데 특히 색소육종은 흑색소나 흑갈색소를 함유한 육종이니 색소가 본래 있는 부(비컨대 피부) 특히 색소모반과 안막락막에 생하며 많이 봉과상을 나타내는 가장 악성이니라

3장

우리나라 최초의 근대의학식 암 환자 기록

고고학자들은 한반도의 첫 인류로 30만 년 전의 호모 에렉투스(Homo erectus)를 지목한다. 이른바 "전곡리 사람들(숲谷里人)"이다. 경기도 북부의 한탄강과 임진강 줄기를 따라 구석기 시대 유적이 많이 발굴되었는데, 그중 연천군 전곡읍 전곡리 유적이 규모가 가장 크고 넓은 지역에 걸쳐 있기 때문에 그런 이름이 붙었다.

이 전곡리 사람들 이래 우리 조상들은 암을 앓고 암으로 죽어 갔을 터이다. 아직 그런 사실을 직접적으로 입증할 고고학 증거가 발견된 것은 없지만, 암 발생의 보편적인 원리를 생각할 때 이런 추론은 무리가 아닐 터이다.

문헌적으로는 어떨까? 1장에서 보았듯이 동아시아 전통의학의 인식 체계와 질병관은 근대 서양의학과 크게 달라 전통의학 서적 등에 나타나는 질병명이 오늘날의 근대의학적 용어로는 무엇에 해당하는지 알 수 없는 것이 태반이다. 적취(積聚), 일격(噎膈), 반위(反胃), 유암(乳巖), 반화창(反花瘡), 목신(木腎) 등으로 불린 질병들 가운데 암이 있을 것이라고 하지만, 그것들 중 구체적으로 어떤 게 암에 해당하는지, 또 그런 것이 얼마나 되는지를 알기는 현재로서 불가능에 가깝다. 따라서 문헌적으로도 암이라고 확증하거나 단정할 수 있는 구체적 사례(케이스)는 사실상 없다고 할 수 있다.

요컨대 30만 년 전부터 한반도에 살던 우리 조상에게 암이 있었다는 점은 부정할 수 없지만, 고고학적으로나 문헌적으로나 구체적인 증거는 제시할 수 없는 것이 현재까지의 상태이다.

유럽 전통의학과 근대의학의 질병관과 질병명: 결핵의 경우

유럽의 전통의학과 근대의학 사이의 관계도 비슷하다.[1] 한 가지 예를 들어 보자. "Tuberkulose(결핵)"라는 근대의학식 질병명은 독일의 병리학자 쇤라인(Johann Lukas Schönlein, 1793~1864)의 저서 『일반 및 특수 병리학과 치료학(Allgemeine und specielle Pathologie und Therapie)』(1832)에 처음 등장한다.[2] 제이(S. Jay) 등의 연구에 의하면 쇤라인은 1829년의 임상 노트에서부터 이 병명을 기술했다고 한다.[3] 쇤라인은 사망한 환자들의 부검 시

---

1) 여기서 말하는 유럽의 "전통의학(traditional, premodern medicine)"은 기원전 400년대 히포크라테스 시절부터 1500년대 초반까지의 의학을 가리키며, "근대의학(modern medicine)"은 인체해부학이 의학의 필수적인 분야로 탄탄하게 자리 잡게 된 1500년대 중반부터 현재까지의 의학을 지칭한다. 유럽의 근대의학과 전통의학을 가르는 가장 중요한 요소는 인체해부학이다. 인체해부학은 그 자체로도 매우 중요한 의미를 지니지만, 인체해부학에 바탕을 둔 근대생리학과 해부병리학이 탄생함으로써, 또 그것들이 임상의학을 환골탈태시킴으로써 인류는 동서고금을 막론하고 전혀 경험하지 못했던 새로운 의학을 만나게 된다. 르네상스 후기 이탈리아 북부 지역을 중심으로 출발한 근대의학은 19세기와 20세기를 거치면서 의학역사상 최초로 난치병들을 치료하고, 생명을 구하고, 수명을 연장시키는 등 의학의 새로운 위상을 확립하는 한편, 유럽이나 서양이라는 지역을 뛰어넘는 "세계의학"으로 전 인류의 소중한 자산이 되었다. 하지만 지금도 이 소중한 자산의 생산과 분배, 소비는 국가 간, 인종 간, 계급계층 간의 편중과 불평등을 극복하지 못하고 있다.
2) 쇤라인의 저서에는 독일어 "Tuberkulose" 대신 프랑스어 "Tuberculose"라고 되어 있다.

그림 3-1. (좌) 쇤라인의 『일반 및 특수 병리학과 치료학』(1832) 제3권 103쪽
그림 3-2. (우) 폼페가 쓰고 시바가 옮긴 『붕백씨약론』(1869) 제2권 "肺結核"

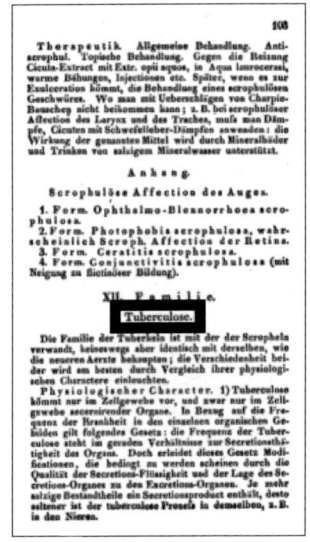 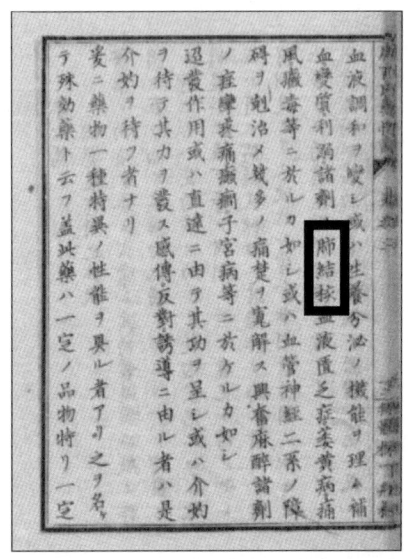

▌(좌) "Tuberkulose"라는 새로운 질병명이 처음으로 세상에 등장한다. 쇤라인은 이보다 3년 전인 1829년부터 이 병명을 사용했다고 한다. 웬일인지 이 저서에는 독일어 "Tuberkulose" 대신 프랑스어 "Tuberculose"라고 되어 있다.
▌(우) 저자인 네덜란드 의사 폼페(일본명 朋百)는 1857년부터 1862년까지 나가사키에서 일본인들에게 근대 서양의학을 가르쳤다. 시바는 1857년부터 폼페에게서 의학을 배웠다. 시바는 1861년 폼페에게 파문을 당했지만, 『붕백씨약론』을 펴냄으로써 스승에 대한 도리를 지켰다.

"Tuberkel(결절, 결핵성 결절)"이 많이 보이는 병변에 "Tuberkulose"라는 새로운 병명을 붙였다. 병명도 새롭지만 질병을 진단하는 방법 역시 이전과 전혀 다르다. 겉으로 드러나는 증상이나 외관의 변화를 보고 진단하던 데서 환자의 조직에 나타난 병리적 변화를 진단의 기준으로 삼게 된 것이다. 질병의 명칭도 병리적 변화의 특성을 반영한 것으로 바뀌었다.

---

3) S. Jay et al., "Modern theory of tuberculosis: culturomic analysis of its historical origin in Europe and North America," *International Journal of Tuberculosis and Lung Disease*, 22(11)(2018), pp.1249~1257.

"Tuberkulose" 이전에 널리 쓰인 병명 "Schwindsucht(영어 consumption)"과 "Phthisis"를 "Tuberkulose"와 똑같은 것으로 보아서는 안 된다. "Schwindsucht(consumption)"과 "Phthisis"는 흔히 "소모성 질병"이라고 번역하는데, "몸이 야위거나 축나는 병"이라는 뜻이다. 결핵에 걸려 몸이 야위거나 축날 수 있지만, 그 밖의 다른 병들도 마찬가지 증상을 일으킬 수 있다. 실제로는 암인데 "Schwindsucht(consumption)"이나 "Phthisis"로 여겨진 경우도 있을 것이다.

"Tuberkulose"와 "Schwindsucht(consumption)", "Phthisis"는 진단하는 기준과 방법이 전혀 다르다. "Tuberkulose"는 사망자의 부검이나 살아 있는 환자의 조직검사(생검)에서 발견되는 병리학적 소견인 결절(Tuberkel)에 따른 병명이고, "Schwindsucht(consumption)"과 "Phthisis"는 "몸이 야위거나 축나는" 등 겉으로 드러나는 외관의 변화나 증상을 보고 붙이는 병명이다. 병의 범주와 판단하는 기준이 전혀 다른 것이다.

제이 등에 따르면, "Tuberkulose"는 영국, 미국, 이탈리아에서는 1840년대부터, 프랑스에서는 1850년대부터 각각 자국어로 번역되어 쓰였다. 영어 질병명 "tuberculosis"는 1840년대에 탄생했다. 오늘날 우리가 사용하는 "결핵(結核)"이라는 명칭은 1860년대 일본인이 번역한 용어이다. 필자가 확인한 바로는 네덜란드 의사 요하네스 폼페(Johannes Lijdius Catharinus Pompe van Meerdervoort, 1829~1908)의 강의록을 시바 료우카이(司馬凌海, 1839~1879)[4]

---

4) 의학자이자 언어학자인 시바 료우카이는 1857년부터 나가사키에서 폼페에게 배운 뒤 1868년 의학교(도쿄 대학교 의과대학 전신) 교수와 1876년 아이치 의학교(나고야 대학교 의과대학 전신) 교장을 지냈다. 네덜란드어, 독일어, 영어, 프랑스어, 러시아어, 중국어 등 6개국 언어에 능통했던 "어학 천재" 시바는 일본에서 최초로 독어사전 『和譯獨逸辭典』(1872)을 펴냈다. 시바는 1879년 3월 11일 폐결핵으로 사망했다. 그는 허락 없이 폼페의 서재에 들어가 책을 읽거나, 폼페가 의학전수소에 기증한 약을 마음대로 치료에 사용하고

가 번역한 『붕백씨약론(朋百氏藥論)』(1869)에 처음 등장한다. "朋百"은 폼페의 일본식 표현이다.

1. 『조선정부병원 제1차년도 보고서』와 암에 관한 기록

우리나라에서 최초로 근대의학적 시각으로 한국인(당시 조선인)의 암을 기술한 사람은 미국인 의사 알렌(Horace Newton Allen, 1858~1932)과 헤론(John W. Heron, 1856~1890)이다.

알렌과 헤론은 우리나라 최초의 근대 서양식 국립병원인 제중원(濟衆院, 1885년 4월 14일 개원, 1905년 4월에 폐원)에서 개원 초부터 환자들을 진료했다. 이들은 자신들이 첫 1년간 제중원에서 활동한 내용을 정리하여 보고서 『조선정부병원 제1차년도 보고서(First Annual Report of the Korean Government Hospital)』를 작성하여 자신들을 파견한 미국 북장로교 선교본부에 제출했다.

보고서는 표지, 제중원 도면, 병원에 관한 서술(Narrative concerning the hospital), 외래환자 분류(Dispensary cases classified), 외래환자들에 대한 설명(Notes on dispensary cases), 입원환자의 상세한 기록(Hospital in-patients in detail), 입원환자들에 대한 설명(Notes on hospital cases), 재정 보고(Treasurer's report) 등 총 38쪽으로 구성되어 있다. 이 가운데 보고서의 총론격인 "병원에 관한 서술"과 "재정 보고"는 알렌 혼자 작성했으며, 나머지 부분은 알렌

는 치료비를 유흥에 쓰는 등의 행위로 폼페의 분노를 사서 1861년에 폼페로부터 파문을 당했다고 한다.

그림 3-3. (좌) 알렌과 헤론이 제중원에서 첫 1년간 활동한 내용을 정리한 『조선정부병원 제1차 년도 보고서』
그림 3-4. (우상) 알렌
그림 3-5. (우하) 헤론

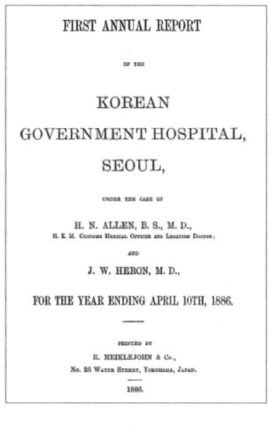

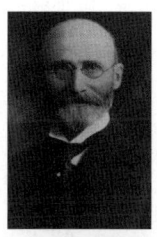

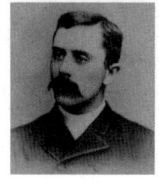

▎(좌) 1886년 6월 일본 요코하마의 R. Meikle John & Co 회사에서 인쇄했다.
▎(우상) 1900년대 초반 사진으로 여겨진다. 알렌과 헤론은 처음으로 근대 서양의학의 관점에서 암을 비롯한 우리나라 사람들의 질병 발생 상황을 보고한 점만으로도 한국 의학사에서 빼놓을 수 없다.
▎(우하) 1890년 7월 26일 이질에 걸려 급서한 헤론은 조선에 와서 최초로 순직한 개신교 선교사이다. 헤론의 사망을 계기로 한강변의 양화진(楊花津)에 "외국인 묘역"이 조성되었다.

과 헤론이 공동 서술한 것으로 여겨진다.

알렌은 "병원에 관한 서술" 부분의 말미에서 1년 동안 제중원을 찾은 환자의 질병에 대해 다음과 같이 언급하고 있다.

> 말라리아는 가장 흔한 질병으로, 4일열(four-day ague)이 가장 흔하다. 매독은 말라리아 다음으로 많으며, 그 영향(증상)이 매우 많고 다양하다. 쌀을 먹는 모든 나라들과 같이 물론 소화불량이 많다. 소화불량으로 고생하고 있는 사람들은 종교[기독교]가 아닌 다른 대상물들을 신봉하거나 적어도 그에 대한 믿음은 확실하다. 나병이 흔하다. 모든 종류의 피부병을 볼 수 있다. 수종(水腫)이 흔히 보인다. 연주창이 매우 많다. 요컨대 이곳에서는 잘 알려진 모든 질병이 다양하게 변형된 상태로 보이며 각기와 멜라닌증[黑色症] 등 흔치 않은 병들도 있다. 디스토마와 사상충증도 있는 것으로 알려져 있다.

그림 3-6. 『계림의사』 하권 9~10쪽

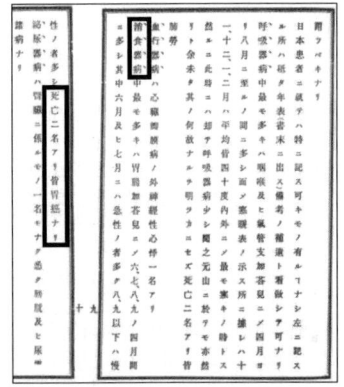

▌"(소화기병 환자 중) 사망 2명은 모두 위암이었다." 고이케는 폐결핵에 대해서는 "폐로"라는 전통식 병명으로 기술한 반면, 위에 생긴 악성 종양에 대해서는 "위암"이라는 현대식(근대식) 병명을 사용했다.

이것은 언뜻 평범한 임상 기록으로 보이지만, 우리나라 보건의료사에서 매우 중요한 기록이다. 현재 남아 있는 기록 중 근대 서양의학의 관점으로 우리나라 사람들의 질병 발생 상황을 다룬 최초의 것이기 때문이다.

1883년 4월부터 1885년 3월까지, 일본 정부가 1877년에 설립한 우리나라 최초의 근대식 의료기관인 부산의 제생의원(濟生醫院) 원장을 지낸 일본 육군 1등 군의(軍醫) 고이케 마사나오(小池正直, 1854~1914)가 그곳에서 진료 받은 조선인과 일본인 환자들의 질병에 대해 상세한 기록을 『계림의사(鷄林醫事)』에 남겼지만, 그 책은 알렌과 헤론의 보고서보다 1년 늦은 1887년 9월에 출간되었다. 고이케는 일본인 소화기병 환자 가운데 사망자 2명은 모두 위암 환자였다고 기록했다(『계림의사』 하권 10쪽). 이들 사망자를 고이케가 직접 진료했는지, 선임자가 진료한 것을 기록했는지는 분명하지 않다. 어쨌든 이들은 비록 일본인이지만 조선에서 최초로 보고된 위암 환자이고 위암 사망자이다.(1883년 당시 부산에 거주하던 일본인은 모두 1,780명이었다.)

고이케 또는 그의 선임자는 어떻게 위암을 확인했을까? 1870년 무렵부터 독일에서 쓰이기 시작한 위 내시경으로 진단한 것일까? 아니면 환자 사망 후에 부검으로 발견한 것일까? 만약 그랬다면 기록을 남겼을 것이다. 아마도 고이케 또는 그의 선임자는 환자의 증상으로 진단을 내렸을 것이고,

따라서 오진의 가능성을 배제할 수 없을 터이다. 폐결핵(肺結核)이라는 신식 병명 대신 폐로(肺勞)라는 전통식 병명을 사용했던 고이케는 위에 생긴 악성 종양은 "위암"이라는 현대식(근대식) 병명으로 기술했다.

알렌은 제중원을 찾은 환자들의 질병을 개관한 다음, "외래환자 분류"에서 표 3-1과 같이 질병을 크게 18가지로 분류했다. 이러한 질병 분류 방법은 요즈음과는 조금 차이가 나는데, 당시 미국에서 사용하던 것으로 생각된다.

표 3-1에서 보듯이 제중원을 찾은 환자는 소화기계 환자(19.4%), 비뇨생식계 환자 및 매독 환자(18.2%), 발열 환자(11.0%) 순이며, 종양 환자는 1.4%로 145명이었다. 여기에서 한 가지 주의할 점은 이 기록은 제중원을 찾은 환자에 관한 것이지 전체 국민을 대상으로 조사한 것이 아니라는 사실이다. 그렇기는 하지만 당시 조선의 질병 발생 상황을 어느 정도 반영한다고 보면 된다.

1885년 4월부터 1년간 제중원에서 "종양"으로 진단 받은 환자는 총 145명이었다.

이 가운데 굴뚝청소부암(chimney sweeps' cancer) 1명, 안면상피종(epithelioma face) 12명, 음경상피종(epithelioma penis) 5명, 골육종(osteosarcoma) 1명이었다.

그 밖에 구개골종양(palatal tumor) 1명, 비강 폴립(비용종[鼻茸腫], polypous nose) 33명, 하마종(점액낭종, ranula) 1명이었으며, 종양 환자 전체의 62%인 90명은 "미분류(unclassified)"로 적혀 있다. 인삼을 복용한 뒤 얼굴에 상피종처럼 보이는 종양(epithelioma-like growth on face after using Ginseng)이 생긴 환자도 1명 있었다.

이 종양들 가운데 암(cancer)이라고 여겨지는 것은 굴뚝청소부암, 안면상

표 3-1. 외래환자의 질병 양상

	질병 분류	환자 수	%
1	발열(Fevers)	1,147	11.0
2	소화기계 질병(Diseases of the Digestive System)	2,032	19.4
3	순환기계 질병(Diseases of the Circulatory System)	114	1.1
4	호흡기계 질병(Diseases of the Respiratory System)	476	4.6
5	신경계 질병(Diseases of the Nervous System)	833	8.0
6	림프선계 질병(Diseases of the Lymphatic System)	214	2.0
7	비뇨생식계 질병 및 매독(Genito-urinary Diseases & Syphilis)	1,902	18.2
8	전신성 질병(General Diseases)	365	3.5
9	새로운 질병(New Diseases)	7	0.1
10	눈병(Eye Diseases)	629	6.0
11	귀병(Diseases of the Ear)	318	3.0
12	종양(Tumors)	145	1.4
13	골, 관절 및 건 질병(Diseases of Bones, Joints, and Tendons)	105	1.0
14	외상(Wounds and Injuries)	140	1.3
15	기형(Malformations)	37	0.4
16	결체조직 질병(Diseases of the Connective Tissue)	363	3.5
17	피부병(Skin Diseases)	845	8.1
18	부인병(Diseases of Women)	67	0.6
	미분류	721	6.9
	합계	10,460	100.0

자료: 『보고서』에 기술되어 있는 내용을 필자가 정리했다.

그림 3-7. 『조선정부병원 제1차년도 보고서』 12쪽 "종양(Tumors)"

```
                    XII.
                  TUMORS.
Chimney sweeps' cancer ........  1            Forward ......  20
Epithelioma face .............  12   Polatal tumor ..........   1
       "    penis ............   5   Polypus nose ...........  33
       "    —like growth on face     Ranula .................   1
            after using Ginseng  1   Tumors:
Osteo sarcoma ................   1       Unclassified .......  90
                                                              ———
                                          Total ............. 145
```

피종, 음경상피종, 골육종 등 네 가지이다. 알렌이 종양을 기록한 방식을 보면 먼저 암종(carcinoma), 육종(sarcoma) 등 악성 종양(malignant tumor, 즉 cancer)을 적고, 그다음에 구개골종양 등 양성 종양(benign tumor), 마지막으로 미분류 종양(unclassified tumor)을 기술했다. 매우 체계적이고 교과서적인 기록 방식이다.

1) 굴뚝청소부암

"검댕이사마귀(soot wart)"라고도 불리는 굴뚝청소부암은 주로 남성의 고환 피부에 생기는 편평상피세포암(squamous cell carcinoma)이다. 영국인 의사 포트(Percivall Pott, 1714~1788)가 1775년에 처음 보고한 굴뚝청소부암은 최초로 알려진 "직업성 암(occupational cancer)"이기도 하다. 굴뚝청소부에게서 특히 많이 생긴다는 사실을 포트가 놓치지 않은 것이다. 이 암은 광물성 기름이나 석탄 추출물을 다루는 남성에게도 생기는 것으로 알려져 있으며, 발암물질로는 콜타르와 비소가 지목되고 있다.

포트가 처음 보고한 지 110년이 지난 1885년 조선에서도 굴뚝청소부암이 발견된 것이다. 『조선정부병원 제1차년도 보고서』에는 굴뚝청소부암과 그 환자에 대해 더 이상의 기록은 없다. 몇 살 난 사람인지, 직업은 무엇인지, 그 뒤에 어떻게 되었는지, 즉 예후는 어땠는지 등에 대한 우리의 궁금증을 풀어 줄 단서는 전혀 없다. 입원환자 기록에 없는 것으로 보아 외래에서 진단을 받고는 귀가한 것으로 여겨진다. 외래 치료는? 그것도 알 수 없다.

알렌과 헤론이 오진했을 가능성은? 굴뚝청소부암뿐만 아니라 『보고서』에 등장하는 악성/양성 종양들은 의사가 눈으로 관찰하는 것만으로도 쉽게 진단을 내릴 수 있는 신체 표면에 생기는 것들로 오진 가능성은 별로 없어

그림 3-8. (좌) 포트의 저서 『백내장, 코의 폴립, 음낭암』(1775)
그림 3-9. (우) 포트의 초상화

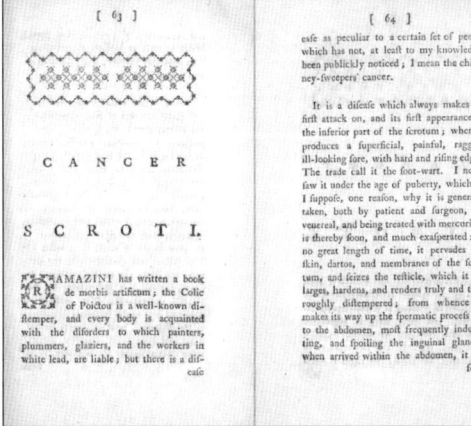
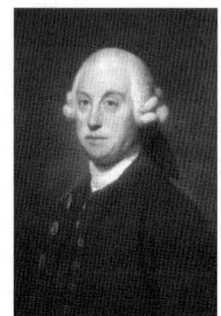

▮(좌) 저서 중 고환암(cancer scroti) 챕터의 처음 부분. 포트는 다음과 같이 언급하면서 굴뚝청소부들에게서 특히 많이 발견되는 이 암을 "굴뚝청소부암"이라고 명명했다. "라마치니는 자신의 저서 『노동자들의 질병[직업병](De morbis artificum)』에서, '아투(프랑스 중서부의 옛 지명: 필자 주)의 산통(疝痛)'은 잘 알려진 질병이며, 화가, 배관공, 유약공, 백납(白鉛) 작업자들이 잘 걸리는 질병에 대해서도 모든 사람이 알고 있다고 썼다. 내가 아는 한 특정 집단에 잘 생기는 특이한 질병은 아직 공개적으로 주목 받지 못하고 있는데, 그것은 바로 '굴뚝청소부암'이다."
▮(우) 영국 화가 나다니엘 댄스-홀랜드(Nathaniel Dance-Holland, 1735~1811)가 그렸다.
자료: 영국 런던의 헌터 의학박물관(Hunterian Museum) 소장.

보인다. 이른바 "접근하기 쉬운 암"이다. 정식 학술용어는 아니지만 19세기 후반, 유럽과 미국 의학계에서는 암을 접근하기 쉬운 것과 어려운 것으로 구분했다. 굴뚝청소부암, 안면상피종, 음경상피종 등 피부에 생기는 암, 그리고 자궁암이나 유방암과 같이 특별한 진단 도구나 장비가 없어도 쉽게 알아볼 수 있는 암 종류가 "접근하기 쉬운 암"이며 위암, 식도암, 대장암 등 인체 내부의 장기들에 발생해서 내시경과 같은 특별한 진단 장비가 없으면 발견하기 까다로운 암 종류가 "접근하기 어려운 암(inaccessible cancer)"의 대표적인 것들이다.

2) 안면상피종

안면상피종에는 악성뿐만 아니라 양성도 있어서 제중원에서 안면상피종으로 진단 받은 12명 가운데 몇 명이 암에 해당하는지 단정하기 어렵지만 앞서 언급했듯이 기록 체계로 보아 알렌과 헤론은 12명 모두를 암으로 여긴 것 같다.

제중원에서 안면상피종 환자들을 어떻게 치료했는지, 그들의 예후가 어떠했는지에 대해서는 아무런 기록이 없다.

1920년대 초 한 논문[5]은 안면상피종에 대해 이렇게 기술하고 있다. "얼굴의 만성 병변은 빈도가 높고, 또 환자가 치료뿐만 아니라 좋은 미용 결과를 기대하기 때문에 피부과 의사에게 매우 중요하다. 40세 이상의 환자에서 상피종은 이러한 만성 병변의 큰 부분을 차지한다. 얼굴에 발생하는 피부암 가운데 가장 많은 것은 기저세포 상피종과 편평세포 상피종이다. 그 가운데서도 첫 번째가 훨씬 흔한데 다행히 보통 한눈에 진단할 수 있으며 쉽게 치료할 수 있다. 편평세포 유형은 종종 진단이 어렵고 림프절 침범 경향이 있는 유형이기 때문에 예후를 항상 주의해야 한다." 이 논문의 저자들은 안면상피종을 피부암으로 간주했다.

알렌과 헤론이 진단한 안면상피종 환자들 가운데 기저세포 상피종과 편평세포 상피종은 얼마씩이나 되었을까? "훨씬 흔하고 한눈에 진단할 수 있으며 쉽게 치료할 수 있는" 기저세포 상피종이 더 많았을까?

---

[5] Howard Morrow, Laurence Taussig, "Epitheliomas of the face and their treatment with radium," *Arch Derm Syphilol*, 5(1)(1922), pp.73~87.

3) 음경상피종

"음경상피종은 가장 일찍부터 알려진 남성의 암 가운데 한 가지이다. 이 병은 켈수스, 할데누스, 사포르타도 언급한바 있다."[6]

"음경암은 수천 년 전부터 알려졌다. 켈수스는 절단수술을 치료 방법으로 권했으며, 절단 시 출혈을 막기 위해서는 소작법(燒灼法)을 제시했다."[7]

켈수스(Aulus Cornelius Celsus)는 로마제국 시대인 서기 1세기에 활동한 그리스 출신의 플라톤주의 철학자이다. 그는 직업적인 의사는 아니었지만 갈레노스 이전 로마의 가장 위대한 의학 저술가로 간주되는 인물이다. 켈수스는 방대한 백과사전을 저술했지만, 대부분 유실되었고 8권으로 된『의학(De medicina)』만 남아 있다. 이 책은 오랫동안 잊혀졌다가 교황 니콜라스 5세(1397~1455)에 의해 가치를 인정 받았고 구텐베르크 인쇄기가 등장한 이후 출간된(1478년) 최초의 의학저서 가운데 하나이다.

르네상스 시대 유럽에서 가장 대표적인 의학 교과서 중 하나였던 이 책은 의학지식뿐만 아니라 문체도 뛰어나 켈수스는 "의학의 키케로", "로마의 히포크라테스"로 불렸다. 켈수스는 이 책에서 염증의 네 가지 기본적 징후인 발열, 통증, 홍조, 부종을 기술하는 등 고대의학의 진수를 보였다. 또한 이 책은 그리스 의학과 알렉산드리아의 인체해부학에 대해 기록을 남겨 의학역사 책으로서의 가치도 매우 크다.

제중원의 음경상피종 환자 5명 중 2명은 입원했다. 입원환자 265명 중 131번과 181번이다. 2명 모두 40대로 한 사람(131번)은 절단수술을 받고 24

---

6) Frank D. Naegeli, "Epithelioma of the Penis". *J Urology*, 1941;45(2): 202~215.
7) Stanley Boczko, Selwyn Freed, "Penile Carcinoma in Circumcised Males". *New York State Journal of Medicine* 1979;79(12):1903~1904.

일 동안 입원한 뒤 양호한 상태로 퇴원했다. 반면 다른 환자(181번)는 절단 수술을 거부하고 입원 8일 만에 퇴원했다.

4) 골육종

마지막으로 언급할 제중원 암 환자는 골육종 환자(입원환자 번호 17번)이다. 30세인 이 여성 환자는 "수술해도 소용없다"고 여겨져서 입원 하루 만에 퇴원했다. 신체 중심부나 대퇴골과 같은 큰 뼈가 아닌 발가락에 생긴 골육종을 절단으로 제거하지 않고 "소용없다"라고 판단한 이유가 잘 이해되지 않는다. 전이의 증후가 보였던 것일까? 하지만 그에 대한 언급도 찾아볼 수 없다.

"미분류 종양" 90 케이스 가운데 암이 있을 수 있지만 확인은 불가능하다. 반대로 알렌과 헤론이 암으로 진단한 케이스 중 양성 종양이 섞여 있을 수도 있다.

불확실한 점이 없지 않지만 제중원을 찾은 환자 1만 460명 중 암으로 진단 받은 환자는 20명이었다. 그리고 그 환자들의 암은 모두 특별한 진단 장비가 필요하지 않은 "접근하기 쉬운 암"이었다. 환자들에 대한 팔로우업 체크가 없어서 암 환자 20명 중 사망이 확인된 사람은 없지만, 아마도 상당수가 암 때문에 사망했으리라고 여겨진다.

그림 3-10. "입원환자의 상세한 기록" 중 17번 "골육종" 환자

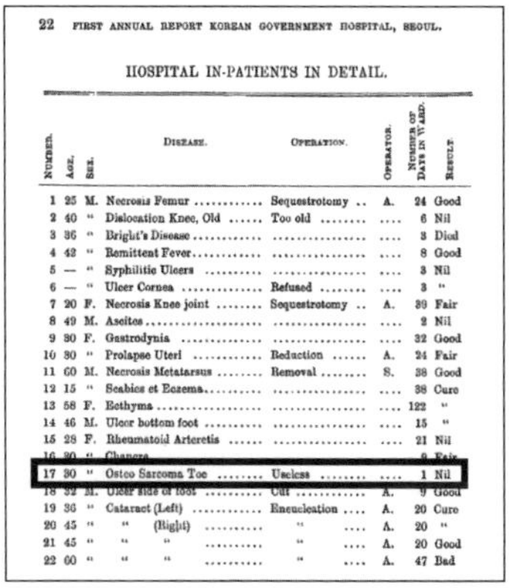

3장 우리나라 최초의 근대의학식 암 환자 기록　161

표 3-2. "입원환자의 상세한 기록" 중 암 환자에 관한 것

번호	나이	성별	질병	수술	시술자	입원일수	결과
1	25	남	대퇴골 괴사※	부골 절제술	알렌	24	양호
17	30	여	골육종(발가락)	Useless※※		1	Nil※※※
131	45	남	음경상피종	절단술	알렌, 헤론	24	양호
181	43	남	음경상피종	거부		8	Nil

※ 대퇴골 괴사 환자는 암 환자가 아니지만 제중원의 첫 번째 입원환자여서 참고 삼아 보인다.
※※ "Useless"는 "수술해도 소용없다"는 뜻일 텐데, 신체 중심부나 큰 뼈가 아닌 발가락에 생긴 골육종을 절단으로 제거하지 않고 "소용없다"라고 한 이유가 잘 이해되지 않는다. 전이의 증후가 보였던 것일까?
※※※ 결과(치료 성적)의 "Nil"은 호전되지도 악화되지도 않았다는 뜻으로 여겨진다.

알렌과 헤론은 조선인 암 환자에 별다른 관심을 보이지 않았던 것 같다. 소화기계 질병, 비뇨생식계 질병, 매독, 발열 등 더 흔한 질병들에 비해 수가 매우 적었기 때문일 것이다. 1만 460명 중 20명, 백분율로 나타내면 0.19%에 불과했다.

2. 19세기 후반 유럽의 암 상황

19세기 후반 암에 관한 유럽 선진국들의 상황은 어땠을까? 유럽 선진국들에서는 암 환자와 사망자가 이전 시기보다 빠르게 증가하는 현상에 주목하고 우려하기 시작했다. 그리고 이러한 암 증가 현상에 대해 두 가지 상반되는 견해가 대두했다. 우선 암이 실제로 증가하고 있다는 주장이다. 또 한 가지는 내시경과 같은 새로운 암 진단 장비들이 개발되어 사용되는 등 의학이 발달하고 또 보급됨에 따라 그동안 파악되지 않았던 것들이 확인됨으로써 암이 "외견상(alleged)" 증가하는 것처럼 보일 뿐 실제로 증가하는 것은

아니라는 견해이다.

19세기 말 후자의 견해를 대표하는 사람은 영국인 의사 뉴스홈(Arthur Newsholme, 1857~1943)이다. 뉴스홈은 19세기 말부터 20세기 전반부에 걸쳐 전국적 건강보험 도입, 공공적 위생 조치의 확대, 결핵을 비롯한 감염병 환자의 격리 치료를 위한 병원과 요양소 증설 등 보건의료 분야에 적극적인 국가의 개입을 주창한 개혁운동가로 널리 알려져 있거니와, 연구자로서도 빼어난 저서와 논문을 많이 저술했다.

여담이지만, 뉴스홈은 일본 도쿄의 사립 명문인 지케이의원 의학교를 세운 다카키 가네히로(高木兼寬, 1849~1920)와 런던의 성토머스 병원(St. Thomas Hospital) 의학교 동기 동창생(1875년 입학, 1880년 졸업)이다. 우리나라 최초의 근대식 의사인 김익남은 1899년 지케이의원 의학교를 졸업했다. 김익남은 그곳에서 다카키 교장뿐만 아니라 뒤에 언급할 일본 병리학의 태두이자 암 연구로 세계적인 명성을 떨친 야마기와 가쓰사부로(山極勝三郎, 1863~1930)의 지도를 받았다.

뉴스홈은 1893년 통계 전문가 킹(George King, 1846~1932)과 공저로 논문 「외견상의 암 증가(On the Alleged[8] Increase of Cancer)」(*Proceedings of the Royal Society of London* 54: 209~242)를 발표했다. 뉴스홈과 킹은 논문에서 이렇게 결론을 내렸다.

> 암의 증가는 겉으로 드러나 보이는 것일 뿐 실제로는 그렇지 않은데, 이는 진단이 개선되고 사망원인에 대해 그전보다 면밀한 인증이 이루어졌기 때

---

[8] "alleged"는 사전적으로는 "(근거 없이) 주장된, (주장자가) 말하는, 진위가 의심스러운" 등의 뜻이지만, 논문의 내용으로 보아 "외견상"이라고 번역하는 것이 더 적절하다고 생각한다. 뉴스홈과 킹의 논문 발표 이후 비슷한 제목과 내용의 논문이 계속 발표되었다.

그림 3-11. 뉴스홈의 논문 「외견상의 암 증가」 241쪽

Table XIV—*continued*.—Deaths from Cancer in Frankfort-on-Main over 20 Years of Age.

Age.	1860—1866.		1867—1873.		1874—1880.		1881—1887.		1888—1889.	
	Males.	Females.	Males.	Females.	Males.	Females.	Males.	Females.	Males.	Females.
α. Accessible Cancer.										
20—30	0	1	0	0	0	0	0	4	0	0
30—40	0	6	1	19	0	21	1	26	0	12
40—50	0	36	2	28	0	53	4	63	2	23
50—60	6	40	0	51	0	51	1	62	0	27
60—70	3	25	6	30	0	46	0	34	2	21
70—80	0	7	0	14	1	14	1	13	0	5
80 and over	1	0	0	1	0	1	0	4	0	1
Total....	10	115	9	143	1	186	7	206	4	89
β. Inaccessible Cancer.										
20—30	1	4	3	3	6	5	1	10	0	3
30—40	4	6	13	11	17	15	21	21	4	5
40—50	14	9	15	33	40	36	44	46	18	14
50—60	34	36	35	34	50	54	80	64	32	32
60—70	27	39	38	44	71	50	78	104	20	37
70—80	16	23	25	36	32	50	42	59	13	15
80 and over	1	4	3	3	4	4	3	14	2	5
Total....	97	121	132	164	220	214	269	318	89	111
γ. Cancer, Position Undefined.										
20—30	2	0	2	0	1	0	5	1	1	0
30—40	6	1	3	2	2	4	12	3	0	3
40—50	4	6	3	4	7	3	9	14	6	4
50—60	10	10	5	10	10	7	13	17	7	2
60—70	6	6	3	6	8	3	10	13	2	3
70—80	3	5	1	4	10	3	3	3	3	4
80 and over	2	0	0	1	1	0	2	2	0	0
Total....	33	28	17	27	39	20	54	53	19	16

On the alleged Increase of Cancer. 241

▌암을 "접근하기 쉬운 암", "접근하기 어려운 암", "부위를 확정할 수 없는 암"이라는 세 가지 부류로 대별했다.

문이다. 암의 증가는 모두 진단이 까다로운 "접근하기 어려운 암"에서 생긴 반면, 진단이 용이한 "접근하기 쉬운 암"은 사실상 그대로라는 사실로 입증된다.

논문에서 뉴스홈과 킹은 영국뿐만 아니라 독일 프랑크푸르트(Frankfort-on-Main)시의 암 사망통계를 적절히 활용했다. 프랑크푸르트의 암 통계는 영국과 달리 "접근하기 쉬운 암"과 "접근하기 어려운 암"이 구분되어 있었다. 여기에서 "접근하기 쉬운 암"은 혀, 인두, 그리고 자궁과 질 등 여성 생식기와 유방에 발생하는 암이다. 피부암에 대해서는 언급이 없다. 피부암도 "접근하기 쉬운 암" 범주에 들어가지만, 그로 인한 사망자는 없었다는 뜻일 터이다.

1860년부터 1889년까지 30년 동안 프랑크푸르트시에서 "접근하기 쉬운

표 3-3. 암 부류별 사망자(20세 이상), 프랑크푸르트(1860~1889)

연령	접근하기 쉬운 암			접근하기 어려운 암			부위를 확정할 수 없는 암			암, 합계		
	남성	여성	합	남성	여성	합	남성	여성	합	남성	여성	합
20~30	0	5	5	11	25	36	11	1	12	22	31	53
30~40	2	84	86	59	58	117	23	13	36	84	155	239
40~50	8	203	211	131	138	269	29	31	60	168	372	540
50~60	7	231	238	231	220	451	45	46	91	283	497	780
60~70	11	156	167	234	274	508	29	31	60	274	461	735
70~80	2	53	55	128	183	311	20	19	39	150	255	405
80+	1	7	8	13	30	43	5	3	8	19	40	59
합계	31	739	770	807	928	1,735	162	144	306	1,000	1,811	2,811

자료: 그림 3-11의 원자료를 필자가 정리하여 표로 만들었다.

암"으로 사망한 남성은 31명, 여성은 739명으로 여성이 월등하게 많았다. 자궁암(505명), 질암(16명), 유방암(207명) 사망자가 많았기 때문이다. 이 세 가지를 제외하면 "접근하기 쉬운 암"으로 사망한 여성은 11명에 불과했다. "접근하기 어려운 암"으로 사망한 남성은 807명, 여성은 928명으로 여성이 약간 많았지만 큰 차이는 없었다. "부위를 확정할 수 없는 암(cancer, position undefined)"은 남성 162명, 여성 144명으로 남성이 조금 많았다.

이들 세 부류를 합한 전체 암 사망자는 남성 1천 명, 여성 1,811명으로 여성이 2배 가까이 되었다. 19세기까지만 해도 암은 주로 여성에게 생긴다는 유럽 선진 의학계의 "학설"을 통계적으로 확인할 수 있는 것이다.

1) 프랑크푸르트와 제중원의 암 상황 비교

1885년 4월부터 1년 동안 조선 한성(서울)의 제중원을 찾은 1만 460명의 환자 중 알렌과 헤론이 암 환자로 진단한 사람은 20명이었다. 이들의 암은 모두 "접근하기 쉬운 암"이었다. "접근하기 어려운 암"이나 자궁암, 질암, 유방암으로 진단 받은 사람은 단 1명도 없었다. 당시 제중원의 진단 장비와 진료 수준으로 보아 "접근하기 어려운 암"을 찾아내기란 거의 불가능했을 터이다. 당시 유럽에서 쓰이기 시작한 내시경이나 조직검사를 할 수 있는 도구를 사용했다는 기록이 전혀 없거니와 그럴 가능성도 보이지 않는다. 또한 그 무렵 조선 여성들이 생식기나 유방에 생긴 병 때문에 낯선 서양인 남성 의사를 찾는 일도 떠올리기 어렵다.

독일 프랑크푸르트시에서는 1860년부터 1889년까지 30년 동안 20세 이상의 남녀 42명이 "접근하기 쉬운 암"으로 사망했다. 1년 평균 1.4명이다. (여성의 자궁암, 질암, 유방암은 제외하고 계산한 수치이다.) 1860년부터 1889년까지 프랑크푸르트시의 20세 이상 연(延)인구는 남성 102만 94명, 여성 112만 4,043명, 합계 214만 4,137명이었다. 이 자료들로 계산해 보면 인구 10만 명당 1.96명(남성 3.04명, 여성 0.98명)이 "접근하기 쉬운 암"(자궁암, 질암, 유방암은 제외)으로 사망했다.

총 1만 460명의 환자 중 20명의 암 환자, 인구 10만 명당 1.96명의 암 사망자, 이 둘을 통계적으로 비교하는 것은 부질없는 일일지 모른다. 환자 수와 사망자 수를 비교하는 것도 문제지만(주먹구구식 계산이지만, 이를테면 환자의 50%가 사망했을 것이라고 상정할 수는 있다), 1만 460명 환자의 모집단 인구를 정확히 산출하는 일은 불가능하기 때문이다. 한성 이외의 지역에서 제중원을 찾은 환자가 없지 않았을 테지만, 제중원 환자의 대다수는 한성에 거주하는 사람들이었을 것이다. 그렇다고 한성 인구 전체를 모집단으로 상정하는 것은 논리적 비약이다. 한성 사람들 모두가 의학적 문제가 생겼을 때 낯선 근대 서양의학을 찾으려 했을 리는 만무하기 때문이다. 그럼 한성

인구의 50%? 30%? 이 역시 쓸데없는 탁상공론일지 모른다.

논리적 비약이고 쓸데없는 탁상공론이라고 했지만, 논의를 조금 더 진행시켜 보자. 한성 인구 전체(20만 명, 이것도 정확하지는 않지만)를 모집단으로, 환자의 50%가 사망했을 것이라고 가정하면 한성 인구 10만 명당 "접근하기 쉬운 암" 사망자는 5.0명이다. 프랑크푸르트의 2배가 넘는 값이다. 5.0명은 결코 과대평가된 값이 아니다. 오히려 과소평가된 값이라고 할 수 있다.

요컨대 19세기 말 조선(한성)의 암("접근하기 쉬운 암")은 우리가 얼핏 "상식"으로 여기고 있는 것과 달리 상당히 많았다. 그러면 "접근하기 어려운 암"은 얼마나 되었을까? 이에 관해서는 암에 관한 자료가 19세기 말보다는 "상대적으로" 풍부한 일제 강점기의 암 상황을 다루면서 논의하기로 하자.

2) 19세기 후반 프랑크푸르트와 최근 독일의 암 상황 비교

19세기 후반 프랑크푸르트시의 암 사망자는 요즈음과 비교해서 많았을까, 적었을까? 이를 알기 위해 시대를 달리하는 세 인구집단의 암 사망률을 비교해 보자. 세 인구집단이란 1860~1889년 프랑크푸르트시 인구, 1993년과 2020년 독일 전국 인구이다.

그림 3-12에서, 30세부터 60세까지 암 사망률은 1860~1889년 프랑크푸르트시가 가장 높은 값을 보였다. 하지만 프랑크푸르트시의 암 사망률은 60대부터 증가세가 둔화하여 80세 이상에서는 사망률이 오히려 감소했다. 프롤로그에서 상세히 살펴보았듯이 연령(군)별 암 사망률은 연령이 증가함에 따라 기하급수적으로 증가한다. 그리고 암 사망이 제대로 조사(파악)된 인구집단들에서는 연령이 증가함에 따라 "저연령층의 사망률에 비례하여" 기하급수적으로 증가한다. 다시 말해 상이한 인구집단들 사이에 암 사망률

그림 3-12. 1860~1889년 프랑크푸르트시, 1993년과 2020년 독일의 연령(군)별 인구 10만 명 당 암 사망자, 남녀 합

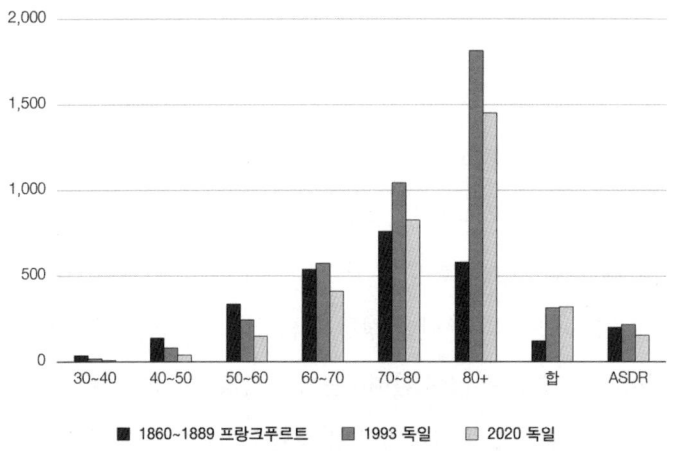

▌표준인구: WHO(2000~2025) world standard population.
자료: 1860~1889년 프랑크푸르트시의 암 사망률은 뉴스홈의 논문(1893) 데이터, 1993년과 2020년 독일 전국의 암 사망률은 WHO Mortality Database의 데이터들로부터 구한 것임.

순위는 저연령층에서나 고연령층에서나 대체로 일정하다. 1993년과 2020년의 독일 전국 암 사망률 사이에는 그러한 법칙이 잘 지켜진다.

반면에 19세기 말 프랑크푸르트시의 암 사망률에서는 그러한 법칙이 지켜지지 않는다. 왜 그러한 현상이 나타나는 것일까? 그것은 고령층일수록 사망원인 파악이 부실하기 때문이다. 즉, 암으로 사망했지만, 그런(암으로 사망했다는) 사실을 제대로 파악하지 못한 인구가 연령이 증가함에 따라 늘어나는 것이다. 그에 따라 고령층의 암 사망률이 실제보다 과소평가되며, 또 전체 암 사망률도 실제보다 낮게 나타나는 것이다.

프랑크푸르트시의 암 사망통계는 당시로서는 가장 신뢰성이 높은 것이었지만, 그런 선진적 도시에서도 고령층의 암 사망은 많이 누락되었던 것이다. 고령층의 암 사망이 제대로 파악되었다면 1860~1889년 암 사망률은

60~70세군, 70~80세군, 80세 이상 군에서도 1위를 지켰을 것으로 여겨진다. 또한 고령층의 암 사망률이 실제보다 매우 과소평가되었는데도 불구하고 ASDR은 1993년치보다 약간 낮고 2020년치보다는 오히려 높다.

요컨대 19세기 후반 프랑크푸르트시의 암 사망률은 요즈음과 비교해서 낮지 않았다. 고령층의 암 사망률이 매우 과소평가된 점을 감안하면 실제로는 요즈음보다 높았을 것이라고 여겨진다. 게다가 암 진단 방법이 오늘날에 비해 훨씬 미흡하여 60세 이하 군에서도 암 진단에서 누락된 환자가 적지 않았을 것이다.

프랑크푸르트시의 암 사망통계에 나타나는 암 상황을 당시 전 세계의 보편적 현상으로 단정할 수는 없지만, 암이 20세기 들어서야 크게 문제가 되었다는 "통설"과 "상식"에 경종을 울리기에는 충분할 것이다.

3. 『대한제국병원 연례보고서』와 암에 관한 기록

1894년 9월, 조선정부병원 제중원의 운영권은 미국 북장로교 선교부 소속 의사인 에비슨(Oliver R. Avison, 1860~1956)에게 이관되었다. 몇 달 동안 제중원 운영을 둘러싼 조선 정부와 에비슨 사이의 갈등과 분쟁의 결과였다. 1901년 9월, 에비슨은 『대한제국병원 연례보고서(Annual Report of the Imperial Korean Hospital)』를 작성하여 미국 북장로교 선교본부에 제출했다. 에비슨이 『대한제국병원 연례보고서』 서두에 지난 2년간 자신이 (선교본부) 총회에 보고서를 제출하지 못했다고 기록한 것으로 보아 그 밖의 다른 해에는 보고서를 제출했던 것으로 여겨진다. 하지만 현재 전해지는 것은 1901년 보고서뿐이다.

그림 3-13. (좌) 『대한제국병원 연례보고서』 표지
그림 3-14. (우) 알렌과 헤론에 이어 1900년 전후 조선인들의 암에 대해 보고한 미국 북장로교 선교 의사 에비슨

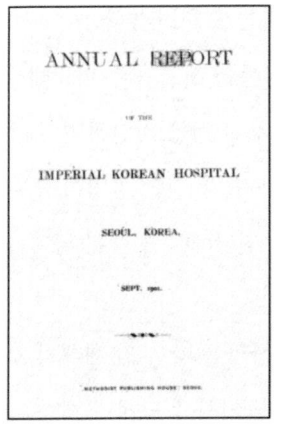

▌1901년 9월, 서울(한성)의 감리교 출판사(Methodist Publishing House)에서 출간되었다.

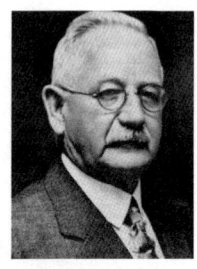

▌에비슨이 보고했을 다른 연도의 『대한제국병원 연례보고서』들이 발견되면 당시 암 상황에 대해 보다 많은 정보를 얻을 수 있을 것이다.

이 1901년 보고서에 수록된 대한제국병원(제중원) 외래환자의 질병 양상을 표 3-4에 정리했다. 1900년 10월부터 1901년 6월까지 병원을 찾은 환자는 연(延) 3,185명, 신환(新患)은 1,870명이었으며, 질병이 분류된 환자는 1,445명이었다.

1901년 보고서에 따르면, 대한제국병원(제중원)을 찾은 외래환자는 피부병(40.0%), 소화기계 질병(11.4%), 눈병(9.4%) 순으로 알렌과 헤론이 보고한 『조선정부병원 제1차년도 보고서』(1886)의 소화기계 질병(19.4%), 비뇨생식계 질병 및 매독(18.2%), 발열성 질병(11.0%)과는 차이가 작지 않았다. (1901년 보고서에서는 전체 환자의 7%를 차지하는 매독이 피부병으로 분류되었다.) 반면 종양 환자는 1.9%(27명)로 1886년 보고서의 1.4%(145명)와 대동소이했다.

대한제국병원(제중원)을 찾은 외래환자 중 종양 환자는 육종(sarcoma) 2명, 상피종(epithelioma) 4명, 혈관종(angioma) 1명, 지방종(fatty tumor) 4명, 탈장

표 3-4. 『대한제국병원 연례보고서』(1901) 중 외래환자의 질병 양상

	질병 분류	환자 수	%
1	피부병(Skin Diseases)	578	40.0
2	소화기계 질병(Diseases of the Digestive Tract)	165	11.4
3	대장 질병(Rectal Diseases)	43	3.0
4	비뇨생식계 질병(Genito-urinary Diseases)	63	4.4
5	눈병(Eye Diseases)	136	9.4
6	귀병(Ear Diseases)	70	4.8
7	호흡기계 질병(Diseases of the Respiratory System)	80	5.5
8	순환기계 질병(Diseases of the Circulatory System)	7	0.5
9	신경계 질병(Diseases of the Nervous System)	41	2.8
10	발열(Fevers)	23	1.6
11	선(腺)질병(Diseases of Glands)	24	1.7
12	혈액 질병(Blood Diseases)	16	1.1
13	종양(Tumors)	27	1.9
14	골, 관절 질병(Diseases of Bones & Joints)	42	2.9
15	기생충성 질병(Parasitic Diseases)	21	1.5
16	코병(Nasal Diseases)	10	0.7
17	기타(Various Diseases)	99	6.9
	합계	1,445	100.0

■ 1900년 10월부터 1901년 6월까지 9개월 동안의 환자 진료 실적이다. 그중 1901년 1월부터 3월까지는 개원일수가 총 11일에 불과해서 사실상 6개월 동안의 실적이라고 할 수 있을 것이다.

(hernia) 7명, 낭종(cyst) 9명 등 총 27명이었다. 탈장도 종양으로 분류된 것이 이채롭다. 27명 가운데 암으로 여겨지는 환자는 육종 2명, 상피종 4명 등 6명이다. 이 암들은 1886년 보고서에서와 마찬가지로 모두 "접근하기 쉬운 암"이었다.

1886년 보고서에서 외래환자 1만 460명 중 암으로 진단 받은 환자는 20명으로 0.19%였다. 한편 1901년 보고서에서 외래환자 1,445명 중 암으로

그림 3-15. 대한제국병원(제중원) 외래환자 중 종양 환자(검정색 굵은 테두리 선 안)

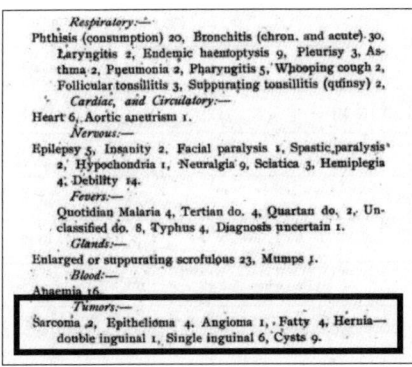

■ 탈장 7명을 포함하여 총 27명이었다. 결핵(phthisis) 환자는 20명이었다. 에비슨은 결핵 환자 거의 모두 객담 검사에서 결핵균이 검출된 경우라며, 조선에는 "결핵 환자가 없다(Someone has said that there is no tuberculosis in Korea)"는 일각의 주장을 반박했다. 알렌과 에비슨이 직접 거론하지는 않았지만, 후진국(미개발국)에는 암이 거의 없다는 당시의 통설도 알렌과 에비슨의 보고로 반박할 수 있다. 결핵과 암은 선진성을 뒷받침하는 문명병이라고 여겨지던 시대였다. 결핵과 암에 대한 두려움을 문명으로 분식(粉飾)하고 포장하려는 것이었을까?

그림 3-16. 대한제국병원(제중원) 입원환자 중 암 환자에 관한 기록

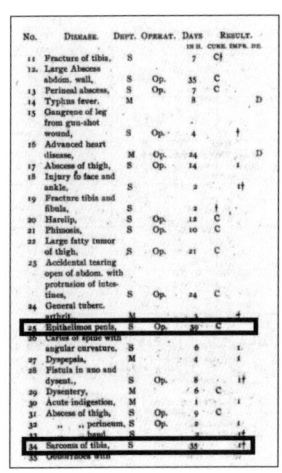

진단 받은 환자는 6명으로 0.42%였다. 물론 표본 수가 적어 통계적인 의미를 거론할 수는 없지만 암 환자가 결코 적지 않았다. 앞서 언급했듯이 19세기 말~20세기 초 조선(한성)의 암("접근하기 쉬운 암") 환자는 우리가 얼핏 생각하는 것과 달리 상당히 많았다.

『대한제국병원 연례보고서』에는 입원환자 123명에 대해 요약한 표가 수록되어 있다. 표 3-5는 그중 암 환자 3명에 관한

표 3-5. 대한제국병원(제중원) 입원환자 중 암 환자에 관한 기록

번호	질병	진료과	수술	입원일수	결과
10	골육종(안면)	외과	-	12	호전
25	음경상피종	외과	+	39	치유
34	골육종(정강이뼈)	외과	-	35	호전

내용을 발췌한 것이다. 암 환자 3명 중 2명은 골육종, 1명은 음경상피종이었다. 음경상피종 환자는 수술(아마도 음경 절단수술)을 받고 "치유(cure)"되었다고 기록되어 있다. 절단수술 부위가 충분히 아물어서 입원 39일 만에 퇴원했다는 뜻일 것이다.

4장

일제 강점기 한국인(조선인)의 암 실태와 암 연구

1. 필자는 그동안 일제 강점기 조선인의 건강 및 질병, 사망 등의 실태 파악에 활용되어 온 『조선총독부통계연보』의 해당 부분이 전혀 신뢰할 수 없다고 판단하고, 그것을 대체할 자료나 분석 방법을 찾기 시작했다. 그리고 『조선인구동태통계(朝鮮人口動態統計)』의 "사인(소분류)과 연령(계급별)에 따른 사망자 수"를, 그 자료에 제시된 사망진단자의 직역(의사, 의생)을 이용하는 보정을 통해 사망원인에 따른 사망자 수를 파악하는 방법을 개발했다.

그리고 이러한 방법으로 일제 강점 말기 조선인의 주요 사인을 규명했으며, 특히 암으로 인한 사망의 실태에 접근할 수 있었다. 요컨대 20세기 전반기 선진국들에서 가장 중요한 암종이었던 위암과 자궁암의 조선인 연령표준화사망률은 통념과 전혀 다르게 현대 한국인에 비해 결코 낮지 않았다. 다만 요즈음에 비해 암 호발(好發) 연령군인 고령층 인구가 매우 적었기 때문에 암 사망자 실수(實數)는 많지 않아 암이 큰 문제로 인식되지 않았던 것이다.

또한 경성제국대학 병리학교실의 부검기록 자료들을 분석함으로써 저개발 상태인 일제 강점 말기 조선인의 실제 암 사망이 당시 훨씬 개발된 상태의 본토 일본인과 다를바 없으며, 나아가 오늘날의 한국인 암 사망에 필적하거나 오히려 능가한다는 사실을 규명했다. 일제 강점기 조선인들은 암이 생겼더라도 그러한 사실을 모르는 채 살다가 죽어 갔던 것이다.

이러한 발견이 전혀 새로운 것은 아니다. 이미 약 100년 전 조선에서 의사로 활동하던 러들로우(Alfred Irving Ludlow, 1875~1961), 필리핀에서 의료사업을 하던 더들리(F. W. Dudley)와 베더(Edward B. Vedder) 등은 조선인과 필리핀인 대부분이 제대로 암 진단을 받지 못해서 그들에게 암이 많다는 사실이 드러나지 않을 뿐이지, 장차 그 지역들에서 의학이 발달하고 널리 보급되면 선진국에 못지않게 암이 많다는 진실이 밝혀질 것이라고 주장했다. 필자의 연구 결과는 러들로우, 더들리, 베더 등이 제시하지 못했던 구체적인 데이터들을 통해 그들의 통찰이 옳았음을 뒷받침한다.

2. 김현주(金顯周, 1895?~1941)는 암에 관해 본격적으로 연구하여 논문을 발표한 최초의 한국인이다. 그는 원저(原著) 3편을 포함해서 10편의 논문을 『조선의학회잡지(朝鮮醫學會雜誌)』에 게재했다.

최초의 한국인 병리학 교수이자 최초의 한국인 암 연구자인 김현주의 구체적인 업적이 "발견"된 것은 20년이 채 되지 않는다. 그에 대해 관심이 아예 없었기 때문이고, 그렇게 된 데는 윤일선(尹日善, 1896~1987)의 존재가 너무 뚜렷했기 때문이다. 그뿐만 아니라 김현주의 경력과 활동을 뒷받침하는 구체적인 증거 자료들이 제시되었는데도, 김현주가 최초의 한국인 병리학자이고 최초의 한국인 암 연구자라는 사실은 여러 해 동안 받아들여지지 않았다. 그만큼 한번 입력된 개인적·집단적 선입관은 무서울 정도로 힘이 강한 것이다.

김현주는 1919년 조선인으로는 처음으로 경성의학전문학교 조교수로 임명 받았다. 조선인 의학자들 중 단연 선두주자였다. 또한 김현주의 연구 업적은 양으로나 질로나 조선 내 일본인 의학자들과 비교하더라도 전혀 손색이 없었다. 김현주의 연구자로서의 생애는 10년에 불과했다. 더 왕성한 활동을 시작할 30세 전후에 학문적 삶을 마감한 것이다. 그 이유와 원인이 무엇이든 김현주 개인으로나 한국 의학사 측면에서나 매우 안타까운 일이다.

3. 한국인(조선인) 암에 대한 세브란스병원의 연구는 외과 교수 러들로우에 의해 시작되었다. 러들로우는 1922년부터 암 데이터를 구축하여 1929년 『차이나 메디컬 저널(China Medical Journal)』에 「조선인의 암. 예비 보고(Carcinoma in the Korean. Preliminary Report)」라는 제목의 영문 논문을 발표했다. 러들로우는 이 "통찰적인" 논문에서 조선인에게 선진국 사람들 못지않게 암이 많다고 주장했다. 단지 대부분 제대로 암 진단을 받지 못해 암이 많다는 사실이 드러나지 않고 있을 뿐이라는 것이다. 그는 논문의 결론부에서, "조선에서 의학이 발전하게 되면, 유럽인이나 미국인과 거의 마찬가지 빈도로 조선인에게 암종(carcinoma)뿐만 아니라 모든 종류의 암이 많다는 사실이 밝혀질 것이라고 예측할 수 있다"라고 했다.

이후 세브란스병원은 종양등록사업을 시작해서 암 연구를 위한 기초 데이터와 표본 등을 체계적으로 수집했다. 이를 기초로 1933년 병리학교실의 최동(崔棟, 1896~1973)이 『저널 오브 세브란스 유니언 메디컬 컬리지(Journal of Severance Union Medical College)』 창간호에 논문 「740개 조직표본의 진단 결과(The Result of 740 Sections Diagnosed)」를 발표했다. 그리고 1942년 이응렬(李應冽)은 15년 동안 전국 각지에서 수집된 3,254례의 종양표본을 검토해 이용훈(李容勛), 조창호(趙昌鎬)와 공저로 일본의 암 학술지 『간(Gann, 癌)』에 「조선인 종양의 통계적 관찰(半島人に於ける腫瘍の統計的觀察)」

을 발표했다. 체계적인 한국인 종양통계연구의 출발을 알리는 논문이었다.

1914년 대구에서 태어난 이응렬은 1938년 세브란스의학전문학교를 졸업한 뒤 병리학을 선택하여 윤일선 교수의 지도를 받았다. 해방 직후 윤일선이 경성대학 의학부장으로 전임하자, 이응렬은 병리학교실의 주임교수가 되었다. 그는 1946년 윤일선의 모교인 교토제국대학에서 의학박사학위를 받는 등 연구에 매진했지만 안타깝게도 1947년 서른셋의 나이에 폐결핵이 악화되어 세상을 떠나고 말았다.

4. 일제 강점기 이전 암에 대한 한국인의 인식은 전혀 없었다고 해도 과언이 아니다. 오랜 옛날부터 한반도에 암이 있었던 것은 틀림없지만, 암에 대한 인식이 없었던 만큼 암은 없는 것과 다름없었다. 현대문명이나 현대의학 때문에 암이 생긴 것은 전혀 아니지만 현대문명과 현대의학 덕분에 암에 대한 인식도 생겨나고 또 암에 대한 문화적·사회적 이미지도 형성되기 시작했다.

1. 일제 강점기 암을 비롯한 보건의료 관련 통계자료[1]

일제 강점기 한국인(조선인)의 건강과 질병 상태에 대해서는 주로 『조선총독부통계연보』(1910~1943)의 인구, 보건위생 자료들을 이용하여 파악해왔다. 일제는 1910년부터 효율적인 식민지 지배와 통치를 위해 한반도 역

---

1) 2021년 7월 3일 온라인으로 개최된 제20회 중·동유럽한국학회(The Central and East European Society of Koreanology: CEESOK) 국제학술대회에서 발표한 「『조선인구동태통계』(1938~1942)의 분석을 통해 본 일제 강점기 조선인의 건강과 질병 상태」의 해당 부분을 정리한 것이다.

사에서 최초로 근대적인 각종 통계자료를 수집, 정리하여『조선총독부통계연보』라는 연간(年刊/年間) 통계집을 발간하기 시작했다. 이 중 조선인들의 건강과 질병에 관련된 중요한 통계자료 또한 포함되어 있다. 1910년 이전에는 이와 같이 한국인의 전반적인 건강수준과 주요 사망원인 등을 알려주는 자료를 찾아볼 수 없다. 따라서 지금까지 일제 강점기의 인구, 보건위생, 의료, 질병 등에 관한 연구는 대부분 이 자료를 토대로 이루어졌다.

하지만『조선총독부통계연보』인구, 보건위생 자료들의 신뢰성에는 의문이 제기된다. 특히 사망통계의 경우, 일제 강점기 말까지도 조선인의 사망진단 가운데 의사에 의한 진단 비율은 대단히 낮아 30%에도 미치지 못했으며, 특히 60세 이상은 더욱 낮았다는 점을 고려할 때 이들 통계는 신뢰하기 어렵다.

필자는 신뢰도가 낮은『조선총독부통계연보』보건의료 관련 통계를 보완할 수 있는 방법으로 일제 강점기, 특히 1938년부터 1942년까지 발간된『조선인구동태통계』를 적절하고 합리적으로 분석할 수 있는 방법을 고안함으로써 사망진단자의 직역(의사, 의생)을 이용하여 사망원인에 따른 사망자 수를 보정(補正)하고자 했다. 이를 통해 일제 강점 말기 주요 사인들을 규명하고, 특히 암으로 인한 사망상황을 바로잡고자 했다. 일제 강점 말기 위암과 자궁암으로 인한 사망률은 통념과 전혀 다르게 현대 한국인에 비해 결코 낮지 않았다. 다만 요즈음에 비해 암 호발 연령군인 고령층 인구가 적었기 때문에 암 사망자 실수가 많지 않아 암이 큰 보건·사회문제로 부각되지 않았을 뿐이다. 필자는 이러한 연구를 통해 일제 강점 말기 주요 암의 연령표준화사망률이 오늘날에 비해 결코 낮지 않았다는 사실을 최초로 규명할 수 있었다. 앞으로 일제 강점기의 보건의료 및 조선인의 질병에 대한 연구가 더욱 심화되기를 기대한다.

1) 『조선총독부통계연보』

일제는 대한제국을 무단 점령한 1910년부터 효율적인 식민지 지배와 통치를 위해 한반도 역사에서 최초로 근대적인 각종 통계자료를 수집, 정리하여 『조선총독부통계연보』라는 통계집을 발간하기 시작했다. 1910년 이전에 한국인의 전반적인 건강수준과 주요 사망원인 등을 알려 주는 자료는 찾아볼 수 없다.

『조선총독부통계연보』 가운데 특히 조선인들의 건강과 질병에 관련된 중요한 통계자료로는 "호구(인구) 편"의 민족별(내지인[조선 거주 일본인], 조선인, 외국인 등) ① 도별 사망원인별 사망(1910~1937년) ② 연령별, 사망원인별 사망(1910~1937년) ③ 월별 사망원인별 사망(1910년 9월~1937년 12월) 등, 그리고 "위생 편"의 민족별(내지인, 조선인, 외국인 등) ① 도별 전염병 사망자(1910~1943년) ② 도별 전염병 환자(1910~1943년) ③ 연령별 전염병 사망자(1910~1943년) ④ 연령별 전염병 환자(1920~1943년) 등을 꼽을 수 있다.

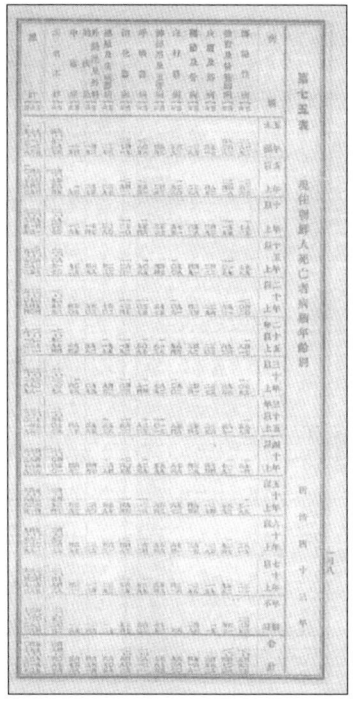

그림 4-1. 『조선총독부통계연보』(1910년판) 148쪽 제75표

▎현주(現住) 조선인 사망자 병류(病類) 연령별(年齡別). 한반도 역사상 최초의 사망원인통계이다. 전염성병(傳染性病) 등 12가지 사망원인(병명불상 포함)에 따른 사망자 수가 남녀별로 집계되어 있다. 40세까지는 5세 구간별, 40세부터 70세까지는 10세 구간별, 그리고 70세 이상으로 구분되어 있다.

이들 통계자료는 대부분 일제 강점기 거의 모든 기간을 포괄하고, 다른 분야들과는 달리 대체로 조선인과 일본인 통계치가 구별되어 있는 등 여러 가지 장점과 유용한 특징을 가지고 있다. 하지만 의사(醫師) 이외에 의생(醫生, 전통식 의료인)이 사망진단서를 발급할 수 있는 것은 물론이고 구장(區長), 경찰관, 친지(2명) 등 의료 문외한조차 사망진단서를 갈음하는 사망보고를 하도록 되어 있어서 사망원인, 나아가 건강과 질병 상황을 파악하는 데 큰 걸림돌이 되었다. 의학교육을 체계적으로 받지 않은 의생에게 근대(현대)의료체계에 기반을 둔 사망진단을 하도록 허용한 것(「조선총독부경무총감부령」 제6호, 1914년 8월 3일 자)은 의사가 크게 부족한 당시 형편에서 고육지책이었지만 문제점이 대단히 많은 조치였다. 의사와 의생의 사망진단이 얼마나 차이가 컸는지는 뒤에서 구체적인 수치로 보일 것이다.

또한 이 통계자료들의 질병 분류는 "위생 편"의 법정전염병들을 제외하고는 "대분류" 방식이어서 이를 통해 얻을 수 있는 정보는 매우 제한적일 수밖에 없었다.

2) 『조선인구동태통계』: 수수께끼를 풀 수 있는 자료의 보고(寶庫)

조선총독부는 1937년 10월 27일 공표된 「조선인구동태조사규칙」에 의거해 1938년부터 『조선인구동태통계』를 작성, 발간하기 시작했다. 남아 있는 책자들에 대부분 "비(秘)" 자 도장이 찍혀 있는 것으로 보아, 열람은 매우 제한적으로 허용되었던 것 같다. 『조선인구동태통계』 발간은 일본은 물론이고 일제의 또 다른 식민지인 대만에 비해서도 매우 늦은 것이긴 하지만 진일보한 조치라고 할 수 있다.

『조선총독부통계연보』의 "호구(인구) 편" 및 "위생 편"과 달리, 경찰 조직

표 4-1. 일본제국 시절 작성, 발간된 인구동태통계 통계집

통계집	작성 기관	작성 대상 연도
『일본제국인구동태통계』	일본제국 내각통계국	1899~1943
『일본제국사인통계』2)	일본제국 내각통계국	1906~1938
『대만인구동태통계』3)	대만총독관방조사과	1905~1942
『조선인구동태통계』	조선총독관방조사과	1938~1942

그림 4-2. 『조선인구동태통계』(1938~1941)의 "원인(소분류) 및 연령계급별 사망자 수" 항목

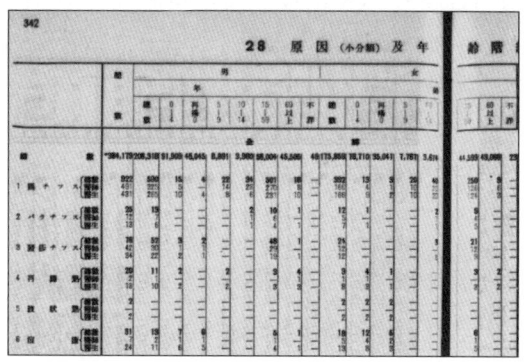

▌성인의 연령계급이 15~59세, 60세 이상 등 대구간으로 되어 있다.
▌의사, 의생, 증명[경찰관, 구장(區長), 친지 2인 이상] 등 사망진단서 작성자가 구분되어 있다.
▌조선인의 통계이며, 일본인은 연령별 자료가 없는 중분류 통계만 있다.

그림 4-3. 『조선인구동태통계』(1942)의 "사인(소분류) 및 연령에 따른 사망자 수" 항목

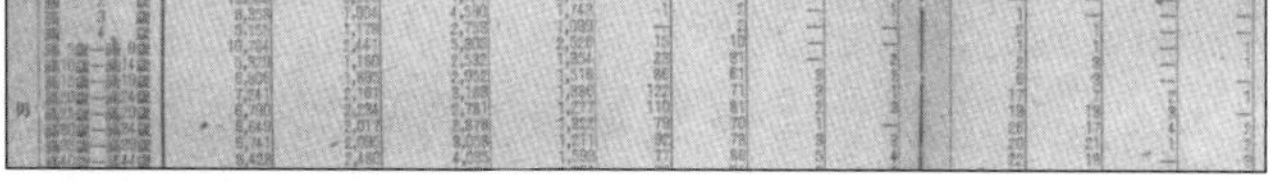

▌연령계급이 모두 5세별로 되어 있다. 특히 5세 미만은 매 연령별, 1세 미만은 1, 3, 6개월 미만 및 6개월 이상 등으로 세분되어 있지만 정확성에는 문제가 있는 것으로 판단된다.
▌의사, 의생, 증명[경찰관, 구장(區長), 친지 2인 이상] 등 사망진단서 작성자가 구분되어 있다.
▌조선인의 통계이며, 일본인은 연령별 자료가 없는 중분류 통계만 있다.

4장 일제 강점기 한국인(조선인)의 암 실태와 암 연구 181

이 아닌 조선총독관방조사과가 집계, 작성한 『조선인구동태통계』는 크게 출생, 사망, 혼인의 세 파트로 구성되어 있다. "사망 월(月)에 따른 사망자 수", "연령에 따른 사망자 수", "생존 일수(日數), 월수(月數) 및 연수(年數)에 따른 영유아 사망자 수", "호주 직업에 따른 영유아 사망자 수", "배우 관계 (미혼, 유배우, 사별, 이별)와 연령(계급별)에 따른 사망자 수", "직업에 따른 사망자 수", "사인(중분류)과 사망 월에 따른 사망자 수", "사인(중분류)과 연령에 따른 사망자 수", "사인(중분류)과 직업에 따른 사망자 수", "사인(소분류) 에 따른 사망자 수", "사인(소분류)과 연령(계급별)에 따른 사망자 수" 등 사망과 관련된 다양한 통계자료가 수록되어 있는 사망 파트 가운데, 맨 마지막 항목인 "사인(소분류)과 연령(계급별)에 따른 사망자 수"가 특히 주목을 끈다.

그것은 질병 분류가 "소분류" 방식일 뿐만 아니라 사망진단 주체가 의사와 의생으로 구분되어 표시되어 있기 때문이다. 성인의 연령구간이 15~59세, 60세 이상 등 대구간(大區間)으로 되어 있는 1938년부터 1941년까지와는 달리, 5세별 구간으로 되어 있는 1942년치는 그 가운데 가장 가치가 큰 통계 데이터이다. 다만 조선인에 관한 것과 달리 조선 거주(在朝) 일본인에 대해서는 "부록으로" 연령별 데이터가 없는 "중분류" 사인통계만 수록되어

---

2) 『일본제국인구동태통계(日本帝國人口動態統計)』 중 사망(원인) 부분을 상세하게 작성한 것이다.
3) 일본의 근대화 초기 대표적인 의사이자 행정가로, 일본 내각의 위생국장(요즈음으로 말하면 후생노동성 장관, 우리나라로는 보건복지부 장관)을 지낸 고토 신페이(後藤新平, 1857~1929)가 대만총독부 민정장관으로 재직(1898~1906)할 때 이룬 업적 가운데 하나이다. 하지만 식민지 기간 내내 대만(타이완)인들의 건강수준은 조선인보다도 결코 낮지 않았다 [황상익, 「보건의료를 통해 본 일제 강점기. 식민지 근대화론의 허와 실」, 『국제고려학』 15(오사카: 국제고려학회, 2014), 47~68쪽]. 사망에 관한 근대적 통계 작성은 건강수준의 개선을 위한 필요조건일 뿐, 충분조건은 아닌 것이다.

있는 것은 매우 아쉬운 점이다.4) 대만의 경우는 대만인과 마찬가지로 재대 (在臺) 일본인에 대해서도 사인(소분류)과 연령(계급별)에 따른 사망통계가 존재하여 둘 사이를 비교할 수 있는데, 조선의 경우 그것이 불가능하기 때문이다. 요컨대 『대만인구동태통계』는 대만 지역의 인구동태통계인 반면, 『조선인구동태통계』는 조선인의 인구동태통계라는 특성을 가지고 있다.

3) 사망진단 중 의사 진단의 비율과 사망통계의 정확성

사망진단 중 의사에 의한 진단 비율(medically certified deaths, %)과 사망통계의 정확성은 매우 높은 상관관계를 지니고 있다.5) 즉, 의사에 의한 사망진단 비율이 높을수록 사망통계의 정확성은 높으며, 그 비율이 낮아지면 그만큼 사망통계의 정확성이 낮아져 통계의 신뢰성도 떨어진다.

일제 강점기 말까지도 조선인의 사망진단 가운데 의사에 의한 진단 비율

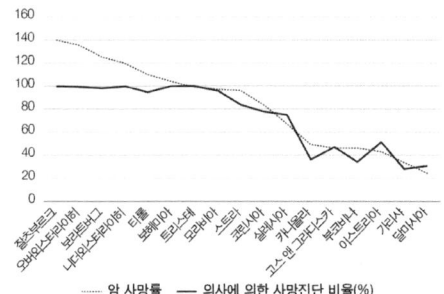

그림 4-4. 오스트리아 각 지역의 사망진단 중 의사에 의한 진단 비율과 암사망률 사이의 상관관계

▌의사에 의한 사망진단 비율이 높을수록 사망통계의 정확성이 높으며, 그 비율이 낮아지면 그만큼 사망통계의 정확성이 낮아져 통계의 신뢰성도 떨어진다는 사실을 잘 보여 준다.
▌아래 자료의 표를 필자가 그래프로 그렸다.
자료: Walter F. Willcox, "On the Alleged Increase of Cancer I," *Publications of the American Statistical Association* 15 (119)(1917), p. 741.

---

4) 일제 당국이 재조(在朝) 일본인에 대해서도 "사인(소분류)과 연령(계급별)에 따른 사망자 수" 조사를 했을 것으로 추정되지만, 아직까지 관련 자료가 발견된바 없다.
5) Walter F. Willcox, "On the Alleged Increase of Cancer I," *Publications of the American Statistical Association* 15(119)(1917), pp. 701~749.

그림 4-5. (상) 의사에 의한 사망진단 비율(1938~1942)
그림 4-6. (중) 연령구간별 의사에 의한 사망진단 비율(1938~1942)
그림 4-7. (하) 의사와 의생 1인당 연평균 사망진단서 발급 건수(1938~1942)

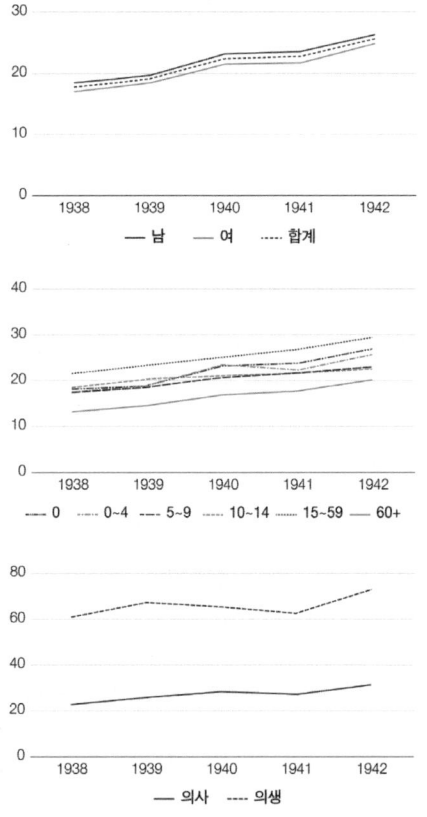

▌『조선인구동태통계』(각 연도)에 수록된 자료들로부터 산출.

은 대단히 낮아 30%에도 미치지 못했으며(그림 4-5) 특히 60세 이상은 더욱 낮았다(그림 4-6). 강점 말기까지도 조선인은 의사보다 의생에게서 사망진단을 받는 경우가 훨씬 많았다(그림 4-7). 조선인들은 대부분 가난했기 때문에 살았을 때는 물론이고 죽은 뒤에도 비용이 많이 드는 의사를 찾는 경우가 드물었던 것이다.

표 4-2. 의사와 의생의 사망진단 10만 건당 주요 사망원인별 진단 수

사망원인	1938년		1939년		1940년		1941년		1942년	
	의사	의생	의사	의생	의사	의생	의사	의생	의사	의생
홍역(마진)	3,075	5,323	4,038	8,056	5,725	6,700	2,834	6,117	3,473	5,672
유행성감모	1,691	4,276	1,446	3,784	1,572	4,156	1,765	4,777	1,751	4,125
법정전염병(10종)	2,091	595	2,411	688	2,602	847	2,957	965	2,388	969
결핵	8,406	2,542	7,973	2,484	7,903	2,754	8,957	2,938	8,770	2,959
암(신생물)	1,974	660	1,852	634	1,683	678	2,067	712	1,771	711
뇌막염	5,477	9,338	5,255	8,973	4,533	7,997	4,523	8,177	4,150	8,077
뇌혈관 질환	3,657	2,353	3,514	2,332	3,521	2,308	3,716	2,514	3,271	2,397
기타 신경계 질환	1,405	11,785	1,496	10,873	1,623	10,457	1,347	9,917	1,486	9,576
혈행기질환	2,033	1,045	2,002	932	1,884	999	2,114	979	1,867	978
기관지염	3,192	6,253	2,851	5,402	2,913	5,718	3,024	5,965	3,180	5,185
폐렴	19,666	7,171	18,817	7,392	20,501	9,289	20,936	9,734	18,476	9,491
기타 위질환	4,091	9,880	4,101	9,770	4,289	10,082	4,057	9,636	4,215	10,233
설사 및 장염	14,665	8,544	17,046	10,111	15,108	9,499	14,541	8,593	18,695	11,743
원인불명 복막염	2,168	2,064	2,157	2,155	2,355	2,097	2,390	2,065	2,255	2,275
신장염	3,021	4,225	3,033	3,959	2,934	4,275	2,921	4,036	3,197	3,925
노쇠	3,848	3,303	3,932	3,166	4,235	3,308	4,243	3,353	4,202	3,373
불명진단/불상원인	2,737	2,680	2,524	2,602	2,659	2,603	2,447	2,739	2,376	2,322

자료:『조선인구동태통계』(각 연도).

의사와 의생의 사망진단에는 얼마나 차이가 있었을까? 표 4-2가 사망진단상의 차이를 생생하게 보여 준다. 거의 모든 질병에서 뚜렷한 차이를 보이거니와 특히 법정전염병(10종), 결핵, 암(신생물) 등에서는 의생의 진단 건수 비율이 의사의 3분의 1에도 미치지 못했다. 대신 "기타 신경계 질환", "기타 위질환" 등 사망원인을 불명료하게 진단하는 경우가 많았다. 요컨대 근대(현대)의학체계에 익숙하지 않은 의생들은 사망원인에 대해 의사와 매

우 다르게 진단을 내렸던 것이다. 요즈음 한의사들과 달리 당시 의생들은 전통의술에 대해서도 한의과대학과 같은 전문교육기관에서 제대로 교육받지 못했다. 일제 강점기에는 대학과 전문학교는 물론이고 정규적인 전통의술교육기관이 전혀 없었다.

사망진단에 관해 마찬가지 문제가 있었을 『조선총독부통계연보』에는 사망진단을 내리는 사람의 직역(의사, 의생)이 표시되어 있지 않기 때문에 문제의 소재와 정도를 알아낼 방법이 없지만, 『조선인구동태통계』에서는 그것을 알 수 있고, 또 사망진단자의 직역을 이용해 사망원인에 따른 사망자 수를 보정할 수 있는 것이다. 요컨대 모든 사망진단을 의사들이 내린 것으로 환산하여 보정하는 방법이 가장 합리적이며, 그렇게 구한 보정값이 실제 사망원인별 사망자 수에 가장 가깝다고 생각한다. 구체적으로는 각 사망원인별 사망자 수를 성-연령별로 따로따로 보정값을 구해 합산했다.

2. 『조선인구동태통계』의 보정과 분석으로 드러나는 일제 강점기 조선인의 질병과 건강

일제 강점기 조선인의 주요 사망원인은 무엇이었을까? 『조선인구동태통계』의 데이터를 앞서 언급한 방법으로 보정하여 구한, 1938~1942년 조선인의 주요 사망원인별 사망자 수를 표 4-3(남녀 합), 표 4-4(남성), 표 4-5(여성)에 보였다.

1938년부터 1942년까지 조선인 사망원인 1위는 폐렴, 2위는 설사 및 장염(1942년에는 남녀 합과 여성에서 1, 2위가 바뀌었다), 3위는 결핵으로 요즈음과는 전혀 다른 양상을 보였다. 총 사망자 가운데 이 세 가지 질병으로 사망

표 4-3. 조선인의 주요 사망원인별 사망자 수, 남녀 합(1938~1942)

순위	사망원인	1938년	1939년	1940년	1941년	1942년	평균
1	폐렴	73,300	76,348	80,221	82,012	80,800	78,536
2	설사 및 장염	55,337	70,184	59,816	57,562	82,407	65,061
3	결핵	27,502	28,071	29,372	31,417	35,077	30,288
4	노쇠	19,225	20,630	22,487	21,298	24,146	21,557
5	뇌막염	20,093	21,159	17,610	17,635	18,229	18,945
6	기타 위질환	15,666	16,960	17,547	16,157	19,137	17,094
7	뇌혈관 질환	14,829	15,166	15,778	15,512	15,776	15,412
8	홍역(마진)	11,571	16,677	22,141	11,205	15,339	15,386
9	기관지염	12,903	12,476	12,717	12,675	15,210	13,196
10	신장염	11,406	12,429	12,421	11,737	14,697	12,538
11	불명진단/불상원인	10,407	10,248	11,109	9,815	11,034	10,522
12	법정전염병(10종)	7,307	9,056	9,785	10,858	9,908	9,383
13	원인불명 복막염	7,299	7,841	8,950	8,653	9,503	8,449
14	암(신생물)	7,383	7,211	6,955	8,017	7,905	7,494
15	천식	6,889	6,929	7,665	6,939	7,882	7,261
16	유행성감모	6,582	5,977	6,435	7,009	7,681	6,737
17	기타 신경계 질환	5,883	6,751	7,528	5,808	7,325	6,659
18	심장질환	5,758	5,805	5,884	6,073	6,322	5,969
19	늑막염	4,753	4,744	4,994	4,296	5,155	4,788
20	모성사망	4,329	4,299	3,777	4,147	4,091	4,129

┃『조선인구동태통계』(1938~1942)에 수록된 자료들을 보정하여 산출.

표 4-4. 조선인의 주요 사망원인별 사망자 수, 남성(1938~1942)

순위	사망원인	1938년	1939년	1940년	1941년	1942년	평균
1	폐렴	40,229	41,859	43,785	44,556	44,272	42,940
2	설사 및 장염	29,358	37,205	32,061	30,502	44,233	34,672
3	결핵	16,159	16,388	17,935	18,660	20,388	17,906
4	뇌막염	11,497	11,932	10,054	9,842	10,314	10,728

5	노쇠	8,849	9,368	10,262	9,774	11,130	9,877
6	뇌혈관 질환	9,274	9,614	9,860	9,562	9,591	9,580
7	기타 위질환	7,851	8,673	9,057	8,135	9,265	8,596
8	홍역(마진)	5,938	8,545	11,716	6,051	7,928	8,035
9	기관지염	6,725	6,288	6,847	6,821	9,039	7,144
10	신장염	5,759	6,273	6,109	5,795	6,845	6,156
11	불명진단/불상원인	5,555	5,561	6,354	5,170	5,533	5,635
12	법정전염병(10종)	4,547	5,510	5,860	6,075	6,046	5,608
13	원인불명 복막염	4,293	4,342	5,369	5,007	5,288	4,860
14	암(신생물)	4,230	3,857	3,724	4,507	4,232	4,110
15	천식	3,427	3,474	4,148	3,866	4,103	3,804
16	기타 신경계 질환	2,986	3,538	4,255	3,085	3,910	3,555
17	유행성감모	3,307	3,147	3,070	3,612	4,288	3,485
18	늑막염	2,910	2,897	3,146	2,542	3,292	2,957
19	심장질환	2,680	2,688	2,628	3,060	3,074	2,826
20	간경변	2,054	2,055	2,168	2,042	2,451	2,154

▍『조선인구동태통계』(1938~1942)에 수록된 자료들을 보정하여 산출.

표 4-5. 조선인의 주요 사망원인별 사망자 수, 여성(1938~1942)

순위	사망원인	1938년	1939년	1940년	1941년	1942년	평균
1	폐렴	33,071	34,489	36,435	37,457	36,527	35,596
2	설사 및 장염	25,979	32,979	27,754	27,060	38,174	30,389
3	결핵	11,344	11,683	11,437	12,756	14,689	12,382
4	노쇠	10,376	11,261	12,224	11,524	13,016	11,680
5	기타 위질환	7,815	8,287	8,490	8,022	9,872	8,497
6	뇌막염	8,596	9,227	7,556	7,792	7,915	8,217
7	홍역(마진)	5,633	8,132	10,425	5,154	7,411	7,351
8	신장염	5,647	6,157	6,312	5,942	7,852	6,382
9	기관지염	6,178	6,188	5,870	5,855	6,171	6,052
10	뇌혈관 질환	5,556	5,552	5,918	5,950	6,185	5,832

11	불명진단/불상원인	4,851	4,687	4,755	4,644	5,501	4,888
12	모성사망	4,329	4,299	3,777	4,147	4,091	4,129
13	법정전염병(10종)	2,760	3,546	3,926	4,783	3,862	3,775
14	원인불명 복막염	3,006	3,500	3,580	3,646	4,215	3,589
15	천식	3,462	3,454	3,516	3,073	3,779	3,457
16	암(신생물)	3,153	3,355	3,231	3,509	3,672	3,384
17	유행성감모	3,275	2,831	3,365	3,397	3,393	3,252
18	심장질환	3,078	3,117	3,256	3,013	3,248	3,143
19	기타 신경계 질환	2,897	3,212	3,273	2,723	3,415	3,104
20	늑막염	1,843	1,847	1,848	1,755	1,863	1,831

┃『조선인구동태통계』(1938~1942)에 수록된 자료들을 보정하여 산출.

한 사람은 5년 평균 각각 19.4%, 16.1%, 7.5%로 도합 43.0%였다.[6] 노쇠, 뇌막염, 기타 위질환이 3대 사망원인에 이어 4, 5, 6위를 차지했고, "만성 퇴행성 질환"으로 통칭되는 뇌혈관 질환, 신생물(대부분이 암), 심장질환이 각각 7, 14, 18위를 차지했다.

일제 당국이 가장 주의를 기울였던 콜레라, 이질(적리), 장티푸스, 두창, 디프테리아, 성홍열 등 법정전염병은 10가지를 다 합쳐도 12위로, 폐렴(1위), 설사 및 장염(2위), 결핵(3위), 뇌막염(5위), 홍역(8위), 기관지염(9위), 신장염(10위) 등 다른 전염성 질환에 훨씬 뒤졌다. 우리는 흔히 일제 강점기의 역병이라면 콜레라, 이질, 장티푸스, 두창, 디프테리아, 성홍열 등 법정전염병을 떠올리지만 사실은 전혀 달랐다.

---

[6] 2021년의 한국인 사망원인은 1위 암(26.0%), 2위 심장질환(9.9%), 3위 폐렴(7.2%)으로, 3대 사망원인이 사망 전체의 43.1%를 차지한다.(2022년에는 일시적으로 코로나-19가 폐렴을 제치고 3위에 올랐다.) 그리고 요즈음 문제되는 폐렴은 일제 강점기와 달리 대부분 고령층에 생기는 흡인(吸引)에 의한 노인성 폐렴이다.

이처럼 그동안 통념적으로 생각해 오던 것이 실제와 크게 다르다는 사실이 『조선인구동태통계』의 세밀한 분석을 통해 생생하게 드러났다. 또한 모성사망은 남녀 통틀어서는 사망원인 20위이고, 여성 사망원인 중에서는 12위를 차지했다. 모성사망비(maternal mortality ratio: MMR)[7]는 약 400으로 오늘날의 40배가 넘었다.

사망자 수와 더불어 매우 중요하며, 특히 다른 인구집단 등과의 비교를 위해서 꼭 필요한 데이터인 연령(구간)별 사망률, 연령표준화사망률, 조사망률 등 사망률을 구하기 위해서는 "연령(구간)별 인구"를 알아야 한다. 일본제국(日本帝國)은 1920년부터 1940년까지 5년 간격으로 일본 본토뿐만 아니라 식민지에서도 인구총조사(국세조사(國勢調査))를 시행했다. 식민지 조선에서는 3·1운동의 여파로 1920년은 건너뛰어 1925년부터 실시했다. 연령(구간)별 인구 등 인구총조사를 통해 파악한 데이터는 당시로서는 가장 정확하고 신뢰할 만한 인구자료이다.

표 4-6(남녀 합), 표 4-7(남성), 표 4-8(여성)은 1935년 및 1940년 인구총조사 데이터를 이용, 등차급수적으로 계산하여 구한 1938년부터 1942년까지의 연령(구간)별 인구값이다.

그리고 표 4-9(남녀 합), 표 4-10(남성), 표 4-11(여성)은 『조선인구동태통계』 자료들을 앞서 설명한 방법으로 보정하여 산출한 사망원인별 사망자 수(표 4-3, 표 4-4, 표 4-5)와 역시 새롭게 산출한 인구값(표 4-6, 표 4-7, 표 4-8)을 이용하여 구한 인구 10만 명당 사망원인별 사망률이다. 해에 따라 사망원인별 사망률이 약간씩 증감(增減)하지만 제한된 범위 안에서의 변화로 대동소이하

---

[7] 출생아 10만 명당 사망한 산모 수로, 계산식으로 나타내면 "100,000×연간 모성사망 수/연간 출생아 수"이다. 2022년 한국의 모성사망비는 8.4이다.

표 4-6. 연령구간별 조선인 인구, 남녀 합(1938~1942)

	1938년	1939년	1940년	1941년	1942년
합계	23,011,720	23,279,592	23,547,465	23,815,338	24,083,210
0~4세	3,807,227	3,852,443	3,897,658	3,942,873	3,988,089
5~9	3,096,931	3,167,085	3,237,238	3,307,391	3,377,545
10~14	2,645,411	2,683,337	2,721,264	2,759,191	2,797,117
15~19	2,198,960	2,231,311	2,263,663	2,296,015	2,328,366
20~24	1,859,867	1,847,480	1,835,093	1,822,706	1,810,319
25~29	1,668,267	1,686,433	1,704,599	1,722,765	1,740,931
30~34	1,388,409	1,422,565	1,456,721	1,490,877	1,525,033
35~39	1,246,745	1,226,076	1,205,407	1,184,738	1,164,069
40~44	1,165,887	1,183,594	1,201,302	1,219,010	1,236,717
45~49	1,006,682	1,011,778	1,016,874	1,021,970	1,027,066
50~54	850,019	867,525	885,031	902,537	920,043
55~59	694,356	703,798	713,241	722,684	732,126
60~64	532,837	542,693	552,549	562,405	572,261
65~69	387,784	389,833	391,881	393,929	395,978
70~74	252,902	254,548	256,193	257,838	259,484
75~79	138,250	135,734	133,218	130,702	128,186
80+	71,185	73,359	75,533	77,707	79,881

자료: KOSIS 국가통계포털 ▷ 주제별 통계 ▷ 인구 ▷ 인구총조사 ▷ 인구부문 ▷ 총조사인구(1935년 및 1940년)(2021.10.5 검색, 이하 같음)

표 4-7. 연령구간별 인구, 남성(1938~1942)

	1938년	1939년	1940년	1941년	1942년
합계	11,611,979	11,725,637	11,839,295	11,952,953	12,066,611
0~4세	1,930,145	1,952,151	1,974,157	1,996,163	2,018,169
5~9	1,584,481	1,619,953	1,655,425	1,690,897	1,726,369
10~14	1,359,714	1,379,016	1,398,317	1,417,618	1,436,920
15~19	1,117,476	1,129,863	1,142,250	1,154,637	1,167,024

20~24	928,771	918,445	908,119	897,793	887,467
25~29	831,847	838,615	845,382	852,149	858,917
30~34	696,118	710,635	725,152	739,669	754,186
35~39	631,622	619,060	606,498	593,936	581,374
40~44	594,360	601,610	608,860	616,110	623,360
45~49	512,516	513,783	515,050	516,317	517,584
50~54	431,018	438,318	445,617	452,916	460,216
55~59	347,190	351,572	355,954	360,336	364,718
60~64	261,644	266,123	270,603	275,083	279,562
65~69	183,621	185,006	186,391	187,776	189,161
70~74	114,668	115,092	115,515	115,938	116,362
75~79	59,162	58,022	56,882	55,742	54,602
80+	27,626	28,374	29,123	29,872	30,620

표 4-8. 연령구간별 인구, 여성(1938~1942)

	1938년	1939년	1940년	1941년	1942년
합계	11,399,741	11,553,955	11,708,170	11,862,385	12,016,599
0~4세	1,877,082	1,900,292	1,923,501	1,946,710	1,969,920
5~9	1,512,451	1,547,132	1,581,813	1,616,494	1,651,175
10~14	1,285,697	1,304,322	1,322,947	1,341,572	1,360,197
15~19	1,081,484	1,101,449	1,121,413	1,141,377	1,161,342
20~24	931,097	929,035	926,974	924,913	922,851
25~29	836,420	847,819	859,217	870,615	882,014
30~34	692,291	711,930	731,569	751,208	770,847
35~39	615,124	607,016	598,909	590,802	582,694
40~44	571,526	581,984	592,442	602,900	613,358
45~49	494,166	497,995	501,824	505,653	509,482
50~54	419,001	429,207	439,414	449,621	459,827
55~59	347,165	352,226	357,287	362,348	367,409

60~64	271,193	276,569	281,946	287,323	292,699
65~69	204,163	204,827	205,490	206,153	206,817
70~74	138,234	139,456	140,678	141,900	143,122
75~79	79,088	77,712	76,336	74,960	73,584
80+	43,559	44,985	46,410	47,835	49,261

표 4-9. 조선인의 주요 사망원인별 인구 10만 명당 사망률, 남녀 합(1938~1942)

순위	사망원인	1938년	1939년	1940년	1941년	1942년	평균
1	폐렴	319	328	341	344	336	333
2	설사 및 장염	240	301	254	242	342	276
3	결핵	120	121	125	132	146	128
4	노쇠	84	89	95	89	100	91
5	뇌막염	87	91	75	74	76	81
6	기타 위질환	68	73	75	68	79	73
7	뇌혈관 질환	64	65	67	65	66	65
8	홍역(마진)	50	72	94	47	64	65
9	기관지염	56	54	54	53	63	56
10	신장염	50	53	53	49	61	53
11	불명진단/불상원인	45	44	47	41	46	45
12	법정전염병(10종)	32	39	42	46	41	40
13	원인불명 복막염	32	34	38	36	39	36
14	암(신생물)	32	31	30	34	33	32
15	천식	30	30	33	29	33	31
16	유행성감모	29	26	27	29	32	29
17	기타 신경계 질환	26	29	32	24	30	28
18	심장질환	25	25	25	26	26	25
19	늑막염	21	20	21	18	21	20
20	모성사망	19	18	16	17	17	18

『조선인구동태통계』(1938~1942)에 수록된 자료들을 보정하여 산출.

표 4-10. 조선인의 주요 사망원인별 인구 10만 명당 사망률, 남성(1938~1942)

순위	사망원인	1938년	1939년	1940년	1941년	1942년	평균
1	폐렴	346	357	370	373	367	363
2	설사 및 장염	253	317	271	255	367	293
3	결핵	139	140	151	156	169	151
4	뇌막염	99	102	85	82	85	91
5	노쇠	76	80	87	82	92	83
6	뇌혈관 질환	80	82	83	80	79	81
7	기타 위질환	68	74	76	68	77	73
8	홍역(마진)	51	73	99	51	66	68
9	기관지염	58	54	58	57	75	60
10	신장염	50	53	52	48	57	52
11	불명진단/불상원인	48	47	54	43	46	48
12	법정전염병(10종)	39	47	49	51	50	47
13	원인불명 복막염	37	37	45	42	44	41
14	암(신생물)	36	33	31	38	35	35
15	천식	30	30	35	32	34	32
16	기타 신경계 질환	26	30	36	26	32	30
17	유행성감모	28	27	26	30	36	29
18	늑막염	25	25	27	21	27	25
19	심장질환	23	23	22	26	25	24
20	간경변	18	18	18	17	20	18

『조선인구동태통계』(1938~1942)에 수록된 자료들을 보정하여 산출.

표 4-11. 조선인의 주요 사망원인별 인구 10만 명당 사망률, 여성(1938~1942)

순위	사망원인	1938년	1939년	1940년	1941년	1942년	평균
1	폐렴	290	299	311	316	304	304
2	설사 및 장염	228	285	237	228	318	259
3	결핵	100	101	98	108	122	106
4	노쇠	91	97	104	97	108	100

5	기타 위질환	69	72	73	68	82	73
6	뇌막염	75	80	65	66	66	70
7	홍역(마진)	49	70	89	43	62	63
8	신장염	50	53	54	50	65	54
9	기관지염	54	54	50	49	51	52
10	뇌혈관 질환	49	48	51	50	51	50
11	불명진단/불상원인	43	41	41	39	46	42
12	모성사망	38	37	32	35	34	35
13	법정전염병(10종)	24	31	34	40	32	32
14	원인불명 복막염	26	30	31	31	35	31
15	천식	30	30	30	26	31	30
16	암(신생물)	28	29	28	30	31	29
17	유행성감모	29	25	29	29	28	28
18	심장질환	27	27	28	25	27	27
19	기타 신경계 질환	25	28	28	23	28	27
20	늑막염	16	16	16	15	16	16

▎『조선인구동태통계』(1938~1942)에 수록된 자료들을 보정하여 산출.

표 4-12. 조선인의 주요 사망원인별 인구 10만 명당 사망률 (1) (1938~1942)

순위	남녀 0~4세	1938~1942년 평균	남녀 5~9세	1938~1942년 평균	남녀 10~14세	1938~1942년 평균
	10만 명당 사망자	4,451	10만 명당 사망자	543	10만 명당 사망자	323
1	폐렴	1,348	폐렴	99	폐렴	50
2	설사 및 장염	1,190	설사 및 장염	80	결핵	50
3	홍역(마진)	362	뇌막염	61	설사 및 장염	30
4	뇌막염	337	결핵	50	뇌막염	27
5	기타 위질환	166	기타 위질환	25	원인불명 복막염	18
6	법정전염병 (10종)	97	홍역(마진)	24	법정전염병 (10종)	17

7	결핵	91	법정전염병 (10종)	20	기타 위질환	12
8	기관지염	87	원인불명 복막염	20	신장염	11
9	백일해	75	신장염	20	장티푸스	11
10	불명진단/ 불상원인	70	익사	15	유행성감모	9
11	선천성약질	67	불명진단/ 불상원인	11	늑막염	8
12	유행성감모	47	유행성감모	10	익사	8
13	단독	46	늑막염	10	불명진단/ 불상원인	7
14	디프테리아	43	기관지염	8	패혈증	7
15	신장염	40	패혈증	7	심장질환	7

▎『조선인구동태통계』(1938~1942)에 수록된 자료들을 보정하여 산출.

표 4-13. 조선인의 주요 사망원인별 인구 10만 명당 사망률 (2) (1938~1942)

순위	남녀 15~59세	1938~1942년 평균	순위	남녀 60세 이상	1938~1942년 평균
	10만 명당 사망자	889		10만 명당 사망자	6,558
1	결핵	168	1	노쇠	1,500
2	폐렴	95	2	뇌혈관 질환	672
3	설사 및 장염	55	3	폐렴	548
4	뇌혈관 질환	42	4	설사 및 장염	486
5	신장염	39	5	기관지염	455
6	원인불명 복막염	39	6	신장염	345
7	기타 위질환	36	7	천식	344
8	암(신생물)	32	8	기타 위질환	329
9	모성사망	32	9	기타 신경계 질환	292
10	법정전염병(10종)	31	10	불명진단/불상원인	268
11	불명진단/불상원인	26	11	암(신생물)	217
12	심장질환	24	12	결핵	150

13	장티푸스	23	13	유행성감모	146
14	기관지염	22	14	심장질환	146
15	늑막염	18	15	위, 12지장 궤양	65

▎『조선인구동태통계』(1938~1942)에 수록된 자료들을 보정하여 산출.

다. 다시 말해 유일하게 5세별 구간으로 조사, 작성되어 있어 통계적으로 가장 가치가 큰 1942년 『조선인구동태통계』 데이터는 1938년부터 1942년까지를 대표할 만하다는 뜻이다.

표 4-12와 표 4-13은 1938년부터 1942년까지 연령구간별로 주요 사망원인을 보인 것이다. 0~4세에서는 폐렴, 설사 및 장염, 홍역 순, 5~9세에서는 폐렴, 설사 및 장염, 뇌막염 순, 10~14세에서는 폐렴, 결핵, 설사 및 장염 순, 15~59세에서는 결핵, 폐렴, 설사 및 장염 순, 60세 이상에서는 노쇠, 뇌혈관 질환, 폐렴 순이었다. 60세 이상 연령군에서 노쇠와 뇌혈관 질환이 주요 사인인 것을 제외하고는, 모든 연령군에서 폐렴, 설사 및 장염, 결핵, 홍역, 뇌막염 등 법정전염병 이외의 전염병들이 최상위를 차지했다. 암(신생물)은 15~59세군에서 8위, 60세 이상 군에서 11위를 차지했다.

표 4-12와 표 4-13이 그동안 몰랐던 일제 강점기 말 조선인의 건강 및 질병 상황과 관련된 중요한 사실들을 새롭게 알려 주고 있지만 15~59세, 60세 이상과 같이 성인층의 연령 구분이 세분화되어 있지 않아서 정보 제공에 한계가 있을 수밖에 없다. 그에 반해 5세별 구간으로 조사, 작성되어 있는 1942년 『조선인구동태통계』 자료들을 이용한 표 4-14부터 표 4-19는 특히 성인, 고령층의 건강 및 질병 상태에 관해 훨씬 더 구체적이고 상세한 사실들을 우리에게 제시해 준다.

15~39세의 경우, 사인이 남성은 결핵, 폐렴, 법정전염병(10종) 순이고, 여

표 4-14. 0~4세 조선인의 사망원인별 10만 명당 사망률(1942)

0~4세 남성				0~4세 여성		
순위	사망 합계	5,136	순위	사망 합계		4,562
1	설사 및 장염	1,642	1	설사 및 장염		1,442
2	폐렴	1,414	2	폐렴		1,228
3	홍역(마진)	367	3	홍역(마진)		346
4	뇌막염	353	4	뇌막염		286
5	기타 위질환	182	5	기타 위질환		197
6	결핵	125	6	결핵		106
7	기관지염	109	7	법정전염병(10종)		85
8	법정전염병(10종)	98	8	백일해		83
9	선천성 약질	77	9	기관지염		80
10	불명진단/불상원인	68	10	선천성 약질		78
11	백일해	62	11	불명진단/불상원인		64
12	단독	49	12	신장염		63
13	신장염	47	13	단독		45
14	유행성감모	46	14	유행성감모		43
15	늑막염	45	15	원인불명 복막염		35

▌『조선인구동태통계』(1942)에 수록된 자료들을 보정하여 산출.

표 4-15. 5~14세 조선인의 사망원인별 10만 명당 사망률(1942)

5~14세 남성				5~14세 여성		
순위	사망 합계	525	순위	사망 합계		476
1	폐렴	87	1	폐렴		89
2	설사 및 장염	81	2	결핵		67
3	결핵	53	3	설사 및 장염		66
4	뇌막염	50	4	뇌막염		39
5	기타 위질환	24	5	원인불명 복막염		26
6	원인불명 복막염	22	6	기타 위질환		23
7	신장염	18	7	신장염		18

8	익사	16	8	홍역(마진)	18
9	법정전염병(10종)	15	9	법정전염병(10종)	15
10	홍역(마진)	15	10	유행성감모	13
11	유행성감모	12	11	익사	10
12	늑막염	11	12	불명진단/불상원인	9
13	패혈증	11	13	늑막염	8
14	불명진단/불상원인	10	14	패혈증	6
15	심장질환	7	15	심장질환	6

┃『조선인구동태통계』(1942)에 수록된 자료들을 보정하여 산출.

성은 결핵, 모성사망, 폐렴 순으로, 모성사망이 가임기 여성의 사망원인 2위를 차지하고 있던 당대의 사정이 잘 드러난다.

한편 40~59세 연령군에서는, 남성의 사인이 결핵, 폐렴, 뇌혈관 질환 순이고, 여성은 신장염, 폐렴, 설사 및 장염 순이다. 그리고 놀랍게도 이 연령군에서 암(신생물)이 남녀 공히 5위를 차지하고 있다는 걸 발견할 수 있다.

그리고 60~69세에서, 남성은 뇌혈관 질환, 노쇠, 폐렴이 3대 사인이며, 여성은 노쇠, 폐렴, 설사 및 장염 순이다. 암은 남성과 여성에서 모두 사망률이 40~59세 연령군보다 올라가지만, 순위는 각각 8위와 9위로 내려간다.

마지막으로 70세 이상의 최고령층의 사인은, 남성이 노쇠, 기관지염, 뇌혈관 질환 순이고, 여성의 3대 사인은 노쇠, 뇌혈관 질환, 설사 및 장염 순이다. 암 사망률은 남녀 모두에서 60~69세 연령층보다 약간 떨어지며 순위는 12위, 13위로 더욱 낮아진다. 프롤로그에서 상세하게 논증했듯이 암 사망률은 연령 증가에 따라 거의 기하급수적으로 증가하며, 이것은 시대와 민족을 뛰어넘는 암이라는 질병의 보편적인 특성이다. 이 보편성에서 벗어난다는 것은 암 사망통계가 제대로 이루어지지 않았다는 사실을 말해 준

표 4-16. 15~39세 조선인의 사망원인별 10만 명당 사망률(1942)

15~39세 남성			15~39세 여성		
순위	사망 합계	806	순위	사망 합계	712
1	결핵	232	1	결핵	181
2	폐렴	95	2	모성사망	80
3	법정전염병(10종)	46	3	폐렴	72
4	설사 및 장염	42	4	설사 및 장염	36
5	원인불명 복막염	39	5	기타 위질환	36
6	유행성감모	29	6	원인불명 복막염	35
7	늑막염	22	7	신장염	26
8	뇌막염	21	8	법정전염병(10종)	21
9	기타 위질환	21	9	심장질환	19
10	불명진단/불상원인	19	10	불명진단/불상원인	18
11	신장염	18	11	늑막염	16
12	뇌혈관 질환	17	12	뇌막염	15
13	심장질환	13	13	유행성감모	14
14	익사	12	14	암(신생물)	12
15	기타 불려상해	12	15	기관지염	9

『조선인구동태통계』(1942)에 수록된 자료들을 보정하여 산출.

표 4-17. 40~59세 조선인의 사망원인별 10만 명당 사망률(1942)

40~59세 남성			40~59세 여성		
순위	사망 합계	1,997	순위	사망 합계	1,179
1	결핵	256	1	신장염	120
2	폐렴	219	2	폐렴	114
3	뇌혈관 질환	154	3	설사 및 장염	109
4	설사 및 장염	154	4	결핵	97
5	암(신생물)	107	5	암(신생물)	87
6	신장염	99	6	뇌혈관 질환	76
7	기타 위질환	87	7	기타 위질환	69

8	기관지염	82	8	심장질환	46
9	원인불명 복막염	77	9	천식	42
10	간경변	69	10	기관지염	40
11	법정전염병(10종)	68	11	원인불명 복막염	36
12	천식	67	12	법정전염병(10종)	33
13	위, 12지장 궤양	58	13	불명진단/불상원인	33
14	불명진단/불상원인	54	14	모성사망	31
15	심장질환	52	15	위, 12지장 궤양	27

▎『조선인구동태통계』(1942)에 수록된 자료들을 보정하여 산출.

표 4-18. 60~69세 조선인의 사망원인별 10만 명당 사망률(1942)

	60~69세 남성			60~69세 여성	
순위	사망 합계	4,916	순위	사망 합계	3,537
1	뇌혈관 질환	612	1	노쇠	454
2	노쇠	521	2	폐렴	375
3	폐렴	512	3	설사 및 장염	322
4	설사 및 장염	391	4	뇌혈관 질환	297
5	기관지염	320	5	기관지염	239
6	신장염	282	6	신장염	236
7	천식	270	7	천식	219
8	암(신생물)	255	8	기타 위질환	211
9	기타 위질환	227	9	암(신생물)	188
10	결핵	194	10	기타 신경계 질환	122
11	기타 신경계 질환	157	11	결핵	117
12	불명진단/불상원인	135	12	불명진단/불상원인	117
13	심장질환	112	13	심장질환	110
14	원인불명 복막염	97	14	유행성감모	85
15	간경변	93	15	원인불명 복막염	64

▎『조선인구동태통계』(1942)에 수록된 자료들을 보정하여 산출.

표 4-19. 70세 이상 조선인의 사망원인별 10만 명당 사망률(1942)

70세 이상 남성			70세 이상 여성		
순위	사망 합계	14,379	순위	사망 합계	11,928
1	노쇠	4,308	1	노쇠	4,041
2	기관지염	1,527	2	뇌혈관 질환	999
3	뇌혈관 질환	1,297	3	설사 및 장염	938
4	폐렴	1,102	4	폐렴	911
5	설사 및 장염	953	5	기관지염	765
6	기타 신경계 질환	743	6	불명진단/불상원인	748
7	불명진단/불상원인	655	7	기타 신경계 질환	590
8	신장염	645	8	천식	577
9	천식	600	9	신장염	528
10	기타 위질환	576	10	기타 위질환	513
11	유행성감모	277	11	유행성감모	243
12	암(신생물)	248	12	심장질환	233
13	심장질환	237	13	암(신생물)	165
14	결핵	211	14	결핵	115
15	위, 12지장 궤양	110	15	원인불명 복막염	71

▎『조선인구동태통계』(1942)에 수록된 자료들을 보정하여 산출.

표 4-20. 일본인의 주요 사망원인별 사망자 수(1919~1938)

순위	사망원인	전체	남성	여성	연평균
1	설사 및 장염	2,788,518	1,376,025	1,412,493	139,426
2	결핵	2,517,653	1,234,587	1,283,066	125,883
3	폐렴	2,417,079	1,276,607	1,140,472	120,854
4	뇌혈관 질환	2,080,916	1,158,629	922,287	104,046
5	노쇠	1,578,833	647,046	931,787	78,942
6	기형 및 선천성악질	1,493,893	811,784	682,109	74,695
7	신장염	1,201,498	596,837	604,661	60,075
8	뇌막염	1,058,623	546,227	512,396	52,931

9	암 등 악성 신생물	894,371	451,249	443,122	44,719
10	심장질환	842,394	414,779	427,615	42,120
11	법정전염병(10종)	448,253	228,771	219,482	22,413
12	각기	299,962	184,745	115,217	14,998
13	유행성감모(인플루엔자)	291,688	147,010	144,678	14,584
14	자살	258,111	159,962	98,149	12,906
15	홍역	207,756	102,096	105,660	10,388

▌『일본제국사인통계(日本帝國死因統計)』(1919~1938)에 수록된 자료들로부터 산출.
▌일본에서 1918년 가을부터 1921년 중반까지 40여만 명의 사망자를 낳은 것으로 평가되는 인플루엔자(유행성감모)의 경우, 『일본제국사인통계』에서는 직접 사망원인인 폐렴으로 분류된 케이스가 적지 않다.

표 4-21. 일제 강점기와 현재의 연령별 사망률, 조사망률과 연령표준화사망률, 인구 10만 명당

	1942년			2020년			1942년/2020년 대비		
연령별	남녀	남성	여성	남녀	남성	여성	남녀	남성	여성
0~4	4,852	5,136	4,562	49	55	43	99	94	107
5~9	594	625	563	6	7	6	96	92	102
10~14	389	406	371	9	10	7	44	40	51
15~19	591	583	599	22	28	16	27	21	37
20~24	774	816	733	34	38	30	23	21	24
25~29	739	791	689	45	55	35	16	15	20
30~34	813	882	746	56	68	43	15	13	17
35~39	1,026	1,159	893	79	96	62	13	12	14
40~44	1,128	1,352	900	108	138	76	10	10	12
45~49	1,364	1,784	938	169	226	111	8	8	8
50~54	1,889	2,421	1,356	249	354	143	8	7	9
55~59	2,308	2,866	1,755	371	541	198	6	5	9
60~64	3,600	4,282	2,949	523	774	278	7	6	11
65~69	5,079	5,854	4,370	804	1,198	437	6	5	10
70~74	8,533	9,811	7,494	1,323	1,940	782	6	5	10
75~79	13,931	15,869	12,492	2,610	3,742	1,772	5	4	7
80+	25,926	29,079	23,966	7,825	9,420	7,035	3	3	3

CDR	1,882	2,037	1,726	594	645	543	3.2	3.2	3.2
ASDR	2,163	2,435	1,915	243	326	174	8.9	7.5	11.0

▌CDR: 조사망률, ASDR: 연령표준화사망률(표준인구는 세계표준인구)
자료: 『조선인구동태통계』(1942), 『사망원인통계』(2020)

다. 이 점에 대해서는 뒤에 다시 언급할 것이다.

이상의 사실들을 종합하면, 일제 강점 말기 조선인은 겨울철에는 폐렴으로, 여름철에는 설사 및 장염으로 고생하다 목숨을 잃는 경우가 많았고, 결핵을 비롯한 그 밖의 여러 전염병이 수시로 사람들의 생명과 건강을 위협했다. 거기에 뇌혈관 질환과 암 등 이른바 "문명병", "현대병"들도 저개발 상태인 조선에서 중년층 이상의 주요한 사망원인이었다.

이러한 현상은 강점 말기에만 국한된 것일까? 1938~1942년 이외에는 (보정과 분석을 통해) 진실에 접근할 수 있는 조선인 사망 자료가 없어 단정하기는 어렵지만, 일본인의 사망원인통계(표 4-20)를 참고하면, 일제 강점 전 시기에 걸쳐 조선인의 주요 사인은 1938~1942년과 비슷했을 것이라고 추정할 수 있다.

1919~1938년 일본인의 주요 사망원인은 기본적으로 일제 강점 말기의 조선인 주요 사인과 매우 흡사한 양상을 보이고 있다. 추후 더 세밀한 일본인과 조선인 간의 사망원인 비교 연구가 필요하다 하겠다.

이번에는 일제 강점기 조선인의 전반적인 건강수준이 현재 한국인과 비교해서 어느 정도였는지 사망률을 통해 비교해 보자. 표 4-21은 1942년과 2020년의 연령별 사망률, 조사망률과 연령표준화사망률을 비교한 것이다. 1942년과 2020년을 비교했을 때, 모든 연령군에서 사망률에 뚜렷한 차이를 보였으며, 나이가 어릴수록 차이는 더욱 커서 0~4세군에서는 1942년값이 2020년값에 비해 99배(남녀), 94배(남성), 107배(여성)나 높았다. 또한 최고령층인 80세 이상 연령군에서도 남녀, 남성, 여성 모두에서 1942년값은 2020년값의 3배에 이른다. 그리고 1942년값이 조사망률은 3.2배, 그보다 더 의미가 큰 연령표준화사망률은 8.9배(남녀), 7.5배(남성), 11.0배(여성)나 높다. 요컨대 지난 70여 년 사이에 한국인의 사망률은 모든 연령층에서 크게 감소했고, 그것은 한국인의 건강수준이 획기적으로 증진되었음을 의미한다. 뒤집어 말하면, 일제 강점기 조선인의 건강수준은 지금과는 비교할 수 없을 정도로 열악했던 것이다.

3. 식민지 조선은 암의 청정지역이었나?

그림 4-8을 보면 조선은 암 사망자가 매우 적거나 거의 없는 "암의 청정지역(淸淨地域)"처럼 여겨진다. 조선인의 암 사망은 일본인(본토)의 10분의 1도 되지 않으며, 같은 일본인이라도 조선에 거주하는 사람들은 본토인의 3분의 1 미만이다. 과연 사실에 부합하는 통계치일까?

표 4-22는 조선인, 조선 거주 일본인, 본토 일본인의 10만 명당 암 사망률을 비교한 것이다. 조선총독관방조사과가 집계, 작성한 암 사망자(『조선인 구동태통계』)는 경찰이 집계, 작성한 것(『조선총독부통계연보』)에 비해 조선인은 약 4배, 조선 거주 일본인은 2배 남짓 많았다. 그리고 조선인 사망자 수를 앞서 언급한 방법으로 보정하면,[8] 사망자 수가 다시 2배 이상 늘어난다. 요컨대 법정전염병이나 결핵 등 다른 질병들과 마찬가지로 숨겨져 있던 조선인 암 사망자가 적절한 해독(解讀)을 통해 실상을 드러내는 것이다. 조선

---

[8] 조선 거주 일본인은 거의 예외 없이 의사가 사망진단을 했으므로 보정할 필요가 없다.

그림 4-8. 조선인, 조선 거주 일본인, 본토 일본인의 인구 10만 명당 암 사망률

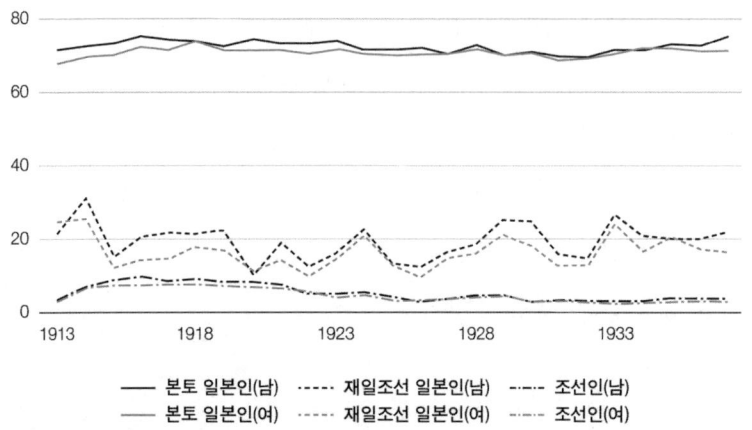

자료: 『조선총독부통계연보』, 『일본제국사인통계』.

표 4-22. 조선인, 조선 거주 일본인, 본토 일본인의 인구 10만 명당 암 사망률

지역	조선					일본	
민족	일본인	조선인	일본인	조선인		일본인	
				보정 전	보정 후	남	여
1921	17.1	7.5				73.0	71.3
1922	11.4	5.9				73.0	70.3
1923	15.6	5.0				73.7	71.6
1924	22.4	5.4				71.3	70.3
1925	13.4	4.1				71.3	69.9
1926	11.3	3.2				71.9	70.1
1927	16.0	4.0				70.3	70.3
1928	17.7	5.0				72.6	71.5
1929	23.5	4.9				69.8	69.8
1930	21.7	3.2				70.7	70.4
1931	14.6	3.6				69.7	68.3
1932	13.9	3.4				69.2	69.0
1933	25.6	3.2				71.4	70.1
1934	18.9	3.3				71.1	71.9

1935	20.6	3.8				72.9	71.7
1936	18.9	3.8				72.5	70.7
1937	19.4	3.7				75.0	71.1
1938			50.2	12.9	33.6	74.1	70.6
1939			48.0	13.6	32.6	74.8	71.1
1940			46.4	13.6	30.3	75.2	69.1
1941			46.2	14.5	33.5	78.0	70.0
1942			44.6	14.8	31.0	79.3	69.9
자료	『조선총독부통계연보』		『조선인구동태통계』			『일본제국인구동태통계』	

표 4-23. 조선인 남성과 여성의 연령군별 인구 10만 명당 암 사망률(1938~1942)

연도	인구 10만 명당 사망률	조선인 남성					
	암종/연령군	0~4	5~9	10~14	15~59	60+	CDR
1938년	위12지장암	1	0	0	20	197	22
	간 및 담도암	0	0	0	5	17	3
	자궁암	0	0	0	0	0	0
	암 합계	4	1	1	31	297	34
1939년	위12지장암	1	0	0	21	164	20
	간 및 담도암	0	0	0	6	25	4
	자궁암	0	0	0	0	0	0
	암 합계	2	1	1	33	236	31
1940년	위12지장암	1	0	0	19	162	19
	간 및 담도암	0	0	0	6	19	4
	자궁암	0	0	0	0	0	0
	암 합계	2	0	1	31	226	29
1941년	위12지장암	1	0	0	23	196	23
	간 및 담도암	0	0	0	7	24	5
	자궁암	0	0	0	0	1	0
	암 합계	2	1	1	35	292	35

연도	암종/연령군	0~4	5~9	10~14	15~59	60+	CDR
1942년	위12지장암	1	0	1	24	174	22
	간 및 담도암	0	0	0	4	31	4
	자궁암	0	0	0	0	0	0
	암 합계	1	0	2	35	241	32

	인구 10만 명당 사망률	조선인 여성					
연도	암종/연령군	0~4	5~9	10~14	15~59	60+	CDR
1938년	위12지장암	1	0	0	12	118	14
	간 및 담도암	0	0	0	1	12	2
	자궁암	0	0	0	7	21	5
	암 합계	1	1	0	24	181	25
1939년	위12지장암	1	0	0	13	118	14
	간 및 담도암	0	0	0	1	12	1
	자궁암	0	0	0	9	24	6
	암 합계	2	0	0	28	170	26
1940년	위12지장암	1	0	0	11	109	13
	간 및 담도암	0	0	0	2	13	2
	자궁암	0	0	0	9	17	6
	암 합계	2	0	1	26	169	25
1941년	위12지장암	0	0	1	13	105	14
	간 및 담도암	0	0	0	2	12	2
	자궁암	0	0	0	11	21	7
	암 합계	2	1	2	29	167	27
1942년	위12지장암	0	0	2	14	109	15
	간 및 담도암	0	0	0	1	8	1
	자궁암	0	0	0	10	23	7
	암 합계	1	1	2	30	170	27

┃『조선인구동태통계』(1938~1942)에 수록된 자료들을 보정하여 산출.

표 4-24. 조선인 남성과 여성의 인구 10만 명당 5세별9) 암 사망률, CDR 및 ASDR

조선인 남성	45~49	50~54	55~59	60~64	65~69	70~74	75~79	80+	CDR	ASDR
구강 및 인두암	3	3	5	12	5	9	9	18	1	2
소화기암	79	133	152	221	221	251	128	130	29	45
식도암	0	5	3	9	2	14	9	0	1	1
위·12지장암	64	105	127	183	199	178	111	130	23	36
직장암	1	4	4	0	5	18	0	0	1	1
간·담도암	11	15	23	23	40	23	77	18	4	6
췌장암	0	1	0	0	2	0	0	0	0	0
복막암	0	0	0	0	2	5	0	0	0	0
기타 소화기암	3	1	4	3	2	0	0	0	1	1
호흡기암	1	2	1	3	2	5	9	18	0	1
유방암	0	0	0	0	0	0	0	0	0	0
남성생식기암	1	2	1	3	2	9	0	0	0	1
피부암	1	1	1	2	0	0	0	0	0	0
기타 장기 암	4	9	8	8	15	18	26	35	2	3
모든 암	92	156	171	257	251	292	170	219	35	54
조선인 여성	45~49	50~54	55~59	60~64	65~69	70~79	75~79	80+	CDR	ASDR
구강 및 인두암	0	1	1	2	2	0	13	11	0	1
소화기암	43	64	77	140	133	99	121	130	17	26
식도암	0	0	0	2	6	0	0	0	0	0
위·12지장암	41	57	63	124	116	81	101	108	15	22
직장암	1	0	3	2	0	4	7	0	0	0
간·담도암	1	6	7	9	6	11	7	0	1	2
췌장암	0	0	1	0	2	0	7	0	0	0
복막암	0	0	0	0	0	0	0	0	0	0
기타 소화기암	1	2	3	3	2	4	0	22	1	1
호흡기암	1	1	0	5	0	0	0	0	0	0
자궁암	27	28	23	31	19	14	13	33	7	9

유방암	2	5	7	3	4	11	0	23	1	2
피부암	0	0	0	2	0	4	0	0	0	0
기타 장기 암	3	5	3	19	2	11	0	11	2	2
모든 암	82	110	117	206	163	141	169	229	31	44

▌『조선인구동태통계』(1942)에 수록된 자료들을 보정하여 산출.

이 "암의 청정지역"처럼 잘못 여겨졌던 주된 원인은 실제와 동떨어진 사망 진단과 무비판적인 통계 작성에 있었던 것이다. 이러한 보정에도 불구하고 조선인의 암 사망이 본토 일본인은 물론이고 조선 거주 일본인에 비해 적게 나타나는 이유에 대해서는 뒤에 논의한다.

표 4-23은 『조선인구동태통계』 자료를 앞에서 설명한 방법으로 보정하여 산출한 암종별 사망자 수와 역시 새롭게 산출한 인구값(표 4-6, 표 4-7, 표 4-8)을 이용하여 구한 암종별, 연령군별 인구 10만 명당 사망률이다. 해에 따라 암종별 사망률이 약간씩 증가, 감소하지만 제한된 범위 안에서의 변화로 대동소이하다. 다시 말해 유일하게 5세별 구간으로 조사, 작성되어 있어 통계적으로 가장 가치가 큰 1942년 『조선인구동태통계』의 보정된 암 데이터는 1938년부터 1942년까지를 대표할 만하다는 뜻이다.

표 4-24는 『조선인구동태통계』(1942) 자료를 보정하여 구한 조선인 남성과 여성의 인구 10만 명당 5세별 암 사망률, CDR 및 ASDR이다. 이를 통해 일제 강점 말기 조선인의 3대 암은 일본인, 유럽인, 미국인 등과 비슷하게 위암, 자궁암, 간암이었다는 사실이 처음으로 명확하게 드러난다.

암 사망률은 연령이 많아짐에 따라 거의 기하급수적으로 증가한다. 이러

---

9)   암 사망률이 낮은 40~44세 이하 연령군은 지면의 제약으로 생략했다.

한 양상은 의료 수준과 그 배분 정도가 높아 모든 연령층에서 생존 시 및 사망 후 진단이 정확하게 이루어지는 선진국의 사망통계에서 일관되게 발견되는, 암의 보편적 현상이다.

하지만 이 표에서는 연령과 암 사망률의 보편적 함수관계에서 크게 벗어난 경우가 많이 발견된다. 그것은 일제 강점기 조선인의 암의 특성이 달랐기 때문이 아니라, 특히 고령층에서 암 진단(생존 시 및 사망 후)이 제대로 이루어지지 않았던 데에 기인한다. 따라서 일제 강점기 조선인의 실제 암 사망률은 이 표에서보다 훨씬 높았을 것으로 추정하는 편이 타당하다.

그림 4-9, 그림 4-10, 그림 4-11은 각각 일제 강점 말기인 1942년과 최근 1983~2020년 한국인(조선인) 남성의 위암, 여성의 위암 및 자궁암의 연령군별 사망률과 연령표준화사망률(ASDR), 조사망률(CDR)을 비교한 것이다. 그림들에서 볼 수 있듯이, 최근의 경우도 1990년대까지 고령층의 암 사망률이 실제보다 매우 낮게 파악되었는데, 1942년에는 그 정도가 더욱 심하다. 그럼에도 불구하고 남성 위암(그림 4-9)의 경우, 1942년 ASDR 값은 1983~2020년 중간값과 비슷하다. 그리고 여성 위암(그림 4-10)은 1942년 ASDR 값이 1983~2020년 최고값과 비슷하며, 자궁암(그림 4-11)은 오히려 더 높다.

요컨대 일제 강점 말기 위암과 자궁암으로 인한 사망률은 통념과 전혀 다르게 현대 한국인에 비해 결코 낮지 않았다. 다만 요즈음에 비해 암 호발 연령군인 고령층 인구가 매우 적었기 때문에 암 사망자 실수는 많지 않아 암이 큰 보건·사회문제로 부각되지 않았을 뿐이다. 또 암에 걸렸다는 사실을 모르는 채 살다 죽어 간 경우가 매우 많아(특히 고령층에서) 암이 실제보다 사소한 문제로 여겨졌을 것으로 판단된다. 그리고 폐렴, 설사 및 장염, 결핵 등 전염병으로 수많은 사람이 죽어 가는 마당에 암이 눈에 뜨일 리 없었다.

그림 4-9. 한국인(조선인) 남성의 연령군별 위암 사망률 및 ASDR/CDR(1942~2020)

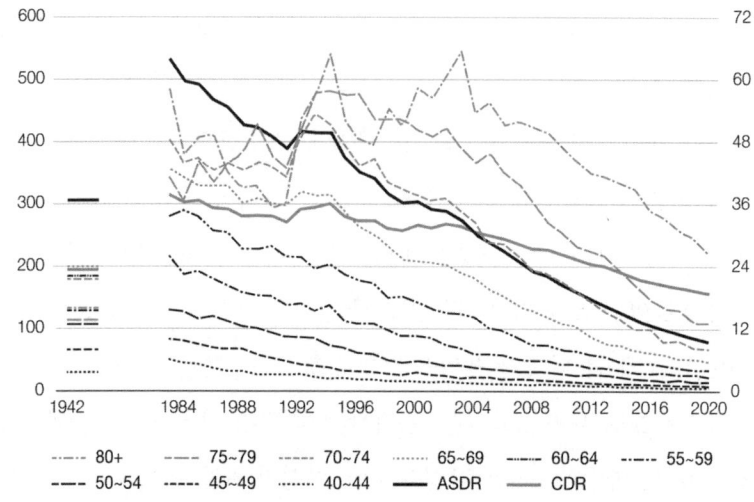

자료: 『조선인구동태통계』(1942), 『사망원인통계』(1983~2020).

그림 4-10. 한국인(조선인) 여성의 연령군별 위암 사망률 및 ASDR/CDR(1942~2020)

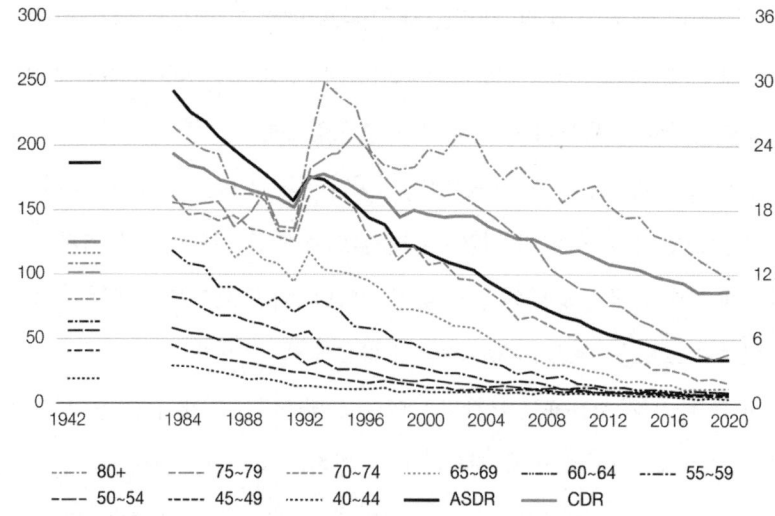

자료: 『조선인구동태통계』(1942), 『사망원인통계』(1983~2020).

그림 4-11. 한국인(조선인) 여성의 연령군별 자궁암 사망률 및 ASDR/CDR(1942~2020)

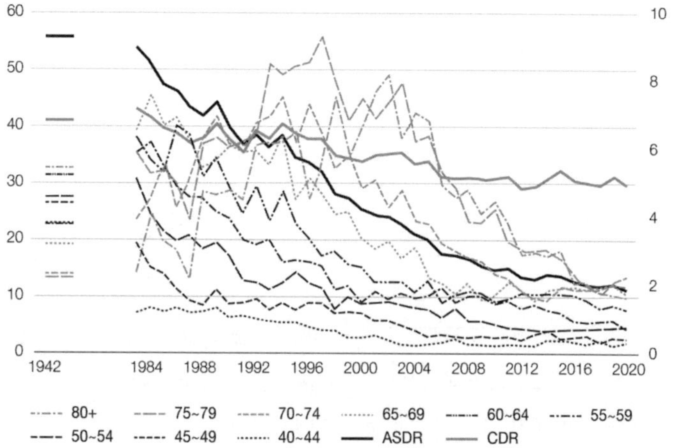

자료: 『조선인구동태통계』(1942), 『사망원인통계』(1983~2020).

최근 들어 암이 중차대한 문제로 부각된 것은 ASDR로 표현되는, 실제 암 사망률이 증가했기 때문이 아니라 ① 고령층의 급증으로 암 사망자 실수가 증가해서, ② 암 진단 기술의 향상과 보급으로 그동안 미처 파악되지 않았던 암 환자와 사망자가 추가로 드러나서, ③ 그리고 무엇보다도 과거에 큰 문제였던 전염병 등 다른 사망원인에 의한 사망이 크게 감소해서 암이 사람들의 시야에 뚜렷하게 포착되기 때문이라는 사실을, 그림 4-9, 그림 4-10, 그림 4-11이 뒷받침한다.

그림 4-12는 한국인(조선인)의 위암, 자궁암 ASDR의 변천 양상을 한눈에 볼 수 있도록 나타낸 것이다.

암은 과거에나 지금이나 의사라면 누구라도 손쉽게 진단할 수 있는 질환이 아니다. 최소한의 진단 장비가 갖추어진 의료기관에서 암 진단에 숙련된 의사가 진단할 수 있는 질환인 것이다. 일제 강점기에는 도립의원 정도는 되어야 비교적 정확하게 암 진단을 내릴 수 있었다.

그림 4-12. 한국인(조선인)의 위암, 자궁암 ASDR 변천(1942~2020)

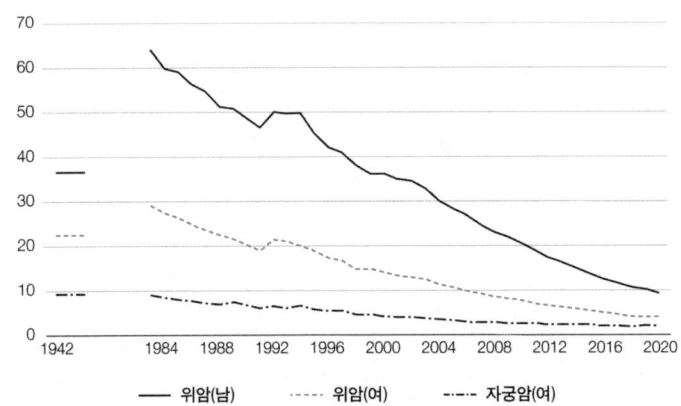

자료: 『조선인구동태통계』(1942), 『사망원인통계』(1983~2020).

그림 4-13. 인구 1만 명당 관립/도립의원 이용자 수(1914~1939)

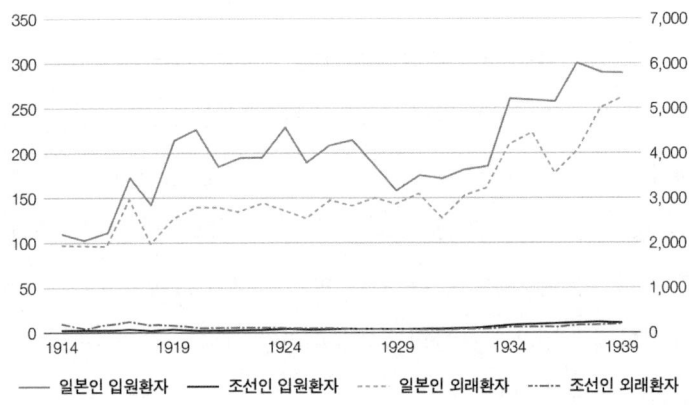

일제 강점기에 조선인은 얼마나 도립의원을 이용했을까? 그림 4-13이 보여 주듯이 관립/도립의원을 이용하는 조선인은 일본인의 5%에도 미치지 못할 정도로 적었다.10) 암 진단을 받을 수 있는 기회가 그만큼 매우 드물었

---

10) 황상익, 「도립의원 늘었다고 조선인 의료 혜택도 커졌을까?」, 우석대 동아시아 평화연구

다는 뜻이다. 그리고 생전에 암이라고 진단을 받지 못했는데 사망원인을 암이라고 진단하거나 신고하는 경우도 생각할 수 없다.

그럼에도 조선인의 암 사망률이 표 4-22에 보이듯이, 조선 거주 일본인의 70%, 본토 일본인의 40%에 이르는 것은 경이로울 정도의 현상이다.

요컨대 식민지 조선은 암의 청정지역이 전혀 아니었다.

4. 병리부검기록을 통한 일제 강점기 암 사망의 진실 찾기

이정빈 등의 논문(1984)[11]에 따르면, 경성제국대학 의학부 병리학교실에서는 1929년부터 1941년까지 13년 동안 862례의 병리부검(病理剖檢)[12]을 시행했다. 부검 대상은 대부분 불교자제(慈濟)의원 등에 수용되어 있거나 주거가 일정하지 않은 행려병자/행려사망자, 또는 경성제국대학 부속의원의 시료(施療)환자들이었다. 2021년 10~11월 서울대학교 중앙도서관이 소장한 이 부검기록의 영인(影印) 자료를 열람, 조사해 본 결과[13] 부검 대상이 암 연구 등 특정 목적에 따라 선별된 것이 아니어서 암 사망률을 추적 조사

소 편, 『누구를 위한 역사인가: 역사학자 18인의 "반일종족주의론" 비판』(푸른역사, 2020), 138~150쪽.

11) 이정빈 등, 「한국인 사망원인에 대한 경시적 비교 연구: 1930년대와 1960년대의 부검예를 중심으로」, 『서울의대학술지』 25(4)(1984), 517~526쪽.

12) 사망자의 신원을 밝히거나 수사와 재판에 필요한 증거를 찾기 위한 법의부검(法醫剖檢)과 달리 사망원인, 사망과정을 밝히고 의학의 발전에 도움이 될 단서를 얻기 위해 시행하는 부검이다.

13) 서울대학교 중앙도서관은 "경성제국대학병리부검기록(城大病理剖檢記錄)"의 열람을 제한적으로 허용하고 있다. 중앙도서관의 이 "부검기록"에는 이정빈 등의 논문에 언급된 862사례 중 상당 정도가 누락된 것으로 여겨진다.

하는 데 별 문제가 없는 자료로 판단된다.

경성제국대학 병리학교실 부검 사례 중 암 사망 비율은 남성 17.4%, 여성 11.8%, 남녀 합 15.9%로 섣부른 예측과는 달리 대단히 높다(표 4-25). 2022년 한국인의 암 사망 비율(표 4-26) 중 남성 26.1%, 여성 18.2%, 남녀 합 22.4%에 비해서는 낮지만, 당시에는 폐렴, 설사 및 장염, 결핵, 뇌막염, 홍역, 기관지염, 신장염 등 여러 가지 전염병의 사망률이 엄청나게 높았던(표 4-9, 표 4-10, 표 4-11) 반면 요즈음에는 그러한 원인으로 사망하는 경우가 폐렴을 제외하고는(폐렴 또한 지금과는 비교할 수 없을 만큼 사망률이 높았다) 거의 사라졌다고 할 정도로 감소한 점을 감안하면 경성제국대학 병리학교실 부검 사례 중 암 사망 비율은 실제로는 2022년 한국인 암 사망 비율에 필적하거나 오히려 능가하는 값이다. 그리고 35~64세 연령군에서 암 사망 비율이 가장 높은 등 연령별 추세도 오늘날과 비슷한 양상을 보인다.

혹시 행려사망자들의 암 사망 비율이 이례적으로 높은 것은 아닌지를 확인하기 위해 『조선총독부통계연보』의 행려사망자를 전수 입력한 자료[14]를 분석했다.

1929년부터 1941년까지 행려사망자 4만 3,841명 중 사망원인이 암으로 파악된 경우는 남성 0.22%, 여성 0.24%, 남녀 합 0.22%였다(표 4-27). 이는 이 기간 『조선총독부통계연보』에 수록되어 있는 조선인 전체의 암 사망 비율 0.18%(표 4-30)와 거의 일치하는 값이다. 『조선총독부통계연보』 데이터의 정확성이 매우 낮지만, 행려사망자들이 암에 관해 특수한 집단이 아니라는 사실은 이러한 비교를 통해 확인된다.

표 4-25의 부검 대상과 표 4-27의 행려사망자가 동일한 인구집단은 아니

---

[14] 서울대학교 의과대학 인문의학교실 문기업 연구원이 입력한 자료이다.

표 4-25. 경성제국대학 병리학교실 병리부검사례 중 암 사망 사례(1929~1941)

부검 사례(명)	0~4세	5~14세	15~34세	35~64세	65세+	합계
남성	22	22	194	342	51	633
여성	12	15	103	70	29	229
남녀 합	34	37	297	412	80	862
부검 사례(%)	0~4세	5~14세	15~34세	35~64세	65세+	합계
남성	3	3	23	40	6	73
여성	1	2	12	8	3	27
남녀 합	4	4	34	48	9	100
암 사망(명)	0~4세	5~14세	15~34세	35~64세	65세+	합계
남성	3	3	23	74	7	110
여성	0	2	7	15	3	27
남녀 합	3	5	30	89	10	137
암 사망 비율(%)	0~4세	5~14세	15~34세	35~64세	65세+	합계
남성	13.6	13.6	11.9	21.6	13.7	17.4
여성	0	13.3	6.8	21.4	10.3	11.8
남녀 합	8.8	13.5	10.1	21.6	12.5	15.9

▌이정빈 등의 논문(1984)에 나오는 데이터를 재정리한 것이다.

표 4-26. 한국인의 암 사망 비율(2022)

암 사망 비율 (%)	0~4세	5~14세	15~34세	35~64세	65세+	합계
남성	3.7	20.6	9.1	28.0	26.0	26.1
여성	4.8	17.6	13.6	44.0	15.3	18.2
남녀 합	4.2	19.3	10.7	32.6	20.5	22.4

자료: KOSIS 국가통계포털 ▷ 주제별 통계 ▷ 보건 ▷ 사망원인통계(2023.10.15)

지만, 그렇다고 크게 이질적인 집단도 아닙니다. 그런데도 행려사망자의 불과 0.22%만이 암으로 사망한 것으로 집계된 반면 이들과 속성이 크게 다르지 않은 사람들을 대상으로 한 부검에서는 70배가 넘는 15.9%가 암으로 사

표 4-27. 행려사망자 중 암 사망진단 사례(1929~1941)

행려사망자(명)	0~4세	5~14세	15~34세	35~64세	65세+	합계
남성	304	865	6,759	20,253	8,054	36,235
여성	319	406	1,968	3,133	1,780	7,606
남녀 합	623	1,271	8,727	23,386	9,834	43,841
행려사망자(%)	0~4세	5~14세	15~34세	35~64세	65세+	합계
남성	1	2	15	46	18	83
여성	1	1	4	7	4	17
남녀 합	1	3	20	53	22	100
암 사망(명)	0~4세	5~14세	15~34세	35~64세	65세+	합계
남성			2	67	11	80
여성			3	13	2	18
남녀 합			5	80	13	98
암 사망 비율(%)	0~4세	5~14세	15~34세	35~64세	65세+	합계
남성			0.03	0.33	0.14	0.22
여성			0.15	0.41	0.11	0.24
남녀 합			0.06	0.34	0.13	0.22

▌문기업 연구원이 입력한 자료(1929~1941년『조선총독부관보』중 행려사망자 부분)를 분석했다.

표 4-28. 일본 해군 및 4개 의과대학 병리학교실 부검 사례 중 암종 비율

기간	부검 수	암종 수	암종 비율(%)	보고자	게재 학술지
1911~1921	676	134	19.8	原田(海軍)	癌 15(3)
1885~1932	12,489	1,508	12.1	鈴木哲(東京大)	癌 27(1)
1921~1938	1,643	321	19.5	河內野(慶應大)	癌 33(4)
1922~1937	1,402	244	17.4	花田(北海道大)	北大醫誌 17(4)
1922~1938	1,318	135	10.2	能勢(日本醫)	日醫大誌 11(8)

자료: 能勢義一, 「原發性肺臟癌の病理學的觀察」, 『日本醫科大學雜誌』11(8)(1940年), pp. 1211~1226.

표 4-29. 독일과 조선의 외래표본 검사 사례 중 암종 비율

기간	외래표본 수	암종 수	암종 비율(%)	보고자	게재 학술지
1912~1923	27,333	3,035	11.1	H. Schamoni	Krebs 22
1925~1939	3,254	429	13.2	李應洌 等	癌 36(1, 2)

▌Krebs: Zeitschrift für Krebsforschung.
▌이응렬 등은 세브란스병원의 임상 각 교실 및 신의주, 평양, 재령, 원산, 함흥, 순천, 목포, 대구, 진주 등의 병원에서 보내 온 외래표본을 연구 대상으로 삼았으며, 세브란스의학전문학교 병리학교실 부검 사례도 참조했다.
자료: 李應洌 等, 「半島人に於ける腫瘍の統計的觀察」, 『癌』 36(1, 2)(東京: 日本癌學會, 1942), pp. 80~99.

표 4-30. 사망자 중 암 사망자 비율(%)

연령별	성별	『조선총독부통계연보』				조선 동태	부검 결과	일본 동태
		1929	1933	1937	1929~1937	1942	1929~1941	1942
합계	남	0.20	0.17	0.21	0.18	1.64	17.40	4.45
	여	0.21	0.15	0.20	0.18	1.61	11.80	4.64
	계	0.20	0.17	0.21	0.18	1.63	15.90	4.54
0~4	남	0.12	0.11	0.12	0.11	0.03	13.60	0.05
	여	0.13	0.11	0.12	0.12	0.03	0.00	0.02
	계	0.13	0.11	0.12	0.11	0.03	8.80	0.04
5~14	남	0.24	0.23	0.27	0.24	0.17	13.60	0.33
	여	0.27	0.22	0.24	0.24	0.26	13.30	0.35
	계	0.25	0.23	0.26	0.24	0.21	13.50	0.34
15~34	남	0.37	0.22	0.20	0.26	0.48	11.90	0.67
	여	0.36	0.27	0.26	0.27	0.69	6.80	1.27
	계	0.37	0.25	0.23	0.26	0.58	10.10	0.97
35~69	남	0.27	0.27	0.38	0.29	4.83	21.60	10.00
	여	0.26	0.18	0.32	0.25	5.88	21.40	12.22
	계	0.27	0.23	0.35	0.27	5.25	21.60	10.95
70+	남	0.07	0.09	0.13	0.07	1.71	13.70	4.54
	여	0.09	0.08	0.14	0.08	1.29	10.30	3.61
	계	0.08	0.08	0.13	0.08	1.49	12.50	4.03

▌조선 동태: 『조선인구동태통계』(1942) 보정값, 일본 동태: 『일본제국인구동태통계』(1942), 부검 결과: 경성제국대학 병리학교실 병리부검 결과(1929~1941).

망한 것으로 사후 진단된 것이다.

표 4-28은 일본의 해군 및 4개 의과대학 병리학교실 부검 사례 중 암 사망자 비율로, 10.2% 내지 19.8%를 보이고 있어 경성제국대학 병리학교실 부검 데이터 15.9%와 별 차이가 없다. 요컨대 조선인과 본토 일본인은 통계상의 암 사망률에서는 크게 차이가 나는 반면, 부검에서 확인되는 암 사망 비율은 큰 차이가 없는 것이다. 통계치와 부검 결과 중 어느 쪽이 진실을 말해 주는가? 부검대상 선정에 큰 문제(bias)가 없는 한, 당연히 부검 결과가 암 사망의 진실을 알려 주는 데이터일 터이다.

표 4-29는 독일과 조선의 외래표본 검사 중 암종 비율을 보인 것으로, 조선(13.2%)이 독일(11.1%)보다 약간 높았다. 이렇게 부검 사례나 외래표본에서나 조선인의 암 사망과 암 빈도는 선진국에 못지않게 높았다. 이응렬 등의 보고에 따르면 429례의 암종 외에 육종(肉腫, sarcoma)도 183례(외래표본의 5.6%)나 된다. 암종과 육종을 합치면 외래표본의 18.8%에 이른다.

지금까지 논의한 암 사망 관련 데이터를 종합적으로 정리한 것이 표 4-30이다. 경성제국대학 병리학교실의 병리부검 결과는 저개발 상태인 조선의 조선인 암 사망이 이미 근대적 개발이 많이 진척된 일본 본토의 일본인만큼이나 높다는 진실을 증언하고 있다.

한편 암 사망통계치는 조선인은 물론이고 본토 일본인도 부검 결과에 크게 미치지 못하지만, 조선인과 일본인의 통계치에 큰 차이가 있다는 것도 분명한 사실이다.

요컨대 부검 결과가 말해 주는 "실제" 암 사망률은 조선인과 일본인 사이에 별로 차이가 없다. 그런 가운데 조선인은 대개 암이 생겼더라도 그러한 사실을 모르는 채 살다 죽어 갔고, 그보다 훨씬 많은 일본인들은 근대적 의료 보급 덕분에 암에 걸렸다는 사실을 알면서 살고 또 죽음을 맞았다.

암에 대해 사실상 속수무책이었던 그 시절 조선인과 일본인, 조선과 일본, 나아가 저개발 사회와 선진적 사회 사이에 가장 뚜렷한 차이는 바로 그 점이었던 것으로 생각된다.

1912년부터 1938년까지 세브란스의학전문학교 외과 교수로 재직한 러들로우는 90여 년 전인 1929년에 자신의 논문15)을 통해 조선인에게 선진국 사람들 못지않게 암이 많다고 주장했다. 단지 대부분 제대로 암 진단을 받지 못해 암이 많다는 사실이 드러나지 않고 있을 뿐이라는 것이다. 러들로우는 논문의 결론부에서, "앞으로 조선에서 의학이 발달하면 조선인에게서 암종뿐만 아니라 모든 종류의 악성 종양 빈도가 유럽인이나 미국인들과

그림 4-14. 러들로우의 통찰적인 논문 "Carcinoma in the Korean.(Preliminary Report)" (1929)의 요약, 결론 부분.

> 7. Carcinoma of the stomach which is regarded by many as rare in the Asiatic is equal in number to all the other regions.
> 8. Carcinoma of the uterus is frequent, considering the preponderance of male patients and the comparatively small number of gynecological cases.
> 9. Carcinoma of the penis is unusually frequent.
> 10. The comparatively low percentage of mammary carcinoma is accounted for by the large number of inoperable cases not admitted to the hospital.
> 11. With the progress of medicine in Korea it may be predicted that not only carcinoma but all other forms of cancer will be found nearly as frequently among the Koreans as among the people of Europe and America.

▌7. 많은 사람들이 아시아인에게서 드물다고 여기는 위암은 여타 다른 부위 암들의 총합과 같다. 즉, 위암은 전체 암 가운데 절반을 차지한다고 여겨진다. 8. 입원환자 중 남성이 많고 부인병 케이스가 비교적 적은 점을 고려할 때, 자궁암은 흔하다. 9. 음경암은 매우 흔하다. 10. 유방암 환자가 비교적 적은 것은 수술이 불가능한 환자들이 입원하지 않는 경우가 많기 때문이다. 11. 앞으로 조선에서 의학이 발달하면 조선인에게서 암종뿐만 아니라 모든 종류의 악성 종양 빈도가 유럽인이나 미국인들과 거의 같다는 사실이 밝혀질 것이라고 예견한다.

---

15) A. I. Ludlow, "Carcinoma in the Korean.(Preliminary Report)", *China Med J* 43(1929), pp. 465~472.

거의 같다는 사실이 밝혀질 것이라 예견한다"16)라고 했다.

필리핀에서 필리핀인들을 진료하던 미국인 의사 더들리17)와 베더18) 역시 러들로우와 마찬가지 견해를 피력했다.

더들리는 이미 1908년의 논문19)에서 "암은 미국보다 필리핀 군도(群島)에 더 많다고 여겨진다. ······ 장차 필리핀 의과대학 영안실이 이 문제에 관해 우리에게 큰 도움을 줄 것이라는 데는 의심의 여지가 없다"20)라고 결론을 내렸다. 통계상으로는 필리핀인들에게 암이 매우 적은 것으로 나타나지만 앞으로 (의과대학 영안실에서) 부검을 많이 하게 되면 이들에게 암이 미국인들보다 오히려 더 많다는 사실이 밝혀질 것이라는 주장이다.

베더 또한 논문21)의 결론을 다음과 같이 요약했다. "1. 필리핀인의 실제 암 발생률은 미국의 인구조사 등록지역의 암 발생률보다 결코 낮지 않으며, 암이 명백히 문명병이라는 가정22)은 지지할 근거가 없다. 2. 암 진단 및 보

---

16) With the progress of medicine in Korea it may be predicted that not only carcinoma but all forms of cancer will be found nearly as frequently among the Koreans as among the people of Europe and America.
17) Attending Surgeon, St. Paul's Hospital; Associate Professor of Surgery, Philippine Medical School. MANILA, P. I.
18) Lieutenant Colonel, Medical Corps, United States Army, MANILA, P. I.
19) F. W. Dudley, "The Prevalence of Cancer in the Philippine Islands", *JAMA L* 21(1908), pp. 1663~1665.
20) It is believed that cancer exists in the Philippine Islands to a greater extent than in the United States. ······ There is no doubt that the Philippine Medical School morgue will help us out greatly in this matter in the future.
21) Edwad B. Vedder, "The Incidence of Cancer in Filipinos", *JAMA* 88(21)(1927), pp. 1627~1629
22) 호프먼(Frederick Ludwig Hoffman, 1865~1946)은 당대와 후대에 큰 영향을 미친 그의 저서 『전 세계의 암 사망 현황(Mortality from Cancer Throughout the World)』(1915)에서 암은 문명병이라고 주장했다. 호프만은 세계 도처에서 입수한 암 사망에 관한 방대한 데

고가 개선됨에 따라 모든 국가에서 암 발생률이 증가할 것으로 예상되며, 언젠가 통계가 실제 암 발생률을 제대로 반영하게 될 것이다."

필자의 연구 결과는 러들로우, 더들리, 베더 등이 제시하지 못했던 구체적인 데이터들을 통해 그들의 통찰이 옳았음을 뒷받침한다.

5. 일제 강점기 언론 매체에 나타나는 최초의 암 사망자들

1) 위암 사망자

필자가 지금까지 확인한바, 위암으로 사망한 최초의 한국인은 애국지사 안중근(安重根, 1879~1910)의 어머니 조마리아이다. 물론 언론 보도 등으로 세상에 알려진 위암 사망자 중 최초라는 뜻이다.

『조선일보』 1927년 7월 20일 자는 "안중근 모당(母堂) 상해에서 영면"이라는 제목 아래 "안중근 모당은 위암으로 15일 오후 11시경에 별세했더라"(상해 전보[電報])라는 기사를 게재했다.

이터들을 열거, 소개한 뒤 다음과 같이 결론을 내렸다. "토착 종족에서 암이 드물다는 사실은 이 질병(암)이 현대문명을 특징짓는 생활 조건이나 생활양식에 의해 발생하거나 적어도 상대적 빈도가 증가한다는 사실을 시사한다." 호프먼의 주장에 대해 당시에는 비판이 적지 않았다. 반면 최근에는 마치 부정할 수 없는 진리인 양 무비판적으로 받아들여지는 경향이 있다. 윌콕스(Walter Francis Willcox, 1861~1964)의 다음 논문은 당시 호프먼의 주장을 반박하는 대표적인 논문이다. Walter F. Willcox, "On the Alleged Increase of Cancer", Publications of the American Statistical Association 15(119)(1917) pp. 701~782. 윌콕스는 과거에 비해 암이 증가한 것처럼 보이는 현상은 주로 진단 기술의 발전과 보급에 기인한 것일 뿐 실제로 암이 증가한 것은 아니라는 주장을 펼쳤다. 3장에서 언급했던 뉴스홈과 거의 같은 견해이다.

그림 4-15. (좌) 『조선일보』 1927년 7월 20일 자
그림 4-16. (우) "이달의 독립운동가" 항목에 게시되어 있는 조마리아

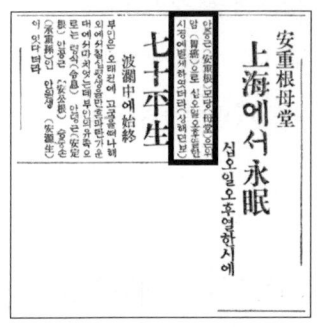 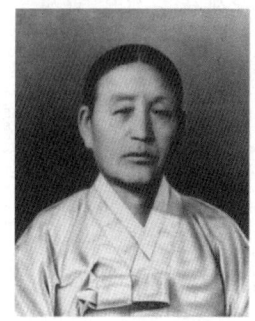

▌(좌) "안중근 모당 상해에서 영면"
▌(우) 망명지인 중국 상하이에서 65세에 위암으로 별세한 것으로 알려져 있다.
자료: 공훈전자사료관.

국가보훈처(2023년 6월 5일부터 국가보훈부)는 2017년 7월 "이달의 독립운동가"로 조마리아(1862년 5월 6일[음력 4월 8일]~1927년 7월 15일, 훈격: 애족장, 서훈 연도: 2008년)를 선정했다. 조마리아는 황해도 해주 출신으로 안중근 의사의 어머니이다.

보훈처는 공훈전자사료관(https://e-gonghun.mpva.go.kr/user/index.do)의 조마리아에 대한 "이달의 독립운동가" 기사 말미에 "한국 독립운동사에 끼친 영향"이라는 제목 아래 이런 내용을 게시하고 있다.

> 조마리아는 생전 "여중군자(女中君子)", "여걸(女傑)"이라는 평을 들었을 정도로 신망이 높았다. 상해에서 조마리아와 함께 생활한 여성 독립운동가 정정화는 조마리아에 대해 "너그러우면서도 대의에 밝은 분이었다"고 회고했다. …… 실로 조마리아는 한국 여성 독립운동가의 전범에 해당하는 인물이라고 평할 수 있을 것이다.

조마리아 여사는 1927년 7월 15일 상해에서 향년 66세로 별세했다. 사

인은 위암이었다. 장례는 프랑스조계 천주교당에서 상해 교민장으로 치렀고, 유해는 프랑스 조계 만국공묘(萬國公墓)의 월남묘지에 안장했다. 그러나 이후 도시개발로 묘지 터가 개발되고 건물들이 들어서면서 무덤을 찾을 수 없게 되었다. 대한민국정부는 고인의 공훈을 기려 2008년에 건국훈장 애족장을 추서했다.

국가기관인 보훈처가 안중근 의사의 어머니인 조마리아의 사망원인을 "위암"이라고 밝힌 것이다. 아마도 보훈처는 이상 『조선일보』 기사와 측근 친지들의 증언을 토대로 그런 판단을 내린 것으로 보인다. 엄밀한 의미의 의학적 증거에 따른 것은 아니지만, 그렇다고 딱히 그 사실을 부인할 일은 아닐 터이다.

2) 유방암 사망자

『조선일보』 1929년 6월 1일 자는 "덕혜옹주(德惠翁主) 어(御) 생모(生母) 복녕당(福寧堂) 양씨(梁氏) 영면"이라는 제목하에 "덕혜옹주의 생모인 양씨는 3년 전부터 유암(乳癌)으로 정양 중이더니 30일 오전 6시경부터 위독에 빠지어 동 7시에 영면하엿더라"라는 기사를 게재했다. 기사에는 "지부(池部) 어용의(御用醫)의 수당을 바닷스나 아모 효험이 업시 드듸여 장서하엿는데"라고 되어 있어 왕실에서 고용한 일본인 의사 이케베 요시오(池部義雄, 1876~?)의 진료를 받았음을 알리고 있다.

조선 제26대 국왕 고종(1852~1919)의 서녀(庶女)인 덕혜옹주(1912~1989)의 생모 양씨(1882~1929)는 (구)왕실 고용의사[御用醫]인 일본인 이케베에게서 1926년 무렵부터 3년간 유방암 진료를 받다 1929년 5월 30일 세상을 떠난

그림 4-17. 『조선일보』 1929년 6월 1일 자

德惠翁主御生母
福寧堂梁氏永眠

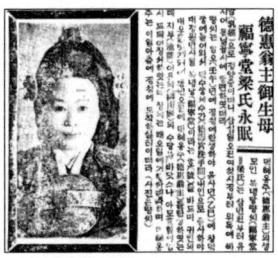

▌덕혜옹주의 생모인 복녕당 양씨가 3년 전부터 유방암을 앓다 47세를 일기로 별세했다는 내용이다. “수당을 바닷스나 아모 효험이 업시 드듸어 장서하엿”다고 되어 있는데 “수당”이 정확히 어떤 뜻인지는 파악하지 못했다.

것이었다. 옛날부터 한반도에 유방암 환자와 사망자가 있었을 테지만, 덕혜옹주의 어머니 복녕당 양씨는 기록으로 신원이 확인되는 최초의 유방암 사망자이다.

『조선인사흥신록(朝鮮人事興信錄)』(1935) 등에 따르면 1876년 규슈(九州)의 오이타현(大分縣)에서 태어난 이케베는 1900년 도쿄의학전문학교를 졸업한 뒤 고향에서 개업을 하는 등 의사로 활동하다 1910년 5월 망국 직전의 한국(대한제국)으로 왔다. 그리고 경성안동병원(京城安東病院) 부원장을 거쳐, 1912년 이왕직(李王職) 전의보(典醫補)에 임명되어 왕족들의 건강을 돌보았다.

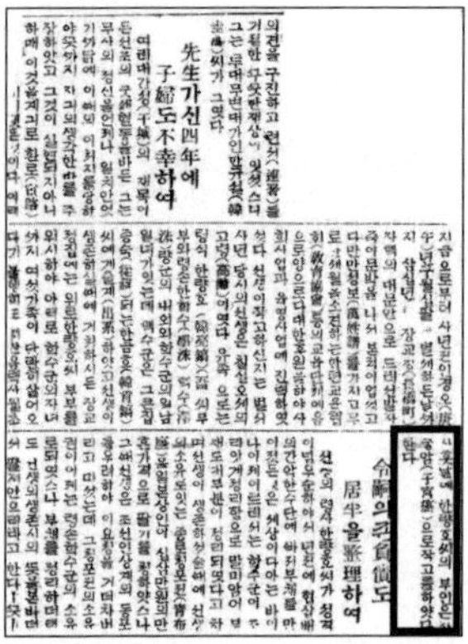

부고 기사에 사망원인이나 앓던 질병을 밝히는 일이 흔하지 않았던 당시에 “유방암”이라는 왕실 여성의 사인과 주치의를 밝힌 것은 이례적인 일로 여겨진다.

그림 4-18. 『조선일보』 1933년 5월 7일 자

先生가신四年에
子婦도不幸하여

▌한규설의 맏며느리가 그 해 4월 27일(음력 4월 3일) 자궁암으로 별세했다는 내용이 실려 있다. “선생 가신 4년에 자부도 불행하여”라는 소제목은 한규설의 삶과 며느리의 죽음에 동정적인 뉘앙스를 풍긴다.

3) 자궁암 사망자

『조선일보』 1933년 5월 7일 자에는 대한제국 시기 참정대신(參政大臣)을 지낸 한규설(韓圭卨, 1856~1930)의 맏며느리가 자궁암으로 사망했다는 기사가 게재되어 있다. 이상 두 사망 기사와는 달리 한규설의 생애를 언급한 끝머리 부분에 부차적으로 며느리의 소식이 실려 있다.

한규설은 을사늑약 때 다른 친일매국 대신들과 달리 끝까지 늑약 체결을 반대했으며, 1910년 망국 뒤 일제가 수여하는 귀족 작위를 거절한 인물이다. 한규설의 맏아들인 한양호가 1880년 무렵에 태어났고, 부부 나이가 비슷했을 것으로 가정하면 한규설의 맏며느리는 50세 전후해서 자궁암으로 세상을 떠난 것으로 여겨진다.

4) 폐암 사망자

"교육계의 공로자 오희원(吳熙源) 옹 장서(長逝)"라는 제목의 『조선일보』 1935년 8월 13일 자 기사는 아래와 같이 오희원이 폐암으로 별세했다는 소식을 전하고 있다.

> 조선 사학계(私學界)의 은인 오희원 옹은 수월을 두고 폐암(肺癌)으로 병고 중이다가 재작일 오후 1시에 철산(鐵山) 자택에서 61세를 일기로 별세하엿다 씨는 일즉이 광무(光武) 년간에 철산 향리에 사학을 창설한 것을 비롯하야 평양대성중학교의 설립 경영을 적극 후원하엿고 경성협성실업학교와 정주(定州)오산고보를 창설 경영한 간부 중의 한 사람으로서 지금에 이르기까지 교육계를 위하야 물질과 정신 두 방면의 희생을 아끼지 안엇다 ◇ 사진은 고 오희원 옹

교육자 오희원(1873~1936)은 항일운동의 공적으로 독립유공자(운동계열

그림 4-19. 『조선일보』 1935년 8월 13일 자

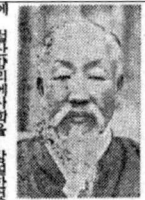

교육계의 공로자 오희원이 몇 달 동안 폐암을 앓다가 별세한 사실을 보도하고 있다.

계몽운동, 훈격: 애족장, 포상연도 1990년)로 선정된 인물이다. 국가보훈부 공훈록에는, "1911년 1월 조선총독 암살 음모사건으로 체포되어 1913년 3월 2심 재판에서 무죄석방 되었으나 장기간 옥고를 겪은 사실이 확인됨"이라고 기록되어 있다. 1911년 이른바 "데라우치 모살미수(謀殺未遂) 사건"에 주역으로 참여하여 1심에서 징역 7년형을 선고(1912년 9월 28일) 받은바 있다. 『독립유공자공훈록』 제1권(1986년 발간)에는 오희원의 공적을 이렇게 기록하고 있다.

평안북도 철산(鐵山)군 참(站)면 이응(二鷹)동에서 태어났다.

1907년 4월 양기탁(梁起鐸), 안창호(安昌浩), 전덕기(全德基) 등을 중심으로 국권회복을 위한 비밀결사로서 신민회(新民會)가 창립되자 이에 가입하여 평안북도 지회에서 활동했다. 특히 교육구국운동에 헌신적으로 노력했으며, 정주 오산학교 설립의 이사직을 맡았고, 평양의 대성학교 설립에 5천 원을 기부하는 등으로 적극 지원했다.

신민회의 무관학교 설립과 독립군기지 창건운동을 저지하고 한국민족의 국권회복운동을 탄압하기 위하여 일제가 소위 "사내총독(寺內總督) 암살음모사건"을 조작하여 전국의 신민회 회원 800여 명을 일제히 검거할 때 오희원은 철산군감(鐵山郡監)으로서 신민회 군책임자로 지목되어 1911년

9월에 체포되고 경성지방재판소에서 1912년 9월 28일 징역 7년의 선고를 받았다. 공판투쟁을 완강히 전개한 결과 1913년 3월 20일의 공소심에서 무죄선고를 받았으나, 실질적으로 2년간의 옥고를 겪었고, 일제의 잔혹한 고문을 당했다.

정부에서는 독립운동에 끼친 고인의 공훈을 기리어 1990년에 건국훈장 애족장(1977년 대통령표창)을 추서했다.

63세 나이에(『조선일보』 기사와는 생년에 차이가 있다) 별세한, 교육자이자 항일독립투사 오희원은 기록으로 확인되는 우리나라 최초의 폐암 사망자이다.

5) 식도암 사망자

기록으로 확인되는 최초의 식도암 사망자는 김익남이다. 최초의 근대 의사, 최초의 의학 교수, 최초의 군의장(軍醫長), 최초의 근대식 의사단체 회장 등 우리나라 근대의학 역사에서 여러 가지 "최초" 수식어를 가지는 김익남의 사인은 사망 당시에는 보도된바 없었다. 『조선일보』 1937년 4월 6일 자 등에서 그가 사망한 사실만 전할 뿐이었다.

김익남의 사인이 식도암이라는 사실이 알려진 것은 25년 뒤인 1962년 11월이었다. 『대한의학협회지』 제5권 제11호의 「한국 의학의 선구자를 찾아서 (4) 김익남」에는 다음과 같이 김익남의 수제자인 김교준(金敎準)의 증언이 실려 있다.

"이것(생선 가시가 목에 걸려 치명상이 된 것)이 원인이 되어 식도암을 일으켜 (1937년 4월 5일) 향년 70세 미만에 당시 왕십리 자택에서 조용히 별세했다."

그림 4-20. 『조선일보』 1937년 4월 6일 자

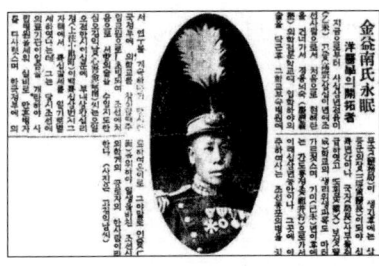

■"김익남씨 영면. 양의학의 개척자". 사망원인에 대한 언급은 없고 4월 5일 새벽 1시 20분 상왕십리 정의 자택에서 별세했다고만 보도했다.

그림 4-21. 「한국 의학의 선구자를 찾아서 (4) 김익남」, 『대한의학협회지』 제5권 제11호(1962), 113~114쪽

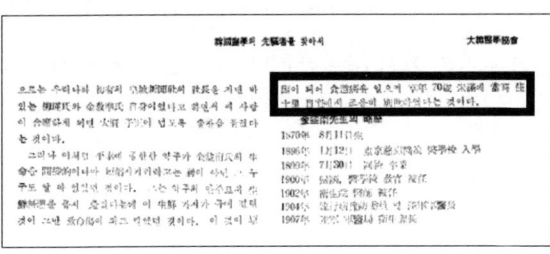

■김교준은 김익남의 사망 원인이 식도암이었다는 사실을 증언했다.

생선 가시로 인한 식도 손상이 식도암의 원인인지를 단정할 수는 없지만, 의사인 김교준의 증언대로 김익남이 식도암으로 사망한 것은 의심할 필요가 없을 터이다.

6. 일제 강점기 한국인(조선인) 암 연구자, 특히 병리학자들과 그들의 일본인 스승들

1) 한반도 최초의 암 부검과 위암 사망자

한반도 최초의 암 사망자 부검은 1911년 4월 2일 해주자혜의원(海州慈惠

醫院)에서 근무하던 육군 2등 군의 이사키 세이이치(井崎精一)가 시행한 것이다. 이사키는 일반의로 병리의사는 아니었다.[24]

1911년 3월 27일 심한 복부 부종으로 입원한 일본인 남성 환자는 4일 뒤인 31일 사망했고, 4월 2일 부검이 시행되었다. 그리고 부검에서 위암과 폐석(肺石) 소견이 발견되었다. 또한 환자의 어머니가 1907년 62세에 위암으로 사망했다는 가족력이 확인되었다.

이 위암 부검 사례는 이사키가 1911년 4월 30일 조선의학회(朝鮮醫學會) 창립총회에서 구두 발표했고, 그 내용은 『조선의학회잡지』 창간호 131~136쪽에 「위암 겸폐석 1례(胃癌兼肺石ノ一例)」라는 제목으로 게재되었다.

그림 4-22. 이사키 세이이치, 「위암 겸폐석 1례」, 『조선의학회잡지』 창간호 131~136쪽(1911년 4월 30일 조선의학회 창립총회에서 구두 발표)

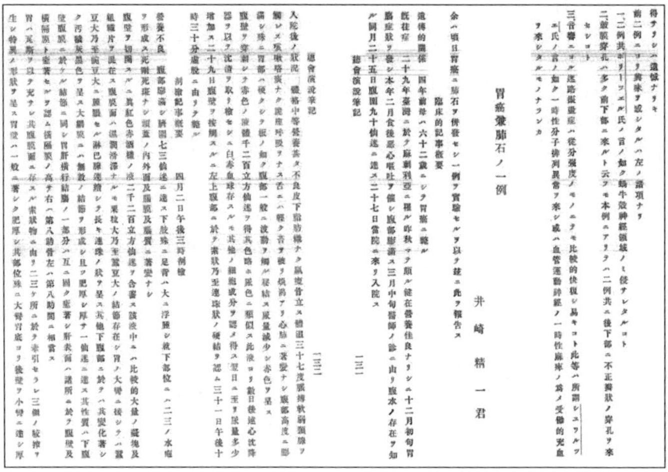

胃癌兼肺石ノ一例

井崎精一君

24) 이사키는 1910년부터 1916년까지 해주자혜의원의 의원(醫員)과 의관(醫官), 1917년부터 1918년까지 제주자혜의원 원장을 지냈다. 이 기간 동안 군대 계급은 육군 2등 군의(중위에 해당)였다. 현역 군의관 중위가 도립병원에 해당하는 자혜의원 원장을 지내던 시절이었다. 1910년대 조선은 일본 육군의 식민지인 셈이었다.

앞서 언급했던 경성제국대학 병리학 부검 사례들에서 추정할 수 있듯이, 일제 강점기에 암은 사망통계로 파악되는 암 사망률보다 부검 시의 암 진단율이 훨씬 높았다. 생전에 암을 앓고 있다는 사실이 알려지지 않은 채 사후 부검에서 암이 발견되는 경우가 대단히 많았다는 것이다. 다시 말해, 암 환자의 대부분은 암을 앓고 있다는 사실을 모르는 채 살다 죽었다는 뜻이다. 최초의 암 부검 사례 경우도 마찬가지였다.

2) 한반도 최초의 폐암 부검과 최초의 한국인(조선인) 병리학자 김현주

최초의 폐암 부검은 1921년 1월 17일, 경성의학전문학교 병리학교실에서 이루어졌다. 이름이 "이○○"으로만 알려진 75세의 조선인 여성은 1920년 9월 14일 조선총독부의원에서 초진(初診)을 받고 당일 입원한 환자로, 임상진단명은 만성관절염과 만성신장염이었다. 환자는 4개월 뒤인 1921년 1월 15일 사망했고 이틀 뒤인 17일 부검을 통해 오른쪽 폐에서 선세포암(腺細胞癌)이 확인되었다. 부검으로 폐암이 확인된 최초의 한국인(조선인)이다.

부검을 집도한 병리의사는 당시 경성의학전문학교 병리학교실 조교수인 김현주라는 조선인이었다. 김현주는 이 사례를 분석하여 「원발성 폐장암에 대하여(原發性肺臟癌=就テ)」라는 논문을 『조선의학회잡지』 제36호(1921) 409~428쪽에 게재했다. 이 논문은 한국인이 발표한 최초의 암 연구 원저 논문이었다.

김현주는 폐암에 앞서 1920년에 원발성(原發性) 비장(脾臟) 육종(肉腫)을 부검으로 밝힌바 있었다. 43세 남성(성명 불상, 민족 미기재: 앞서 보았던, 성만 밝히고 이름은 드러내지 않았던 이씨 할머니의 경우와는 달리 성과 이름이 모두 불상인 것으로 보아 행려사망자이고 조선인일 가능성이 높다) 환자의 임상진단은 전간

그림 4-23. (상) 김현주, 「원발성 폐장암에 대하여」, 『조선의학회잡지』 제36호(1921), 409~428쪽
그림 4-24. (하좌) 김현주, 「원발성 비장 육종」, 『조선의학회잡지』 제32호(1921), 65~66쪽
그림 4-25. (하우) 김현주, 「다발성 신경종에 대하여」, 『조선의학회잡지』 제68호(1926), 1~19쪽

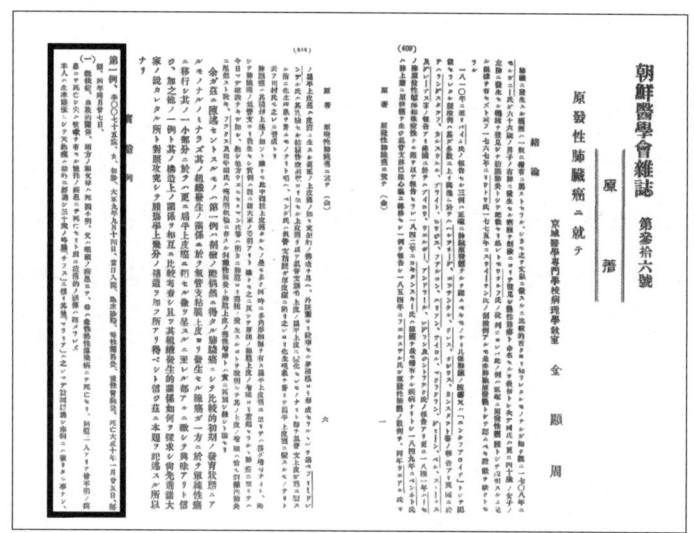

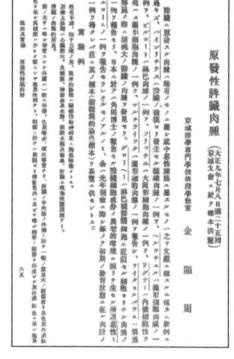

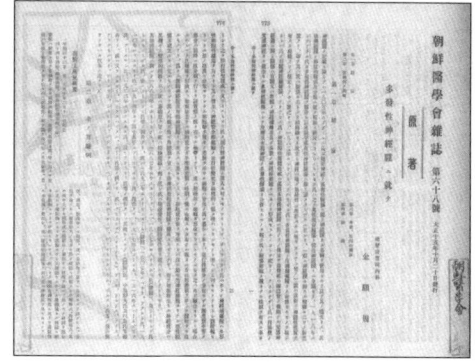

▌(우) 김현주의 소속이 "경성의학전문학교 병리학교실"이 아니라 "조선총독부의원 내과"로 되어 있다.

성(癲癎性) 정신병, 각기, 매독이었으며 비장에 원발성 육종이 있다는 사실은 부검에서 발견되었다. 부검으로 육종을 밝힌 것은 한반도 최초였으며, 아마도 확인된 최초의 한국인 육종 환자로 여겨진다. 김현주는 이 사례를

1920년 7월 8일 조선의학회 경성지회에서 조직표본과 함께 발표했고, 『조선의학회잡지』 제32호 65~66쪽에 「원발성 비장 육종(原發性脾臟肉腫)」이라는 제목으로 발표했다. 이 논문은 원저가 아니라 "임상 보고"였다.

또한 김현주는 다발성 신경종 사례도 최초로 부검을 통해 확인했다. 1921년 2월 12일 사망한 42세 남성을 이틀 뒤인 14일에 부검해서 다발성 신경종을 발견한 것이다. 나이 이외에 사망자의 신원과 임상진단 등이 없는 것으로 보아 행려사망자일 가능성이 많아 보인다. 김현주는 이 사례에 대해 5년 뒤에야 논문(원저)(김현주, 「다발성 신경종에 대하여(多發性神經腫＝就テ)」, 『조선의학회잡지』 제68호(1926), 1~19쪽)으로 발표했다.

김현주는 암에 관해 본격적으로 연구하여 논문을 발표한 최초의 한국인이다. 그는 원저 3편을 포함해서 논문 10편을 모두 『조선의학회잡지』에 게

표 4-31. 암에 관한 김현주의 논문들

연도	호수	쪽수	종류	논문 제목
1921년	30, 31호	116~120	강연초록	원발성 폐장 내피세포종에 대하여
	30, 31호	202	강연초록	표본 공람(원발성 비장 육종, 장관 지방종) ※ 제목만 있음
	32호	63~64	임상 및 실험	장관 지방종
	32호	65~66	임상 및 실험	원발성 비장 육종(표본 공람)
	33호	49~50	강연초록	초기 폐장암에 대하여
	36호	1~20	원저	원발성 폐장암에 대하여
	36호	67~70	강연초록	원발성 늑막 내피세포종에 대하여
1922년	37호	35~60	원저	원발성 폐장암에 대하여(속)
	37호	72~73	강연초록	폐장 내피세포종의 증례 증보
1926년	68호	1~19	원저	다발성 신경종(multiple neuroma)에 대하여

▮ 이상 10편의 논문은 모두 『조선의학회잡지』에 게재되어 있다.
▮ 「다발성 신경종에 대하여」(1926)는 조선총독부의원 내과 소속, 나머지는 경성의학전문학교 병리학 교실 소속으로 기재되어 있다.

재했다.

김현주는 누구인가? 지제근(池堤根) 교수(1938~2014, 서울대학교 의과대학 병리학 교수·주임교수 및 의사학 주임교수 역임)는 「김현주의 생애와 학문」[『서울대학교 의과대학 병리학교실 100년(1913~2013)』(서울대학교 의과대학 병리학교실, 2014)] 19~20쪽에서 김현주에 대해 다음과 같이 언급했다.

> 김현주(金顯周)는 우리나라 최초의 서양의학 교육기관인 의학교(醫學校)의 제1회 출신인 김명식(金明植)[25]의 2남 중 장남으로 부친이 개원하고 있던 서울의 창선동에서 태어났다. 선생의 부친은 1899년 23세로 의학교에 입학 수학한 만학도(晚學徒)로서 졸업 후 콜레라 방역의사로 활동하다가 1904년 군의관으로 근무했으며 1912년 군대 해산으로 서울에서 한조의원(韓兆醫院)을 개원했다.[26]
>
> 중학교 시절부터 차분하고 진지하고 학구적이었던 김현주 선생은 1912년 경성의학전문학교[27]에 입학했다. 선생은 학생 때부터 병리학에 흥미를 가졌고, 1916년 졸업과 함께 모교 병리학교실에 입국했다. 선생은 학생 때

---

[25] 1899년 설립된 의학교는 1902년 7월 우리나라 최초의 근대식 면허의사 19명을 배출했다. 김현주의 부친 김명식(1875~?)은 그 19명 중 방한숙(方漢肅)에 이어 2등으로 졸업했다.
[26] 김명식은 1910년까지는 대한제국 군대, 1920년까지는 조선보병대(朝鮮步兵隊), 그 뒤 적어도 1927년까지 조선 주둔 일본군의 군의관으로 근무했다. 대한제국 군대는 1907년 7월 31일에 해산되었다. 하지만 1910년 대한제국이 일제에 패망할 때까지 소수의 병력이 남아 있었으며, 일제 강점기에도 1920년까지 조선보병대로 명맥을 유지했다. 『매일신보』 1922년 8월 18일 자에 따르면, 김명식은 이때 일본군 3등 군의정(軍醫正, 요즈음 계급으로는 소령)으로 승진했으며 1927년의 일본군 직원록에 따르면, 당시 김명식의 계급은 2등 군의정(중령)이었다. 한편 이 당시는 군대에 근무하면서 개업이 가능했으므로 한조의원 개원은 사실이었을 것으로 생각된다.
[27] 정확하게는 "조선총독부의원 부속의학강습소"이다. 강습소는 1916년 4월 1일 경성의학전문학교로 승격되었다. 김현주는 승격되기 직전인 1916년 3월 강습소를 졸업했다.

부터 일본인 병리학 교수 이나모토(稲本龜五郎)의 강의에 심취했고, 졸업 후 행보에도 이것이 영향을 주었다. 입국한 후에도 선생은 일본인이 학문적으로 우리보다 더 앞섰고 또한 구미 문화에 대한 이해가 높음을 간파하고 일본인 수준으로 항상 노력했고, 특히 한일 합방 후의 한국인 차별대우에 대해 불평을 참고 더욱 열심히 공부하여 신지식을 많이 습득하는 길이 이를 극복하는 것이라고 생각했다.

선생이 경의전 병리학 조수가 되면서 이나모토 교수의 학문성을 존경하여 여러 가지 면에서 이나모토 교수를 따라했는데, 심지어 분필을 가운에 문지르는 버릇까지 같았다고 한다. 그가 학생을 가르칠 때는 그 진지한 태도에 후배들이 감명을 받았다고 한다.

선생은 특히 인체의 각종 병적 상태에 대한 병리조직학적 기술에 관심을 갖고 여러 편의 논문을 발표했다. 선생의 학구적 태도와 교육자로서의 자질에 힘입어 1919년 4월 1일 경의전 병리학 강사를 거쳐 조교수로 임명받았다.

그의 첫 논문은 1920년 『조선의학회잡지』에 발표되었는데 제목은 "원발성 폐장 내피세포종에 대하여"였다.[28] 현재도 이 종양에 대해서는 논의가 많은 것인데 당시에 이와 같은 희유한 종양을 자세히 기술했다는 것은 선생이 얼마나 병리조직학적 판독력이 출중했는가를 나타낸다고 할 수 있다. 선생의 논문 활동은 1921년에 대단히 활발하여 한 해에 7편의 논문을 발표했는데 특히 원발성 폐암, 원발성 비장 육종, 장관 지방종, 흉막내피종 등 희유한 종양의 병리학적 기술에 치중했다. 한편 아메바 이질의 간농양의 조직학적 소견 등도 발표했는데 이것은 부검례를 검색한 것이라고 추

---

28) 구두 발표는 1920년, 학회지에 게재된 것은 1921년이다.

측된다. 1922년에서 1924년에 이르기까지 선생은 계속하여 활발한 논문 활동을 했는데 원발성 폐암의 조직학적 연구가 주종이었다. 1923년부터는 다발성 신경종에 대한 논문을 여러 편 발표했다.

선생의 논문 활동은 1926년으로 끝나는데 마지막 논문은 "인슐린 주사에 의한 혈당량 감강과 말초성 백혈구 증다와의 관계"로서 『조선의학회잡지』에 발표되었다. 조선총독부관보에 의하면 선생은 1924년 1월 24일 교수로 승진하고[29] 5일 뒤인 29일 자로 의원면직 된 것으로 되어 있는데, 그토록 학구적이었던 선생이 왜 갑자기 학교를 떠났는지에 대한 기록이 없다. 다만 정구충(鄭求忠) 선생의 기술에 따르면 선생의 부친이 독립운동과 관련되었고[30] 동생 현철(賢哲)[31]이 도미하여 가정 전체가 일본 경찰의 감

---

29) 김현주는 경성의학전문학교 최초의 조선인 조교수, 최초의 조선인 정교수였다. 정교수로 승진한 뒤 5일 만에 의원면직 한 것은 정교수 승진이 예우 차원에서 이루어진 것임을 뜻한다. 김현주는 경성의학전문학교 교수직을 사임한 뒤 조선총독부의원 내과에 근무한 것으로 여겨지는데, 언제까지 근무했는지는 파악되지 않는다.

30) 정구충은 『한국 의학의 개척자 (I)』(동방도서, 1985), 675쪽에 다음과 같이 기록했다. "부친인 명식 선생의 비서인 지여사(池女史)의 오빠가 유명한 군인 혁명가로서 중국서 일본인과 항쟁하고 있었으므로 국내에서 일본인들의 정보계통으로부터 항상 압박과 동시에 미묘한 눈초리로 간접적인 고통을 받아 가정에서 전전긍긍하며 지내는 터이라, 김 교수는 가정에 있어서도 항상 불안하게 신경을 썼다." "유명한 군인 혁명가로 지여사의 오빠"라면 1919년 중국으로 망명하여 항일무장투쟁을 이끈 지청천(池靑天, 1888~1957) 장군을 떠올리게 되는데, 정구충의 증언이 얼마나 신뢰할 만한 것인지는 판단하기 어렵다. 정구충의 저서에는 오류와 부정확한 언급이 대단히 많기 때문이다. 하지만 김현주를 "우리나라 최초의 병리학자"(673쪽)라고 명백히 밝힌 점은 정구충의 업적이라고 할 만하다. 한국의 병리학계에서는 2000년대 초까지도 대부분 윤일선을 최초의 병리학자로 여겼기 때문이다. 더욱이 아직까지 김현주의 이름도 모르는 병리학자가 적지 않을 것이다.

31) 김현철(金顯哲, 1901~1989)은 1921년 경성공업전문학교 광산과를 졸업하고 원산의 루시아 여자고등보통학교 교사로 근무하다 1926년 미국 유학길에 올라 1933년 워싱턴의 아메리칸 대학교에서 경제학 박사학위를 받았다. 김현철은 미국에서 주로 이승만의 측근으로 활동하다 1953년 귀국하여 재무부 장관 등 이승만 정부의 요직을 역임했으며, 1962년 박

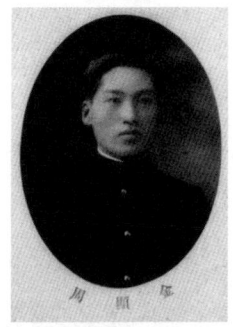

그림 4-26. 1916년 조선총독부의원 부속의학강습소 졸업 앨범에 수록되어 있는 김현주의 사진

▎지금까지 알려진 김현주의 유일한 사진이다.

시 대상이 되어 항상 불안한 생활을 했다고 했다. 따라서 선생이 학문에 집중하고 있었으나 전후좌우에서 일본인들의 차별적 대우와 불손한 언사 등에 대한 울분을 누르고 참았기 때문에 그는 항상 우울해 있었다고 한다. 이런 모든 상황이 선생으로 하여금 계속 학교에 머무르게 하지 못하고 결국 사임한 것이라고 추측된다. 선생은 1941년 별세했다.

최초의 한국인 병리학 교수이자 최초의 한국인 암 연구자인 김현주의 구체적 업적이 "발견"된 것은 20년이 채 되지 않는다. 그에 대해 관심이 아예 없었기 때문이고, 그렇게 된 데는 윤일선의 존재가 너무 뚜렷했기 때문이다. 그뿐만 아니라 김현주의 경력과 활동을 뒷받침하는 구체적인 증거 자료들이 제시되었는데도, 김현주가 최초의 한국인 병리학자이고 최초의 한국인 암 연구자라는 사실은 여러 해 동안 받아들여지지 않았다. 그만큼 한번 입력된 개인적·집단적 선입관은 무서울 정도로 힘이 강한 것이다. 지제근 교수가 진실을 받아들이는 데도 여러 해가 걸렸다.

지제근 교수는 『서울대학교 의과대학 병리학교실 100년(1913~2013)』(2014)에서 우리나라 병리학의 초기 역사에 대해 다음과 같이 언급했다.

> "이나모토는 계속 경의전에 남아 교육과 연구를 했으며, 한국인 병리학자인 김현주와 신성우(申聖雨)[32]를 배출했고"(15쪽)

정희 군사정권 시절에는 경제기획원 장관과 내각수반(국무총리격)을 지냈다.

"그(이나모토)는 한반도 최초의 병리학자였고, 우리나라에 현대식 병리학을 학교와 병원에 도입한 사람으로 기록될 인물"(15쪽)

"그(김현주)는 경의전 출신인 최초의 한국인 교수로서 모교에 봉직하며 당시 조선인 학생들의 귀감이 되었다 한다."(16쪽)

"이때 우리나라 병리학사에 또 한 가지 중요한 일이 일어났는데 그것은 최초의 한국인 병리학 교수가 탄생했다는 것이다. 즉, 한국인 윤일선이 1928년 3월 일본 교토제국대학 병리학교실에서 후지나미 교수에게 사사하고 연구를 하던 중 새로 서울에 생긴 경성제국대학에 부임하게 되었다. 그는 1928년 성대 병리학교실 조수로 임명받았고 그 이듬해인 1929년 조교수로 승진하여 제1강좌에 소속되었다. …… 윤일선 조교수는 이후 1930년 3월까지 2년간 성대 병리학교실에서 근무하다가 1930년 세브란스의학전문학교 병리학 주임교수로 부임했다."(22쪽)

지 교수의 이상 언급에 따르면, 한반도 최초의 병리학자는 이나모토 카메고로(稻本龜五郎, 1877~1940)이고, 이나모토가 배출한 김현주는 한국인 최초의 병리학자이자 최초의 병리학 교수이다. 그런데 지 교수는 22쪽에서는 윤일선을 최초의 한국인 병리학 교수라고 했다. 상호 모순되는 이 언급을 어떻게 해석해야 할까? 필자는 지 교수의 의식, 무의식 속에 남아 있는 종래의 선입관 때문에 생긴 혼선이라고 설명하면 충분하다고 생각한다. 개인적 선입관도 이러하거니와, 집단적 선입관은 훨씬 더 끈질기다. 학문은 "구체적인 사실(팩트)들"을 무기로 이렇게 "잘못 입력된", "선입관", "통념(通念)", "상식(常識)"과의 싸움을 통해 진실에 이르는 험난한 노정(路程)이기도

---

32) 1925년에 경성의학전문학교를 졸업하고 병리학을 전공했다.

하다.

윤일선에 대해 뒤에 더 자세히 언급하겠지만, 여기서는 윤일선이 병리학자가 된 과정에 대해 간략히 기술한다. 1923년 교토제국대학 의학부를 졸업한 윤일선은 대학원에서 병리학교실 후지나미 아키라(藤浪鑑, 1871~1934) 교수의 지도 아래 본격적으로 병리학을 공부하여 2년 뒤인 1925년 9월 병리학 석사학위를 받고 박사과정으로 진학했다. 1926년 후지나미는 도쿄제국대학 1년 후배인 시가 기요시(志賀潔, 1871~1957) 경성제국대학 의학부장에게 윤일선을 소개했고, 시가는 다시 윤일선을 병리학교실 도쿠미쓰(德光美福, 1889~1952, 1910년 나가사키 의학전문학교 졸업) 교수에게 추천했다. 도쿠미쓰는 흔쾌히 윤일선을 부수(副手)로 채용했다. 윤일선은 조수(助手)를 거쳐 1928년 3월 30일 조교수 발령을 받았다. 조선인으로는 최초로 제국대학의 조교수가 된 윤일선은 세브란스의학전문학교 교수로 전임할 때까지 1년 20일을 재직했다. 그리고 윤일선은 「아나필락시와 호르몬과의 관계에 대하여」라는 논문으로 1929년 1월 17일 교토제국대학에서 의학박사학위를 받았다.

김현주가 병리학을 전공하기 시작한 것은 1916년, 윤일선은 1923년이었다. 병리학 조교수가 된 것은 김현주가 1919년, 윤일선이 1928년이다. 윤일선이 박사학위를 받은 것은 1929년이었고, 김현주는 평생 박사학위를 갖지 못했다. 김현주의 지도교수인 이나모토는 교토제국대학 17년 후배인 윤일선보다 3년 늦은 1932년에 박사학위를 취득했다. 이나모토는 박사학위 없이 20년 가까이 병리학 교수로 연구와 교육에 많은 업적을 남겼다. 김현주 역시 박사학위 없이 뛰어난 병리학 논문, 특히 암에 관한 논문을 연달아 발표했다. 이렇듯 김현주를 한국인 최초의 병리학자이자 최초의 병리학 교수라고 인정하는 데는 아무런 문제가 없다. 김현주가 아니라 진실을 진실로 받아들이지 못하는, 고리타분한 선입관이 문제이고 고질병인 것이다.

일제 강점기 식민지 조선의 유일한 대학이었던 경성제국대학33)에서 박사학위를 수여하기34) 시작한 1932년 이전 조선에서는 박사학위를 받을 길이 없었다. 일본의 대학에서 받는 방법밖에 없었다. 당시 일본의 박사학위 제도는 오늘날과 크게 달랐다. 대부분 코스워크 없이 논문 심사만으로 박사학위를 수여하는 일종의 "업적심사제도"였다. 굳이 일본에 유학 가지 않더라도 제출한 논문이 해당 대학 의학부의 교수회를 통과하면 박사학위를 받을 수 있었다. 하지만 그 문은 대단히 좁았다. 표 4-32에 보듯이, 1920년대에 의학박사학위를 받은 조선인은 7명에 불과했다.35) 일제 강점기 조선인 의학계를 주도했던 이들은 대부분 일본인 지도교수의 도움으로 그 교수의 출신 대학에서 박사학위를 받았다.36)

김현주는 1919년 조선인으로는 처음으로 경성의학전문학교 조교수로 임명 받았다. 조선인 의학자들 중 단연 선두주자였다. 그리고 1921년, 1922년의 연구 업적만으로도 너끈히 의학박사학위를 받을 만했다. 이 무렵 김현

---

33) 1926년에 의학부와 법문학부가 설립되었다. 그에 앞서 1924년에 "대학 내 고등학교" 격인 예과가 설립되었다. 조선에는 식민지 기간 내내 별도의 고등학교가 설립되지 않았다.
34) 경성제국대학에서 최초로 의학박사학위를 받은 사람은 당시 경성제국대학 의학부 생리학 교수인 나카니시 마사슈(中西政周, 1890~1975)였다. 나카니시는 1932년 9월 24일 의학박사학위를 수여 받았다. 1916년 교토제국대학을 졸업한 나카니시는 1918년 경성의학전문학교 생리학 교수를 거쳐 1926년 경성제국대학 생리학 제1강좌 교수가 되어 1938년까지 재직했다. 그 뒤 1949년부터 80세에 이른 1970년까지 오사카 대학 생리학 교수를 지냈다(『일본근현대의학인명사전』, 440쪽).
35) 6명 모두 경성의학전문학교 또는 그 전신인 조선총독부의원 의학강습소 출신이었다. 사립 세브란스의학전문학교 출신으로는 최명학(崔明鶴)이 처음으로 1932년 교토제국대학에서 의학박사학위를 받았다.
36) 윤일선은 건강 문제로 1925년 9월 조선에 돌아왔다. 따라서 교토제국대학 병리학교실에 근무한 기간은 2년 반 정도이다.

표 4-32. 1920년대에 의학박사학위를 받은 조선인 의사

성명	졸업 연도 및 학교	박사학위 취득 연도 및 대학
윤치형(尹治衡)	1918년 경성의학전문학교 졸업	1924년 7월 규슈제국대학
박창훈(朴昌薰)	1918년 경성의학전문학교 졸업	1925년 3월 교토제국대학
심호섭(沈浩燮)	1913년 총독부의원 강습소 졸업	1925년 11월 도쿄제국대학
유일준(俞日濬)	1918년 경성의학전문학교 졸업	1926년 1월 게이오 대학
최일문(崔日文)	1913년 총독부의원 강습소 졸업	1927년 6월 도쿄제국대학
백인제(白麟濟)	1921년 경성의학전문학교 졸업	1928년 4월 도쿄제국대학
윤일선(尹日善)	1923년 교토제국대학 졸업	1929년 1월 교토제국대학

주의 연구 업적은 양으로나 질로나 조선 내 일본인 의학자들과 비교하더라도 전혀 손색이 없었다. 또한 김현주의 지도교수는 교토제국대학 출신의 이나모토 카메고로였고, 이나모토의 스승은 교토제국대학의 현직 병리학 교수인 후지나미 아키라 교수였다. 이런 상황에서 김현주가 박사학위를 취득하지 않은 것이 오히려 쉽게 이해되지 않는다. 객관적인 조건들로 보아 김현주는 최초의 관립 의학전문학교 한국인 조교수에 이어 최초의 한국인 의학박사가 될 만했다.

정구충은 김현주의 부친인 김명식이 항일독립운동과 연관되었던 것처럼 기록했지만, 김명식은 적어도 1927년까지 일본군의 영관급 군의관이었다. 친일반민족 행위로 시탄 빋을 치신을 했던 것이다.[37] 따라서 정구충의 기술은 김현주의 학문적 요절을 설명하지 못한다.

김현주의 연구자로서의 생애는 10년에 불과했다. 더 왕성한 활동을 시작할 30세 전후[38]에 학문적 삶을 마감한 것이다. 그 이유와 원인이 무엇이든

---

37) 민족문제연구소 등이 편찬한 『친일인명사전』(2009)은 일본군의 위관급 장교를 지낸 경력을 친일반민족 행위자의 중요한 기준으로 삼았다.
38) 김현주의 생년조차 파악되지 않은 상태이지만 1895년 전후로 여겨진다.

표 4-33. 경성의학전문학교의 조선인 (정)교수

성명	전공	재직 기간	학력 및 박사학위 취득
김현주(金顯周)	병리학	1924년 1월 24~29일	1916년 총독부의원 의학강습소 졸업
유일준(兪日濬)	미생물학	1926년 10월 1일~ 1932년 8월 12일	1918년 경성의학전문학교 졸업
			1922~1923년 독일 프라이부르크 대학 유학
			1926년 게이오 대학 박사
백인제(白麟濟)	외과학	1928년 6월 1일~ 1941년 1월 23일	1921년 경성의학전문학교 졸업
			1928년 도쿄제국대학 박사
이재복(李在馥)	외과학	1941년 1월 25일~해방	1931년 경성의학전문학교 졸업
			1938년 나고야제국대학 박사
신용균(申龍均)	내과학	1942년 2월 10~12일	1925년 경성의학전문학교 졸업
			1942년 규슈제국대학 박사

▎유일준과 백인제는 조교수를 거치지 않고 처음부터 교수로 임명 받았고, 나머지 3명은 조교수를 거쳐 교수로 승진했다.

김현주 개인으로나 한국 의학사의 측면에서나 매우 안타까운 일이다. 경성의학전문학교 최초의 조선인 세균학(미생물학) 교수인 유일준(兪日濬, 1895~1932)이 사고사(1932년 8월 12일 한강에서 가족들과 물놀이 중 익사)로 생물학적·학문적 삶을 끝낸 일에 비견할 만하다.

3) 김현주의 스승 이나모토 카메고로

이나모토 카메고로는 1906년 교토제국대학 의학부를 졸업한 뒤 처음에는 내과를 전공하다 1908년 후지나미 아키라 교수의 병리학교실에 들어가서 조수와 강사를 거친 뒤 1913년 조선에 와서 조선총독부의원 병리학 교관(교수)이 되었다. 이나모토는 1916년 승격된 경성의학전문학교의 병리학 교수가 되어 1931년까지 재직한 뒤 일본으로 돌아가 교토에서 내과의원을

그림 4-27. (좌) 1916년 조선총독부의원 부속의학강습소 졸업 앨범에 수록되어 있는 이나모토 카메고로의 사진
그림 4-28. (우) 1916년 조선총독부의원 부속의학강습소 졸업 앨범에 수록된 졸업식 당일의 기념 사진

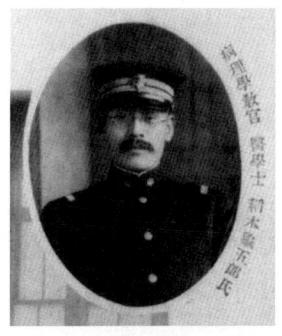
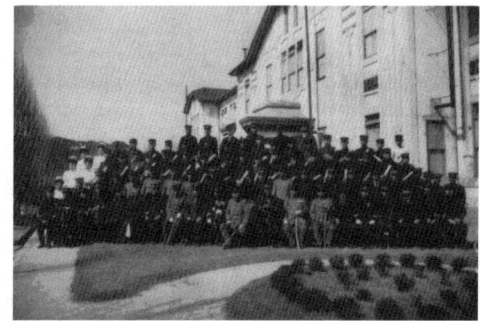

▎(좌) 일제가 3·1운동으로 무단통치를 포기할 때까지 관공립 의료기관에 근무하던 의사들은 이나모토처럼 현역 군인이 아닐지라도 군복 차림으로 근무하는 경우가 많았다.
▎(우) 학생들은 교복, 교관(교수)들은 모두 군복을 착용하고 있다. 뒤의 건물은 부속의학강습소 건물로, 현재 서울대학교 치과전문대학원 자리에 있었다.

개원했다. 이나모토는 경성의학전문학교 교수를 퇴임한 이듬해인 1932년 모교인 교토제국대학에서 의학박사학위를 받았다. 주 논문의 제목은 「재귀열 병리해부 지견 보유(再歸熱病理解剖知見補遺)」였다.

이나모토는 교토제국대학 병리학교실 조수 시절이던 1910년 4월 일본병리학회 제1회 학술대회에서 후지나미 교수와 연명(連名)으로 암 연구에 관하여 빼어난 논문을 발표해서 크게 주목 받았다(『일본근현대의학인명사전』, 68쪽). 후지나미를 국제적으로 유명하게 만든 「이식 가능한 닭 종양(移植シ得可キ鶏ノ腫瘍)」, 이른바 "후지나미 육종(肉腫)"에 관한 연구 논문이었다. 『일본근현대의학인명사전』은 이나모토를 "후지나미 육종의 개발자"라고 기술하고 있다. 관련 논문은 아래와 같이 『일본병리학회회지』와 암 전문 학술지인 『간(Gann, 癌)』에 연달아 게재되었다.

藤浪鑑・稲本亀五郎. 移植シ得可キ鷄ノ腫瘍ニ就テ. 日本病理學會會誌 1912年 第1卷 pp. 336~342.[39]

藤浪鑑・稲本亀五郎. 移植シ得可キ鷄ノ腫瘍ニ就テ(第二報告). Gann 1911年 第5卷 1號 pp. 140~148.

藤浪鑑・稲本亀五郎. 移植シ得可キ鷄ノ腫瘍ニ就テ(第三報告). Gann 1912年 第6卷 1號 pp. 1~18.

藤浪鑑・稲本亀五郎. 移植シ得可キ鷄腫瘍ニ就テ(第四報告). 日本病理學會會誌 1914年 第3卷 pp. 427~434.

稲本龜五郎. 移植シ得ベキ鷄腫瘍ノ一新材料. 日本病理學會會誌 1914年 第3卷 pp. 419~426.

이나모토는 조선에 와서는, 일본에서 수행했던 암에 관한 실험 연구를 하지 않은 것으로 파악된다. 1913년부터 1915년까지 몇 차례 조선의학회 학술대회 강연을 통해 자신의 연구 업적인 「이식 가능한 닭 종양」을 소개했고, 제자인 김현주를 통해 여러 가지 암의 병리해부학적 특성을 탐구한 것으로 여겨진다. 김현주는 단독 명의로 논문을 발표하면서 이나모토 교수의 독려와 지도에 감사한다는 뜻을 빠트리지 않았다.

4) 이나모토의 스승 후지나미

후지나미 아키라는 1895년 제국대학[40] 의과대학을 수석으로 졸업한 뒤

---

39) 『일본병리학회회지』 제1권이 원래 계획보다 늦게 출간되는 바람에 논문의 제1편이 제2편보다 뒤에 게재되는 촌극이 빚어진 것으로 생각된다.

40) 1897년 교토에 2번째 제국대학이 설립될 때까지 도쿄에 있던 유일한 제국대학은 아무런

그림 4-29. 1910년 4월 교토제국대학 병리학교실 앞에서 스승 야마기와 가쓰사부로(좌)와 수제자 후지나미 아키라(우)

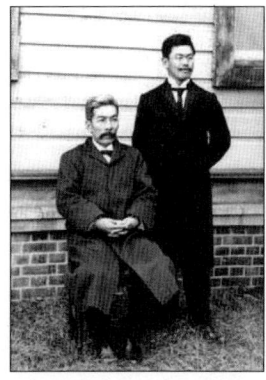

▍야마기와는 1892년부터 1895년까지, 후지나미는 1896년부터 1900년까지 독일에 유학하여 피르호 등의 지도를 받았다. 후지나미는 야마기와의 장례식에서 제자를 대표해서 조사(弔辭)를 읽었다. 한편 우리나라 최초의 근대식 의사인 김익남은 도쿄 지케이의원 의학교 시절 야마기와에게서 병리학을 배웠다.

곧바로 병리학교실에서 야마기와 가쓰사부로(山極勝三郎, 1863~1930) 교수의 지도를 받으며 병리학자의 길에 들어섰다. 후지나미는 1896년부터 1900년까지 정부 장학생으로 독일 베를린 대학에 유학하여 피르호에게 사사(師事)를 받았다. 그리고 1900년 귀국해서는 교토제국대학 의과대학의 초대 병리학 주임교수로 취임하여 1930년 말까지 30년 동안 재직했다. 후지나미는 1901년 도쿄제국대학에서 의학박사학위를 받았고, 앞서 언급했듯이 제자 이나모토와 함께 "후지나미 육종"을 개발하여 국제적 명성을 얻었다.

후지나미는 윤일선을 직접 지도했고, 이나모토를 통해 간접적으로 김현주를 지도했다. 우리나라 현대의학 초기의 병리학자들은 후지나미의 영향을 받으며 배출되었고 성장한 셈이다.

후지나미 아키라의 동생인 후지나미 고이치(藤浪剛一, 1880~1942)는 오카야마(岡山) 의학전문학교를 졸업하고 병리학교실에 남았다. 그 뒤 1909년부터 1912년까지 오스트리아 빈 대학교 방사선의학교실에서 홀츠크네히트(Guido Holzknecht, 1872~1931) 교수 지도하에 일본인으로는 처음으로 방사선의학을 수학하고 귀국하여, 준텐도(順天堂)의원에 뢴트겐과를 개설했으

수식 없이 "제국대학"으로 불렸다.

며, 1920년 게이오기주쿠(慶應義塾) 대학 의학부가 창설될 때부터 1942년 세상을 떠날 때까지 이학진료과(理學診療科) 교수로 재직했다. 고이치는 일본에 처음으로 방사선 암 치료법을 도입한 암 전문가이다.

5) 야마기와 가쓰사부로에서 비롯되는 일본과 한국의 암 연구 계보

아직도 일본 병리학의 역사에서 최고의 학자로 꼽히는 야마기와 가쓰사부로는 1888년 제국대학 의과대학을 수석으로 졸업하고 병리학을 전공했다. 야마기와는 제국대학 조교수 시절인 1892년부터 1895년까지 독일에 유학하여 병리학자 피르호와 세균학자 코흐(Robert Heinrich Hermann Koch, 1843~1910)의 지도를 받았다.

귀국하여 제국대학의 병리학 교수가 된 야마기와는 제국대학뿐만 아니라 1897년부터 1909년까지 지케이 의학교에서도 병리학 강좌를 담당하여 명강의로 학생들의 주목을 끌었다. 우리나라 최초의 근대식 의사인 김익남도 지케이 의학교 재학 시절 야마기와에게 병리학을 배웠다.

야마기와는 피르호를 본받아 "데몬스트라치온(示說)"을 학생 교육에 도입했다. 이것은, 시체 재료를 학생에게 보이면서, 병력을 참고로 해 병리학적 해설을 실시하는 것이다. 물론 현미경도 사용했다. 이 참신한 교육 방법은 일본 의학교육의 모범이 되었다.

야마기와의 연구는 페스트 등 감염병에 대한 것과 암에 관한 연구가 주를 이루었다. 특히 그는 1915년에 세계 최초로 인공적으로 암을 일으키는 발암(發癌) 실험에 성공하여 학계의 주목을 끌었다. 야마기와는 1925년부터 네 차례나 노벨 생리의학상 후보에 올랐지만 수상을 하지는 못했다.

야마기와는 후지나미 아키라를 통해 조선인 병리학자이자 암 연구자인

그림 4-30. 야마기와에서 비롯되는 일본과 한국의 암 연구 계보

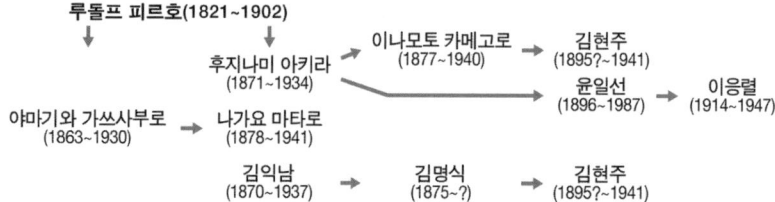

■ 김익남은 지케이의원 의학교 재학 시 도쿄제국대학 교수 야마기와에게서 병리학을 배웠다.
■ 김현주는 총독부의원 의학강습소 재학 시, 그리고 졸업 후 경성의학전문학교 병리학교실에서 이나모토의 지도를 받았다.(김현주는 의학교에서 김익남의 가르침을 받은 김명식의 장남이다.)
■ 윤일선은 교토제국대학 의과대학 재학 시, 그리고 졸업 후 병리학교실에서 후지나미의 지도를 받았다.(윤일선은 1925년에 조선으로 돌아온 뒤, 1929년 교토제국대학에서 의학박사학위를 받았다.)
■ 이응렬은 세브란스의학전문학교 재학 시, 그리고 졸업 후 병리학교실에서 윤일선의 지도를 받았다. (이응렬은 1946년 교토제국대학에서 의학박사학위를 받았지만 교토제국대학 대학원에서 수학을 했던 것은 아니다. 오늘날의 학제와는 매우 다른 시절이었다.)

그림 4-31. (좌) 고향인 나가노현 우에다시 우에다(上田) 성적공원(城跡公園)에 세워져 있는 야마기와의 동상
그림 4-32. (우) 야마기와의 저서 『위암발생론』(1905)

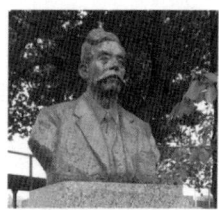

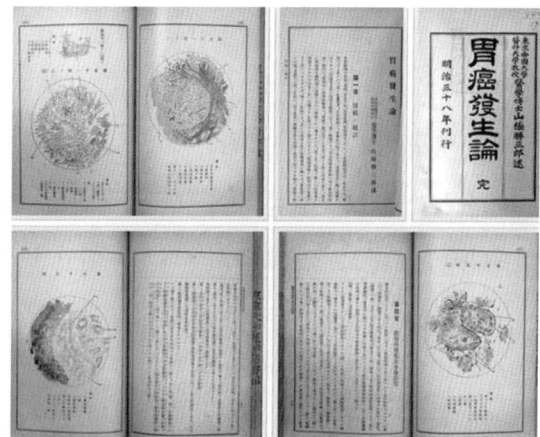

■ (좌) 야마기와는 기타사토 시바사부로(北里柴三郎, 1853~1931)와 더불어 일본이 세계에 자랑하는 의학자였다. 두 사람 모두 노벨 생리의학상 후보로 선정되었지만 수상하지는 못했다.

■ (우) "야마기와 선생의 연구 중 가장 중요한 것은 암과 관련된 것이다. 도쿄제국대학 병리학교실에서는 업무로서 대학병원과 도쿄시립양육원의 시체를 해부했는데 그 수가 매우 많았다. 1889년부터 1902년까지 해부한 3,014례 중 237례가 암종, 그중 107례가 위암이었다. 이를 검사해 야마기와 선생은 많은 위암이 치유하기 어려운 단순 위궤양에서 시작해 폭음, 폭식 등 만성 반복성 자극을 받아 암이 되었다고 결론을 내렸다. 이 성적을 정리해 1905년 5월 『위암발생론(胃癌發生論)』을 출판했다. 이것은 위암에 관한 일본 최초의 전문서이다"[야마기와의 고향인 우에다시 멀티미디어 정보센터 홈페이지의 "야마기와 박사의 생애와 업적" 중(https://museum.umic.jp/yamagiwa/works01.html)].

김현주와 윤일선에게 영향을 미쳤다.

6) 독보적인 한국인 병리학자 윤일선

윤일선은 유명한 해평(海平) 윤씨 집안 사람으로 할아버지 윤영렬(尹英烈, 1854~1939)은 대한제국 육군 참모장을 지냈다. 한말에는 근대적 개혁파의 중심 인물이었고, 반면에 일제 강점기에는 친일파로 악명이 자자했던 윤치호(尹致昊, 1865~1945)는 당숙이고, 대한민국 제4대 대통령 윤보선(尹潽善, 1897~1990)은 사촌동생이다.

윤일선은 1896년 10월 5일 일본 도쿄에서 태어났다. 아버지 윤치오(尹致旿, 1869~1950)가 도쿄의 게이오 의숙(慶應義塾)에서 수학하던 시절이었다. 윤일선은 도쿄의 가톨릭계 학교인 효성소학교(曉星小學校)에 잠시 다니다가 1906년에 귀국해서는 서울의 일출소학교(日出小學校)에서 공부했다.[41]

윤일선은 일출소학교에 다니던 1909년 어머니를 여의었다. 어머니는 "일선이는 책을 좋아하고 공부하기를 좋아하니 대학까지 보내 학자가 되도록 하시고"라는 유언을 남겼고, 이에 대해 윤일선은 "이러한 어머님의 말씀은 그 후 내가 의학을 택해 병리학을 전공하는 계기가 된 것으로 생각한다"라고 술회했다(『매일경제』, 1987년 2월 24일 자).

---

41) 1889년 서울에 거주하는 일본인 아동을 교육하기 위해 현재 남산스퀘어빌딩이 있는 중구 퇴계로 173(충무로 3가 60-1) 자리에 세워진 일출소학교(정식 명칭은 京城日出公立尋常小學校), 즉 히노데(日の出)소학교는 1906년의 대대적인 개축 이후 한반도 최고의 소학교로 불렸을 뿐만 아니라 "수에즈 운하 이동(以東)의 으뜸가는 학교"라고도 일컬어졌다. 덕혜옹주도 다녔던 히노데소학교는 여느 일본인 아동은 입학할 꿈도 꾸기 어려운 학교였다. 윤일선이 이런 학교에 다닐 수 있었던 것은 당시 학무국장이던 아버지 윤치오 덕분이었던 것으로 생각된다.

그림 4-33. (좌) 『(岡山)第六高等學校一覧』(1919~1920년 판)
그림 4-34. (중) 『경성제국대학일람』(1928)
그림 4-35. (우) 1929년 세브란스의학전문학교 교수로 전임할 무렵의 윤일선

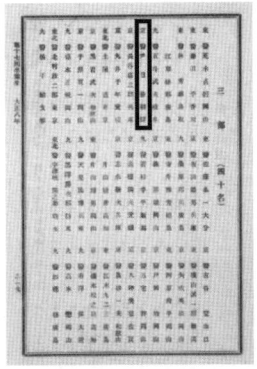 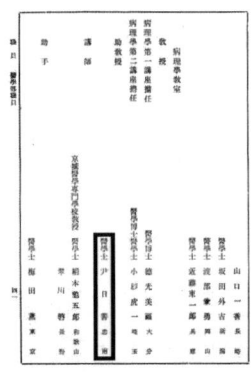 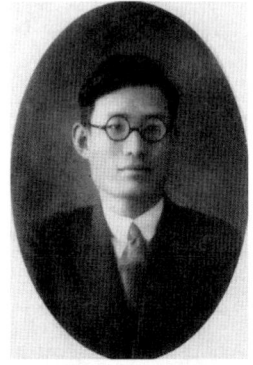

■ (좌) 1919년 제3부 졸업생 40명 중 교토제국대학 의학부(京醫)에 조선 출신 윤일선 등 16명, 도쿄제국대학 의학부(東醫)에 9명, 규슈제국대학 의학부(九醫)에 10명, 도호쿠제국대학 의학부(東北醫)에 3명이 진학했다. 이 밖에 제2부 졸업생 7명이 도쿄제국대학 의학부에 진학했다.
■ (중) 윤일선은 조선인으로는 최초로 제국대학의 조교수가 되어 1928년 3월 30일부터 1929년 4월 18일까지 재직하고 세브란스의학전문학교 교수로 전임했다.

    윤일선은 일출소학교에 이어서 줄곧 최고 엘리트의 길을 걸었다. 1911년 경성중학교(京城中學校), 1916년 일본 오카야마 제6고등학교 제3부(의학계), 1919년 교토제국대학 의학부에 진학했다. 단 한 차례의 실패도 없었다.

    윤일선은 "교토라는 고전적인 도시와 조용하고 학구적인 학교 분위기가 모두 마음에 들어"(『경향신문』, 1972년 5월 5일 자) 교토제국대학에 진학했다고 회상했다. 윤일선은 입학 직후 3년간 대학 내 YMCA 기숙사에서 생활한 뒤, 최현배(崔鉉培, 1894~1970, 1925년 문학부 졸업), 이관구(李寬求, 1898~1991, 1924년 경제학부 졸업) 등과 함께 자취를 했다.

    윤일선은 교토제국대학 의학부 시절, 후지나미 아키라에게서 병리학을 배웠다. 도쿄제국대학 시절의 스승인 야마기와 가쓰사부로와 더불어 일본 병리학 역사상 대표적인 학자로 꼽히는 후지나미와의 만남은 윤일선의 일

생에 지대한 영향을 끼쳤다.

독실한 기독교인이자 기독교 연구자(1928년 독일 하이델베르크 대학교에서 명예신학박사학위를 취득했다)로 교토제국대학 YMCA 기숙사의 이사장을 겸하고 있던 후지나미는 조선인과 중국인 등 타지에서 공부하러 온 학생들에게 특히 관심과 정성을 기울였다. 윤일선은 "후지나미 교수로부터 학문뿐만 아니라 정신적인 면에서도 크게 영향을 받았다"라고 회고했다.

1923년 교토제국대학 의학부를 졸업한 윤일선은 대학원에서 후지나미의 지도 아래 본격적으로 병리학을 공부하여 1925년 9월 병리학 석사학위를 받고 박사과정으로 진학했다. 1926년 후지나미는 도쿄제국대학 1년 후배인 시가 기요시 경성제국대학 의학부장에게 윤일선을 소개했고, 시가는 다시 윤일선을 병리학교실 도쿠미쓰 교수에게 추천했다. 도쿠미쓰는 흔쾌히 윤일선을 부수(副手)로 채용했다. 윤일선은 조수(助手)를 거쳐 1928년 3월 30일 조교수 발령을 받았다. 조선인으로는 최초로 제국대학의 조교수가 된 윤일선은 세브란스의학전문학교 교수로 전임할 때까지 1년 20일을 재직했다. 그리고 윤일선은 「아나필락시와 호르몬과의 관계에 대하여」라는 논문

표 4-34. 암에 관한 윤일선의 논문과 학술발표(『조선의학회잡지』)

연도	권호	종류	저자	논문 제목
1931년	21권 1호	원저	윤일선/이영춘	인류 종양의 동물이식에 관한 연구
1932년	22권 11호	강연초록	윤일선/최재유	家兎 육종과 비장과의 관계에 대하여
1939년	29권 9호	원저	윤일선/양원철	家兎 육종조직의 국소 알레르기성 변화에 관한 연구(제1회 보고)
	29권 11호	강연초록	윤일선/윤형로	家兎 육종조직의 알레르기성 변화에 관한 연구
1941년	31권 4호	원저	윤일선/윤형로	家兎 육종조직의 국소 알레르기성 변화에 관한 연구(제2회 보고)

■ 이상 5편의 논문은 모두 공저 논문이다.

으로 1929년 1월 17일 교토제국대학에서 의학박사학위를 받았다.

윤일선은 세브란스의학전문학교 교수로 재직하면서 표 4-34와 같이 암에 관한 연구 논문 5편을 『조선의학회잡지』에 발표했다.

일제 강점기에 경성제국대학 조교수와 세브란스의학전문학교 교수를 역임한 윤일선은 해방 후에는 서울의대 병리학교실 교수, 서울대학교 대학원장과 총장 등 대학 내 요직뿐만 아니라 대한의학협회 초대 회장, 학술원 초대 원장, 원자력병원 원장 등을 역임하면서 독보적이라고 할 만큼 한국 의학계를 주도했다. 또한 한국 의학계의 양대 본산이라고 할 연세의대와 서울의대의 교수를 지낸 덕분에 자연스레 한국 의학, 특히 병리학의 태두라고 받들어졌다. 이런 상황에서 오랫동안 김현주가 설 자리는 없었다.

7) 최초로 한국인(조선인) 암 통계 논문을 발표한 제2세대 병리학자 이응렬

한국인(조선인) 암에 대한 세브란스병원의 연구는 외과 교수 러들로우에 의해 시작되었다. 러들로우는 1922년부터 암 데이터를 구축하여 1929년 『차이나 메디컬 저널』에 「조선인의 암. 예비 보고」라는 제목의 영문 논문을 발표했다. 4절에서 언급했듯이, 러들로우는 이 "통찰적인" 논문에서 조선인에게 선진국 사람들에 못지않게 암이 많다고 주장했다. 단지 대부분 제대로 암 진단을 받지 못해 암이 많다는 사실이 드러나지 않고 있을 뿐이라는 것이다. 그는 논문의 결론부에서, "앞으로 조선에서 의학이 발달하면 조선인에게서 암종뿐만 아니라 모든 종류의 악성 종양 빈도가 유럽인이나 미국인들과 거의 같다는 사실이 밝혀질 것이라 예견한다"라고 했다.

이후 세브란스병원은 종양등록사업을 시작해서 암 연구를 위한 기초 데

그림 4-36. (좌) 한국인(조선인)의 암에 대한 세브란스병원의 연구를 개척한 외과 교수 러들로우
그림 4-37. (우) 한국어로 된 최초의 병리학 교과서, 이응렬의 『병리학원론』

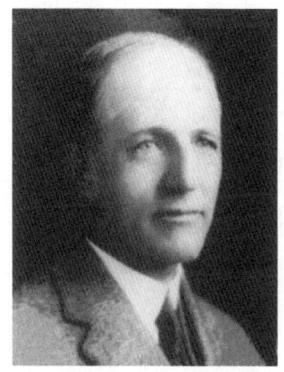 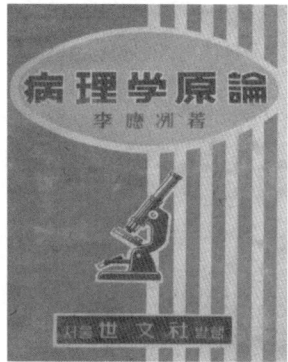

▌(우)『병리학원론』은 이응렬이 타계한 지 9년 뒤인 1956년에 출간되었다

이터와 표본 등을 체계적으로 수집했다. 이를 기초로 1933년 병리학교실의 최동이『저널 오브 세브란스 유니언 메디컬 컬리지』창간호에 논문「740개 조직표본의 진단 결과」를 발표했다. 그리고 1942년 이응렬은 15년 동안 전국 각지에서 수집된 3,254례의 종양표본을 검토해 이용훈, 조창호와 공저로 일본의 암 학술지『간(Gann, 癌)』에「조선인 종양의 통계적 관찰」을 발표했다. 체계적인 한국인 종양 통계 연구의 출발을 알리는 논문이었다.

1914년 대구에서 태어난 이응렬은 1938년 세브란스의학전문학교를 졸업한 뒤 병리학을 선택하여 윤일선 교수의 지도를 받았다. 해방 직후 윤일선이 경성대학 의학부장으로 전임하자, 이응렬은 병리학교실의 주임교수가 되었다. 그는 1946년 윤일선의 모교인 교토제국대학에서 의학박사학위[42]를 받는 등 연구에 매진했지만 안타깝게도 1947년 서른셋의 나이에 폐

---

42) 이응렬의 유저(遺著)『병리학원론』(1956)의 저자 소개에는 "日本東京・京都帝國大學 醫學博士論文通過"라고 되어 있다. 또 이 저자 소개에는 이응렬이 (서울의) 수송보통학교(壽松普通學校)에 이어 "東京中學校"를 졸업했다고 나와 있다.

결핵이 악화되어 세상을 떠나고 말았다. 이응렬이 타계한 지 9년 뒤인 1956년 그가 남긴 원고를 정리하여 한국어로 된 최초의 병리학 교과서『병리학원론』이 출간되었다.

이응렬 등의「조선인 종양의 통계적 관찰」가운데 중요 부분을 발췌하여 수록한다.[43] 이응렬의 업적을 파악하는 것을 넘어 일제 강점기 조선인의 암 발생이 선진국들에 비해 결코 적지 않다는 "진실"을 새삼 확인할 수 있을 것이다.

II. 악성 종양에 대해서

악성 종양은 총수 632례로서 외래표본 수의 19.4%에 상당한다. 암종 429례(남성 189례, 여성 240례), 육종 183례(남성 109례, 여성 74례), 기타 악성 종양 20례(남성 12례, 여성 8례)로서 악성 종양 중 백분율은 각각 67.8%, 28.8%, 3.4%이다. 성별 분포를 보면, 남성 310례, 여성 322례로서 남녀의 악성 종양 발생빈도는 대체로 비슷한 양상을 보인다.

i) **암종에 대해서**: 암종의 총수는 429례로서 전체 외래표본의 13.1%에 상당하고 또한 악성 종양의 67.8%를 차지했다. 암종의 성별 분포를 보면, 남성 189례, 여성 240례로서 거의 5:6의 비율을 보여 여성에게 다소 많은 듯하다. 또한 연령적 분포를 보면, 51~60세대에서 최고위를 보이고, 41~50세대, 31~40세대, 61~70세대 순이다. 연령적 분포 곡선은 남녀 모두 31~40세대부터 급격히 상승하기 시작하여 51~60세대에서 최고점에

---

[43] 이응렬의 아들인, 연세의대 산부인과학교실 이국 명예교수가 펴낸『병리학자 이응렬. 유품으로 본 나의 아버지. 그의 생애와 활동』(GNA communications, 2014)에 부록으로 실린「半島人に於ける腫瘍の統計的觀察」의 한글 번역본「한국인 종양의 통계적 관찰」을 필자가 조금 다듬은 것이다. 원논문은 일본암학회(日本癌學會)에 문의했지만 입수할 수 없었다.

달하고 이후 점차 감소하는 경향을 나타냈다. 남녀 각 연령군의 백분율을 보면 다음과 같다. 남성에서는, 51~60세대(30.6%)가 수위를 차지하고, 41~50세대(17.2%), 31~40세대(14.3%), 61~70세대(11.1%)의 순이다. 여성에서는, 51~60세대(30.8%), 41~50세대(26.2%), 31~40세대(12.9%), 61~70세대의 순이다. 물론 암종이 호발하는 연령은 남녀 모두 암종의 종류에 따라서 다르겠지만 총체적으로 봤을 때는 51~60세였다.

암종의 장기적 분포를 보면, 자궁암이 수위를 차지하여 81례(18.8%), 유암(乳癌) 70례(16.3%), 위암 56례(13.0%), 피부암 53례(12.3%), 음경암 36례(8.3%), 간장암 24례(5.5%), 설(舌), 장(腸), 안와(眼窩)의 암종 각각 12례(2.7%) 순이다. 또한 남성 암의 장기적 분포를 보면 음경암(19.0%), 위암(18.5%), 피부암(17.9%), 간장암(10.0%), 설암(5.8%) 순이다. 여성에서는 자궁암(33.6%), 유선암(25.5%), 위암(8.7%), 피부암(7.9%) 그리고 질부암(3.3%)의 순이다.

ii) **육종(肉腫)에 대해서**: 육종의 총수는 183례로서 전 외래표본의 5.6%, 악성 종양 총수의 29.0%를 차지, 악성 종양 중 암종 다음으로 많이 발현한다. 183례 중 남성 109례, 여성 74례로서 남성이 여성보다 약간 많다. 남녀 비는 7 : 5를 나타냈다. 연령적 관계를 보면, 1~10세대 남성 19례, 여성 9례, 11~20세대 남성 23례, 여성 12례, 21~30세대 남성 14례, 여성 11례, 31~40세대 남성 13례, 여성 15례, 41~50세대 남성 24례, 여성 14례, 51~60세대 남성 9례, 여성 7례, 61~70세대 남성 3례, 여성 5례, 71~80세대 남성 2례, 여성 1례, 81~90세대 남성 1례이다. 최저 연령은 2세 여성, 최고연령은 81세 남성이다. 분포곡선에서는, 11~20세와 41~50세에서 각각 정점을 나타내고, 수에서는 11~20세와 41~50세가 함께 다수를 보였다.

육종은 연령에 관계없이 매우 보편적인 분포 상태를 보이는데, 남성은 41~50세대에서 여성은 31~40세대에서 발생률이 약간 높은 것 같다. 육종의 부위적 관계를 보면, 림프선 35례(23.9%), 하지(下肢) 21례(14.4%) 그리고 난소 13례(8.9%) 순이다. 육종의 조직학적 분류를 보면, 원형세포육종(24.0%), 방추형세포육종(16.4%), 섬유육종(15.4%), 혼합세포육종(12.5%) 순이다.

iii) **기타 악성 종양**: 부신종(副腎腫) 3례는 모두 38, 41, 53세의 남성에게서 나타났다. 맥락막상피세포종(脈絡膜上皮細胞腫)은 3례로서 28, 29, 31세 여성에게서 나타났다. 내피세포종(內皮細胞腫)은 11례로서 최저 연령은 28세 남성, 최고 연령은 61세 여성이다. 또한 내피세포종은 남성 7례, 여성 4례이고 평균연령은 43.5세이다. 외피세포종(外皮細胞腫)은 3례이고 그중 남성 2례 여성 1례이다. 이상 총계 20례로서 전체 악성 종양수의 0.3%를 차지했다.

총괄 및 고안(考案)

외래표본 총 3,254례에서 보인 양성 종양 409례 및 악성 종양 632례를 여러 학자의 보고와 대비해 봤을 때 양성 종양 발생빈도의 성적·연령적 분포에 관해서 특기할 만한 것은 없다.

암종과 육종에서는 매우 흥미로운 결과를 얻었다. 즉, 지금 문헌에서 보아 온 암종이 외래표본 또는 부검 총수에서 차지하는 백분율을 보면, Janusz의 5.94%가 최저치를 原田의 19.82%가 최고치를 나타냈다. 우리 통계를 보면, 전체 외래표본의 13.1%에 상당했다. 또한 Bilz는 총 부검수의 15.2%, Petzold는 8.49%, Harms는 13.47%, Wilinski는 8.6%, 石橋, 鷹津은 10.85%, 田中은 11.6%에서, Schamoni는 외래표본 총수의 11.45%에서 암종의 발생을 확인했다고 한다. 이상 여러 학자의 통계를 보면, 대체로 암종은 부검 총수 또는 외래표본 수의 10~15% 사이에 있다고 할 수 있다.

또한 암종의 성별 발생률에 관해서 Bilz는 남성 62.7% 여성 37.3%, 田中은 남성 57.1% 여성 42.9%, Willinski는 남성 60.4% 여성 39.6%로 보고했다. 이상 여러 학자의 통계에 따르면, 남성은 여성에 비해 그 례수가 많은 것 같다. 그렇지만 Egenolf는 외래표본에서 남성 30.7% 여성 69.3%, Bejach는 남성 46.1% 여성 53.9%, Schamoni는 남성 36.5% 여성 63.5%로 여성이 남성보다 암 발생이 많은 것으로 보고했다.

그리고 Schamoni와 Egenolf는 부검 례에서는 남성이 약간 많지만, 외래표본에서는 여성이 남성에 비해 훨씬 많아 남성의 2배에 달한다고 했다. 이러한 결과는 요컨대 남성 암 중 대다수가 내부 장기에서 발생하는 것에 반해, 여성 암의 대부분이 생식기와 유선과 같이 표본으로 적출되기 쉬운 부위에서 발생하는 것에 기인할 것이며, 우리 통계에서도 그 재료의 대다수를 외래표본으로부터 공급받았기 때문에 남성이 여성에 비해 적은 약 3 대 4의 비를 나타냈다.

일본에서는 石橋, 鷹津, 飯塚이 남성이 여성에 비해 많다고 했지만, 이는 부검을 통해 재료를 얻은 것이지 외래표본을 기준으로 연구한 것이 아니다. Welte, Wacherbauer는 사망진단서로 암종의 통계적 관찰을 했기에 여성이 남성에 비해 약간 많은 것으로 보고했다. 또한 Cramer는 남성과 여성에게서 발생하는 각 장기 암종의 사망률은 서로 다르다고 해도, 그 발생빈도 비례치는 거의 동일할 것이라고 했다. 즉, 남녀의 암종 발생률은 여성에서 그 수가 약간 많지만 대체로 그 수가 엇비슷할 것으로 생각된다.

암종의 연령적 분포를 보면, 우리 연구에서는 51~60세대에서 최고위를 보이고, 41~50세대, 31~40세대 그리고 61~70세대 순이다. 즉, 분포 곡선은 31~40세대에서 상승하기 시작하여 51~60세대에 이르러 최고에 달하고 이후 급감하는 경향을 보였다. 일반 암종의 호발연령은 51~60세인 것으로 이야기되고, 또한 Bilz, Bejach 그리고 Schamoni도 51~60세대에서 암 발생이 가장 많다고 보고했다. 그러나 Petzold는 남성은 41~50세대, 여성은 31~40세대라고 했고, Egenolf는 남성은 61~70세대, 여성은 51~60세대에 호발하는 것으로 나타났다고 한다. 또한 우리 연구에서도 40세대 이전에는 여성이 남성에 비해 암 발생이 훨씬 많은 것으로 나타났다. 石橋, 鷹津, Harms, Ganusz도 이 사실을 인정하고, 여성의 유선 및 자궁경부가 일반 암종보다 비교적 발생연령이 빠르고 또한 이것이 표본으로 적출되기 쉬운 것에 기인한다고 했다. 그러므로 암종의 평균연령은 여성이 남성보다 낮을 것이고, 이것은 여성 암의 대다수를 차지하는 생식기 암이 50세대 이전에 호발하기 때문일 것이다.

남성과 여성의 연령적 발생 분포를 각각 백분율로 나타내보면, 남성에서는 51~60세대(30.6%)가 수위를 차지하고 41~50세대(17.2%), 31~40세대(14.3%), 61~70세대(11.1%) 순이다. 여성에서는 51~60세대(30.8%), 41~50세대(26.2%), 31~40세대(12.9%), 61~70세대(9.5%) 순이다. 즉, 남녀 모두 암종이 호발하는 연령은 물론 암종의 종류에 따라 다르겠지만, 많은 학자들이 인정하는 것처럼 총괄적으로는 51~60세대에서 많다고 생각할 수 있다.

암종의 장기적 분포를 보면, 자궁암(18.8%)이 수위에 있고, 유암(16.3%), 위암(13.0%), 피부암(12.3%), 음경암(8.3%), 간암(5.5%)의 순이다. 여러 학자의 통계를 보면 原田, 石橋, 鷹津, 飯塚, Janusz, Deibert, Egenolf 등은 위암이 수위를 점하고 유선 혹은 여성 생식기가 그 다음가는 결과를 보였다.

우리 통계에서 제1위가 자궁암, 제2위가 유선암, 제3위가 위암이라는 사실은 본 통계가 주로 외래표본을 기초로 삼았고 자궁 및 유선이 표본으로서 적출하기 쉬운 부위라는 점 외에도, 일반 민중의 위암에 대한 지식 결핍 그리고 수술의 어려움이 큰 원인을 차지하는 것이 아닌가 생각된다. 앞서 본교의 Ludlow는 조선인 외래환자 중 암종 환자 통계에서 위암이 제1위를 차지하고, 인구비율을 따져 봤을 때 결코 위암이 본 통계에서 보이는 것처럼 드문 것이 아니며 유럽의 위암 발생률과 거의 동위에 있음을 지적했다. 또한 우리 통계에서도 외래표본 중 위암의 수가 해마다 증가하는 현상을 생각해 본다면, 아마도 여러 학자가 보고했던 것과 마찬가지로 위암이 악성 종양 특히 암종 중 수위를 차지하고 구미 및 일본 본토와 같은 발생빈도를 보이게 될 것이라 사유하는 바이다.

자궁암: Egenolf는 외래표본에 대해서, 자궁암은 부검례 중에서 41~50세대가 가장 많다고 하고, Janusz와 Schamoni는 모두 40~50세대가 수위를 차지한다고 했고, 寺田은 자궁경부암의 평균연령은 47.4세, 자궁체부암의 평균연령은 54.8세, 西島는 경부암 42.5세, 체부암 50.5세, 佐藤, 坂本은 경부암 45.3세, 체부암 52.7세라고 했다. 우리 통계를 보면, 41~50세대가 가장 많고, 자궁경부암 평균연령은 48.8세, 체부암은 52.3세이다. 자궁경부암과 체부암 수의 비는 2 : 1이다. 요컨대, 자궁암은 일반 암종에 비해 다소 조기에 호발함과 아울러 자궁경부암은 체부암에 비해 조기에 호발하는 것으로 나타났다. 또한 여성생식기에 발생하는 암에 대해 고찰해 보면, 우리 통계에서는 자궁체부암이 25례, 경부암 56례, 난소암 5례, 음문부암(陰門部癌) 8례, 합계 94례로서 암종 총수의 22.0%, 여성 암종 총수의 39.1%를 차지했다. Janusz는 자궁체부암 27례, 경부암 12례, 질부암 51례, 경부 및 강부(腔部)에서의 암 9례, 합계 99례가 보고했

다. Bejach는 자궁암은 여성 암 총수의 35.3~38.4%를 차지하고, 전체 여성 생식기 암을 합할 경우에는 42.2~44.6%를 차지한다고 했다. 이렇게 봤을 때, 여성 생식기 암의 발생빈도는 여성 암종 총수의 3분의 1 혹은 그 반수를 차지하는 것으로 사유된다.

유선암: 유선암이 51~60세대에 호발한다는 것은 Hagard, 佐藤, 田中, 野方, 橫山이 모두 인정한 바이다. 즉, 그 평균연령에 있어서 野方은 48.6세, 佐藤은 50.9세, Hagard는 49세, Bilz는 약간 늦은 53.9세를 보였다. 이는 유선암이 48세부터 약 53세 사이에서 가장 호발함을 보여주는 것이고, 우리 통계에 따르면 그 평균연령은 51.1세이다.

간장암: 간장암의 발생빈도가 구미에서보다 동양에서 현저하게 높은 것은 貴家의 상세한 업적을 비롯하여 많은 학자들에 의해 시인된 사실이다. 田中은 간장암의 발생빈도에 대해 간장암이 전체 암종 중 6.8%로 제3위를 차지하고 발생빈도는 남성 5에 대해 여성 1의 비율로 31~40세와 51~60세에서 2개의 정점을 갖지만, 14례 중 7례는 51~60세대에서 나타난 것이라고 한다. 貴家도 역시 간장암이 남성에서 여성보다 훨씬 발생률이 높고 51~60세대에 호발하는 것으로 보고했다.

우리 통계에 따르면 간장암은 총수 24례, 전 암종 수의 55%이고, 만일 남성 암에서 음경암을 피부암에 포함시킬 때는 전체 남성 암의 10.1%를 점하여 제3위에 있게 된다. 또한 남녀 비는 4 : 1로 일본 여러 학자의 업적과 일치한다.

이같이 볼 때, 조선에서 간장암은 여전히 다수 례를 통해서 추구할 필요가 있음은 말할 것도 없지만, 그 발생빈도와 연령 및 성적 분포는 대체로 여러 일본 학자의 업적과 귀일하는 것으로 사유된다.

위암: 우리 통계에 따르면, 51~60세대에서 가장 호발하는 듯하고, 41~60세

대를 포함한다면 전 암종의 약 3분의 2를 차지하여 위암의 호발연령은 41~60세대인 것으로 나타났다. Bejach는 남성은 51~60세, 여성은 61~81세에 가장 호발한다고 했고, Egenolf는 여성은 46~50세, 남자는 36~55세대에서 가장 많이 분포하여, 남성과 여성의 위암 발생률이 거의 엇비슷할 것이라고 했다. 일본의 통계를 보면, 平澤은 51~60세대에 그리고 風呂中은 50~59세대가 전 위암의 40%를 차지하여 최고위를 나타낸다고 했고, 養田은 51~60세대, 中田은 40~60세대가 최다수로서 전 위암의 70%를 차지한다고 했다. 또한 町井은 남녀 비는 3:1이고, 남성은 50~59세대에 여성은 40~50세대에 호발하여 여성이 남성에 비해 약간 빠른 시기에 호발한다고 했다.

즉, 위암은 동서를 불문하고 50~60세대에 호발하고, 41~60세대를 포함한다면 전 위암의 2분의 1에서 3분의 2를 차지한다는 것을 알 수 있다.

설암(舌癌): 전 암종 총수의 2.7%를 차지하고 특히 남성에서는 설암의 절대 다수를 차지하고 남성 암종의 제5위에 위치하는 것을 볼 수 있다. 여러 학자의 통계에서보다 우리의 것은 그 발생빈도가 약간 많은 것 같다.

음경암 및 피부암: 암종 중 구미보다 동양에서 발생빈도가 높다고 간주되는 것은 전술한 간장암과 피부암, 특히 음경암이다. 특히 辰奧는 조선인 남성에서의 음경암은 남성 암종의 제2위(11.3%)를, 중국에서는 제1위(27.9%)를 차지하여 일본 본토에 비해 훨씬 높은 비율임을 기재했다. 또한 인도, 중국, 프랑스령 인도차이나에서는 음경암 발생률이 매우 높아 남성 암 중 수위를 차지하고 전체 남성 암종 총수의 과반수를 차지하는 것이 Cash, Domam에 의해 보고되었다. 그 원인은 불결한 신체와 성적 활동이 왕성하다는 사실에 근거를 둔다. 그리고 Ludlow의 업적에서는 음경암이 조선인 암 총수의 9.0%를 차지하여 제3위에 위치하며, 남성 암

에서는 13.4%를 차지하여 제2위에 위치하는 것으로 보고되었다.

우리 통계를 보면, 피부암 및 음경암은 암종 총수의 12.3% 및 8.3%를 차지하여 제4, 5위에 위치한다. 피부암의 남녀 비는 약 2:1, 그 평균연령은 52.8세이며 51~60세대에 호발하고, 음경암은 평균연령 47.3세로서 41~50세대가 최고위를 차지했다. 일본에서는 櫻根과 原田이 40세대에서 음경암이 가장 많다고 했고, 川村도 이에 동의하며 51~60세대가 뒤를 따라 음경암이 피부암보다 조기에 발생한다고 기재했다. 한편 구미의 문헌을 보면, Egenolf와 Bejach는 음경암은 51~60세대에서 호발하고 41~50세대가 뒤를 잇는다고 했다. 즉, 동양에서의 음경암의 연령적 발생 분포 상태가 구미의 그것과는 태도를 다소 달리한다는 것을 알 수 있다. 그런데 남성 암 총수를 보면 음경암과 위암이 제1, 2위를 차지하고 피부암이 제3위이다. 음경암 발생빈도가 일본 본토 사람에 비해 조선인에게서 매우 높다는 사실을 알 수 있다. 즉, 조선인의 음경암 발생빈도가 長奧와 Ludlow가 보고한 바와 같이 중국인에 버금가는 고율을 나타낸다고 간주할 수 있다. 여기서 고려해야 할 점은 음경암이 표본으로서 적출하기 쉬운 부위라는 사실과 동시에 또한 이것이 조선인에게 상당히 많다고 여겨지는 포경이 한 원인일 것이라고도 사유되는 바이다.

육종: 육종은 악성 종양 중 암종 다음으로 많이 발견되는 것으로서 우리 통계에서도 총수 183례로, 전 외래표본의 5.6%, 전 악성 종양의 29.0%를 차지했다. Egenolf는 전 부검수의 17.0%, Harms는 1.2%, 田中은 1.2%, Schamoni는 외래표본의 2.2%, 부검에서는 0.7%를 차지한다고 했다.

우리 통계를 보면, 조선인의 육종 발생빈도가 구미와 일본 본토의 발생률에 비해 다소 높은 것으로 나타난다. 또한 연령적 분포를 보면, 11~20세대와 41~50세대에 약간 많지만 그 분포 상태는 연령에 관계없이 보편적 발생분포 상태를 보여 남성은 40~50세대에서 여성은 31~40세대에서 그 발생률이 약간 높은 경향을 보였다. Schamoni는 남성은 50~60세대, 여성은 40~49세대에서, Bilz는 남성은 50~59세대에서, 여성은 31~40세대에서 가장 많이 발생한다고 했고, Egenolf는 남성의 경우 0~5, 11~15, 41~45, 61~65세대 4개의 정점을 갖지만 10세 단위로 구분할 경우 거의 동일한 분포 상태를 나타낸다고 했다. 田中은 51~60, 21~30세대가 가장 높아 둘 모두 전 육종 총수의 16.8%를 나타내고, 2개의 정점을 나타낸다고 했다.

이상 보고된 여러 학자의 육종 발생에 따른 연령적 분포는 우리 통계에서 보이는 것과 같이 연령적으로는 보편적 분포 상태를 나타내어 가장 높은 비율을 보이는 세대에서의 발생빈도가 다른 연령에서의 발생빈도에 비해 두드러진 차이를 보이지 않는 것 같다. 육종의 발생부위를 보면, Schamoni는 하지(下肢, 35.7%), 피부(8.1%) 그리고 자궁(7.6%) 순이다. Bilz는 115례에서 골, 경부, 복부, 림프선, 종격동(縱隔洞), 뇌막, 신장, 피부 순이라고 했다. 田中은 Schamoni와 거의 일치하는 결과를 얻었다. 우리 통계를 보면, 림프선(23.9%), 하지(14.4%), 난소(7.0%), 피부(4.1%), 골(3.2%) 순이다.

즉, 육종은 주로 림프선, 하지, 골, 피부 순으로 호발한다고 사유된다. 우리의 183례에서 보이는 육종을 조직학적으로 분류하면, 원형세포육종(24.0%), 방추형세포육종(16.4%), 섬유육종(15.4%), 혼합세포육종(12.5%), 림프육종(12.0%) 순이다. Schamoni에 의하면 방추형세포육종(30.0%), 원형세포육종(16.4%), 골연골육종(骨軟骨肉腫, 12.0%) 순이다. 또한 Egenolf, Bejach, Bilz도 Schamoni와 거의 유사한 결과를 얻었다.

이상 조선에서의 육종은 여러 학자가 보고한 발생빈도에 비해 조금 높고 또한 연령적으로는 보편적 빈도를 보이며, 원형세포육종이 수위를 차지하는 사실은 주목할 만한 점으로 사유된다.

결론

1) 1925년부터 1939년에 이르는 만 15년간, 세브란스연합의학전문학교의 각 임상 교실 및 조선 전 지역의 병원으로부터 보내 온 외래표본을 기초로 삼아 조선인의 종양에 대해서 통계적 관찰을 했다.

2) 외래표본 3,254례에서 양성종양은 409례, 악성 종양은 632례, 합계 1,041례이다.

3) 양성종양과 악성 종양에서 얻은 결과는 대체로 일본 본토 및 구미의 그것과 일치한다.

4) 단, 간장암과 피부암, 특히 음경암에서 높은 비율을 보였다.

한국 최초의 미국 암 학술지 게재 논문

윤일선은 1949년 미국의 저명한 암 학술지인 『암연구(Cancer Research)』에 「한국인 종양의 통계학적 연구(A Statistical Study of Tumors Among Koreans)」라는 제목의 2쪽 분량짜리 짧은 논문을 게재했다. 그 학술지에 한국인이 논문을 발표한 것은 최초였다.

논문의 내용은 1942년 이응렬, 이용훈, 조창호가 『간(Gann, 癌)』에 게재한 「조선인 종양의 통계적 관찰」 바로 그것이었다. 문장도 1942년 논문의 영문초록과 동일하다고 해도 무방할 만큼 거의 같았다. 저자만 윤일선으로 다를 뿐이었다.

이응렬 등은 연구와 논문 작성 과정에서 윤일선의 지도와 도움을 받았을 것이다. 그리고 원논문 저자 3명의 이름 아래 "(세브란스연합의학전문학교 병리학교실 주임 이동일선[伊東日善: 윤일선의 창씨명] 교수)"라고 그와 같은

그림 4-38. 이응렬 등의 논문 「半島人に於ける腫瘍の統計的觀察」의 첫 페이지

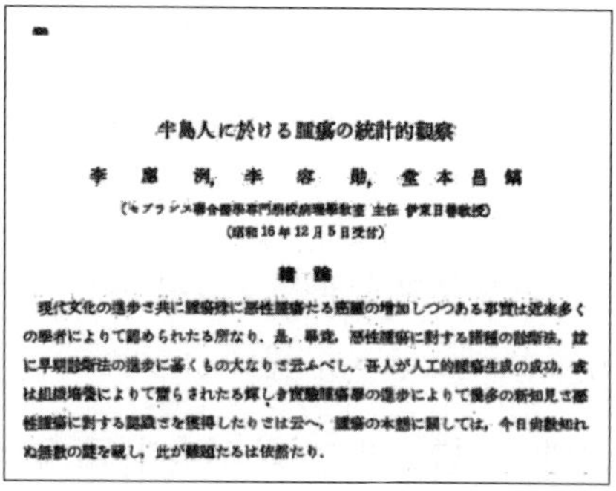

半島人に於ける腫瘍の統計的觀察

李 應 烈, 李 容 勛, 金 本 昌 鎬

(セブランス聯合醫學專門學校病理學敎室 主任 伊東日善敎授)

(昭和 16 年 12 月 5 日受付)

緖 論

現代文化の進步と共に腫瘍殊に惡性腫瘍たる癌腫の增加しつつある事實は近來多くの學者によりて認められたる所なり。是，畢竟，惡性腫瘍に對する諸種の診斷法，並に早期診斷法の進步に基くもの大なりと云ふべし。吾人が人工的腫瘍生成の成功，或は組織培養によりて齎らされたる輝しき實驗腫瘍學の進步によりて幾多の新知見と惡性腫瘍に對する認識とを獲得したりとは云へ，腫瘍の本態に關しては，今日尙數知れぬ無數の謎を祕し，此が難題たるは依然たり。

▌저자 3명의 이름 아래 “(セブランス聯合醫學專門學校病理學敎室 主任 伊東日善[윤일선의 창씨명]敎授)”라고 적혀 있다.

▌(이응렬 등의 논문 영문초록의 맨 마지막 문단) From the above studies it seems conclusive that the statistical studies of tumors among the Korean people show similar figures to those in Western countries with two remarkable exceptions, namely, liver carcinoma penile carcinoma, which show much higher percentages among Koreans.

그림 4-39. I. S. Yun, “A Statistical Study of Tumors Among Koreans”, *Cancer Research* 9(6)(1949), pp. 370~371

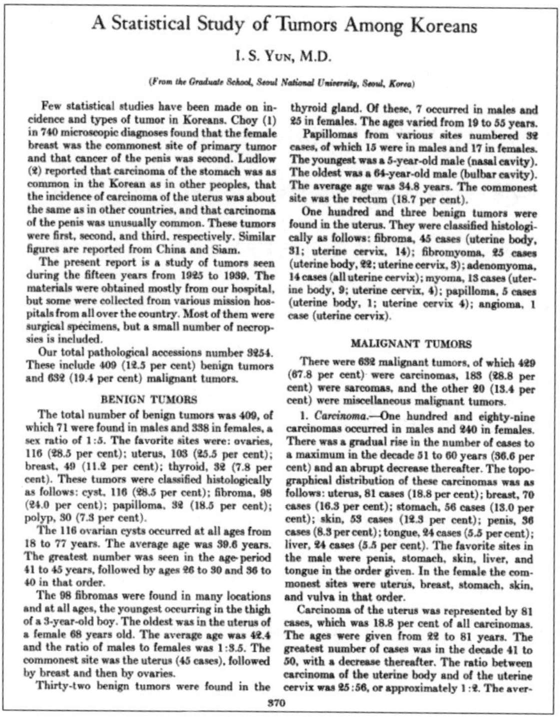

A Statistical Study of Tumors Among Koreans

I. S. YUN, M.D.

(From the Graduate School, Seoul National University, Seoul, Korea)

Few statistical studies have been made on incidence and types of tumor in Koreans. Choy (1) in 740 microscopic diagnoses found that the female breast was the commonest site of primary tumor and that cancer of the penis was second. Ludlow (2) reported that carcinoma of the stomach was as common in the Korean as in other peoples, that the incidence of carcinoma of the uterus was about the same as in other countries, and that carcinoma of the penis was unusually common. These tumors were first, second, and third, respectively. Similar figures are reported from China and Siam.

The present report is a study of tumors seen during the fifteen years from 1925 to 1939. The materials were obtained mostly from our hospital, but some were collected from various mission hospitals from all over the country. Most of them were surgical specimens, but a small number of necropsies is included.

Our total pathological accessions number 3254. These include 409 (12.5 per cent) benign tumors and 632 (19.4 per cent) malignant tumors.

BENIGN TUMORS

The total number of benign tumors was 409, of which 71 were found in males and 338 in females, a sex ratio of 1:5. The favorite sites were: ovaries, 116 (28.5 per cent); uterus, 103 (25.5 per cent); breast, 49 (11.2 per cent); thyroid, 32 (7.8 per cent). These tumors were classified histologically as follows: cyst, 116 (28.5 per cent); fibroma, 98 (24.0 per cent); papilloma, 32 (18.5 per cent); polyp, 30 (7.3 per cent).

The 116 ovarian cysts occurred at all ages from 18 to 77 years. The average age was 39.6 years. The greatest number was seen in the age-period 41 to 45 years, followed by ages 26 to 30 and 36 to 40 in that order.

The 98 fibromas were found in many locations and at all ages, the youngest occurring in the thigh of a 3-year-old boy. The oldest was in the uterus of a female 68 years old. The average age was 42.4 and the ratio of males to females was 1:3.5. The commonest site was the uterus (45 cases), followed by breast and then by ovaries.

Thirty-two benign tumors were found in the thyroid gland. Of these, 7 occurred in males and 25 in females. The ages varied from 19 to 55 years.

Papillomas from various sites numbered 32 cases, of which 15 were in males and 17 in females. The youngest was a 5-year-old male (nasal cavity). The oldest was a 64-year-old male (bulbar cavity). The average age was 34.8 years. The commonest site was the rectum (18.7 per cent).

One hundred and three benign tumors were found in the uterus. They were classified histologically as follows: fibroma, 45 cases (uterine body, 31; uterine cervix, 14); fibromyoma, 25 cases (uterine body, 22; uterine cervix, 3); adenomyoma, 14 cases (all uterine cervix); myoma, 13 cases (uterine body, 9; uterine cervix, 4); papilloma, 5 cases (uterine body, 1; uterine cervix 4); angioma, 1 case (uterine cervix).

MALIGNANT TUMORS

There were 632 malignant tumors, of which 429 (67.8 per cent) were carcinomas, 183 (28.8 per cent) were sarcomas, and the other 20 (13.4 per cent) were miscellaneous malignant tumors.

1. *Carcinoma.*—One hundred and eighty-nine carcinomas occurred in males and 240 in females. There was a gradual rise in the number of cases to a maximum in the decade 51 to 60 years (36.6 per cent) and an abrupt decrease thereafter. The topographical distribution of these carcinomas was as follows: uterus, 81 cases (18.8 per cent); breast, 70 cases (16.3 per cent); stomach, 56 cases (13.0 per cent); skin, 53 cases (12.3 per cent); penis, 36 cases (8.3 per cent); tongue, 24 cases (5.5 per cent); liver, 24 cases (5.5 per cent). The favorite sites in the male were penis, stomach, skin, liver, and tongue in the order given. In the female the commonest sites were uterus, breast, stomach, skin, and vulva in that order.

Carcinoma of the uterus was represented by 81 cases, which was 18.8 per cent of all carcinomas. The ages were given from 22 to 81 years. The greatest number of cases was in the decade 41 to 50, with a decrease thereafter. The ratio between carcinoma of the uterine body and of the uterine cervix was 25:56, or approximately 1:2. The aver-

370

▌윤일선의 소속은 서울대학교 대학원으로 되어 있다. 윤일선이 서울대학교 대학원장 시절에 게재한 논문인 것이다.

▌(윤일선의 논문 맨 마지막 Summary 부분) From the above statistical studies it seems conclusive that tumors among Korean people show similar figures to those in Western countries, with two remarkable exceptions, namely, carcinoma of the liver and of the penis, which show much higher percentages among Koreans.

사실을 명확하게 밝히고 있다. 하지만 윤일선은 『암연구』에 게재된 논문에서 이응렬 등에 대해 전혀 언급하지 않았다. 논문 말미에 참고문헌으로 최동과 러들로우의 논문 2편을 열거했지만, 이응렬 등의 논문은 기재하지 않았다.

이응렬 등과 공저로 하거나 별도로 이응렬 등의 공적을 언급했어야 마땅할 일이다. 윤일선으로서는 전혀 떳떳하지 못한 처신이었다.

윤일선은 이 일에 대해 이렇게 회고했다. "1947년 7월의 일이다. 국제암학회(UICC)의 카워드리[44] 회장으로부터 미국 세인트루이스에서 열리는 제6회 국제암학회에 참석해 달라는 초청장을 받았다. 그래서 경북의대 학장으로 있던 고병간 씨와 함께 한국 대표로 제6회 국제암학회에 참가했다. 8월 30일 월슨호로 인천을 떠나 9월 14일 샌프란시스코에 닿았으며 세인트루이스에 가니 벌써 학회가 열리고 있었다. 가까스로「한국인 암에 관한 통계학적 연구」와「안드라퀴논을 투여하여 발생한 토끼의 위암」에 관하여 발표했고 한국인 암에 관한 연구 논문은 1948년도 『암연구』에 소개되었다"(『대한암학회 40년사』).

8) 나가요 마타로의 조선인 암 실태 조사

일본 의학의 근대화 초기에 가장 중요한 인물 가운데 한 사람인 나가요 센사이(長與專齋, 1838~1902)의 셋째 아들인 나가요 마타로(長與又郞, 1878~1941)는 일본 암 연구 역사에서 빼놓을 수 없는 병리학자이다. 1904년 도쿄

---

44) 세인트루이스의 워싱턴 대학교 의과대학 해부학교실 주임교수인 카워드리(Edmund Vincent Cowdry, 1888~1975)이다.

제국대학 의학부를 졸업한 나가요는 야마기와 가쓰사부로 교수의 지도로 병리학에 입문한 뒤 독일 프라이부르크 대학 유학을 거쳐 1910년 도쿄제국대학의 조교수, 1911년 교수로 임명을 받았다. 나가요는 문호(文豪) 나쓰메 소세키(夏目漱石, 1867~1916)가 병사한 뒤 그의 시신을 부검한 일화를 가지고 있기도 하다.

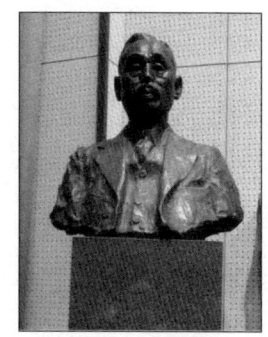

그림 4-40. 도쿄대학 의과학연구소에 세워져 있는 나가요 마타로의 흉상

나가요는 전염병연구소장, 의학부장을 거쳐 1934년 도쿄제국대학 제12대 총장에 취임하는 등 대학 행정에도 깊이 관여했지만 암 연구자로서도 명성이 높았다. 그는 암연구회(がん硏究會, 1908년 야마기와, 총리대신 가쓰라 다로 등이 설립) 회장 재임 시에는 암연구소와 부속병원 설립에 힘썼으며, 1941년에는 일본암학회를 설립하는 데도 중추적인 역할을 했다. 1996년 일본암학회는 나가요의 공적을 기념하는 "나가요 마타로 상"을 마련했다.

나가요는 『간(Gann, 癌)』 26권 4호(1932)에 게재된 「암의 통계적 연구에 대하여(癌の統計的硏究に就て)」에 아래와 같이 식민지 조선의 암 실태("임상적 암 통계 성적")를 보고했다. 조선에서 활동하고 있는 동료 및 제자 의학자들을 통해 조사한 데이터들이다. 나가요는 데이터들에 자신의 해석을 붙이지는 않았다. 전체 인구집단이 아니라 병원 환자들을 대상으로 한 조사이므로 한계가 있지만 나름의 의미를 찾을 수 있는 통계이다.

이 논문에 따르면, 남성에서는 위암이 단연 1위였고, 음경암, 피부암, 간암이 뒤를 이었다. 한편 여성은 자궁암, 위암, 유방암, 간암 순이었다(표 4-35). 그리고 전체 환자 중 암 환자 비율을 비교했을 때 조선인이 내지인(일본인)

표 4-35. 조선인 입원 및 외래 환자 중 암 환자

암 부위	계	남	여	암 부위	계	남	여
위	179	120	59	위	31.5	39.1	22.5
자궁	121	0	121	자궁	21.3	0.0	46.2
간	44	29	15	간	7.7	9.4	5.7
피부	36	30	6	피부	6.3	9.8	2.3
음경	31	31	0	음경	5.4	10.1	0.0
유선(乳腺)	30	0	30	유선(乳腺)	5.3	0.0	11.5
상악	26	22	4	상악	4.6	7.2	1.5
설(혀)	25	19	6	설(혀)	4.4	6.2	2.3
구강	24	17	7	구강	4.2	5.5	2.7
식도	23	19	4	식도	4.0	6.2	1.5
직장	9	5	4	직장	1.6	1.6	1.5
후두	7	3	4	후두	1.2	1.0	1.5
구순	5	4	1	구순	0.9	1.3	0.4
음낭	2	2	0	음낭	0.4	0.7	0.0
경부	2	1	1	경부	0.4	0.3	0.4
방광	1	1	0	방광	0.2	0.3	0.0
담낭	1	1	0	담낭	0.2	0.3	0.0
장	1	1	0	장	0.2	0.3	0.0
복막	2	2	0	복막	0.4	0.7	0.0
합계	569	307	262	합계	100.0	100.0	100.0
환자 1천 명당 암 환자	9.5	7.9	12.5	환자 1천 명당 암 환자	9.5	7.9	12.5
환자 총수 (대략치)	60,000	39,000	21,000	환자 총수 (대략치)	60,000	39,000	21,000

■ 이 표에서 굵은 선으로 처리한 부분["암 종류(부위)별 비율(%)"]은 필자가 추가한 것이다.
■ 경성제국대학, 수원, 청주 … 회령, 간도 등 도립의원 환자 자료(1927~1929년)이다.
■ 경성제국대학 병리학교실 도쿠미쓰 교수의 도움으로 작성한 것이다.
■ 3장에서 언급했던 제중원의 음경암 환자는 전체 환자 1만 460명 중 5명이었다. 이 표에서는 전체 환자 약 6만 명 중 31명이다. 통계적 의미를 거론할 수는 없겠지만, 흥미롭게도 거의 같은 비율이다.

표 4-36. 경성제국대학 의학부 부속병원 3내과(伊藤, 岩井, 篠崎) 입원환자 합계(1928~1930)

환자 수	조선인			내지인		
부위	계	남	여	계	남	여
환자 총수	1,039	757	282	2,391	1,361	1,031
위암	39	31	8	28	22	6
간암	14	10	4	3	3	0
식도암	2	2	0	8	8	0
폐암	0	0	0	1	1	0
늑막암	0	0	0	1	0	1
장암	4	4	0	0	0	0
췌암	0	0	0	1	1	0
유선암	1	0	1	0	0	0
합계	60	47	13	42	35	7

표 4-37. 환자 1천 명당 암 환자 수

	조선인			내지인		
부위	계	남	여	계	남	여
위암	37.5	41.0	28.4	11.7	16.2	5.8
간암	13.5	13.2	14.2	1.3	2.2	0.0
식도암	1.9	2.6	0.0	3.3	5.9	0.0
폐암	0.0	0.0	0.0	0.4	0.7	0.0
늑막암	0.0	0.0	0.0	0.4	0.0	1.0
장암	3.8	5.3	0.0	0.0	0.0	0.0
췌암	0.0	0.0	0.0	0.4	0.7	0.0
유선암	1.0	0.0	3.5	0.0	0.0	0.0
합계	57.7	62.1	46.1	17.6	25.7	6.8
조선인/내지인	3.3	2.4	6.8			

▌표 4-36을 바탕으로 필자가 구한 값임.

표 4-38. 경성제국대학 의학부 부속병원 2외과(小川, 松井) 입원환자 합계(1928~1930)

환자 수	조선인			내지인		
부위	계	남	여	계	남	여
환자 총수	706	568	138	843	530	313
위암	14	11	3	13	9	4
유선암	3	2	1	9	1	8
설암	5	5	0	3	2	1
장암	0	0	0	1	0	1
간암	1	1	0	1	0	1
자궁암	0	0	0	2	0	2
음경암	2	2	0	1	1	0
피부암	1	1	0	0	0	0
구순암	2	2	0	0	0	0
구강암	1	1	0	0	0	0
직장암	2	2	0	0	0	0
합계	31	27	4	30	13	17

표 4-39. 환자 1천 명당 암 환자 수

환자 수	조선인			내지인		
부위	계	남	여	계	남	여
환자 총수	706	568	138	843	530	313
위암	19.8	19.4	21.7	15.4	17.0	12.8
유선암	4.2	3.5	7.2	10.7	1.9	25.6
설암	7.1	8.8	0.0	3.6	3.8	3.2
장암	0.0	0.0	0.0	1.2	0.0	3.2
간암	1.4	1.8	0.0	1.2	0.0	3.2
자궁암	0.0	0.0	0.0	2.4	0.0	6.4
음경암	2.8	3.5	0.0	1.2	1.9	0.0
피부암	1.4	1.8	0.0	0.0	0.0	0.0

구순암	2.8	3.5	0.0	0.0	0.0	0.0
구강암	1.4	1.8	0.0	0.0	0.0	0.0
직장암	2.8	3.5	0.0	0.0	0.0	0.0
합계	43.9	47.5	29.0	35.6	24.5	54.3
조선인/내지인	1.2	1.9	0.5			

▎표 4-38을 바탕으로 필자가 구한 값임.

표 4-40. 경성제국대학 의학부 부속병원 피부비뇨기과 외래환자 합계(1928~1930)

환자 수	조선인			내지인		
부위	계	남	여	계	남	여
환자 총수	8,353	6,154	2,199	4,375	2,605	1,770
음경암	12	12	0	0	0	0
방광암	1	1	0	1	1	0
구순암	0	0	0	1	1	0
합계	13	13	0	2	2	0

표 4-41. 환자 1천 명당 암 환자 수

환자 수	조선인			내지인		
부위	계	남	여	계	남	여
환자 총수	8,353	6,154	2,199	4,375	2,605	1,770
음경암	1.4	1.9	0.0	0.0	0.0	0.0
방광암	0.1	0.2	0.0	0.2	0.4	0.0
구순암	0.0	0.0	0.0	0.2	0.4	0.0
합계	1.6	2.1	0.0	0.5	0.8	0.0

▎표 4-40을 바탕으로 필자가 구한 값임.
▎경성제국대학 병리학교실 도쿠미쓰 교수의 조사 결과.

표 4-42. 경성의전병원 내과, 외과, 산부인과, 이비과 환자 합계(1929)

환자 수	조선인			내지인		
부위	계	남	여	계	남	여
환자 총수	5,028	2,866	2,162	3,680	1,992	1,628
위암	11	10	1	9	7	2
자궁암	5	0	5	2	0	2
음경암	1	1	0	0	0	0
폐암	0	0	0	1	1	0
후두암	2	2	0	0	0	0
설암	1	1	0	0	0	0
담낭암	0	0	0	1	1	0
유선암	2	0	2	0	0	0
합계	22	14	8	13	9	4

표 4-43. 환자 1천 명당 암 환자 수

환자 수	조선인			내지인		
부위	계	남	여	계	남	여
환자 총수	5,028	2,866	2,162	3,680	1,992	1,628
위암	2.2	3.5	0.5	2.4	3.5	1.2
자궁암	1.0	0.0	2.3	0.5	0.0	1.2
음경암	0.2	0.3	0.0	0.0	0.0	0.0
폐암	0.0	0.0	0.0	0.3	0.5	0.0
후두암	0.4	0.7	0.0	0.0	0.0	0.0
설암	0.2	0.3	0.0	0.0	0.0	0.0
담낭암	0.0	0.0	0.0	0.3	0.5	0.0
유선암	0.4	0.0	0.9	0.0	0.0	0.0
합계	4.4	4.9	3.7	3.5	4.5	2.5
조선인/내지인	1.2	1.1	1.5			

▌표 4-42를 바탕으로 필자가 구한 값임.

보다 결코 낮지 않았다. 특히 경성제국대학 의학부 부속병원 내과 입원환자의 경우에 남성은 2.4배, 여성은 6.8배나 높았다(표 4-36).

9) 윤태권의 자궁암 환자 조사

조선총독부의원 산부인과에 근무하던 윤태권(尹泰權, 1903~1977)과 다케다 마사부사(武田正房)는 1926년 『만선지의계(滿鮮之醫界)』 61호 47~55쪽에 「자궁암종의 내·선인에서의 비교 통계적 관찰(子宮癌腫ノ內鮮人ニ於ケル比較統計的觀察)」이라는 논문을 발표했다. 1912년부터 1924년까지 총독부의원 산부인과 외래에서 진료 받은 환자들 중 자궁암 환자 수와 특성을 분석한 논문이다. 이 논문에서 주목을 끄는 것은 조선인과 내지인(조선 거주 일본인)의 자궁암 환자 비율이다. 표 4-44와 같이 1912년부터 1924년까지 전체 외래환자 중 자궁암 환자 비율이 내지인은 0.63%, 조선인은 2.09%로, 조선인 자궁암 환자 비율이 3.3배나 높았다. 총독부의원 산부인과를 찾은 환자들의 인구학적 특성을 알 수 없으므로 이 조사치를 보고 조선인 여성의 자궁암 발생률이 일본인 여성보다 높다고 단정할 수는 없지만, 당시 사정을 짐작할 수 있는 자료는 될 것이다. 요컨대 조선은 암의 청정지역이 결코 아니었다.

표 4-44. 내지인과 조선인의 자궁암 환자 수와 전체 외래환자 중 백분율

연도	내지인			조선인		
	외래환자 수	자궁암 환자 수	백분율(%)	외래환자 수	자궁암 환자 수	백분율(%)
1912	1,911	16	0.84	105	4	3.81
1913	1,721	7	0.41	103	0	0.00

1914	1,509	17	1.13	88	4	4.55
1915	1,758	11	0.63	117	3	2.56
1916						
1917	1,881	12	0.64	163	2	1.23
1918	1,791	13	0.73	239	5	2.09
1919	1,974	7	0.35	222	3	1.35
1920	2,443	10	0.41	32	4	12.50
1921	2,798	25	0.89	335	11	3.28
1922	2,792	18	0.64	343	5	1.46
1923	1,469	10	0.68	307	6	1.95
1924	2,468	8	0.32	430	5	1.16
총계	24,515	154	0.63	2,484	52	2.09

7. 암 고지(告知)[45] 문제

최근 몇십 년 사이 암의 조기 발견이 증가하고 치료 성적이 향상되면서 암 생존율은 빠르게 높아졌다. 그에 따라 "암은 곧 불치병"이라는 인식이 점차 퇴색되었으며, 암은 더 이상 죽음을 지칭하는 질병이 아닌 만성 질병으로 자리 잡아 가고 있다.

암 환자들은 암 진단 고지에서부터 다양한 문제들과 마주하게 된다. 과거 우리나라에서는 환자가 받을 충격을 완화하기 위해 가족에게 먼저 암 진단 결과를 알리는 경향이 많았다. 그러나 최근에는 암의 조기 진단과 완치가 가능해지면서 환자의 권리와 의사(意思)를 존중해야 한다는 인식과 더불어 환자에게 직접 고지하는 것이 더 좋다는 쪽으로 사회적 인식이 변화

---

[45] notification of cancer diagnosis, disclosure of cancer diagnosis.

했다. 환자 또한 자신의 질병에 대해 알 권리와 치료 과정에 대한 자기 결정권을 주장하고 있다. 설령 예후가 나쁜 경우이더라도 정확한 사실을 고지 받기 원하고 있다.

암 진단의 고지 방법이나 과정은 매우 중요한 문제이다. 암 진단 고지는 치료 과정에서 환자와 의료진 사이의 상호관계뿐만 아니라 환자의 감정 상태와 기능 수행능력에도 영향을 미친다. 그리고 질병에 관한 정확한 정보는 환자가 불확실한 상황을 스스로 극복하고 질병을 합리적으로 관리할 수 있도록 유도하는 데 도움을 줄 수 있다. 따라서 암 진단 고지에는 신중하고 전략적인 접근이 요구된다.

과거에는 암 고지를 어떻게 했을까? 몇 가지 기록을 살펴보자.

1) 첫 번째 이야기: 허영숙과 이광수

우선 100년 전으로 가 보자. 『동아일보』 1926년 4월 21, 22일 자에는 "남편의 병"이라는 제목의 기고문이 실렸다.

> 만 잇해 동안을 내리 혹은 장질부사 혹은 폐(肺) 혹은 척퇴(脊椎) 병으로 쪼들리고 쪼들려 원래부터 살이 만치 못한 그는 뼈와 가족만 남앗다. 밤이면 석회로 만든 돌 우에서 찬 잠을 자고 나지면 듯거운 가죽으로 다리와 팔만 내여노코 꽁꽁 동여매고 다니며 굽으려지려는 등뼈를 억제로 지탱을 해가는 판에 또 한가지 병 하나가 퉁겻다.
> 　두어달 전부터 입천장 우에 좁쌀알만한 부스럼이 생겨 별로 그러케 몹시 압흐지도 아니하고 자라지도 아니함으로 심상히 녁엿더니 최근 일주일 내로 몹시 거북해 함으로 총독부병원으로 가 원래부터 그와 친분이 듯텁

고 그의 척퇴의 병을 곳처준 백의사께 보엿다. 백선생은 심히 그것을 보고 놀나는 빗을 보이며 암종(癌腫)의 의심이 잇다고 한다. 을마나 놀나운 소린가. 나는 암종이란 그것이 불치의 병이오, 이 병에 걸리면 멧달이 못가서 생명을 뺏기는 줄 잘 아느니만큼 놀나움은 컷다. 의사의 말이 매독이나 암종이나 두 가지 의심이 잇스니 매독이 아니면 암종이기가 쉽겟다고 한다.

나는 절망 가운데도 한 가지 바람이 잇섯다. 매독이면 나흘 수 잇는 병이니 부대 이 병이 매독이엿스면 하고 나는 속으로 바랏다. 의사가 남편다려 그러한 병을 올물 긔회가 잇섯느냐고 무를 때에 나는 진정으로 "네 잇섯슴니다" 하는 대답이 남편의 입에서 나오기를 바랏다. 그러나 남편은 "업슴니다" 하엿다. 그래도 나는 아모조록 이 병이 매독이기를 바라고 그러트래도 매독이 잇나 업나 피검사를 해달나고 하엿다. 의사의 주사긔를 가지고 피를 뽑앗다. 방망이가치 말는 남편의 팔뚝에서 빨간 피를 십그람이나 뽑앗다. 피검사의 결과는 사흘 후에야 안다고한다.

나는 사흘 동안을 매독이기를 바라고 빌엇다. 만일 그 병이 매독이면 주사 몃대로 나흘 것이지마는 암종이면 곳칠 길이 업는 것이다. 그러한 병이 다시 생기지 아니 하드래도 임의 가진 병만으로도 몃해를 살둥말둥 초조한데 만일 또 그런 병이 생긴다고 하면 무엇을 다시 바랄 여지가 업는 것이다.

사흘 되는 날이 도라왓다. 그는 혼자 터덜터덜 병원에를 갓다오더니 "매독이 아니래" 하며 방으로 드러온다. 그 소리를 드르니 가슴이 턱 내려안지며 눈물이 쏘다진다. "그래 암종이랍데까" 하고 물엇다. "아니 입원을 하고 수술해야 된대 그래야 탁방이 난답듸다" 하며 내일 열시에 입원 수술하러 가기로 하고 왓다고 한다.

나는 꼭 암종만 갓해서 한참 울면서 쩔쩔 매다가 다시 생각해보니 또 암종이 아닐 것도 갓해서 엇전 영문인지 모르고 내꼴만 보는 그다려 "당신 암종 아니요 하나님께서 무슨 까닭으로 당신과 가튼 올흔 사람에게 그러케 악중의 병만을 갓다 막길 리가 잇소. 나는 꼭 아닌줄 생각하오. 념녀마러요" 하고 위로를 하엿다. 그래스더니 그는 안심한 드시 담배를 붓치며 "암종이 그러케 낫분병이요?" 하고 뭇는다.

"아니요 좀 고생하지요" 하고 나는 길게 한숨을 쉬엿다(4월 21일 자).

"내일 병원에 가서 수술을 하다가 피가 만히 나와 죽으면 엇더케 하나. 다른 병들이 덧치면 엇더케 하나. 수술해본 결과가 암종이면 엇더케 하나" 이 생각 저 생각에 그 날 밤에 새로 두시가 치도록 잠이 아니든다. 그는 "당신 암종 아니요" 하는 내 말에 안심한 드시 석회침상 속에서 잘 잔다. 그것을 바라보며 나는 울엇다.

아침 열시에 병원으로 와 외과과장이랑 여러 의사들 모힌 데서 다시 진찰을 하엿다. 과장이라는 이가 한번 자세 보더니 첫때에 하는 말이 "크레부스"라고 한다. 이것은 독일어로 암종이란말이다. 그리고 압니를 죄다 뽑고 상악골(上顎骨)까지 드러내야 된다고 한다. 그의 태도는 이것은 의례히 암종이니 더 볼 여지가 업스며 시험덕 수술로 할 필요가 업다는 것 갓햇섯다. 그때에 나의 마음은 퍽 분하엿다. 어저면 환자 듯는데 저러케 여지가 업시 하나. 또 시험덕 수술을 하여 조직표본도 만드러보지 아니하고 엇저면 저러케 얼는 진단을 해버리노 하고 한편으로 겁이 나고 슬푸고 분하엿다. 그때에 백의사가 과당이란 이에게 한 말이 나는 엇더케 고마웟는지 그 자리에서 눈물이 쏘다지는 것이 간호부가 붓그러 억제로 참엇다. 백의사께서 과장의 너모 급한 진단에 이러케 말삼하섯다.

"이 으른은 나의 선생님이심니다. 이 병에 대해서 진중한 태도로 치료를 하려 함니다. 먼저 크게 수술을 하기 전에 소수술을 하여 조직표본을 만드러 검사를 하려 합니다"

이 말을 나는 영원히 이즐 수 업겟다. 그 당장에도 감사하여 눈물이 쏘다젓거니와 과장이란 이의 경솔한 태도에 비하여 얼마나 진중한 태도이며 그 당장에 나의 심리를 꾀뚤어 말한 것이다.

그리고 밧그로 나아오니 눈이 캄캄해서 가치 간 K데와 주선생이 보이지를 아니한다. 남편은 내 뒤를 따라나오며 "여보 크레부쓰가 무엇이오?" 하고 뭇는다. 나는 긔가 막혀 "나도 자세 모릅니다" 하엿다. 수술 밧을 시간이 도라왓다. 수술방 문을 열고 간호부가 드러오라고 부르는 것을 보니 다리에서부터 벌벌 떨린다. 그는 천연히 드러간다. 글거 내는 적은 수술인 줄 알것마는 웨 이러케 겁이 나나. 드러와 구경하라고 하는 것을 떨려서 못 드러가고 문틈으로 가만히 드러다보니 그의 누흔 것은 보이지 아니하고 옷만 버서 노흔 것이 보인다. 옷 버서노흔 것을 보니 억제로 참엇던 울음이 흙흙 늣겨진다.

삼십분 후에 그는 입에 피무든 "까제"를 물고 병실에 누엇다. 까제를 가러낼 때마다 빨간 피를 배앗는다. 말을 못한다, 아모것도 못 먹는다, 압하서 두 눈에서 눈물이 저절로 솟는다.

백의사께서는 수술한 조각을 곳 조직표본을 만드러 현미경 검사를 하시러 가섯다고 한다. 두시간 후에는 그 결과가 나린다. 백의사께서도 암종일가바 퍽 근심을 하서서 시각을 다토어 곳 검사를 해주신 것이다. 사형선고를 예긔한 죄수 모양으로 나는 안질부지를 못하고 쩔쩔매며 엇절줄 모르고 도라갓다.

병실 밧게 발자최 소래만 나도 올치 "크레부스"요 하는 사형선고를 가지고 오시는 백의사가 아닌가 하여 벌떡 이러나 쩔쩔 맷다.

그는 엇던 세음인지 모르고 눈을 떳다 감앗다 하고 드러누엇다. 여섯시가 되도록 아모 긔별이업다. 병자는 피를 만히 배앗텃다. 나는 세시간 동안 참고 기다렷다. 만일 정말 "크레부스"라는 확진이 내리면 엇더케 할고 하고 쩔쩔 매다가는 무엇 설마 아니겟지 하고 스사로 부인하고는 또 그러면 엇더케 하나 하다가 또 아니라 하기를 몃백번 몃천번이나 한 뒤에 긔운이 진하고 침이 말럿슬 때에 백의사가 깁버하시는 낫으로 드르오서서 "암종은 아닙니다" 하신다. 나는 너무 억하며 엇더케 할줄 몰라 벙벙하엿다. 백의사가 나가신 다음에 그를 붓잡고 실컷 울엇다. "이제는 살어낫소" 그도 운다

지금은 새로 두시다. 그는 열한시부터 잠이 드러 코를 굴고 잔다. 피도 긋친 모양이다. 나는 세상이 새로워진 것 갓고 깁부다. 일이 주일만 잇스면 수술자리는 날 터이고 집에 나가서 자양을 만히 취해 몸을 좀 든든하게 한 다음에 금년 여름은 공긔 조코 경치 조혼 금강산에 가서 지내도록 하겟다. 그러면 모든 병이 다 나서 든든한 몸이 되어 펄펄 뛰여 다닐 것 갓다. 아 ! 고맙슴니다. 당신은 나를 절망에 구렁에 빠트리려고 하시다가는 다시 희망의 언덕으로 끄러올니심니다. 그래서 영원히 사라지지 아니하는 깁붐과 늘 희망을 갓게 하심니다(4. 19, 밤 두시반)(**4월 22일 자**).

이 글에 등장하는 주요 인물은 네 사람이다. 글을 기고한 "나", 기고자의 "남편", "백의사", 그리고 총독부병원 외과 과장이다. "나"는 의학지식이 매우 많은 여성이다. 총독부병원 외과에 근무하는 "백의사"는 "남편"을 "나의 선생님"이라고 지칭했다. 백의사는 과거에 남편의 척추(이 기고문에는 한자로는 脊椎, 한글로는 척퇴라고 되어 있다) 병을 치료해 준 적이 있다. 이 정도 설명이면 글의 등장인물에 대해 짐작이 갈 것이다.

"남편"은 흔히 한국 근대문학 역사에서 문호로 일컬어지는 이광수(李光

洙, 1892~1950)이다. "백의사"는 정주 오산학교 시절 이광수의 제자였으며 평생 이광수를 주치의와 정치적 동지로 보필했던 백인제이다. 1926년 당시 백인제는 조선총독부의원 외과 의원(醫員)으로 근무하고 있었다. 기고자는 이광수의 부인으로 의사인 허영숙(許英肅, 1897~1975)이다.

허영숙은 박에스터(본명 김점동, 1876~1910)에 이어 우리나라 사람으로는 두 번째로 의사가 된 여성으로 알려져 있다. 허영숙은 조선인으로는 최초로 1917년 도쿄여자의학전문학교를 졸업했다. 하지만 1920년 문부성 지정 학교가 되기 전에는 도쿄여자의학전문학교 졸업생들은 내무성이 주관하는 의사시험에 합격해야만 의사면허를 받을 수 있었다. 허영숙은 내무성 시험을 치르지 않은 채 조선으로 돌아와서 1918년 10월 16일 조선총독부의사시험에 합격했다. 그리고 웬일인지 1년이나 지난 1919년 10월 10일에야 조선총독부 면허(348호)를 취득했다. 하지만 허영숙에 앞서 총독부 면허를 받은 조선인 여의사가 세 명 있었다. 안수경(安壽敬, 244호, 1918년 4월 19일), 김영흥(金英興, 248호, 4월 25일), 김해지(金海志, 251호, 4월 25일)는 허영숙이 총독부 의사시험에 합격하기 반년 전에 이미 면허를 취득했다. 안수경 등은 여성이므로 경성의학전문학교에 정식으로 입학하지 못한 대신 청강생으로 수업을 듣고 1918년 3월에 과정을 수료했다. 그리고 총독부에서는 그들의 의사자격을 인정하여 시험 없이 의사면허를 발급했다. 의사면허 취득을 기준으로 한다면 허영숙은 우리나라 사람으로 다섯 번째 여의사인 셈이다.

총독부병원 외과 과장은 누구일까? 당시 기록에 따르면, 외과 과장은 마츠이 곤다이라(松井權平, 1884~?, 1911년 도쿄제국대학 졸업)였다. 하지만 마츠이는 1926년 1년간 총독부에서 파견하여 유럽에서 연수 중이었다. 그럼 허영숙이 외과 과장이라고 지칭한 사람은? 외과의 세컨드맨인 오가와 시게시(小川蕃, 1891~1939)가 틀림없을 것이다. 1917년 도쿄제국대학을 졸업하고

그림 4-41. 경성의학전문학교 외과 교수 겸 총독부의원 외과 의관 오가와의 외래진료 장면
(경성의학전문학교 1927년 졸업 앨범에서)

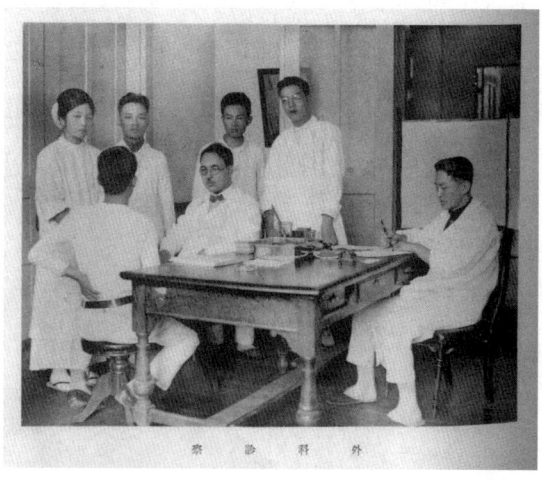

▌이광수가 진료 받는 모습도 이와 다르지 않았을 터이다. 겉모습은 오늘날과 별로 달라 보이지 않는다.

외과를 전공한 오가와는 1921년 조선에 와서 총독부의원 의관(醫官)과 경성의학전문학교 교수를 겸하고 있었다. 마츠이와 오가와는 1926년 5월 경성제국대학 의학부가 신설되면서 그 해 말 경성제국대학으로 전임했다. 그리고 백인제는 1928년 6월 공석이 된 경성의학전문학교 외과 교수로 임명 받았다. 조선인으로는 최초로 경성의학전문학교의 외과 교수가 된 것이다.

2년 동안 장티푸스, 폐결핵, 척추병(척추결핵?)으로 고생하던 이광수는 1926년 초 입천장 위쪽에 암으로 의심되는 병변이 발견되어 부인 허영숙은 걱정이 이만저만이 아니었다. 결국 백인제가 조직검사로 암이 아니라는 사실을 확인했지만, 그때까지 허영숙은 암에 대해 아무것도 몰라 별 걱정을 하지 않는 이광수 대신 심리적 사경을 헤맨다. 허영숙은 환자(이광수)를 초진한 자리에서 조직검사도 하지 않은 채 환자의 처지는 전혀 고려하지 않고 경솔하고 무례하게 "크레브스(Krebs, 암)"라고 내뱉는 외과 과장(대리) 오

가와의 태도에 분노한다. 반면 인간으로서 의사로서 환자와 가족을 따뜻하게 대하면서 암 진단의 바른 길을 걷는 백인제에게 무한한 신뢰를 보인다. "이 으른은 나의 선생님이십니다. 이 병에 대해서 진중한 태도로 치료를 하려 합니다. 먼저 크게 수술을 하기 전에 소수술을 하여 조직표본을 만드러 검사를 하려 합니다." 교수이자 과장(대리)인 오가와에게 백인제는 당당히 자기 생각을 밝힌다.

이 스토리는 허영숙이 사석에서 친지들에게 은밀히 말한 것이 아니다. 『동아일보』라는 누구나 볼 수 있는 언론 매체에 기고한 글이므로 신빙성이 높다고 할 수 있다. 만약 조선인이 공개적으로 총독부병원 외과 과장인 일본인 교수에 대해 거짓말로 모함했다면 그 파문은 엄청날 것이기 때문이다. 오가와가 이 기고문에 어떤 반응을 보였는지, 게재 사실을 알았는지에 대해서는 알려진바 없다. 허영숙이 세상 물정을 전혀 모르는 사람이 아니라면, 막상 기고문이 게재된 뒤로 불안한 낮과 밤을 보냈으리라고 생각된다. 기고문이 사실일지라도, 요즈음 식으로 표현해 "사실 적시 명예훼손"으로 처벌 받고 불령선인(不逞鮮人)으로 낙인찍힐지 모르기 때문이다. 그럼에도 불구하고 기고를 한 것은 그 자신이 의사인 허영숙의 분노가 컸다는 뜻일 것이다. 100년 전에도 환자의 처지를 고려하지 않는 암 고지는 잘못된 것이라는 인식이 있었다는 뜻이기도 할 터이다.

우리는 허영숙의 용기 덕분에 일제 강점기 진료 현장을 생생하게 목도할 수 있다. 환자의 처지는 전혀 고려하지 않는 강압적인 암 고지를 살펴볼 수 있는 것이다. 또 백인제의 사람됨을 확인할 수도 있다. 그런데 이런 강압적인 암 고지가 오가와 개인의 특성 때문인지, 당시 보편적인 모습인지는 알기 어렵다. 오가와가 조선인 문호 이광수를 대한 것처럼 일본인 문호 나쓰메 소세키를 대했을까? 오가와의 태도는 식민지적 상황을 잘 보여 주는 것일 수도 있다.

2) 두 번째 이야기: 이와쿠라와 벨츠

일본에서 최초로 근대식 의사에게 암 고지를 받은 사람은 메이지 시대의 원훈(元勳) 이와쿠라 도모미(岩倉具視, 1825~1883)이다. 기록으로 확인할 수 있는 사례로는 그렇다는 뜻이다.

1871년 구미 파견 사절단(이와쿠라 사절단)의 특명전권대사 등 메이지 개혁 초기 일본 정계에서 중추적인 역할을 도맡았던 이와쿠라는 만년에 식도암으로 고생했다. 1883년 초 이와쿠라는 모든 직책을 사임하고 투병에만 전념하지만 당시 발흥하던 자유민권운동에 대응하기 위해 다시 공직에 복귀한다. 그 해 6월, 교토 출장 중 이와쿠라는 음식을 거의 삼킬 수 없을 정도로 병세가 악화되었다.

정부는 독일인 고용의사 에르빈 폰 벨츠에게 진료를 부탁했다. 벨츠는 즉시 기선으로 고베로 가서 교토로부터 이와쿠라가 도착하기를 기다렸다. 이와쿠라는 극도의 쇠약 상태에 빠져 있었다. 진찰을 마친 벨츠는 이와쿠라를 의료시설이 잘 갖춰진 도쿄로 이송하기로 결정했다. 그러나 항해 도중 심한 요동으로 이와쿠라의 상태는 악화되었고, 요코하마항에 도착할 무렵에는 기관지염까지 병발했다.

이와쿠라는 벨츠에게 조금도 숨기지 말고 자신의 병에 대해 말해 달라고 요청했다. 벨츠는 숙고 끝에 "안타깝지만 상태는 절망적입니다. 감히 이렇게 말씀드리는 것은 공작 각하께서 병(암)의 고지를 원하시기 때문입니다. 각하는 곧 죽음이 닥친다는 사실을 알더라도 별로 두려워하시지 않을 것이기 때문입니다"라고 말했다. 벨츠는 이와쿠라에게 직접 암의 예후를 고지한 것이다. 사실, 벨츠는 1월 초 독일 공사관을 찾은 이와쿠라의 아들에게서 병에 대해 자세히 들은 뒤 식도암일 것이라고 이미 말한바 있었다.

이와쿠라는 벨츠에게 감사의 말을 전하며 한 가지 부탁이 있다고 호소했다. 앞으로 몇 주만 더 목숨을 연장시켜 달라는 것이었다. 독일 헌법을 연구하기 위해 베를린에 가 있는 이토 히로부미(伊藤博文, 1841~1909)에게 직접 유언을 하기 위해서라는 것이었다. 불가능하다는 사실을 알면서도 벨츠는 최선을 다하겠다고 약속했다. 벨츠는 이와쿠라에게 그렇게 말하지 않을 수 없는 절절함을 느꼈다.

7월 5일 이와쿠라가 위독하다는 사실을 알게 된 국왕 메이지는 직접 이와쿠라의 집을 찾아 문병했다. 이와쿠라는 정장을 하고 아들의 부축을 받으며 국왕을 배알할 수 있었지만, 일주일 뒤 왕비가 방문했을 때는 무릎조차 꿇을 수 없을 정도로 쇠약해져 있었다. 19일 이와쿠라가 위독해졌다는 소식을 들은 메이지는 다시 이와쿠라의 집을 방문했다. 국왕이 이와쿠라를 얼마나 끔찍하게 생각했는지를 알 수 있는 대목이다.

다음 날 벨츠는 이와쿠라에게 최후의 순간이 왔음을 알렸다. 그러자 이와쿠라는 이노우에 가오루(井上馨, 1836~1915)를 불러 달라고 부탁했다. 이토가 아직 독일에서 도착하지 못했기 때문에 대신 이노우에한테 유언을 남긴 것이다. 이와쿠라는 마지막 사명을 다한 뒤 오전 7시 45분 숨을 거두었다. 이와쿠라의 장례식은 왕족을 제외하고는 첫 번째 국장(國葬)으로 치러졌다.

이와쿠라의 마지막 나날을 지켜본 벨츠는 일기에 이와쿠라가 최후의 순간까지 강철 같은 의지를 놓치지 않았다고 기록했다. 벨츠와 일본인 여성 사이에 태어난 벨츠의 장남 도쿠 벨츠(Toku Baelz, 德之助, 1889~1945)는 1931년 아버지의 일기를 독일어와 영어로 출판[46]했다. 이와쿠라에 관한 이야기

그림 4-42. (좌상) Toku Baelz ed., *Awakening Japan: The Diary of a German Doctor: Erwin Baelz*(1931)
그림 4-43. (좌하) 도쿄 대학교에 있는 벨츠의 동상
그림 4-44. (우) 이와쿠라 사절단

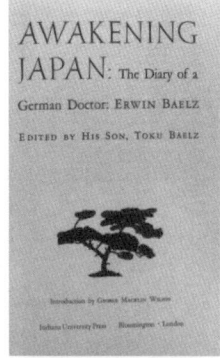

■ (좌상) 68~69쪽에 이와쿠라에 관한 "영웅적인" 이야기가 실려 있다.
■ (좌하) 벨츠는 메이지 초기 일본에 근대의학을 정착시키는 데 큰 공이 있다고 인정 받아 도쿄 대학교 구내에 동상이 세워졌다.
■ 벨츠의 간단한 약력
1849년 독일 남부의 비에티가임-비싱겐에서 출생
1866년 튜빙겐 대학 의학부 입학
1869년 라이프치히 대학 의학부로 전학
1870년 프러시아-프랑스 전쟁에 종군
1872년 라이프치히 대학 의학부 졸업
1875년 라이프치히 대학 병원에 입원 중인 유학생 사가라(相良玄貞) 치료로 일본과 인연
1876년 고용 외국인으로 도쿄의학교(도쿄제국대학 전신) 교사 부임
1881년 도다 하나코(戶田花子, 1864~1937)와 결혼
1902년 도쿄제국대학 퇴임, 궁내성 시의(侍醫)로 근무
1905년 훈일등욱일대수장(勳一等旭日大綬章) 받음. 부인과 함께 독일로 귀국
1908년 이토 히로부미의 요청으로 일본 방문
1913년 독일 슈투트가르트에서 심장병으로 사망

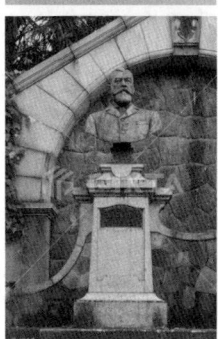

■ (우) 1871년 샌프란시스코에서 촬영. 가운데가 이와쿠라이고 그 오른쪽에 서 있는 사람이 이토 히로부미이다.

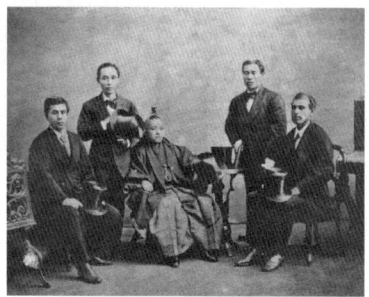

는 영어판 68~69쪽에 실려 있다.(독일어판은 입수하지 못했다.)

벨츠는 요즈음 기준으로도 전혀 손색없는 의사의 태도로 이와쿠라를 대했다. 이미 자신의 병에 대해 잘 알고 있었을 이와쿠라에게 끝까지 정중하

---

46) (독일어판) *Erwin Baelz—Das Leben eines deutschen Arztes im erwachenden Japan*.
  (영어판) *Awakening Japan: The Diary of a German Doctor: Erwin Baelz*

고 사려 깊게 병세를 설명했고, 환자에게 공감하는 태도를 보였다. 한편으로는 자신의 고용주인 일본 정부의 최고 실력자이고 더욱이 국왕이 총애해 마지않는 원훈에게 다른 태도를 보인다는 것은 상상하기 어려운 일이다. 어쨌든 이와쿠라는 벨츠의 일기 덕분에 영웅 서사 한 가지를 후대에 더 전할 수 있었다. 허영숙의 기고문에서도 보았듯이 기록이 이렇게 중요한 것이다.

3) 세 번째 이야기: 알렌과 절단수술을 받은 무명의 음경암 환자

"손가락, 발가락, 음경을 절단하는 경우 우리는 환자와 길게 상담하지 않고 그들이 (자신들에게) 무슨 일이 일어날 것인지를 알아차리기 전에 절단했다. 환자들은 항상 결과에 만족해했다"(『조선정부병원 보고서』 30쪽 "입원환자에 대한 설명").

의료기술뿐만 아니라 환자에 대한 의사의 윤리도 지금과는 많이 다른 시절이었다. 오늘날 환자의 동의를 구하지 않고 의사가 일방적으로 음경을 잘라 낸다면 어떻게 될까? 손해배상은 말할 것 없고, 의사면허도 취소될 것이다. 또한 당시 미국에서 의사가 그런 행위를 했다면 어떻게 되었을까? 그리고 과연 제중원 환자가 자기도 모르는 사이에 음경을 절단 당하고 진정으로 만족해했을까?

알렌은 자신의 행위에 대해 아무런 문제의식이나 죄책감을 가지고 있지 않았을 것이다. 그러했기에 저런 끔찍한 기록을 당당하게 남길 수 있었을 터이다. 140년 전 제중원에는 인권도 휴머니즘도 최소한의 의사윤리도 존재하지 않았다. 제중원과 "제중원 정신"을 계승한다는 병원들은 이런 사실을 알고나 있을까? 조선총독부의원의 오가와 시게시는 난폭하게 암을 고지

함으로써, 제중원의 알렌은 아예 고지하지 않음으로써 한국인(조선인)들을 유린했다.

8. 암의 사회적·문화적 이미지의 탄생: 악, 악당, 사멸, 어두움, 단절

김은정 문학평론가는 논문 「박완서 노년소설에 나타나는 질병의 의미」 [『한국문학논총』, no. 70(2015), 293~332쪽]에서 이렇게 기술했다.

> 본고는 박완서의 노년소설에 나타나는 질병 중 크게 암, 중풍, 치매를 중심으로 그 질병으로서의 의미와 주제론적 특징을 나누어 살펴보았다. 이러한 작업을 통해 암, 중풍, 치매와 같은 질병은 단순히 노년성 질병으로서의 소재적 의미에 그치는 것이 아니라 여러 가지 상징적 의미와 아이러니한 속성을 가지고 있다는 것을 알 수 있었다.
>
> 먼저 "암"은 일반적으로 은유화된 특징인 "빠른 전이 속도"와 "광포함"의 의미로 작용하는 것이 아니라 노년기라는 시간적 특성이 강하게 반영되어 "예정된 죽음"을 품위 있게 준비할 수 있는 장치로 작용한다. 이 점은 노년기 "암"의 전이 속도가 빠르지 않다는 것, 그리고 죽음이 온전하게 예정되어 있는 질병이라는 특징에서 연유된다.
>
> ……… 이렇게 박완서의 노년소설은 그 자체가 가지고 있는 질병의 독특한 병리적 상징으로 인해 노년기 삶의 여러 모습들을 보여 주며, 특히 인생의 아이러니함을 강하게 부각시켜 준다. 또한 박완서 노년소설의 발표 연대에 따라 노년을 대하는 작가 의식의 미묘한 변화가 각 "질병"을 대상으로 했을 때 더욱 선명하게 드러난다.

박완서(朴婉緖, 1931~2011)는 말년의 작품들에서 질병과 죽음을 많이 다루었다. 김은정의 기술대로 박완서는 암을 "예정된 죽음을 품위 있게 준비할 수 있는 장치"로 인식했다. 암에 대해서 제법 여유 있는 태도이다. 필자는 그러한 태도는 암 치료 성적이 좋아지면서 암이 "당장 처참하게 죽는 병"의 이미지를 점차 벗게 되었다는 점도 중요하게 작용했다고 생각한다. 시대와 사회에 따라서, 또 사람에 따라서 암의 이미지는 똑같지 않을 것이다. 하지만 대체로 암은 악, 악당, 사멸, 어두움, 단절 등으로 인식되어 왔다. 우리나라에서 그런 부정적인 이미지는 언제부터 생긴 것일까? 우선 언론 매체에 나타나는 표현을 살펴보자.

『동아일보』 1925년 10월 24일 자에는 "파멸되는 중국 군벌 400여 주의 풍운을 좌우 (4) 절강신진군인(浙江新進軍人) 봉천군(奉天軍)의 암종(癌腫)"이라는 제목으로 중국 내에서 군벌들의 권력투쟁을 보도하고 있다. 특히 봉천 군벌에 새로 편입된 절강성 출신의 군인들이 부정적인 작용을 하는 것을 "암종(癌腫)"이라는 단어로 묘사하고 있다. 요즈음 표현으로는 "암적 존재"에 해당하는 것이다.

『동아일보』 1926년 8월 25일 자에는 "인류의 퇴화. 현재 문명은 인류의 고기를 썩히는 암종"이라는 제목이 등장한다. 현대문명을 부정적으로 평가하는 데 "암종"이라는 단어를 사용하고 있는 것이다. 은유적 의미와 더불어 "현대문명 때문에 암이라는 현대병도 생긴다"라는 의학적 인식도 담겨 있는 것으로 여겨진다.

『조선일보』는 1927년 11월 5일 자 "일본은 재계에 난관 이미 탈출" 제목 아래 "余[나는 일본의 최근에 재(在)한 재계(財界)의 폐암(肺癌)이라고 사(思)하는 은행파탄문제에 대하야서도"라고 쓰고 있다. 은행 파탄으로 재계에 폐암 같은 해악이 나타난다는 언급으로, 당시 암 가운데 희귀한 편이었던

그림 4-45. (좌) 『동아일보』 1925년 10월 24일 자
그림 4-46. (우) 『동아일보』 1926년 8월 25일 자

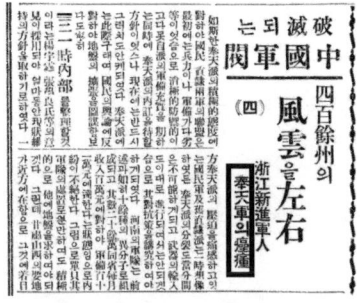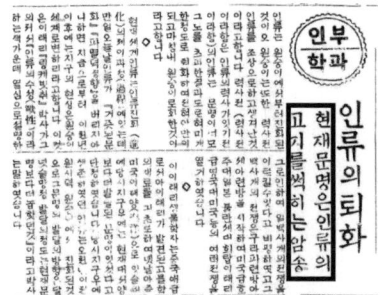

▌(좌) "봉천군(奉天軍)의 암종(癌腫)"이라는 표현이 눈에 띈다.
▌(우) "현재 문명은 인류의 고기를 썩히는 암종"

그림 4-47. (좌) 『조선일보』 1927년 11월 5일 자
그림 4-48. (우) 『조선일보』 1928년 9월 25일 자

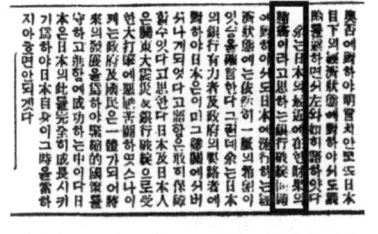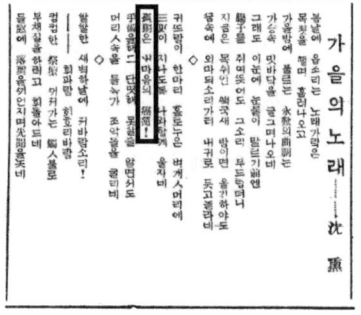

▌(좌) "재계(財界)의 폐암(肺癌)"이라는 표현이 이채롭다.
▌(우) 심훈 「가을의 노래」 중 "고독(孤獨)은 내 마음의 암종(癌腫)!"

폐암을 거론한 것이 흥미롭다.

　일제 강점기에 소설가, 시인, 영화감독, 각본가, 배우, 언론인 등 다양한 재능을 발휘했던 심훈(沈熏, 1901~1936)은 『조선일보』 1928년 9월 25일 자에 게재한 시 「가을의 노래」에서 "고독(孤獨)은 내 마음의 암종(癌腫)"이라고 했다. 마음속에 사무치는 고독을 생명을 갉아먹는 암에 비유한 것이다.

봄날에 읍조리는 노래가락은/ 목젓을 떨며 흘려나오고

가을밤에 불르는 영탄(永歎)의 곡조(曲調)는/ 가슴속 밋바닥을 글그며 나오네

그래도 이 눈에 눈물이 말르기 전(前)엔/ 장자(腸子)를 쥐여뜻어도 그 소리 부드럽더니

지금은 목쉬인 뻑국새 밤이면 울긴 하야도/ 꿈속에 외마듸 소리가티 내 귀로 듯고 놀라네

귀뜨람이 한마리 홀로누은 벼개ㅅ머리에/ 삼경(三更)이 지나도록 나와 함께 울자네

고독(孤獨)은 내 마음의 암종(癌腫)!/ 수술(手術)을 해도 단몃해 못살줄 알면서도

머리ㅅ속을 들독가 조악돌을 굴리네

쌀쌀한 새벽하날에 저바람소리!/ ——— 휘파람 회호리바람

컴컴한 제단(祭壇) 꺼저가는 촉(燭)ㅅ불로/ 부채질을 하려고 휘돌아드네

들창(窓)에 낙엽(落葉)을 끼언지며 선문(先聞)을 놋네

　

일제 강점기 이전 암에 대한 한국인들의 인식은 전혀 없었다고 해도 과언이 아니다. 오랜 옛날부터 한반도에 암이 있었던 것은 틀림없지만, 암에 대한 인식이 없었던 만큼 암은 없는 것과 다름없었다. 현대문명이나 현대의학 때문에 암이 생긴 것은 전혀 아니지만 현대문명과 현대의학 덕분에 암에 대한 인식도 생겨나고 또 암에 대한 문화적·사회적 이미지도 형성되기 시작했다.

[첨부] 일제 강점기 암 연구 논문 목록

1. 일제 강점기에 암 또는 종양에 관한 연구로 의학박사학위를 받은 조선인 연구자

이름	출신 학교	졸업 연도	학위취득 대학	취득 연도	논문 제목
이효섭	경성의전	1927년	교토제국대학	1940년	세균 면역과의 관련으로 본 종양 면역에 대하여
서병수	세브란스의전	1933년	교토제국대학	1942년	Brown Pearce씨 종양 연구
신용균	경성의전	1925년	규슈제국대학	1942년	악성 종양의 혈액 중 유산량에 대하여
정진욱	세브란스의전	1936년	교토제국대학	1943년	육종 발육과 지방대사와의 관계 및 난소호르몬이 미치는 영향
백태성	세브란스의전	1928년	교토제국대학	1945년	종양 동물에 있어서 글리코겐의 변화에 관한 연구
박두식	대구의전	1936년	교토제국대학	1945년	악성 종양 가토에서 비타민C의 消長에 대하여
전성관	경성제국대학	1938년	경성제국대학	1945년	세포육종의 임상적 및 병리조직학적 연구
김범수	경성제국대학	1934년	경성제국대학	1945년	에스말히 驅血處置의 생체에 反하는 영향. 특히 加藤계 가토 육종에 미치는 영향에 대하여
박병래	경성의전	1924년	경성제국대학	1945년	만성골수성 백혈병의 기초대사 및 혈액화학과 尿 배설 성분에 대하여

■9명 전원이 강점 말기인 1940년대에 취득했다. 학위취득 대학별로는 교토제국대학 5명, 경성제국대학 3명, 규슈제국대학 1명이었다.

2. 『조선의학회잡지』에 게재된 암에 관한 논문

조선의학회는 일제 강점기 내내 존속한 최대 규모의 의학단체이다. 1911년 4월 창립되었으며, 1945년 일제 패망 이후는 활동이 없는데 공식적인 해산 과정은 없었다. 조선의학회는 일제 당국의 지원하에 조선총독부의원, 경성의학전문학교, 경성제국대학 의학부의 일본인 의학자들이 주도했으며, 후기로 갈수록 조선인 의사들의 참여와 활동이 활발해졌다. 1911년부터 1943년까지 발간된『조선의학회잡지』는 게재된 논문의 편수로나 수준으로나 식민지 조선 최고의 학술지였다. 암에 관한 논문들도 마찬가지이다. 따라서 일제 강점기 암에 관한 연구 동향을 살피는 데도『조선의학회잡지』가 가장 큰 도움이 된다.

『조선의학회잡지』에 게재된 암과 종양에 관한 논문들의 게재 권호수, 논문 종류, 저자, 소속, 논문 제목 순으로 정리해서 수록한다. 저자가 조선인인 경우는 맨 앞에 "#" 표시를 했다.

- 1911년

제1권1호 총회연설 宇野功一 조선총독부의원 결막 종양

제1권1호 총회연설 江木茂 평남자혜의원 두세 가지 종양조직표본 공람

제1권1호 총회연설 井崎精一 황해도해주자혜의원 위암 및 폐석의 一例

제1권1호 강연초록 小島麟三 조선총독부의원 자궁 악성 腺腫의 一例

제1권1호 강연초록 宇野功一 조선총독부의원 망막 膠腫

- 1912년

제2호 摘錄 富永忠司 조선총독부의원 악성 종양

제2호 강연초록 松本繁正 대구자혜의원 이하선종양의 조직표본 공람

제2호 강연초록 松本繁正 대구자혜의원 적출한 왼쪽 이하선 혼효성 종양의 표본 및 그 수술 후의 부인 환자 공람

제2호 강연초록 室谷脩太郎 조선총독부의원 수술 불가능성 유방암과 난

소 적출술

제2호 강연초록 淺川源一 대구자혜의원 왼쪽 팔꿈치 관절에서 적출한 종양 및 그 시술 후의 환자 공람

• 1913년

제3호 강연초록 古城憲治 조선총독부의원 암종尿의 진단적 가치

제3호 강연초록 關覺藏 청주자혜의원 비장 종양의 一例

제4호 강연초록 及川邦治 평양자혜의원 비인강 섬유종에 대해서 그리고 거대한 그 종양 환자의 공람

제4호 강연초록 福原澤次 육군 2등 군의 상안검에서 발생한 암종의 一例

제4호 강연초록 中島本次郞 대구자혜의원 안구에 발생한 암종의 一例 및 그 조직표본 공람

제5호 강연초록 水津信治 조선총독부의원 수술에 의해서 치유할 수 있는 소뇌 종양의 一例

제5호 강연초록 國見義作 측경부에서 원발한 암종의 一例 附. 표본 공람

제5호 강연초록 山田實二 경성 거대한 비강 종양의 표본 및 절제 후의 환자 공람

제7호 강연초록 淺川源一 대구자혜의원 음경암에 절단술을 시행한 환자 공람

제8호 강연초록 稻本龜五郞 조선총독부의원 이식할 수 있는 鷄종양에 대해서

• 1914년

제10호 강연초록 稻本龜五郞 조선총독부의원 의학강습소 이식한 鷄종양

에 대하여

제11호 강연초록 有馬英二 조선총독부의원 원발성 폐암의 二例

제11호 강연초록 佐久間龜次郎 위암에 대하여

제12호 강연초록 池田寧 적출한 자궁암의 데몬스트레이션

• 1915년

제13호 강연초록 稻本龜五郎 조선총독부의원 의학강습소 늑막에서 생긴 내피세포 암에 관하여

제13호 강연초록 稻本龜五郎 조선총독부의원 의학강습소 이식 가능한 甘口鼠 및 百鼠 육종(표본 공람)

제13호 강연초록 嶺峻 조선총독부의원 亞急性 임파성 백혈병의 一例

제13호 강연초록 齋勇 거대한 손의 육종 一例

제14호 강연초록 岡田啓倫 위암의 一例

• 1916년

제15호 강연초록 田中秀穗 청주자혜의원 폴립 모양의 구순 종양의 一例

제16호 강연초록 田中秀穗 청주자혜의원 원발성 鞏膜상피癌 一例

제16호 강연초록 大河內雪 평양 頂部에서 발생한 거대한 종양 공람

제16호 강연초록 박영대[47] 음경암에 대한 환자 공람(供覽)

제16호 강연초록 塚田孝輔 대구자혜의원 거대한 眼검 암종 데몬스트레이션

---

47) 박영대(朴永大), 1916년 조선총독부의원 의학강습소 졸업.

- 1917년

제17호 강연초록 今井實 봉천 이물거대 세포육아종양의 시험적 연구에 대하여

제17호 강연초록 松本繁正 대구자혜의원 라디움 요법에 주효한 피부암 환자 공람

제17호 강연초록 松本繁正 대구자혜의원 신장 종양 환자

제18호 강연초록 及川邦治 조선총독부의원 식도암종 환자의 식도경 및 렌트겐 방사적 공람

제19호 강연초록 小津孟 대련 식물암 병원균과 인체에서 분리한 균과의 비교

제19호 강연초록 眞下信一郎 경성 정형외과腫의 역사

제19호 강연초록 賀來倉太 대구자혜의원 라디움 응용 전후의 자궁경부 암의 조직표본 공람

제20호 임상및실험 田口憲一 춘천자혜의원 이하선 혼합 종양의 一例

제20호 강연초록 松本繁正 대구자혜의원 안면의 암종 수술 후의 환자 공람

제20호 강연초록 塚田孝輔 대구자혜의원 뇌종양으로 인한 울혈 유두 환자 공람

- 1918년

제22호 강연초록 岡田和一郎 東京 상기도 악성 종양에 대한 방사선 요법과 수술적 요법

제22호 강연초록 정희덕[48] 경성 안검암의 二例

---

48) 정희덕(鄭熙悳), 1915년 조선총독부의원 의학강습소 졸업.

제23호 원저 岡田和一郎 東京 상기도 악성 종양에 대한 방사선 요법과 수술적 요법
제23호 원저 정희덕 경성 안검 암종의 二例

• 1921년
제30, 31호 강연초록 김현주 경성의전 원발성 폐장 내피세포종에 대하여
제30, 31호 강연초록 김현주 경성의전 원발성 비장 육종, 장관 지방종 표본 공람
제30, 31호 강연초록 小薦愛武 유암의 一例
제32호 임상및실험 김현주 경성의전 장관 지방종
제32호 임상및실험 김현주 경성의전 원발성 비장 육종
제33호 강연초록 김현주 경성의전 초기 폐장암에 대하여
제35호 강연초록 原藤孝一 평양자혜의원 거대한 신종양을 동반한 신장 결석에 대하여
제36호 원저 김현주 경성의전 원발성 폐장암에 대하여
제36호 강연초록 김현주 경성의전 원발성 늑막 내피세포종에 관하여

• 1922년
제37호 원저 김현주 경성의전 원발성 폐장암에 대하여
제37호 강연초록 김현주 조선총독부의원 폐장 내피세포종의 증례

• 1923년
제42호 원저 윤덕노[49] 眼癌의 一例
제42호 원저 김준형[50] 호테로氏 암 혈청반응 가치에 대하여

- 1924년

제47호 원저 齊藤忠雄 임파 육아종 조직상을 보인 임파성 백혈병에 대하여
제47호 강연초록 윤치형51) 경성의전 유선암종 근치 수술의 방법

- 1925년

제53호 강연초록 高楠榮 경성의전 희유한 원발성 질내 내피세포암종
제53호 강연초록 윤태권52)/武田房正 조선총독부의원 자궁암종의 내
  선인에 관한 통계적 관찰[缺號]
제53호 강연초록 高橋實 백혈병성 眼변상에 대하여
제53호 강연초록 武藤忠次 조선총독부의원 식도의 원발성 암육종
제53호 강연초록 吉田準一郎 유선의 육종에 대하여

- 1926년

제64호 학회발표 武田正房 조선총독부의원 장간막에서 생긴 囊腫
제68호 원저 김현주 조선총독부의원 다발성 신경종에 대하여
제69호 강연초록 武藤忠次 조선총독부의원 음경 육종
제69호 강연초록 務川忠治 평양 신장과 태생적 종양의 一例
제69호 강연초록 桑原直德 조선총독부의원 위암 환자의 단백성 食餌후
  의 백혈구 증가의 진단적 가치에 대하여
제69호 강연초록 小川蕃 조선총독부의원 위암 절제술에 대한 관견

---

49) 윤덕노(尹悳老), 1923년 경성의학전문학교 졸업.
50) 김준형(金俊炯), 1922년 경성의학전문학교 졸업.
51) 윤치형(尹治衡), 1918년 경성의학전문학교 졸업.
52) 윤태권(尹泰權), 1925년 경성의학전문학교 졸업.

\# 제69호 강연초록 홍진구[53] 조선총독부의원 음경암에 대하여
\# 제70호 학회발표 홍진구 조선총독부의원 고도의 음경암 및 음경 음낭 고환 제거의 一例(10월 26일 일본피부과비뇨기과학회 경성지방회 발표)
제70호 학회발표 早野龍三 조선총독부의원 뇌하수체 종양의 一例

- 1927년

제73호 학회발표 栗林潜 의관 백혈병성 거대 비종
\# 제80호 강연초록 신용균[54]/成田夫介 경성제국대학 악성 종양과 乳酸量

- 1928년

\# 제94호 강연초록 신용균/成田夫介 경성제국대학 再악성 종양과 혈액 유산량

- 1929년

제19권5호 학회발표 坂井洋一 경성제국대학 장간막 임파선 육종의 一例
\# 제19권7호 학회발표 윤태권 경성제국대학 장간막 종양
\# 제19권11호 강연초록 윤태권 경성제국대학 장간막에서 발생한 다발성 종양의 一例
제19권11호 강연초록 村上龍男 경성제국대학 만성 임파성 백혈병의 一例

---

53) 홍진구(洪震求), 1925년 경성의학전문학교 졸업.
54) 신용균(申龍均), 1925년 경성의학전문학교 졸업.

• 1930년

제20권2호 학회발표 橋本吉藏 난소 육종의 一例

제20권2호 학회발표 橋本吉藏 용산철도의원 비교적 약년자에서 발생한 "쿠"씨 종양의 一例

제20권2호 학회발표 東興藏 경성제국대학 만성골수성 백혈병의 一例

제20권2호 학회발표 井上繁 경성제국대학 "쿠르켄벨그" 종양의 一例

제20권8호 학회발표 下川精末 경성제국대학 자궁체부 암종 및 난소 종양의 임상 例

제20권9호 원저 橋本吉藏 경성제국대학 비교적 약년자에서 나타난 "쿠"씨 종양의 一例

제20권9호 임상및실험 村上龍男 경성제국대학 만성 임파성 백혈병 환자의 一例

제20권11호 강연초록 東鄉直男 경성제국대학 조선인에서의 원발성 간장암의 一症例

제20권11호 강연초록 박병래[55] 경성제국대학 만성골수 백혈병의 기초 신진대사 및 혈액화학에 대하여

제20권11호 강연초록 신용균 경성제국대학 육종 家兎의 혈장 및 혈액 유산량에 대하여

• 1931년

제21권1호 원저 윤일선/이영춘[56] 세브란스연합의전 인류 종양의 동물

---

55) 박병래(朴秉來), 1924년 경성의학전문학교 졸업.
56) 이영춘(李永春), 1929년 세브란스의학전문학교 졸업.

이식에 관한 연구

\# 제21권6호 원저 이영춘 세브란스연합의전 악성 종양이 혈당량에 미치는 영향에 관한 연구

제21권6호 원저 三上正夫 경성제국대학 비정형적 假性 백혈병성 임파조직증생의 一例에 관하여. 특히 임상학적 및 병리 해부학적 소견

\# 제21권6호 원저 백태성[57] 세브란스연합의전 이식성 육종의 발육에 미치는 칼슘의 영향에 관한 연구

제21권7호 임상및실험 井上繁 경성제국대학 원발성 그루켄벨히氏 난소 종양 例

\# 제21권11호 강연초록 이성은[58] 세브란스연합의전 종양동물의 Vigantol, Parathormone에 대한 혈청 칼슘의 변동에 대하여

제21권11호 강연초록 木內勝男 경성제국대학 급성골수성 백혈병의 一例

제21권11호 강연초록 小倉勝千代 경성제국대학 접종 家兎 육종이 飢餓시 위곡선에 미치는 영향

\# 제21권11호 강연초록 차남수[59] 규슈제국대학 음경암 20例의 임상적 관찰

제21권12호 학회발표 一瀨達次 경성제국대학 갑상선腫 골 전이의 一例

- 1932년

제22권5호 학회발표 屋代周二 평안남도립평양의원 자궁 근종과 오해한 자궁내 내피세포 육종

---

57) 백태성(白泰星), 1928년 세브란스의학전문학교 졸업.
58) 이성은(李聖恩), 1929년 세브란스의학전문학교 졸업.
59) 차남수(車南守), 1930년 규슈제국대학 의학부 졸업.

제22권5호 학회발표 佐藤一雄 평양의전 만성 임파성 백혈병

제22권7호 학회발표 佐藤一雄 평양의전 만성 백혈병성 임파선종

제22권11호 강연초록 島田敏貞 경성제국대학 색소암을 병발한 색소성 건피증 환자

제22권11호 강연초록 立石彌七郎 도립청주의원 자궁경부암 발생에 대한 연구

제22권11호 강연초록 윤일선/최재유60) 세브란스연합의전 家兎 육종과 비장과의 관계에 대하여

제22권11호 강연초록 조병학61) 경성제국대학 다발성 골 전이를 초래한 위암의 一例

제22권11호 특별강연 和氣 평양의학강습소 뇌종양에 대하여

• 1933년

제23권4호 임상및실험 木內勝男 경성제국대학 급성골수성 백혈병의 一例

제23권5호 원저 大島馨 대구의전 원발불명한 흑색육종의 一例

제23권11호 강연초록 島崎浩 경성제국대학 척추종양 환자 공람

제23권11호 강연초록 島田敏貞 경성제국대학 균상 식육종의 一例

제23권11호 강연초록 山本守部 대구의전 안구 암종에 대하여

제23권11호 강연초록 西村敬助 경성제국대학 단순성 횡맹부 종양의 一例

제23권11호 강연초록 伊藤進 대련의원 가계 점액 육종의 생물학적 특수성에 관한 실험적 연구

---

60) 최재유(崔在裕), 1929년 세브란스의학전문학교 졸업.
61) 조병학(趙炳學), 1932년 경성의학전문학교 졸업.

제23권11호 특별강연 松井權平 경성제국대학 유암에 대하여

- 1934년

제24권5호 임상및실험 牛島友記 경성제국대학 경성에서 발생한 鼠蹊 임파육종증

제24권8호 강연초록 高市孟 대련의원 여자 외음부 암종의 一例

제24권8호 강연초록 己場正義 만주의과대학 선천성 종양의 발생에 대하여

제24권8호 강연초록 김명학[62] 조선함흥부 잠복성 고환에서 발생한 암종의 一例

제24권8호 강연초록 森安勇 경성제국대학 음경 육종에 대하여

제24권8호 강연초록 西塚泰順 만주의과대학 자궁부속기 종양의 수술적 근치요법에 관한 통계적 관찰

제24권8호 강연초록 蔡松麟 만주의과대학 음경암의 一例

제24권8호 강연초록 後藤光治 경도제국대학 鼻인강 종양의 수술에 대하여(내빈연설)

제24권11호 학회발표 岡本徹 뇌종양의 울혈 유두의 一例

제24권11호 학회발표 松田一眞 해주의원 백혈병의 一例에 대하여

- 1935년

제25권2호 학회발표 安野權治 경성제국대학 경부 아테롬 암 변성의 一例

제25권9호 원저 島田敏貞 경성제국대학 균상 식육종에 관하여(제2보고)

제25권11호 임상및실험 김영식[63] 경성제국대학 골 전위를 일으킨 폐

---

62) 김명학(金明學), 1924년 경성의학전문학교 졸업.

암종의 一例에 대하여

제25권11호 강연초록 高築秀男 경성제국대학 家兎 부신의 변화를 일으킨 암종 진단법

제25권11호 강연초록 渥美義行 경성제국대학 만성 임파성 백혈병의 一例

제25권11호 강연초록 重田武雄 경성제국대학 급성 골수성 백혈병의 二例

제25권12호 임상및실험 西村敬助 황해도립사리원의원 조선인에서 보이는 원발성 실질성 간장암의 一例

- 1936년

제26권3호 임상및실험 조병학 경성제국대학 다발성 골전위를 초래한 위암의 一例

제26권6호 임상및실험 신웅호[64] 경성제국대학 Krukenberg氏 난소 종양의 一例

제26권11호 원저 최성장[65] 세브란스연합의전 家兎 육종 조직물질 및 건강 馬혈청이 家兎 육종 발육에 미치는 영향에 관한 연구

제26권11호 임상및실험 飯野忠孝 경성제국대학 충실성 난소암의 三例

제26권11호 강연초록 岡田正彦 경성의전 우리 교실의 최근 위암 및 십이지장궤양의 임상적 검사 성적에 대하여

제26권11호 강연초록 高市孟 대련의원 달켄벨氏 난소 종양의 임상 例

제26권11호 강연초록 小笠原義夫 경성제국대학 만성 임파성 백혈병 환자

제26권11호 강연초록 重田武雄 경성제국대학 백혈병의 二例

---

63) 김영식(金泳植), 1934년 경성제국대학 의학부 졸업.
64) 신웅호(申雄浩), 1932년 경성제국대학 의학부 졸업.
65) 최성장(崔性章), 1932년 세브란스의학전문학교 졸업.

- 1937년

제27권1호 임상및실험 조병학 경성제국대학 심장 전이를 일으킨 폐장 암종의 一例

제27권4호 원저 北村保 경성제국대학 연구개 혼합 종양의 一例

제27권7호 원저 최성장 세브란스연합의전 원발성 폐장암의 부검 例

제27권8호 학회발표 妹尾松 피부암 발생과 선행피부 변화의 경과 기간에 대하여

제27권11호 강연초록 內藤信一 경성제국대학 소뇌 종양의 一例

제27권11호 강연초록 이기봉[66] 도립진남포의원 좌안검 결막에서 발생한 포도상색육종의 一例

- 1938년

제28권11호 강연초록 簡仁南 대련의원 고환 종양의 三例

제28권11호 강연초록 堀內純一 할빈시립의원 耳혼합 종양의 一例

제28권11호 강연초록 山元貞義 신경만철의원 음경암종 및 下眼瞼 암종의 각 一例

제28권11호 강연초록 小野寺直助 규슈제국대학 위암 진단법에 대하여

제28권11호 강연초록 井上保雄 안산만철의원 만주인에서의 거대한 指骨 軟骨腫의 一例

제28권12호 원저 최성장 세브란스연합의전 耳下腺이 Brown Pearce 家兎 종양에 미치는 영향에 관한 연구

---

66) 이기봉(李基鳳), 1933년 경성제국대학 의학부 졸업.

- 1939년

제29권3호 원저 김승현[67] 경성제국대학 家兎 태생기 腎腫에 대하여

제29권4호 임상및실험 近江菊正 경성제국대학 자궁에 암과 결핵이 합병한 一例

제29권7호 원저 양원철[68] 세브란스연합의전 Vitamin C 가 Brown-Pearce계 家兎 고환암종 발육에 미치는 영향에 관한 연구

제29권8호 원저 上原豊 경성제국대학 닭에서 생긴 肉腫中의 Cholesterin 함유량에 대하여

제29권8호 원저 上原豊 경성제국대학 "히스토토킨"의 연구. 특히 닭에서 생긴 육종에 대한 작용

제29권9호 원저 윤일선/양원철 세브란스연합의전 家兎 육종 조직의 국소 알레르기성 변화에 관한 연구(제1회 보고)

제29권11호 강연초록 윤일선/윤형로[69] 세브란스연합의전 家兎 육종 조직의 알레르기성 변화에 관한 연구

제29권11호 강연초록 윤형로 세브란스연합의전 육종 家兎의 피내반응에 대하여

- 1940년

제30권11호 강연초록 渡邊正義 경성제국대학 암의 혈청 진단법에 대하여

제30권11호 강연초록 桐原眞一 나고야제국대학 위암 위궤양 및 위염의 胃鏡像

---

67) 김승현(金承鉉), 1934년 경성제국대학 의학부 졸업.
68) 양원철(梁源哲), 1933년 세브란스의학전문학교 졸업.
69) 윤형로(尹衡老), 1933년 세브란스의학전문학교 졸업.

제30권11호 강연초록 牧野武 만주의과대학 위암 환자에서 보인 정신병에 대하여

제30권11호 강연초록 北裵夫 만주의과대학 안면에 발생한 기저 세포성 암종 四例

제30권11호 강연초록 西內嚴 대련의원 원발성 廻腸 육종의 一例

제30권11호 강연초록 松井太郞 만주의과대학 식도암의 진단에 대하여

• 1941년

제31권2호 원저 牧野久吉 경성제국대학 가이식성 육종의 항원성과 非내열성 보체 결합성 항체의 발생에 관하여

제31권3호 원저 윤형로 세브란스연합의전 육종 피내반응에 관한 실험적 연구

제31권4호 원저 윤일선/윤형로 세브란스연합의전 家兎 육종 조직의 국소 알레르기성 변화에 관한 연구(제2회 보고)

• 1942년

제32권2호 원저 정진욱70) 세브란스연합의전 난소 거세가 악성 종양 발육에 미치는 영향에 관한 실험적 연구

제32권4호 원저 이응렬71) 아사히의학전문학교 구리살비인으로 인한 육종 家兎 각종 장기의 조직학적 변화와 간장, 신장, 부신 및 육종 조직에 관한 비타민C의 消長에 관한 연구

---

70) 정진욱(鄭鎭旭), 1936년 세브란스의학전문학교 졸업.
71) 이응렬(李應洌), 1938년 세브란스의학전문학교 졸업.

제32권5호 원저 이응렬/이용훈72) 아사히의학전문학교 암종환자 尿에 의한 멜라노파신 반응 및 尿 차즈타제價에 대하여
제32권9호 원저 이응렬 아사히의학전문학교 혈청과민증이 可이식성 家兎 육종의 발육에 미치는 영향에 관한 연령적 관계에 대한 실험적 연구
제32권10호 원저 이철영73) 아사히의학전문학교 육종 家兎 장기조직의 항원형 아스콜빈산의 消長에 관한 실험적 연구

- 1943년
제33권3호 원저 백태성 아사히의학전문학교 종양 동물에서의 글리코겐의 변동에 관한 형태학적 연구(제1보)
제33권3호 원저 백태성 아사히의학전문학교 종양 동물에서의 글리코겐의 변동에 관한 형태학적 연구 제2편. 종양 동물의 대동맥에서의 글리코겐 변동에 관한 형태학적 연구
제33권3호 원저 백태성 아사히의학전문학교 종양 동물에서의 글리코겐의 변동에 관한 형태학적 연구 제3편. 종양 동물의 신장, 수뇨관 및 방광에서의 글리코겐 변동에 관한 형태학적 연구
제33권4호 원저 백태성 아사히의학전문학교 종양 동물에서의 글리코겐의 변동에 관한 형태학적 연구 제4편. 종양 동물의 호흡기 계통 및 늑연골에 관한 글리코겐의 변동에 관한 형태학적 연구
제33권4호 원저 백태성 아사히의학전문학교 종양 동물에서의 글리코

---

72) 이용훈(李容勛), 1936년 세브란스의학전문학교 졸업.
73) 이철영(李喆永), 1936년 세브란스의학전문학교 졸업.

겐의 변동에 관한 형태학적 연구 제5편. 종양 동물의 소화기 계통에 관한 글리코겐의 변동에 관한 형태학적 연구

제33권5호 원저 백태성 아사히의학전문학교 종양 동물에서의 글리코겐의 변동에 관한 형태학적 연구 제6편. 종양동물의 내분비 장기에 관한 글리코겐의 변동에 관한 형태학적 연구

제33권5호 원저 백태성 아사히의학전문학교 종양 동물에서의 글리코겐의 변동에 관한 형태학적 연구 제7편. 全篇의 총괄, 고안 및 결론

5장

현대사회 선진국 국민들과 한국인의 암 사망 변천사

현대사회에서 암은 심혈관 질환과 더불어 가장 중요한 보건의료 문제가 되었다. 암과 심혈관 질환같이 주로 중년 이후에 많이 생기는 "만성 퇴행성 질환"은 현대에 접어들어 새로 생겨난 질환이 아니다. 오히려 이 질환들은 인류의 역사보다도 훨씬 오랜 역사를 가지고 있다. 현대 이전에는 눈에 잘 띄지 않았을 뿐이다.

거기에는 몇 가지 이유가 있다. 우선 현대[1] 이전에는 인간의 수명이 지금에 비해 대단히 짧았다. 그에 따라 암과 같은 만성 퇴행성 질환에 잘 걸리는 나이까지 사는 사람이 오늘날보다 매우 적었다. 그리고 암에 대한 지

---

1) 정치·사회·문화 등 여러 측면에서 민주화, 그리고 산업과 경제 발전 등 현대적(근대적) 특성을 나타내기 시작한 시기는 나라에 따라 다르다. 국가적 차원의 현대화(근대화)에 따라 평균수명, 영아사망률 등 국민의 건강수준도 개선되었다. 후발(後發)국가들은 대체로 북·서 유럽, 미국, 오스트레일리아 등 선발(先發)국가들의 발전 패턴을 뒤따랐다. 한국은 가장 성공적인 후발국가이다.

식이 적고 암 진단을 위한 장비나 도구가 없어서 암을 발견할 수 있는 경우가 많지 않았다. 더욱이 감염병으로 인한 사망자가 워낙 많아서 암에 대한 사회적 관심이 생길 여지가 거의 없었다.

(1) 수명과 영아사망률에 대해 1700년대 중반부터 비교적 신뢰할 만한 자료가 있는 스웨덴에 대해 알아보자. 스웨덴은 1700년대부터 건강수준과 건강 관련 자료 면에서 단연 선진국이다.

1800년대 초반까지 35세 내외에 머물렀던 스웨덴의 평균수명(기대여명)은 그 이후 빠른 속도로 늘어나기 시작했다. 반면 출생아 1천 명당 200명 또는 그 이상이었던 영아사망률[2]은 급속하게 감소했다. 평균수명과 영아사망률의 초기 변화는 주로 영양 상태의 개선 덕분이었다. 산업혁명(공업혁명)에 앞선 농업혁명으로 식량 생산이 증가했던 것이다. 영양 상태의 개선으로 저항력이 증가함으로써 질병, 특히 감염병에 덜 걸리게 되었고, 걸리더라도 사망하는 사람이 줄어들었다.

영국인 의사 제너(Edward Jenner, 1749~1823)가 1796년에 개발한 우두술도 적지 않은 영향을 미쳤다. 1600년대부터 가장 위중한 보건문제 가운데 하나였던 두창(천연두)은 우두술의 보급으로 더 이상 스웨덴 어린이들의 생명을 위협하는 마신(魔神)이 아니게 되었다.

희생을 무릅쓴 헌신적인 노동운동의 결과, 노동시간이 단축되고 노동여건이 개선된 것 또한 산업혁명으로 농민에서 공장 노동자로 변신한 청소년과 성인들의 건강수준 향상에 기여했다. 산업혁명 초기 자본가들에게 집중되었던 산업 생산력 증가의 과실이 정치·사회·노동 개혁으로 점차 대중에

---

2) 태어난 아기 5명 가운데 1명, 혹은 그 이상이 첫돌을 맞이하기 전에 죽었다는 뜻이다. 후 발국가인 우리나라는 해방 무렵까지 그러했다. 지금으로는 상상할 수도 없는 일이지만 당시는 그러했다.

게 배분됨으로써 국민들의 식·주·의 생활수준이 향상되고, 그것이 평균수명의 증가와 영아사망률의 감소라는 긍정적인 효과를 가져왔다.

역사상 최초로 의무교육제도가 실시됨으로써 국민의 전반적인 지적 수준이 높아지고, 또 그에 따라 합리적이고 건강에 도움이 되는 생활을 할 수 있게 된 점도 빠트릴 수 없다. 산업자본가들과 권력자들의 이익에 봉사하는 수단으로 시작된 국민교육은 직·간접적으로 국가·사회의 민주화와 건강수준의 향상이라는 역설적인 결과를 낳았다. 지배층의 애초 의도와는 달리 교육이 기득권층의 특권에서 국민의 보편적 권리로 바뀜으로써 생긴 변화는 언뜻 생각하는 것과는 비교할 수 없을 만큼 지대했다.

스웨덴과 같은 선발국가들의 변화는, 시기의 차이는 있지만 이탈리아, 러시아, 일본, 한국 등 후발국가들에서도 대체로 비슷한 패턴으로 나타났다.

그림 5-1. 선발국 스웨덴과 후발국 이탈리아의 평균수명과 영아사망률(1751~2023)

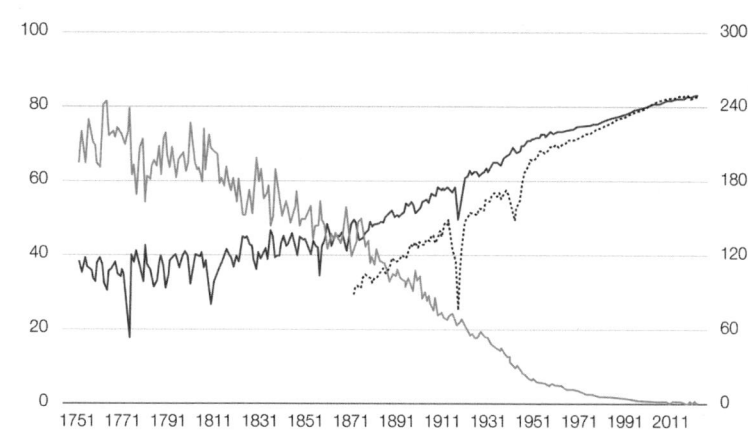

■ 이탈리아는 자료가 1872년부터 있다.
■ 1918년에 평균수명이 크게 감소한 것은 "인플루엔자 팬데믹" 때문이다. 인플루엔자의 피해는 후발국가인 이탈리아에서 더욱 뚜렷했다.
자료: Human Mortality Database(https://www.mortality.org/Home/Index).

그림 5-2. 스웨덴의 40~90세 생존자 비율(%)의 변화(1751~2023)

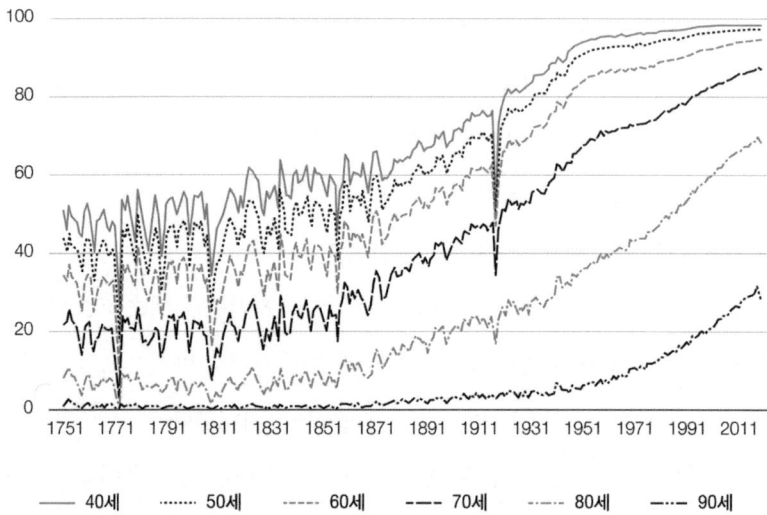

▌원자료(생명표)로부터 필자가 계산한 것을 그래프로 나타낸 것이다.
▌1918년에 생존자 비율이 크게 감소한 것은 인플루엔자 팬데믹 때문이다.
자료: Human Mortality Database(https://www.mortality.org/Home/Index).

표 5-1. 스웨덴의 40~90세 생존자 비율의 변화(1751~2023)

연도	40세	50세	60세	70세	80세	90세	평균수명
1751	51	44	34	22	8	1	38.4
1791	52	44	34	19	6	0	38.5
1831	54	45	33	18	4	0	39.0
1871	66	59	49	32	12	1	48.9
1911	75	70	61	47	24	4	58.0
1951	94	91	83	67	35	5	71.4
1991	97	95	90	78	53	17	77.7
2023	99	98	95	88	70	32	83.3

▌원자료(생명표)로부터 필자가 계산한 것을 표로 정리한 것이다.
자료: Human Mortality Database(https://www.mortality.org/Home/Index)

(2) 수명의 증가와 사망률의 감소로 중년과 노년까지 사는 사람의 비율이 증가했다. 사망률 감소는 영유아에서 가장 뚜렷했지만, 다른 연령층에서도 감소하기 시작했다. 연령이 낮을수록 감소의 크기는 컸다. 그림 5-2와 표 5-1은 각 연령까지 사는 사람의 비율, 즉 생존자 비율(%)이 증가하는 양상을 보인다.

1751년 스웨덴 사람 가운데 50세까지 사는 사람은 44%에 불과했다. 60세까지는 34%, 70세는 22%, 80세는 8%, 90세는 1%에 지나지 않았다. 2023년과는 뚜렷이 대조된다.

(3) 암은 만성 퇴행성 질환 중에서도 연령과 상관관계가 매우 깊은 질환이다. 그림 5-3에 보이듯이, 암 사망률은 연령이 증가함에 따라 기하급수적으로 증가한다. 특히 60세를 고비로 가파르게 증가한다. 암 발생률도 마찬가지이다. 이러한 현상은 과거에도 마찬가지였을 것이다. 연령과 상관관계

그림 5-3. 스웨덴의 연령별 암 사망률, 인구 10만 명당(1951, 2018)

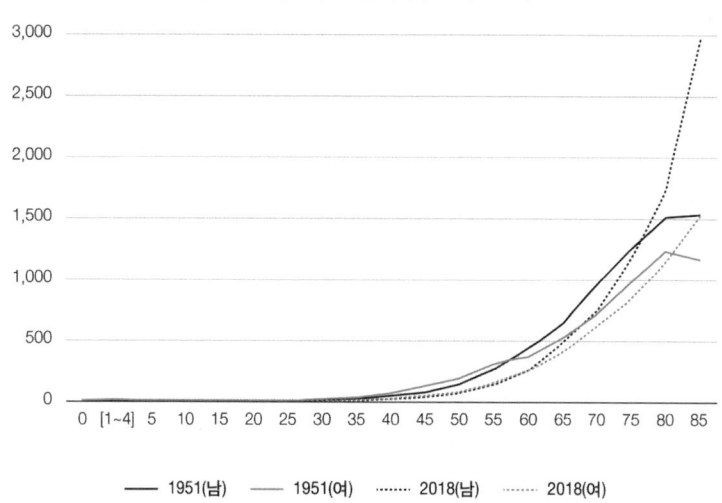

▮ 가로축(X-축)의 5는 5~9세, 10은 10~14세…를 뜻한다.
자료: WHO Mortality Database(2023.7.2 검색)

가 매우 깊은, 즉 "연령 의존적인 암의 특성"이 최근에 생겼을 리는 없기 때문이다.

그림 5-3에서 주의 깊게 볼 것은 1951년 암 사망률이 나이가 들수록, 특히 60세가 넘어서면서 2018년 값에 비해 기울기가 무뎌진다는 점이다. 1951년의 고령층 암 사망률이 2018년보다 실제로 낮았던 것이 아니라 고령층의 암 사망이 제대로 파악되지 않았기 때문이다. 보건의료 및 보건통계에서 최선진국인 스웨덴조차도 불과 몇십 년 전까지 고령층의 암 사망이 누락되는 경우가 적지 않았던 것이다. 후진국은 말할 필요도 없다. 암이 선진국 질병이라는 오해는 암 통계의 그러한 오류에서 비롯되는 바가 매우 크다.

WHO와 그 산하의 IARC는 선진국의 경우도 1950년부터 자료를 제시하고 있다.(한국은 1985년치부터 나와 있다.) 그 이전의 암 상황에 대해서는 오스트레일리아, 미국, 일본 등 몇 나라의 국가통계를 참고할 수밖에 없다. 이제 이들 나라의 자료를 통해 20세기 전반기부터의 암 사망 변천 역사를 파악해 보자. 암 발생에 대해서는 그런 장기적 자료가 존재하지 않는다.

1. 오스트레일리아의 암 사망 데이터, 1907~2020년

오스트레일리아 정부기관인 보건복지연구소(Australian Institute of Health and Welfare: AIHW)는 홈페이지(https://www.aihw.gov.au/)에 20세기 초부터 최근까지의 보건과 복지에 관련된 사항들에 대해 정리가 매우 잘된 데이터를 게시하고 있다.

홈페이지 서두에는 "신뢰성 높은 증거로 더 나은 정책적 결정을 함으로써 건강과 복지를 증진시킬 수 있다(Stronger evidence, better decisions, improved health and welfare)"라고 천명하고 있다. 무엇보다 자료의 신뢰성과 중요성을 강조하고 있는 것이다.

우선 이 홈페이지에 게시된 암을 비롯한 사망원인들에 따른 사망에 대해 살펴보자. 오스트레일리아의 사망원인 역사는 우리나라와 많은 점에서 차이가 있겠지만, 보편적이고 공통적인 면도 있을 것이기 때문이다. 또한 우리나라는 1983년부터 사망원인통계를 작성하고 있지만 오스트레일리아는 1907년부터 작성하고 있어서 보다 장기간에 걸친 현대인의 사망력 변화를 살펴볼 수 있다. 물론 조선총독부가 1910년부터 1943년까지 사망에 관한 여러 가지 통계를 작성, 공표했지만 정확도와 신뢰도에서 오스트레일리아와 비교할 바가 아니다.

모든 사망원인에 따른 오스트레일리아의 사망자 수는 1907년 이래 꾸준히 증가해 왔다(그림 5-4). 하지만 그것은 주로 인구, 특히 고령층 인구의 증가에 따른 것으로 연령 요인을 제거한 연령표준화사망률(ASDR)은 반대로 계속 감소해 왔다(그림 5-5). 그만큼 건강수준이 향상되어 온 것이다.

이번에는 우리의 관심사인 암에 대해 살펴보자. 모든 암(ICD-10 C00-D48)의 사망자 수는 남녀 모두 빠른 속도로 증가하여 100여 년 사이에 약 10배가 되었다(그림 5-6). 하지만 ASDR은 다른 양상을 보인다.

모든 암의 ASDR(그림 5-7)은 여성의 경우 100여 년 동안 대체로 꾸준히 감소해 왔다. 반면 남성에서는 1990년 무렵까지 증가하다 그 뒤로 보다 빠른 속도로 감소했다.

20세기 후반, 오스트레일리아뿐만 아니라 거의 모든 나라에서 가장 큰 문제를 일으킨 암은 폐암이다. 특히 남성에서 그러하다. 폐암(ICD-10 C33, C34)은 1945년 이래 남녀 모두에서 계속 증가해 왔다(그림 5-8). 오스트레일

그림 5-4. 모든 사망원인의 사망자 수(1907~2020)

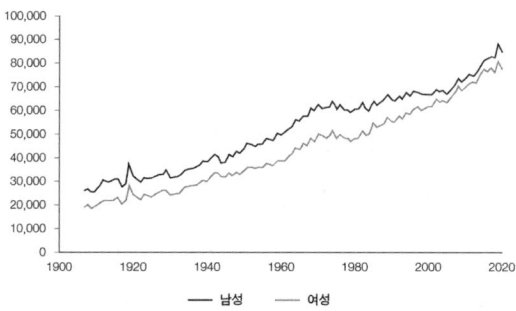

▌2023.7.26 검색.

그림 5-5. 모든 사망원인의 ASDR(1907~2020)

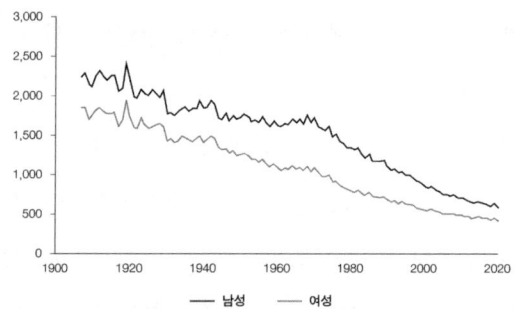

▌1919년에 ASDR이 비교적 크게 증가한 것은 "인플루엔자 팬데믹" 때문이다.
▌2023.7.26 검색.

그림 5-6. 모든 암(ICD-10 C00-D48)의 사망자 수(1907~2020)

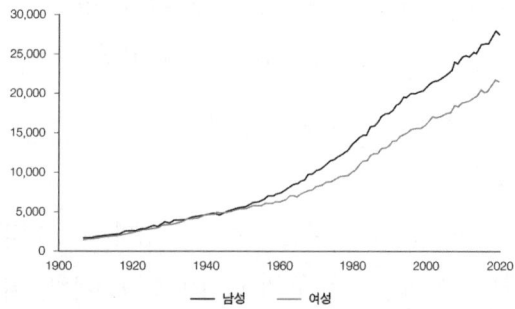

▌2023.7.26 검색.

그림 5-7. 모든 암(ICD-10 C00-D48)의 ASDR(1907~2020)

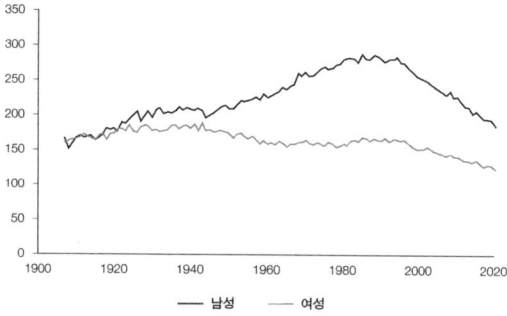

▎2023.7.26 검색.

그림 5-8. 폐암(ICD-10 C33, C34)의 사망자 수(1945~2020)

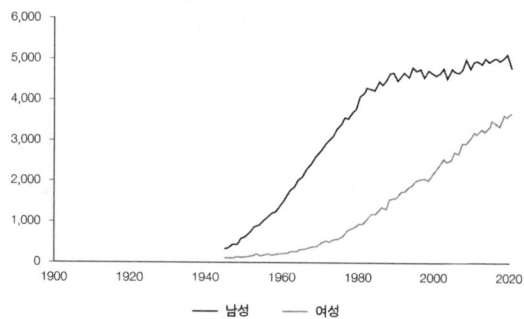

▎2023.7.26 검색.

그림 5-9. 폐암(ICD-10 C33, C34)의 ASDR(1945~2020)

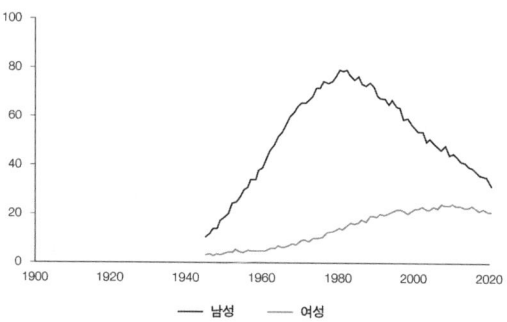

▎2023.7.26 검색.

그림 5-10. 모든 암, 폐암, "폐암을 제외한 나머지 암들"의 ASDR, 남성(1907~2020)

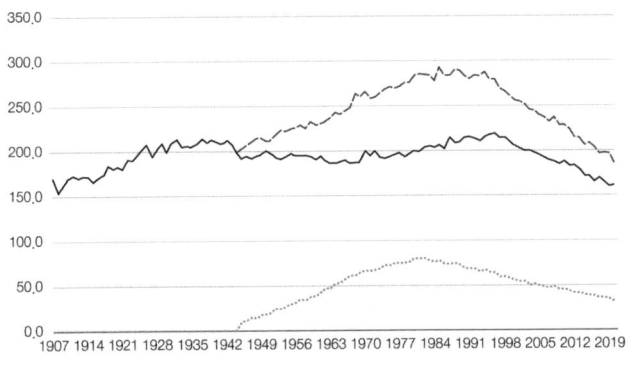

--- 모든 암   ······ 폐암   —— 폐암을 제외한 나머지 암들

▎AIHW 데이터를 이용해서 필자가 계산, 작성한 것이다. 1907년부터 1945년까지 모든 암의 ASDR 그래프가 "폐암을 제외한 나머지 암들"의 ASDR에 가려져 있다.

리아의 경우 1945년 이전에는 폐암 사망자에 관한 데이터가 없다. 별도로 사망자 통계를 작성할 만큼 폐암 문제가 크지 않았기 때문이다.

폐암의 ASDR은 남성의 경우, 1945년부터 1985년 무렵까지 급격히 증가 했다가 다시 빠른 속도로 감소해 왔다. 여성의 폐암 ASDR은 2010년까지 완만히 증가하다 그 이후에는 정체 상태를 보이고 있다.

그림 5-10은 남성의 모든 암과 폐암 데이터를 이용해서 "폐암을 제외한 나머지 암들"의 ASDR을 구해 그 세 가지 ASDR을 함께 나타낸 것이다. 그림 5-10에서 볼 수 있듯이, "폐암을 제외한 나머지 암들"의 ASDR은 2000년 무렵까지 큰 증감의 변화를 보이지 않다가 그 이후 빠른 속도로 감소했다. 즉, 남성의 모든 암의 ASDR이 20세기 말까지 꾸준히 증가했던 것은 폐암 ASDR의 증가에 기인하는 것이었다. 폐암 사망을 제외하면 암 사망은 별로 변화가 없었다.

요컨대 오스트레일리아인의 암 사망 변천을 보면, 여성의 경우 데이터가 있는 1907년 이래 ASDR이 꾸준히 감소해 왔다. 그 기간 동안 여성 암 사망자가 증가한 것은 인구, 특히 고령층 인구의 증가에 기인한 것이었다. 한편 남성은 폐암이 20세기 후반 급증했다 다시 급감한 양상을 보인 반면, 나머지 암 사망의 합계 ASDR은 20세기 동안 큰 변화가 없다가 2000년 이후 빠른 속도로 감소했다. 요컨대 20세기 후반 남성의 암 문제가 크게 대두된 것은 주로 폐암에 기인한 것이었다.

이번에는 ASDR만이 아니라 연령별(5세별) 사망률도 함께 살펴보도록 하자. 여성의 경우, 앞에서 보았듯이 ASDR이 1945년까지는 약간 증가하는 것 같지만 큰 변화는 없다가 1945년 이후는 꾸준히 감소해 왔다. 한편 연령별 사망률은 70~74세군까지 대체로 전 기간에 걸쳐 꾸준히 감소하는 양상을 보인다(그림 5-11). 그리고 그 연령군 사이에 사망률 그래프가 대체로 평행 상태를 나타낸다. 그러나 그 이상의 고연령군에서는 그와 다른 양상을 보인다. 특히 통계가 다루고 있는 기간 중 앞 시기에 그 연령군에서는 사망

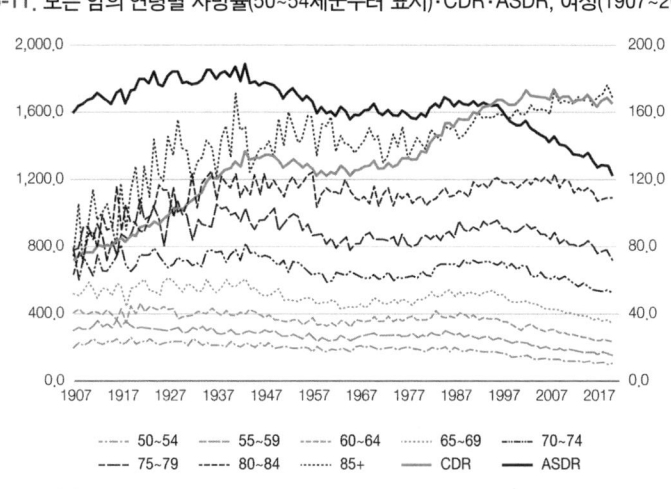

그림 5-11. 모든 암의 연령별 사망률(50~54세군부터 표시)·CDR·ASDR, 여성(1907~2020)

❚ 2023.8.2 검색.

률이 예측치보다 낮게 나타난다. 이것은 앞에서도 언급했듯이, 고연령군에서 암 진단이 누락되는 경우가 많다는 것을 의미한다. 지금처럼 아무리 고령이라도 정확히 진단하여 치료하는 시대가 아니었던 것이다. 선진국이 그러했으니 후진국은 말할 필요가 없을 터이다. 따라서 암 사망통계치가 실제보다 매우 낮게 나타날 수밖에 없었다.

여러 차례 언급했듯이 사망률은 연령에 따라 크게 달라진다. 연령이 증가할수록 모든 원인에 의한 사망률도 거의 기하급수적으로 증가하며, 특정 질병의 사망률도 몇 가지 예외적인 경우를 제외하고는 역시 증가한다. 암에서는 이러한 점이 더욱 뚜렷하다. 이러한 모습은 특정 시대, 특정 인구집단에서만 나타나는 특수한 현상이 아니라 지극히 보편적인 현상이다. 만약 사망통계가 이런 보편성에서 벗어나는 연령별 사망률을 보이는 경우, 반드시 통계의 정확성과 신뢰성을 의심해 보아야 한다.

신뢰도와 정확도가 높다고 평가되는 오스트레일리아 암 사망통계조차 1950년 무렵까지 의심해 볼 만한 값을 보인다. 이 기간 동안 고연령군의 실제 사망률은 통계에 나타나는 것보다 더 높았을 것이고 그에 따라 CDR, ASDR도 더 높았을 것이다. 다만 우리는 그 오차를 보정하는 적절한 방법을 가지고 있지 않을 뿐이다. 필자는 이런 경우, ASDR과 더불어 50~54세군이나 55~59세군, 혹은 60~64세군의 사망률과 사망률의 변화가 암 사망 역사의 진실에 다가가는 데 도움이 된다고 생각한다.

이러한 사정은 남성의 경우도 마찬가지이어서(그림 5-12), 1950년 무렵까지 통계의 정확성과 신뢰도를 의심해 볼 만한 값을 보인다. 75세 이상 고연령군의 실제 사망률은 통계에 나타나는 것보다 더 높았을 것이고 그에 따라 CDR, ASDR도 더 높았을 것이다.

이상을 종합해 볼 때, 오스트레일리아의 ASDR은 20세기 후반 들어 높아

그림 5-12. 모든 암의 연령별 사망률(50~54세군부터 표시)·CDR·ASDR, 남성(1907~2020)

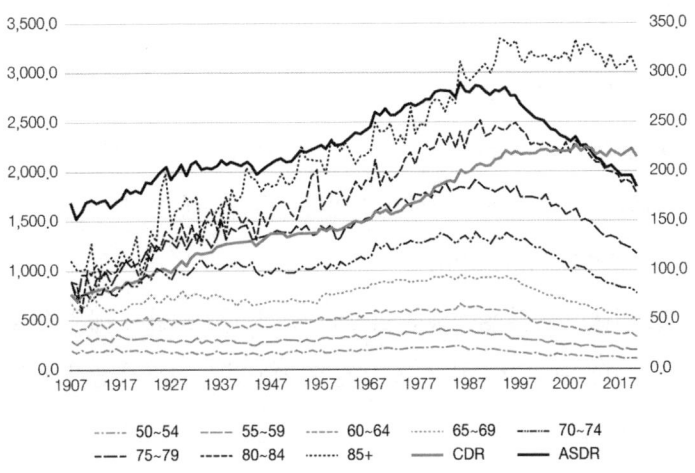

▌2023.8.2 검색.

진 것이 아니라 20세기 초부터 꾸준히 감소해 온 것으로 여겨진다. 다만 남성에게 20세기 후반에 "일시적으로" 뚜렷이 나타난 폐암 사망이 그러한 현상을 가렸을 뿐이다. 물론 오스트레일리아에서 찾아볼 수 있는 현상이 보편적인 것이라고 단정할 수는 없지만 암 사망에 대한 이해에 도움을 줄 수 있을 것이다.

아쉬운 것은 AIHW 데이터 가운데 위암 사망에 관한 통시적(通時的) 데이터가 없다는 점이다. 위암은 20세기 내내 사회적·의학적으로 가장 중요한 암이었고, 현대적 보건의료의 보급 및 식품 저장·관리 방법의 개선으로 꾸준히 감소해 온 암이다. 다시 말해 현대문명의 발달과 더불어 감소한 대표적인 암인 것이다. 조금 뒤에 살펴볼 미국의 (위)암 사망 데이터는 1930년부터 정리되어 있어 그보다 앞선 시기의 사정에 대해서는 알 수 없다.

2. 미국의 암 사망 변천, 1930~2020년

미국 질병통제예방센터(Centers for Disease Control and Prevention) 산하 국립보건통계센터(National Center for Health Statistics: NCHS) 역시 사망과 관련한 장기간의 통계자료들을 게시하고 있다. 이 가운데 통시적인 암 사망 데이터를 살펴보면 다음과 같다.

1930년 이래 미국의 암 ASDR 변천도 오스트레일리아와 매우 유사하다. 즉, 여성은 처음부터 감소해 왔고, 남성은 1990년 무렵까지 증가하다 그 이후로 급격히 감소했다.

폐암 ASDR의 변화 양상도 미국(그림 5-14)과 오스트레일리아가 비슷하다. 다만 미국은 1930년부터 데이터가 있다는 점이 다르다.

폐암을 제외한 나머지 암들의 ASDR도 미국(그림 5-15)과 오스트레일리아가 비슷하다. 여성은 1930년부터 꾸준히 뚜렷하게 감소했고, 남성은 1930년부터 1950년까지 약간 증가, 1950년부터 1995년 무렵까지 서서히 감소, 그 이후는 보다 급격하게 감소하는 모습을 보였다. 미국 역시 남성에게서 20세기 후반에 폐암 사망이 크게 늘어남으로써 모든 암의 사망률이 증가한 것일 뿐 폐암을 제외하면 1930년부터 2020년까지 대체로 감소해 왔다. 요컨대 암은 20세기 후반보다 전반기에 더 미국인을 위협하는 존재였다.

미국인의 위암 사망률은 1930년부터 2020년까지 줄곧 감소해 왔다(그림 5-16). 식품 저장·관리 방법의 개선과 현대적 보건의료의 보급 덕분으로 해석된다. 1930년 이전의 미국인 위암 사망률은 어떠했을까? 미국인 위암 사망률의 극점(極點)은 언제였을까? 아쉽게도 자료로 확인되지 않는다.

20세기 전반기에 위암은 문명국에서만 문제이고 후진국, 미개국에는 거의 없다고 여겨졌다. 1929년 세브란스의학전문학교 외과 교수 러들로우는

그림 5-13. 모든 암의 ASDR, 미국(1930~2020)

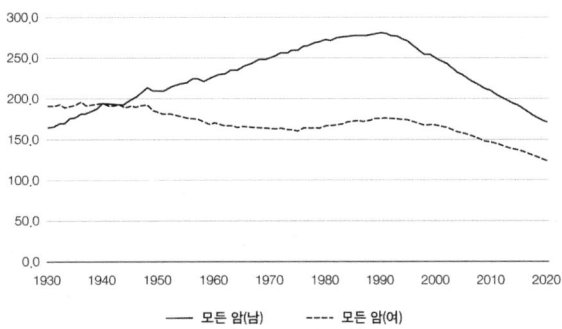

▌2023.8.16 검색.

그림 5-14. 폐암의 ASDR, 미국(1930~2020)

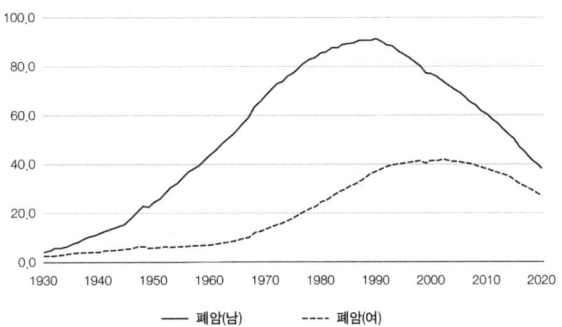

▌2023.8.16 검색.

그림 5-15. 모든 암 및 "폐암을 제외한 나머지 암"의 ASDR, 미국(1930~2020)

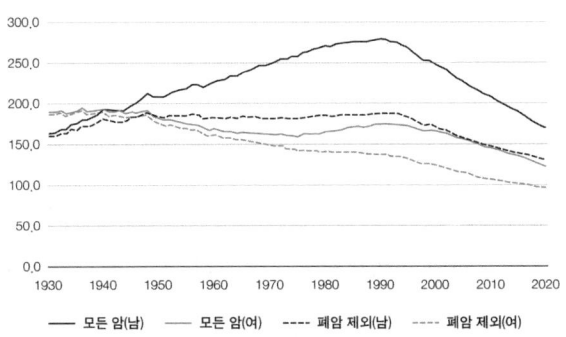

그림 5-16. 위암의 ASDR, 미국(1930~2020)

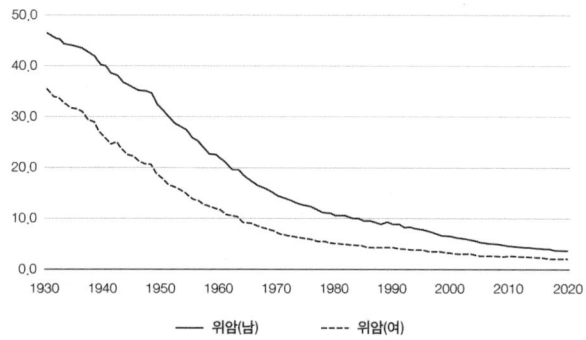

▌2023.8.16 검색.

자신의 임상 경험을 바탕으로 "많은 사람들이 아시아인에게서 드물다고 여기는 위암은 여타 다른 부위 암들의 총합과 같다. 즉, 위암은 (조선인의) 전체 암 가운데 절반을 차지한다고 여겨진다"라고 주장했지만 당시 "통념"과 "정설"에 가려 빛을 보지 못했다. NCHS 자료가 말해 주듯, 러들로우가 소수 견해를 발표할 무렵에 문명국 미국에서 위암은 빠른 속도로 감소하고 있었다.

대장암 사망률은 남녀 공히 1930년부터 1950년까지 증가했고, 남성은 1990년 무렵까지 별 변화가 없다가 그 이후로 빠르게 감소한 반면, 여성은 1950년부터 줄곧 감소해 왔다. 1930년부터 1950년까지의 증가는 어떻게 해석할 수 있을까? 실제로 증가한 것일까. 아니면 감춰져 있던 대장암이 진단 방법의 개선과 보급으로 추가 발견된 것일까.

여성에서 자궁암(경부 및 체부) 사망률은 1930년 이래 급격히 감소했다. 주로 위생적이고 청결한 생활의 덕분일 터이다. 1930년 이전에는 어떠했을까? 또 미국인보다 훨씬 비위생적이고 불결한 생활환경 속에서 살았던 후진국 사람들의 자궁암 사망률은 어떠했을까?

그림 5-17. 대장암의 ASDR, 미국(1930~2020)

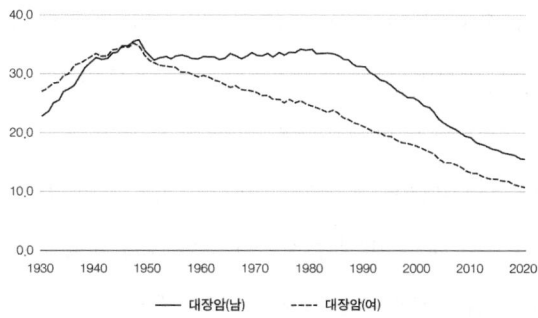

▌2023.8.16 검색.

그림 5-18. 여성 유방암·난소암·자궁암의 ASDR, 미국(1930~2020)

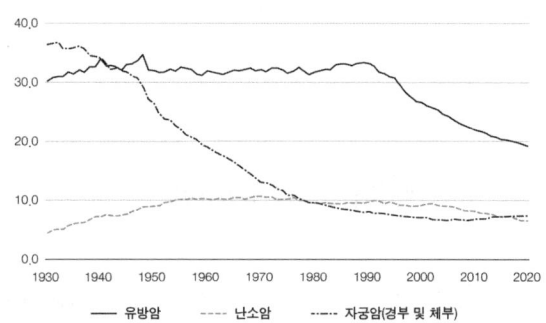

▌2023.8.16 검색.

그림 5-19. 남성 전립선암의 ASDR, 미국(1930~2020)

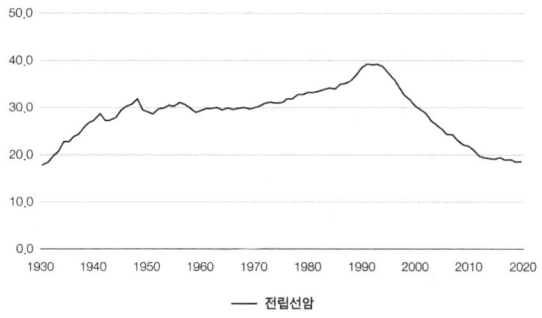

▌2023.8.16 검색.

유방암 사망률은 1930년부터 1995년 무렵까지 큰 변화가 없다가 그 뒤로 급속히 감소했다. 난소암은 1930년부터 1960년 무렵까지 증가, 그 뒤로 소강 상태를 보인 뒤 1990년대 후반부터 감소하기 시작했다.

전립선암 사망률은 두 차례 급격한 증가를 보인다. 1930년부터 1950년까지와 1980년부터 1995년 무렵까지이다. 그리고는 급격히 감소해 왔다. 두 차례의 급증 가운데 두 번째는 전립선 특이 항원(Prostate-specific antigen: PSA) 진단법의 보급과 관련이 클 것이라고 해석된다.

지금까지 살펴보았듯이 암은 현대문명 때문에 창궐했다기보다는 현대문명과 현대의학의 보급으로 해결의 실마리를 찾게 되었다고 하는 편이 더 타당할 것 같다.

3. 일본의 암 사망 데이터, 1920~2018년

이번에는 한국(인)과 건강 및 사회경제적 발전 과정, 그리고 인종적·생물학적 특성에서 비슷한 점이 적지 않은 일본(인)의 경우를 살펴보자. 일본은 한국보다 몇십 년 앞서 1960년 무렵부터 거의 모든 분야에서 선진국 대열에 진입했지만 그 이전에는 건강 및 사회경제적 측면에서 선진국 수준에 미치지 못했다.

일본은 비록 구미 선진국들에 비해서는 수준이 떨어지지만 1899년부터 비교적 신뢰성이 높은 사망원인통계를 매해 작성해서 발표했다. 1899년부터 1905년까지는 『일본제국인구동태통계』의 한 파트로, 1906년부터 1938년까지는 별도의 『일본제국사인통계』를 간행했다. 그리고 1920년부터는 인구총조사(국세조사)를 5년마다 실시하여 발표했다. 당시 일제의 식민지였던 조선은 3·1운동의 여파로 한 차례 늦은 1925년부터 국세조사가 실시되었다. 국세조사로 비로소 연령별 인구 구성에 대해서도 알 수 있게 되어, ASDR을 계산할 수 있다.

표 5-2에 1919년부터 1938년까지 20년 동안 일본인의 주요 사망원인을 보였다. 이 기간 내내 설사 및 장염, 결핵, 폐렴, 신장염, 뇌막염, 장티푸스와 이질과 같은 법정전염병, 인플루엔자, 홍역, 백일해 등 감염성 질환이 일본인 사망원인의 대다수를 차지했다. 100년 정도밖에 되지 않는 가까운 과거이지만 지금과는 전혀 다른 세상이었다.

이들 감염병에 의한 사망은 제2차 세계대전 종전 이후 주로 항생제와 항결핵제의 보급으로 급격히 감소하여, 폐렴을 제외하고는 별 문젯거리가 아니게 되었다. 식·주·의 생활 개선도 감염병 퇴치에 기여했지만 의학·의술의 발달과 보급에 비해서는 부차적인 요인이다. 이와 달리 항생제와 항결핵제 개발 이전에 이미 감염병 발생과 사망이 크게 감소했던 구미 선진국에서는 생활수준의 향상, 그리고 노동 환경과 여건의 개선이 매우 중요하게 작용했다.

한편 순위는 설사·장염, 결핵, 폐렴보다 뒤지지만 뇌혈관 질환, 암, 심장질환 등 만성 퇴행성 질환으로 인한 사망자도 결코 적지 않았다. 인구가 5,600만(1920년)~7,100만(1938년) 명이던 당시 일본에서 연평균으로 뇌혈관 질환에 의해 10만여 명, 암과 심장질환으로 각각 4만여 명, 세 가지를 합해 19만여 명이 목숨을 잃었다. 2023년 9월 대한민국 통계청이 발간한 『2022년 사망원인통계 결과』에 따르면, 뇌혈관 질환 사망자 2만 5,420명, 암 사망자 8만 3,378명, 심장질환 사망자 3만 3,715명, 이 세 가지를 합해 14만 2,513명이다. 2022년도의 한국인 인구는 5,140여만 명이다. 인구당으로 계산하면 80여 년 전인 일본제국 말기의 현대병(만성 퇴행성 질환) 사망자는 지

표 5-2. 일본인의 주요 사망원인별 사망자 수(1919~1938)

순위	사망원인	전체	남성	여성	연평균
1	설사 및 장염	2,788,518	1,376,025	1,412,493	139,426
2	결핵	2,517,653	1,234,587	1,283,066	125,883
	폐결핵	1,801,571	932,654	868,917	90,079
	기타 결핵	716,082	301,933	414,149	35,804
3	폐렴	2,417,079	1,276,607	1,140,472	120,854
4	뇌혈관 질환	2,080,916	1,158,629	922,287	104,046
5	노쇠	1,578,833	647,046	931,787	78,942
6	기형 및 선천성약질	1,493,893	811,784	682,109	74,695
7	신장염	1,201,498	596,837	604,661	60,075
8	뇌막염	1,058,623	546,227	512,396	52,931
9	암 등 악성 신생물	894,371	451,249	443,122	44,719
10	심장질환	842,394	414,779	427,615	42,120
11	법정전염병(10종)	448,253	228,771	219,482	22,413
12	각기	299,962	184,745	115,217	14,998
13	유행성감모(인플루엔자)	291,688	147,010	144,678	14,584
14	자살	258,111	159,962	98,149	12,906
15	홍역	207,756	102,096	105,660	10,388
16	백일해	179,160	78,733	100,427	8,958
17	매독	133,828	78,151	55,677	6,691

▎일본에서 1918년 가을부터 1921년 중반까지 40여만 명의 사망자를 낳은 것으로 평가되는 인플루엔자(유행성감모)의 경우, 『일본제국사인통계』에서는 직접 사망원인인 폐렴으로 분류된 케이스가 적지 않다.
▎매독 사망자의 50% 이상이 1세 미만(이 가운데 대부분이 태어난 지 3개월 이내)의 영아들이었다. 즉, 산모로부터 수직 감염된 선천성 매독이 아직 엄마 소리도 내지 못하는 아기들의 목숨을 해마다 몇천씩 앗아 가던 시절이었다.
자료: 내각통계국, 『일본제국사인통계』(1919~1938년 각 연도).

표 5-3. 일본인의 주요 사망원인별 사망자 수 변천(1920~2018)

	1920	1938	1960	1980	2000	2018	2018/1920(%)
총 사망	1,422,096	1,259,805	706,599	722,801	961,653	1,362,470	96
암	40,328	53,479	93,773	161,764	295,484	373,584	926
심장질환	41,227	49,679	68,400	123,505	146,741	208,221	505

뇌혈관 질환	88,101	126,861	150,109	162,317	132,529	108,186	123
폐렴	175,674	118,153	37,534	33,051	86,938	94,661	54
결핵	125,165	148,827	31,959	6,439	2,656	2,204	2

자료: 1920~1938년은 『일본제국사인통계』(각 연도), 1950~2018년은 일본 후생노동성, 『우리나라의 인구동태(我が國の人口動態)』(2019).

금의 한국과 거의 같은 수준이었다.

요컨대 80~100년 전, 군사 부문을 제외하고는 중진국 수준에서 벗어나지 못하던 일본에서도 만성 퇴행성 질환은 이미 큰 피해를 낳고 있었다. 다만 훨씬 더 큰 피해를 주고 있던 여러 가지 감염병들에 가려서 존재가 별로 드러나지 않았을 뿐이다. 사망통계 자료들은 그에 앞선 1900년대와 1910년대도 사정이 다르지 않았음을 알려 준다.

이제 시대의 범위를 넓혀 1920년부터 2018년까지 100년 동안을 살펴보자. 제국주의 시절 일본인을 공포에 떨게 했고 끔찍한 참상과 비극을 수없이 초래했던 감염병들은 1950년대와 1960년대를 지나면서 폐렴을 제외하고는 거의 시야에서 사라질 정도가 되었다. 반면 암 사망자는 1920년 4만여 명에서 2018년 37만여 명으로 9.3배, 같은 기간 심장질환 사망자는 4만여 명에서 20만여 명으로 5.1배 증가했다. 뇌혈관 질환 사망자는 1920년 8만여 명에서 1980년 16만여 명으로 최고점을 찍고는 이후 계속 감소하고 있다.

그림 5-20과 그림 5-21은 일본인 남성과 여성의 주요 사망원인별 사망자 수 변천 과정을 한눈에 파악할 수 있게 나타낸 것으로, 남녀 모두 비슷한 경향이지만 남성에서 더욱 뚜렷한 증감 양상을 관찰할 수 있다.

그림 5-22와 그림 5-23은 1920년부터 2018년까지 일본인 남성과 여성의 주요 사망원인별 ASDR 변천 과정을 한눈에 볼 수 있도록 나타낸 것이다.

그림 5-20. 일본인 남성의 주요 사망원인별 사망자 수 변천(1920~2018)

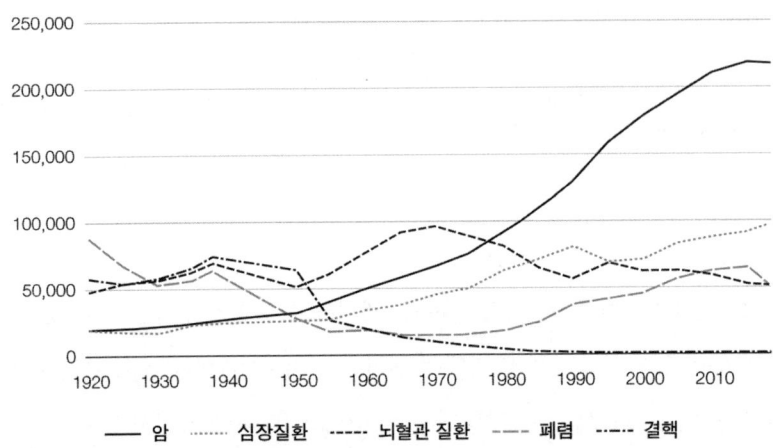

자료: 1920~1938년은 『일본제국사인통계』(각 연도), 1950~2018년은 일본 후생노동성, 『우리나라의 인구동태』(2019).

그림 5-21. 일본인 여성의 주요 사망원인별 사망자 수 변천(1920~2018)

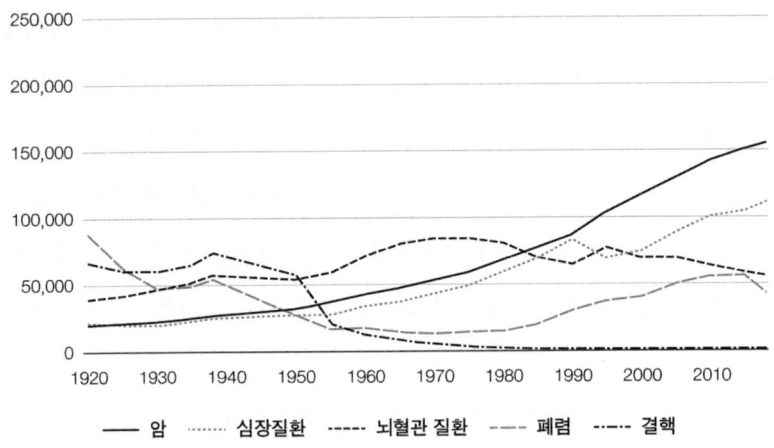

자료: 1920~1938년은 『일본제국사인통계』(각 연도), 1950~2018년은 일본 후생노동성, 『우리나라의 인구동태』(2019).

그림 5-22. 일본인 남성의 주요 사망원인별 ASDR 변천(1920~2018)

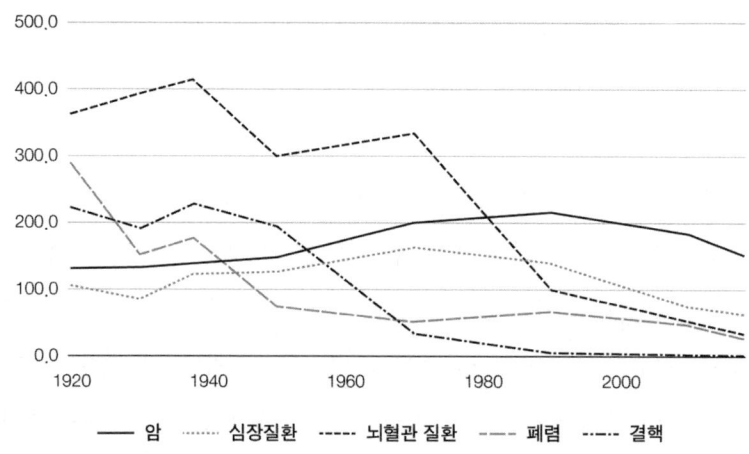

┃표준인구: 1985년 일본 연앙인구.
자료: 1920~1938년은 『일본제국사인통계』(각 연도), 1950~2018년은 일본 후생노동성, 『우리나라의 인구동태』(2019).

그림 5-23. 일본인 여성의 주요 사망원인별 ASDR 변천(1920~2018)

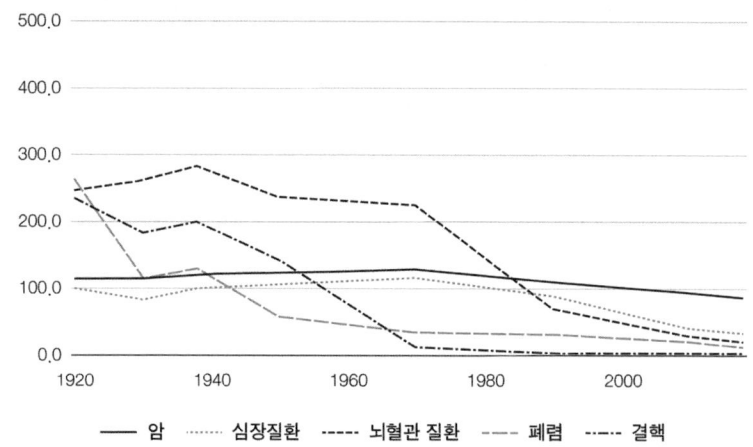

┃표준인구: 1985년 일본 연앙인구.
자료: 1920~1938년은 『일본제국사인통계』(각 연도), 1950~2018년은 일본 후생노동성, 『우리나라의 인구동태』(2019).

후생노동성 등 일본의 정부기관들은 ASDR을 구할 수 있는 사망통계와 인구자료가 있는 데도 불구하고 1950년 이전의 ASDR을 언급하지 않고 있다. 아마도 정부가 공식적으로 발표하기에는 자료의 정확도가 1950년 이후에 비해 떨어진다고 판단하기 때문인 것 같다.

필자는 설령 1920년대, 1930년대 자료들의 정확도가 그 이후 것들에 비해 상대적으로 떨어진다고 해도 역사적인 가치가 매우 크거니와 변화의 흐름을 파악하는 데 손색이 없다고 생각한다. 그러한 판단 아래 그 자료들로 1920~1938년의 ASDR을 계산해, 1950년 이후의 공식자료들과 연결 지었다.

ASDR 변천 과정은 사망자 수 변천 과정과 사뭇 다른 양상을 보여 준다. 뇌혈관 질환은 전체적으로 보아 남녀 모두 1938년에 정점을 찍고는 1960년대에 잠시 증가한 경우를 제외하고 계속 감소해 왔다. 암의 경우 사망자 수는 1920년부터 끊임없이 빠른 속도로 증가해 왔지만 남성의 ASDR은 비교적 완만하게 상승하다 1990년대 후반 최고치를 기록하고는 상승 시보다 빠른 속도로 하강하고 있다. 한편 여성에서는 ASDR이 1920년부터 매우 미미하게 증가하다 정점을 찍은 1965년 이후는 그보다 빠르게 감소하여, 2018년치는 1920년치보다도 낮다. 남성의 심장질환 ASDR은 암과 비슷하게 완만한 증가와 신속한 감소를 보였으며, 1970년 전후해서 최고치를 나타냈다. 여성의 심장질환 ASDR은 암의 경우와 비슷해서 매우 미미하게 증가하다 1970년 이후 빠른 속도로 감소하는 중이다.

암과 심장질환에 관한 일본인들의 ASDR 변천 과정은 시기적 차이는 있지만 오스트레일리아인 및 미국인의 경우와 근본적으로 비슷하다. 특히 주목을 끄는 점은 20세기 전반기에 이미 선진국 오스트레일리아, 미국과 중진국 일본 모두 ASDR이 오늘날과 비슷하거나 오히려 높았다는 사실이다. 뇌혈관 질환은 크게 보아 20세기 초 또는 전반기부터 계속 감소해 왔다.

오스트레일리아, 미국과 일본에서 최근 들어 암과 심장질환 사망자 수가 점점 더 빠르게 증가하고 있는 현상의 가장 중요한, 가히 절대적이라고 할 수 있는 요인은 인구의 고령화이다. 일본인의 연령별 인구 구성의 변천과 고령화 진행 상황은 표 5-4에 요약했다.

그림 5-24. 일본인의 암 ASDR 변천(1920~2018)

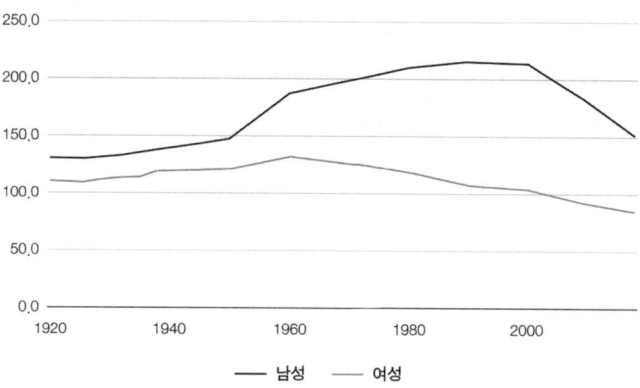

▌ 표준인구: 1985년 일본 연앙인구.
자료: 1920~1938년은 『일본제국사인통계』(각 연도), 1950~2018년은 일본 후생노동성, 『우리나라의 인구동태』(2019).

표 5-4. 일본인의 연령별 인구 구성(%) 변천(1920~2020)

연령(5세별)	1920	1940	1960	1980	2000	2020
합계	100.0	100.0	100.0	100.0	100.0	100.0
0~4	13.3	12.5	8.4	7.3	4.7	3.6
5~9	12.3	12.1	9.9	8.6	4.8	4.0
10~14	10.9	11.5	11.8	7.7	5.2	4.3
15~19	9.7	10.1	9.9	7.1	5.9	4.5
20~24	8.2	8.4	8.9	6.7	6.6	5.0
25~29	7.0	7.7	8.8	7.7	7.7	5.1
30~34	6.4	6.8	8.0	9.2	6.9	5.3

35~39	6.1	6.1	6.5	7.9	6.4	5.9
40~44	5.8	5.2	5.4	7.1	6.2	6.7
45~49	4.8	4.4	5.1	6.9	7.0	7.8
50~54	4.0	4.0	4.5	6.2	8.2	6.9
55~59	3.3	3.5	3.9	4.8	6.9	6.3
60~64	3.0	3.0	3.1	3.8	6.1	5.9
65~69	2.3	2.1	2.3	3.4	5.6	6.5
70~74	1.6	1.4	1.7	2.6	4.7	7.4
75~79	0.9	0.7	1.0	1.7	3.3	5.6
80~84	0.3	0.3	0.5	0.9	2.1	4.3
85세 이상	0.1	0.1	0.2	0.5	1.8	4.9
고령인구	5.2	4.6	5.7	9.1	17.5	28.6

■ 65세 이상 인구를 뜻하는 고령인구는 1980년 9.1%, 2000년 17.5%, 2020년 28.6% 등 최근 40여 년 사이에 급증했다. 고령인구 비율은 1920년부터 1980년까지 60년 동안은 3.9% 증가한 데 반해, 1980년부터 2020년까지 40년 동안은 19.5% 증가했다.
자료: 후생노동성 통계일람 사이트(https://www.mhlw.go.jp/toukei/itiran/).

4. 1983년 이전의 한국인 암 사망통계와 암 현황

한국 정부가 1983년 이전에 전국적 사망통계를 전혀 작성하지 않은 것은 아니었다.3) 1953년 공보처 통계국4)은 『대한민국 통계연감』 창간호(1952년

---

3) 1949년 조선은행 조사부가 발간한 『경제연감』(4282년 판) IV-26쪽에는 1947년의 "중요 사인별 사망자 수"가 수록되어 있다.(단기 4282년은 서기 1949년이다.) 미군정청 공보처 통계국 자료이다. 총수(178,506명), 법정전염병(2,695명), 유아병(21,402명), 결핵(9,322명), 유행성감기(10,197명), 마진(6,711명), 뇌막염(7,775명), 기관지염(6,830명), 폐렴(22,471명), 천식(6,819명), 위12지장병(16,234명), 신장병(5,082명), 노쇠(13,913명). 하지만 암, 심장질환, 뇌혈관 질환에 대한 통계치는 없다.
4) 1953년 판부터는 발간처가 내무부 통계국으로 바뀌었으며, 1961년 판부터는 연감의 명칭

그림 5-25. 『대한민국 통계연감』 창간호(1952년 판) 표지와 "20. 위생 및 후생" 중 사망 관련 통계 목차

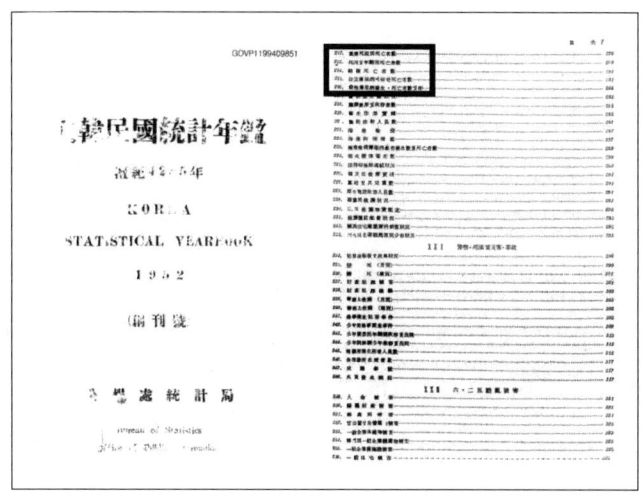

그림 5-26. 『대한민국 통계연감』 창간호 중 "213. 사인 및 연령별 사망자 수"

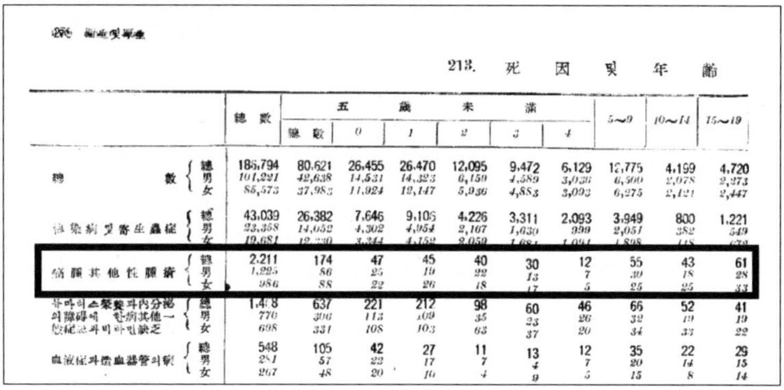

판)를 발간했다. 이 『연감』은 토지, 기상 등 23개 대항목으로 구성되었는데, "20. 위생 및 후생"에는 212. 중요사인별 사망자 수, 213. 사인 및 연령

이 『한국통계연감』으로, 발간처가 경제기획원으로 변경되었다.

별 사망자 수, 214. 결핵 사망자 수, 215. 법정전염병에 의한 사망자 수, 216. 급성전염병 발생·사망자 수 및 율(率) 등 사망에 관련된 통계 데이터가 수록되어 있다. 1952년 판이지만 데이터는 4년 전인 1948년치이다. 즉, 정부 수립 첫해의 데이터이다.

"213. 사인 및 연령별 사망자 수"에는 사망자 총수(합계) 외에 "전염병 및 기생충증", "암종(癌腫) 기타성 종창(腫瘡, 종양의 오기인 듯)" 등 18가지 대분류별 사망자 수가 남녀별, 5세 구간별로 집계, 수록되어 있다. 이 자료에 의하면, 1948년 사망자는 총 18만 6,794명, "암종 기타성 종창" 사망자는 2,211명으로, 암 사망자는 총 사망자의 1.2%였다.

표 5-5에서 보듯이, 통계상 1948년도 암 상황은 일제 강점 말기인 1938~1942년과 별로 다르지 않았다. 인구 10만 명당 암 사망자는 11.0명으로 1938~1942년의 보정 전 값인 12.6명과 비슷했고 암 사망분율은 1.2%로 약간 높았다.[5] 하지만 1938~1942년의 보정 후 값과 비교하면 인구 10만 명당 암 사망자와 사망분율 모두 상당히 낮았다.

1948년도 사망통계에서 인구 10만 명당 총 사망자는 926명으로, 1938~1942년 평균 1,697명, 1942년의 1,820명에 비해 크게 낮았다. 몇 해 사이에 보건의료 상황이 획기적으로 개선된 덕분으로 사망률이 그만큼 떨어졌다고 보기는 어렵다. 1945년 이래 페니실린 등 항생제가 보급됨으로써 감염병 사망이 빠른 속도로 감소한 점도 있지만, 그 외의 보건의료 상황과 전반적 행정 역량은 일제 강점 말기보다 오히려 악화된 측면이 적지 않았다. 따라서 1948년의 실제 사망자 수는 통계치보다 높았다고 추정하는 것이 적절

---

5) 『조선인구동태통계』 데이터 보정에 대해서는 '4장 일제 강점기 한국인(조선인)의 암 실태와 암 연구' 참조.

표 5-5. 1942년, 1938~1942년(평균)과 1948년의 암 사망자 수, 암 사망률(인구 10만 명당), 암 사망분율

	남녀 총합계	1942년	1938~1942년 평균	1948년
	인구	24,897,243	24,326,327	20,166,756
	총 사망자	453,170	412,909	186,794
	인구 10만 명당 총 사망자	1820.2	1697.4	926.2
보정 전	암 사망자	2,923	3,072	2,211
	인구 10만 명당 암 사망자	11.7	12.6	11.0
	암 사망분율	0.6	0.7	1.2
보정 후	암 사망자	7,905	7,494	
	인구 10만 명당 암 사망자	31.7	30.8	
	암 사망분율	1.7	1.8	

▎1938~1942년 데이터는 『조선인구동태통계』 자료.
▎1938~1942년 데이터는 남북한 전역, 1948년 데이터는 남한 지역의 것임.
▎1948년 인구는 1949년 인구총조사 값. 이 무렵 북한 인구는 1천만 명 정도로 추산됨. 1942년 약 2,500만 명이던 남북한 인구가 1940년대 말 3천만 명 가량으로 크게 증가한 것은 자연증가 외에 1945년 해방 이후 일본, 중국 등지로부터 귀환한 인구 때문임.
▎암 사망자에는 양성 종양 사망자도 포함.
▎사망분율은 총 사망자 중 암 사망자 비율.

하다. 또 그런 연유로 누락된 암 사망자도 적지 않았을 것이다. 이 점에 대해서는 조금 뒤 다시 언급한다.

이번에는 각 연령구간별 암 사망률을 살펴보자. 1948년의 연령구간별 암 사망률은 보정 전의 1942년 값과 대동소이했지만, 보정값과는 차이가 컸다. 표 5-6에서처럼 거의 대부분의 연령구간별 암 사망률이 1942년 보정값보다 크게 낮았고, 그에 따라 암 CDR도 1942년 보정값의 40%에 불과했다.

『대한민국 통계연감』 창간호의 "사인 및 연령별 사망자 수" 데이터는 해방과 정부 수립 후 처음 산출한 통계자료라 각별한 의미가 있지만 그 내용은 충실하지 못하다. 따라서 이 데이터는 통계치로서의 가치보다는 해방 이후 보건의료 상황이 매우 열악했던 점을 보여 주는 자료로서의 가치가

표 5-6. 1942년(보정값)과 1948년의 연령별 암 사망률

1942년	0~4	5~9	10~14	15~19	20~24	25~29	30~34	35~39	40~44	1942년
남성	4	1	2	2	4	4	7	25	44	남성
여성	3	1	2	3	5	8	16	36	54	여성
1948년	0~4	5~9	10~14	15~19	20~24	25~29	30~34	35~39	40~44	1948년
남성	6	2	2	2	3	4	4	7	13	남성
여성	8	2	2	3	4	5	7	7	17	여성
1942년	45~49	50~54	55~59	60~64	65~69	70~79		80+	CDR	1942년
남성	88	150	165	250	246	250		218	34	남성
여성	79	107	114	201	160	148		226	30	여성
1948년	45~49	50~54	55~59	60~64	65~69	70~74	75~79	80+	CDR	1948년
남성	39	45	56	65	71	54	42	112	13	남성
여성	25	29	35	43	26	42	40	91	12	여성

▎1942년치는 『조선인구동태통계』(1942년 판)의 보정값, 1948년치는 『대한민국 통계연감』(1952년 판)에 수록된 데이터.

그림 5-27. 『한국통계연감』(1962년 판)의 "36. 사인(50분류)과 연령계급별 사망자 수"(1960년 데이터)

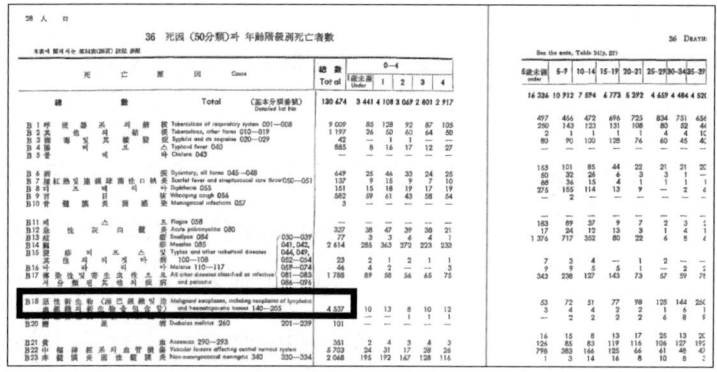

▎"B18 악성 신생물, B19 양성 및 성질 불상의 신생물"의 5세 구간별 사망자 수가 집계되어 있다.

더 크다고 할 수 있을 것이다. 이런 실정에서 『조선인구동태통계』에서 시도되었던 "암종별" 통계는 작성하지 못했던 것으로 보인다.

10년 뒤 『한국통계연감』(1962년 판)에 다시 한 번 "사인(50분류)과 연령급별 사망자 수" 통계가, 이번에는 "인구 편"에 수록되었다. 남녀가 구분되어 있지 않은 1960년치 데이터였다.

표 5-7에 1960년의 암 사망자 수, 암 사망률(인구 10만 명당 사망자), 암 사망분율 등을 1938~1942년, 1948년치와 비교해 보였다. 1960년의 암 사망자는 4,582명, 인구 10만 명당 사망자는 18.3명이었다. 특히 주목할 점은 암 사망분율이 3.5%로 1938~1942년치(보정 전후치), 1948년치에 비해 대단히 높다는 점이다.

한편 정부가 발표한 통계자료에는 1960년에 암으로 사망한 사람이 4,582명이라고 나와 있는데 그와는 전혀 다른 견해가 『조선일보』 1961년 7월 6일 자에 실려 있다. 당시 우리나라 최고의 암 전문가 가운데 한 사람인 서울의대 외과학교실의 진병호(秦柄鎬, 1909~1972)[6] 교수는 기고문 "1961년도 미국암학회견문후감"에서 "미국의 연간 암 사망자는 30만 명 가까운데, 우리나라에서도 해마다 암으로 인한 사망자가 3만 명은 될 것"이라고 추산했다. 4,582명과 3만 명, 어느 쪽이 실제에 가까울까?

진 교수가 언급한 암 사망자 3만 명을 『한국통계연감』(1962년 판)의 1960년도 총 사망자 13만 674명에 견주어 보면 23.0%나 된다. 암 사망분율이 23.0%라는 뜻이다. 『2022년 사망원인통계 결과』의 암 사망분율 22.4%를 상회하는 값이다.

한국 정부가 지속적으로 사망자 수 등 사망 관련 통계 데이터를 작성, 발표한 것은 1983년부터이다. 사망원인별 데이터는 물론이고 총 사망자 수도

---

6) 『동아일보』 1972년 1월 24일 자는 "생쥐 이용한 항원 연구 완결 앞두고 암 연구의 권위 진병호 교수 별세"라는 제목으로 진병호의 업적을 기리는 기사를 게재했다.

표 5-7. 1938~1942년, 1948년, 1960년의 암 사망자 수, 암 사망률(인구 10만 명당), 암 사망분율

	남녀 총합계	1942년	1938~1942년 평균	1948년	1960년
	인구	24,897,243	24,326,327	20,166,756	24,989,000
	총 사망자	453,170	412,909	186,794	130,674
	인구 10만 명당 총 사망자	1820.2	1697.4	926.2	522.9
보정 전	암 사망자	2,923	3,072	2,211	4,582
	인구 10만 명당 암 사망자	11.7	12.6	11.0	18.3
	암 사망분율	0.6	0.7	1.2	3.5
보정 후	암 사망자	7,905	7,494		
	인구 10만 명당 암 사망자	31.7	30.8		
	암 사망분율	1.7	1.8		

▎1942년치는 『조선인구동태통계』(1942년 판), 1948년치는 『대한민국 통계연감』(1952년 판), 1960년치는 『한국통계연감』(1962년 판)에 수록된 데이터.

표 5-8. 1942년, 1948년, 1960년의 한국인(조선인) 연령구간별 암 사망률

연도	0~4	5~9	10~14	15~19	20~24	25~29	30~34	35~39	40~44	연도
1942	4	1	2	3	5	6	12	31	49	1942
1948	7	2	2	4	5	5	7	15	22	1948
1960	1	2	2	3	5	7	9	19	33	1960
연도	45~49	50~54	55~59	60~64	65~69	70~74	75~79	80+	CDR	연도
1942	84	129	140	226	203	199		222	32	1942
1948	32	37	45	54	48	48	41	99	11	1948
1960	48	77	86	116	121	130	125	250	18	1960

▎1942년은 『조선인구동태통계』(1942년 판) 데이터의 보정값, 1948년은 『대한민국 통계연감』(1952년 판), 1960년은 『한국통계연감』(1962년 판)에 수록된 데이터.

그림 5-28. 『조선일보』 1961년 7월 6일 자

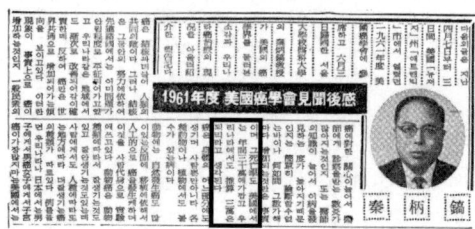

▎"1961년도 미국암학회견문후감". 이 기고문에서 진병호 교수는 "우리나라에서도 암으로 인한 사망자가 매년 3만 명은 될 것"이라고 추산했다.

1983년 이전에는 통시적인 자료를 가지고 있지 못하다. 한편 유엔 경제사회국 인구분과(Population Division, Department of Economic and Social Affairs, United Nations)는 1950년대부터 각국의 인구 데이터들을 수집, 작성해 오고 있다. 공식적인 발표나 자료가 없는 경우에는 여러 가지 인구학적 방법을 활용해서 통계자료를 작성해 온 것으로 알려져 있다. 이 기관에서 최근에 발표한 『세계인구전망 2022(World Population Prospects 2022)』 중 한국의 연간 사망자, 사망률을 표 5-9에 보였다.

표 5-9. 한국의 연간 총 사망자와 조사망률(CDR) 추계치(1950~2020)

연도	연간 총 사망자		조사망률(CDR)	
	유엔 인구분과	한국 통계청	유엔 인구분과	한국 통계청
1950	988,621		4,917.5	
1955	351,887		1,594.1	
1960	326,809		1,265.8	
1965	294,510		1,009.3	
1970	261,598		802.4	
1975	255,829		712.0	
1980	267,923		701.9	
1983	261,129	254,563	651.9	637.8
1985	247,293	240,418	599.7	589.2
1990	234,766	241,616	532.1	563.6
1995	241,910	242,838	532.9	532.1
2000	236,175	248,740	504.8	523.3
2005	244,813	245,874	511.2	505.1
2010	256,015	255,405	524.5	512.0
2015	278,712	275,895	546.6	541.5
2020	321,107	304,948	619.4	593.9

자료: 유엔의 『세계인구전망 2022』, 대한민국 통계청의 『2022년 사망원인통계 결과』.

유엔 인구분과의 추계에 의하면 한국의 1960년도 총 사망자는 32만여 명이고, 조사망률은 1265.8이었다. 이 데이터와 『한국통계연감』(1962년 판)의 값 중 어느 쪽이 사실에 더 부합하는지 단정할 수는 없지만, 1950년부터 2020년까지 70년 동안의 변화 추세를 보건대, 유엔 인구분과의 추계가 사실에 더 가깝다고 여겨진다. 진 교수가 언급한 암 사망자 3만 명과 유엔 자료로 사망분율을 계산하면 9.1%나 된다.

1961년 진병호의 언급과 1929년 러들로우의 견해는 일맥상통한다. 통계에 안 잡힌 암 환자와 암 사망자가 다수 있다는 것이다. 특히 보건의료 후진국에서 통계상 사망자 수는 빙산의 일각에 불과할 수도 있다는 지적이다.

잠시 일제 강점기로 다시 돌아가 보자. 암이 아니라 결핵에 대해 논의하기 위해서이다. 식민지 조선의 의학계에서는 조선에 거주하는 일본인들의 결핵 이환율과 사망률은 일본 본국보다 훨씬 높은 데 반해, 같은 지역에 사는 조선인들은 비교하기 어려울 정도로 결핵 이환율과 사망률이 낮은 현상에(표 5-10) 대해 제대로 해명하지 못하고 있었다. 당시 세계적인 세균학자로 경성제국대학 의학부 부장을 맡고 있던 시가 기요시는 "조선인들은 마늘을 다량 상식(常食)하기 때문에 결핵에 잘 걸리지 않는다"(『동아일보』 1927년 3월 30일 자 참고)라는, 의학적 근거가 희박한 견해를 피력할 정도였다.

표 5-10에 보이듯이 일제 당국의 통계자료에 따르면 조선인 결핵 사망자는 1930년대 후반에도 1만 명에 미치지 못했다. 이런 가운데 결핵 사망자가 연간 4만 명에 이른다는 신문 보도가 있었다. 『동아일보』 1936년 4월 8일 자는 "전 조선 결핵환자 40만, 1년간 사망자 4만 명"이라는 제목 아래 "이 병의 적확한 통계는 아직까지 없으나 전 조선에 산재한 총 환자는 40만 인이오, 사망자가 1개년간 그의 1할인 4만 인이라는 끔찍한 수자를 뵈이고 잇을 뿐 아니라 이 환자 중의 대부분은 사회의 중견인물인 청년과 장년들

표 5-10. 조선 거주 일본인과 조선인 결핵성 질환 사망자 및 사망률

	결핵성 질환 사망자		결핵성 질환 사망률(인구 10만 명당)	
	조선 거주 일본인	조선인	조선 거주 일본인	조선인
1921	602	2,979	163.8	17.5
1922	636	2,968	164.6	17.2
1923	762	2,939	189.1	16.8
1924	893	3,102	217.0	17.6
1925	811	3,214	190.9	17.3
1926	847	3,439	191.5	18.5
1927	896	3,972	197.0	21.3
1928	1,269	4,567	270.6	24.5
1929	1,073	4,760	219.7	25.3
1930	991	4,790	197.5	24.3
1931	1,651	5,281	320.8	26.8
1932	1,683	6,347	321.5	31.7
1933	1,637	6,422	301.4	31.8
1934	1,920	7,448	342.0	36.3
1935	2,078	9,175	356.2	43.2
1936	2,573	8,628	422.5	40.4
1937	1,923	8,668	305.5	40.0
1938	1,749	8,122	276.2	37.0
1939	1,947	9,723	299.5	44.0
1940	1,843	9,193	267.2	40.0

■『조선방역통계』(1920~1940). 이 통계에 따르면, 같은 조선 지역에 거주하는 데도 조선인의 결핵 사망률은 1930년대 중반까지 일본인의 10분의 1 내외, 그 뒤에도 7분의 1 정도에 지나지 않았다.

인 점에 더욱 중대성이 잇는 것이라 한다"라는 기사를 게재했다. 『조선방역통계』(1935)의 조선인 결핵 사망자는 9,175명이며, 일본인 사망자 2,078명을 합하더라도 1만 1천 명을 조금 넘어서는 때였다.

그림 5-29. 『동아일보』 1927년 3월 30일 자

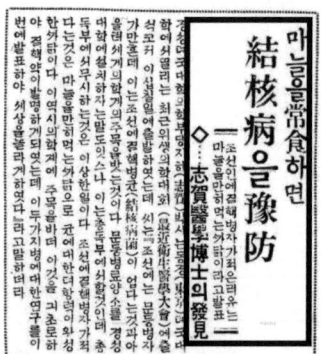

마늘을常食하면

結核病을豫防

=조선인에결핵병자가적은리유는 마늘을만히먹는까닭이라고발표=

◇…志賀醫學博士의發見

경성□국대학의학부당지하(志賀)박사는동경(東京)□국대학에서열리는 최근위생의학대회(最近衛生醫學大會)에출석코저 이십칠일에출발하엿는데 씨는『조선에는 문둥병자가만흔데 이는조선에결핵병균(結核病菌)이 업다는것과아울러세계의학계의주목을밧는것이다 문둥병료양소를 경성대학에설치하자는말도잇스나 이는총독부에서할것인데 총독부에서무시하는것은 이상한일이다 조선에결핵병자가적다는것은 마늘을만히먹는까닭으로 균에대한더항력이와성한까닭이다 이역시의학계에 주목을바더 이것을 긔초로하야 결핵약이발명하게되엿는데 이두가지병에대한연구를이번에발표하야 세상을놀라게하엿다』라고말하더라

▌"조선인에 결핵병자가 적은 리유는 마늘을 만히 먹는 까닭". 세계적인 세균학자 시가 기요시는 자신의 명성을 스스로 훼손하는 엉뚱한 주장을 펼치기도 했다. 당시에는 시가의 권위와 명성에 눌려 제대로 반박을 한 것 같지도 않다.

그림 5-30. 『동아일보』 1936년 4월 8일 자

동아

全朝鮮結核患者四十萬

一年間死亡四萬名

昨日、結核豫防協會發會式

豫防思想普及運動

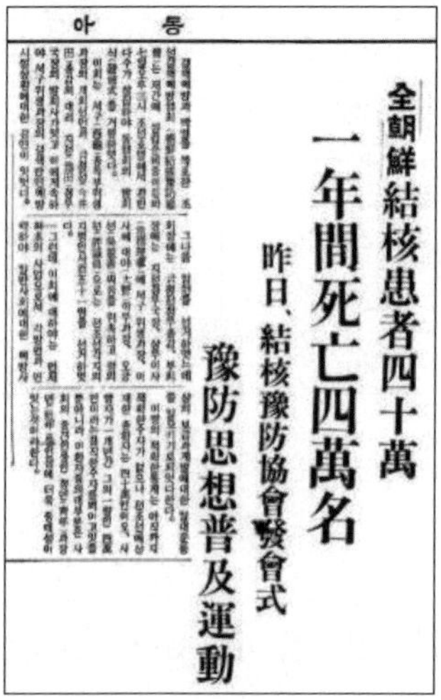

▌"전 조선 결핵환자 40만 1년간 사망자 4만 명".

1930년대 후반에 들어, 통계상 조선인에게서 결핵이 대단히 적은 이유를 두고 실제로 그렇다는 주장과 조선인 사망진단의 주 담당자인 의생(醫生)들이 결핵진단을 제대로 하지 못해서 생기는 현상이라는 견해가 대립했다. 전통의학(한의학)과 의생을 옹호하는 조헌영(趙憲泳, 1901~1988)은 "의생 책임설"에 맞서 "폐결핵이 초기 진단은 어렵다고 하더라도 죽게 된 폐병환자만은 의학에 전연 문외한이라도 누구나 의심없이 단정할 수 잇은즉 한의생이 아무리 현대의학에 무식하다고 하더라도 폐결핵으로 죽은 것을 모르고 병명을 잘못 쓸 정도는 결코 아닙니다"(『동아일보』, 1938년 7월 4일 자)라고 주장했다.

하지만 조헌영의 주장은 사실과 달랐다. 1938년부터 1942년까지 발간된 『조선인구동태통계』를 분석해 보면, 의생의 인구 10만 명당 결핵 진단율은 의사의 3분의 1에도 미치지 못했다. 그리고 의사가 모든 조

선인 사망진단을 한 것으로 보정하면 『동아일보』 1936년 4월 8일 자 기사처럼 조선인 결핵 사망자는 4만 명에 근접하는 값을 보였다. "결핵 사망자 4만 명"(『동아일보』, 1936년 4월 8일 자)을 주장한 사람이 누구인지 기사에 드러나지 않지만 일제의 방역 당국보다 결핵의 실태를 더 정확하게 파악하고 있었던 셈이다.

오늘날 한국과 같은 보건의료 및 보건통계 선진국에서는 국가의 공식적인 사망통계가 매우 정확하고 신뢰성이 높지만, 그렇지 못했던 과거 후진 사회에서는 상시적으로 현장을 경험하고 파악하는 의사들의 어림셈이 실제에 더 가까울 수 있었던 것이다.

진병호는 1961년 7월 6일 자 기고문에서 "암은 결핵과 더불어 인류의 공동의 적이다. 그러나 결핵은 그동안의 노력에 의하여 선진제국에서는 이미 문제가 안 될 정도로 평정되어 가고 있고 우리나라 같은 지역에서도 점차로 개선되어 감이 확실한 데 반하여 암만은 세계 공통으로 증가되어 가는 경향을 보이고 있다. 이러한 현상이 ① 사실상으로 암이 증가하는 것인지, ② 일반 민중의 암에 대한 관심이 늘어서 의사에게 진찰을 받는 수효가 많아지는 것인지, ③ 의사의 지식이 늘어서 이 병을 발견하는 도가 높아지기 때문인지는 간단히 논단할 수 없다"(숫자 표시는 필자가 추가)라고 말했다. 한국에서도 암 사망자가 통계상의 수치보다 몇 배나 될 정도로 암이 큰 문제가 되었음을 지적했을 뿐만 아니라, 그렇게 된 요인에 대해서도 비교적 정확한 진단을 하고 있다.

인구 1만 명당 의사 수는 일제 강점 말기인 1940년 1.0명(한반도 전체의 조선인 의사 2,283명)에서 1960년에는 3.1명(남한 지역 의사만 7,765명)으로 불과 20년 사이에 3배로 급증했다. 물론 인구 1만 명당 의사 수 25.8명인 요즈음과는 비교할 수 없을 정도로 보건의료 상황이 열악했지만 그래도 빠른 속

그림 5-31. 『조선일보』 1961년 1월 16일 자

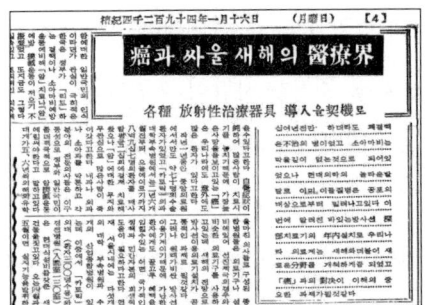

■ "암과 싸울 새해의 의료계. 각종 방사성치료기구 도입을 계기로"라는 제하에 이렇게 보도했다. "10여 년 전만 하더라도 폐결핵은 불치의 병이었고 소아마비는 막을 길이 없는 것으로 되어 있었으나 현대의학의 놀라운 발달로 이미 이들 질병은 공포의 대상으로부터 밀려나고 있다. 이번에 알려진바 있는 방사선 심부(深部) 치료기의 연내 설치로 우리나라 의료계는 새해와 더불어 새로운 분야를 개척하게끔 되었고 암과의 대결이 이 해의 중요한 과제가 될 것 같다. 암에 대한 일반 국민의 인식이라든가 관심이 극히 적은 한국은 정부가 이끄는 결핵이나 소아마비 예방운동에 비해 암 치료나 암 예방 박멸운동이 저기 부진했었고 또 지금도 그렇다. 실속 있고 조직적인 외국에서의 암 예방운동이나 관심은 우리가 상상하고 있는 정도 이상의 것이라고 시내 각 종합병원 의사들은 말한다. 그러면 우리나라 신년 의료계의 전망을 암이라는 인류의 두통거리와 함께 대략 더듬어 보기로 한다."

도로 개선되고 있었다. 세계 전쟁역사에서 인구당, 국토면적당 최대·최악의 인명 피해와 물적 손실을 초래한 3년 동안의 한국전쟁을 치르면서도 이룬 성과였다. "암에 대한 관심이 늘어서 의사에게 진찰을 받는 수효"를 충분히는 아니지만 어느 정도 감당할 의사가 공급되고 있었고 진단과 치료 장비들을 갖춘 중대형(종합)병원들도 계속 늘어나고 있었다. 일제 강점기 당시로는 최고 수준이었던 도립병원을 이용하는 일본인들을 선망하며 병원을 "그림의 떡"으로만 여겼던 것은 과거의 일이 되어 가고 있었다. 또한 일제로부터 해방된 후 급속도로 확대된 학교교육과 언론매체 등을 통한 사회교육으로 보건의료 지식이 보급되고, 건강과 노후를 염려하는 중산층 사회집단이 형성될 정도로 경제 형편이 개선되면서 암에 대한 개인적·사회적 관심도 커지고 있었다. 그리고 선진국뿐만 아니라 중진국·후진국에서도 "역병의 시대"가 저물어 가면서, 그동안 감염병들에 가려져 있었던 암을 비롯한 만성 퇴행성 질환들이 의사들과 일반인들의 시야에 들어오기 시작했다. 또한 당시 미국, 스칸디나비아 의학계와 활발하게

교류하던 의학자들은 선진국들의 의학적 관심사를 능동적으로 수용하고 있었다. 진병호가 "암 사망자 3만 명"을 언급한 것은 바로 그러한 때였다.

진병호가 처음으로 "암 사망자 3만 명"을 언급했는지 확언하기는 어렵다. 다만 필자가 현재까지 조사한 바로는 그렇다. 그리고 그러한 언급은 진병호 개인이 아니라 당시 암에 대해 관심을 가지고 있던 많은 의학자, 의사들이 공유하던 견해로 보인다. 진병호에 이어서 여러 의사들이 계속 암 사망자 4만 명, 5만 명 설을 신문지상에 언급했다. 또 그들의 주장은 단순한 어림셈이 아니었다. 관련된 몇 가지 언론 보도를 보자.

『동아일보』는 1962년 6월 21일 자 기사에서 그 전날 암 협회가 결성되었다는 사실을 보도하면서 한국인 암 사망자가 매년 3만 명이라고 언급했다.

암 박멸에 새 기구

20일 오후 암 협회 결성

의과 교수 등 각계 인사들 모여

가장 무서운 질병 중의 하나인 암을 극복하려는 인류의 노력은 각국에서 꾸준히 계속되고 있다. 이러한 인간의 노력이 한국에서도 싹이 터 20일 하오 6시 반부터 서울시민회관에서 발기인대회를 가지는 우리나라 최초의 "대암협회(對癌協會)"로 결실을 보게 되었다.

서울대학교 의과대학 교수 진병호, 리문호 씨를 비롯한 각 읫과대학 교수와 종합병원장 그리고 실업가, 사업

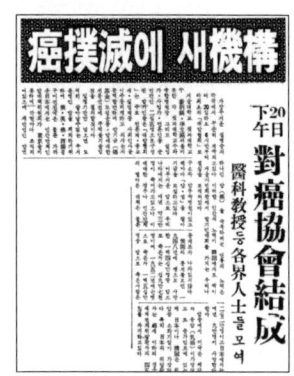

그림 5-32. 『동아일보』 1962년 6월 21일 자

▌"이 무서운 암으로 우리나라에서는 매년 약 3만 명이 죽어 가고 있으나 이에 대한 정부나 민간단체의 별다른 대책은 물론 통계조차 나와 있지 않다"라고 보도했다.

가, 언론인 등 순민간인 25명으로 구성된 발기인들은 "대암협회"는 주로 언론계, 종교계, 실업계 등 사회인사들이 주동되게 하고 의사는 자문역할만 하여 암 기금 모집운동, 암에 대한 계몽선전에 주력을 기울일 것을 결의할 것이다.

일정 기간만 넘으면 도저히 살아날 수 없는 무서운 병인 암을 퇴치하기 위하여 미·영·불·서독 등 구미 선진국은 물론 가까운 일본에서는 민간단체인 암대책위원회가 동경(東京)을 비롯하여 각 현마다 조직되어 있으며 재단법인 암연구소와 암부속병원이 있고 해마다 "암 씰"을 팔아 기금을 모집하고 있다.

이 무서운 암으로 우리나라에서는 매년 약 3만 명이 죽어 가고 있으나 이에 대한 정부나 민간단체의 별다른 대책은 물론 통계조차 나와 있지 않다.

미국의 통계를 보면 1948년에 병으로 사망한 140만 명 중 암으로 죽은 자는 19만 7천 명이며 1952년에는 병으로 죽은 자 150만 명 중 암으로 죽은 사람은 22만 명이고 일본에서는 매년 9만 명이 사망한다 한다.

암 중에서 미국은 폐암과 유암이 가장 많고 또 증가일로에 있는데 일본이나 한국은 위암 등 소화기암이 가장 많다. 특히 일본의 위암 환자는 45세 이하의 경우 세계 전체 위암 환자의 45%를 차지하고 있다.

국내 최초로 암 병원이 설립된다는 사실을 보도한 『조선일보』 1968년 1월 25일 자도 암 사망자가 연간 3만 명으로 추산된다고 했다.

2월 초에 문을 여는 국내 최초의 암 병원
예산 3천만 원… 새 기재 도입, 연 10만 명을 무료 치료
각종 암 환자의 진료를 전담하는 국내 최초의 암 병원이 2월 초 발족된다.

김기형 과학기술처장관은 23일 현재 방사선의학연구소의 진료 업무를 분리 확충해서 암 병원으로 승격시키는 한편, 지방에는 암 진료소를 설치하고 순회검진반을 파견하는 등 암의 조기발견과 치료를 위한 구체적인 사업계획을 밝혔다.

신설되는 암 병원은 현재 방사선의학연구소의 4개 임상과를 8개과로 확대시키고 259평의 건물을 증축, 현재의 병상(24베드)을 80베드로 늘린다.

그리고 고속도 스캐너(암 검출기)를 비롯해서 코발트60 치료기, 정밀검사기 등 암의 발견, 치료를 위해 3천여만 원의 예산을 확보, 16종의 기재를 도입 중에 있다. 이를 위한 인적 자원의 확보를 위해서는 10명의 요원이 증원될 것이다.

(중략) 암의 환자나 사망률은 점차 늘어나고 있는 것이 세계적 경향이지만 현재의 의학은 확실한 암의 원인도 파악지 못하고 있는 실정이다. 우리나라의 암으로 인한 사망자 수는 1년에 약 3만 명으로 추계될 정도.

최근 동위원소를 이용한 각종 암의 발견 치료가 활발하게 진행되고 있다. 방사성의학연구소는 63년 12월 발족한 이래 약 15만 명의 환자를 진료해 왔는데, 해마다 환자의 수는 30%씩 증가하고 있다.

장년기에 가장 발생빈도가 높은 암은 우리나라의 경우, 위암(남) 자궁암(여)이 가장 많이 발생하고 있는데 반해 구미는 폐암(남) 유암(여)의 발생율이 가장 높아 암에 대한 계몽 및 진료사업과 함께 한국인의 특수 체질 및 식생활 환경에 따른 특수한 연구가 절실해지고 있다.

한편 『조선일보』 1970년 4월 25일 자는 아래와 같이 한국의 연간 암 사망자가 5만 명에 이를 것이라고 보도했다. 5만 명을 언급한 사람이 나와 있지는 않지만 기사의 앞뒤 문맥을 살펴보면 당시 한국 최고의 암 전문 의료

기관인 방사선의학연구소나 부속 암 병원 관계자일 것으로 추정된다. 아마도 방사선의학연구소 이장규(李章圭, 1926~1985)[7] 소장일 것으로 여겨진다.

25일은 암의 날
누구나 무료 진료 상담

암은 그 본질이나 완치법이 아직도 규명되지 않은 채 현대의학의 과제로 남아 있다. 25일은 "암의 날". 대한암협회와 원자력청, 방사선의학연구소는 세미나, 무료 검진 등을 실시. 정기검진으로 암의 공포로부터 해방되고 조기발견으로 암을 퇴치할 것을 촉구하고 있다.

특히 방사선의학연구소는 25일 부속 암 병원(국회의사당 뒤)에서 각종 암에 대한 무료 검진 및 상담을 실시한다.

특히 부인암은 이날뿐 아니라 서울대 경북대 전남대 부산대 충남대 등 5개 국립대학교 의대 부속병원에서 연중 계속 무료검진을 해 준다.

현대의학의 가장 큰 적으로 가장 높은 사망률을 보이고 있는 암은 국내에서만도 연 5만 명의 사망자를 내고 있으며 40~60세가 50% 이상의 발생률을 차지하고 있다.

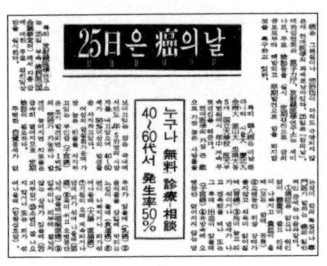

그림 5-33. 『조선일보』 1970년 4월 25일 자

▮암은 국내에서만도 연 5만 명의 사망자를 내고 있다고 보도했다.

---

7) 1960~1980년대 한국인의 암 예방과 치료에 진력했던 이장규는 만 58세에 폐암으로 별세했다. 『경향신문』은 1985년 3월 27일 이렇게 보도했다. "고인은 서울대 의대 교수, 원자력병원장, 대한암협회 이사장 등을 역임하면서 핵의학과 암에 대한 많은 연구 업적을 쌓았다."

"암 사망자 5만 명"은 『경향신문』 1971년 12월 23일 자에도 등장한다. 기사에는 "방사선의학연구소가 밝힌 통계"라고 했지만 구체적인 통계자료는 제시되어 있지 않고 "5만 명"만 명기되어 있다. 이 기사에는 우리나라의 부인암 환자가 1천 명당 7명으로, 일본 4명, 미국 1명에 비해 "너무 많다"라고 묘사되어 있다.

> 방사선의학연구소가 밝힌 통계를 보면 우리나라에서 매년 암 사망자 수는 5만 명, 연령별로는 40~60세가 50% 이상을 차지한다. 남자에게는 위암, 여자에겐 자궁암이 수위를 차지하고 있다. 방의연이 69년 7월부터 71년 11월 말까지 서울 대구 부산 등 6개 도시에 대해 부인암 검진사업을 벌인 결과 검진자 수 101,585명 중 암 확증자가 0.67%인 680명, 의증 환자가 1.71%인 1,700여 명이었다는 것. 이장규 박사는 "1천 명 중 7명꼴로 우리나라에 부인암 환자가 있다는 것은 미국 1명꼴, 일본 4명꼴에 비해 너무 많다"라고 설명한다. 위암은 50세 이상의 남자에게서 제일 많이 발생한다. 최근엔 폐암 환자가 증가일로에 있다. 담배가 폐암의 원인이라는 설은 상당히 유력해지고 있는 경향이다.

『조선일보』는 1971년 6월 4일 자에서 다음과 같이 "암의 날"(5월 25일)[8]에 개최된 세미나에 대해 보도했다. 세미나의 첫 번째 발표자인 방사선의학연구소 이장규 소장은 우리나라에서는 매년 10만 명의 암 환자가 발생하며, 4만 명이 사망한다고 밝혔다. 당시 우리나라 암 연구와 치료의 중심인

---

8) 1968년 암 협회가 처음 제정한 "암의 날"은 1970년까지는 4월 25일이었고 1971년부터 5월 25일로 변경되었다.

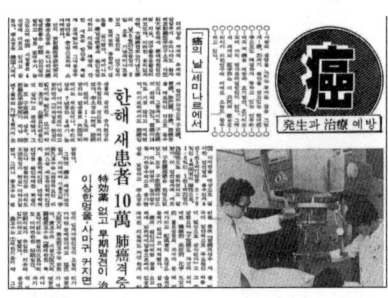

그림 5-34. 『조선일보』 1971년 6월 4일 자

▌5월 25일 개최된 "암의 날" 세미나에서 방사선 의학연구소 이장규 소장은 우리나라에서는 매년 10만 명의 암 환자가 발생하며, 4만 명이 사망한다고 밝혔다.

국가 의료기관 책임자의 발언이라 결코 가볍게 볼 수 없는 언급이다. 하지만 이 발표와 관련된 학술 논문이나 방사선의학연구소의 공식적인 보고서는 찾아볼 수 없다. 1960년대, 1970년대에 언론 매체에 보도된 전국적인 암 발생, 사망 등에 관해 학술 논문이나 보고서로 발표된 것은 사실상 전무하다고 할 수 있다. 공식적인 데이터가 없기 때문일 것이다. 그렇다고 그러한 언급들이 의미가 없는 것은 아니다. 국가 차원의 암 등록사업이 시작되기 전이어서 암 발생, 사망 등에 관해 공식적인 데이터는 없지만 방사선의학연구소 및 연계 기관, 병원들을 통해 데이터를 축적하고 있었기 때문에 "암의 날" 세미나에서 공개적으로 언급할 만큼의 추계는 하고 있었던 것이다. 1970년대 의학계에서는 대체로 연간 암 사망자 수로 "4만 명" 또는 "5만 명"이 받아들여지고 있었다.

암 발생과 치료 예방

"암의 날" 세미나르에서

한해 새 환자 10만, 폐암 격증

먼저 방사선의학연구소의 이장규 소장은 우리나라의 암 발생 현황은 연간 10만 명에 달하고 날로 절대 수가 늘고 있으며 연간 사망률은 4만 명에 이르고 있다고 밝혔다. 이 소장은 한국인에게서 발견되는 것으로 자궁암, 위암, 임파종, 간암, 폐암 등을 대표적인 것으로 들 수 있으나 그중에서도 자궁암이 전체의 24%, 위암이 14%로 가장 많다고 지적했다. 이 가운데에서도 폐암 발생률의 급격한 증가 현상은 주목할 만한 것으로 지적되었다. 이 소장은 "현재 폐암이 전체의 1.3%에 해당되는 발생률로 외국에 비해서는 적은 것이나, 우리의 경우 7년 동안 8배가 늘어난 어마어마한 것"이라고 밝히면서 "이와 같은 현상이 빚어지는 원인은 도시의 탁한 공기 등 공해 요인 때문인 것 같다"라고 분석했다.

이장규 소장은 1년 뒤 일반적 통념과는 매우 차이가 나는 발언을 한다. 『동아일보』 1972년 5월 24일 자 기사에 따르면, 인구 10만 명당 암 사망자가 한국 120명, 미국 120명, 일본 100명으로, 한국은 일본보다 많고 미국과 같다는 것이다. 이것만으로도 놀라운데 기사를 본 뒤 한걸음 더 나아가 보자.

미국은 매년 10만 명 중 120명, 일본은 100명, 우리나라는 120명이 각종 암으로 생명을 잃고 있으며 전 세계적으로 암 사망률은 600명에 하나 꼴. 그래서 미국은 매년 24만 명이, 일본은 10만 명이, 우리나라는 약 4만 명이, 전 세계적으로 600만 명이 암으로 죽는다.

이처럼 무서운 암의 존재는 고대 그리스의 히포크라테스 시대에 이미 알려졌고 19세기 중반 독일의 피르호가 본격적인 병리 보고를 해 왔으나 아직 그 정체를 확인하지 못하고 있다. 그것은 암 세포가 10억 개로 증식한 뒤에야 현미경으로 발견되니 만큼 잠복기가 길고 암 증세가 일단 나타나면 그 진행속도는 아주 빠른 이유에도 있다.

이장규 박사를 비롯한 4명의 전문의 좌담 "암에의 도전"(『월간중앙』 6월호)은 이 같은 암의 생태와 20세기 말까지에도 완치에 자신을 못 갖는 치유방법을 이야기한다.

그림 5-35. 『동아일보』 1972년 5월 24일 자

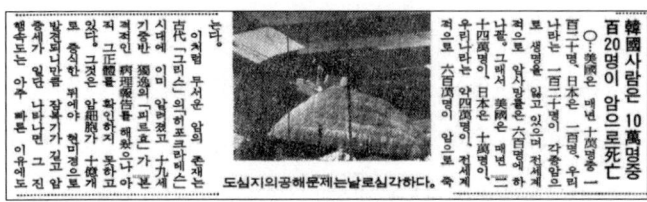

▎인구 10만 명당 암 사망자가 한국 120명, 미국 120명, 일본 100명으로, 한국은 일본보다 많고 미국과 같다는 기사이다.

『동아일보』 기사의 출처인 『월간중앙』 1972년 6월호 「암에의 도전」에서 암 전문가인 이장규와 김석환(金錫煥, 1909~1985)[9]은 암 사망률에 대해 다음과 같이 말했다.

> **사회자**=암 사망자는 세계적으로 대략 얼마나 되는지 말씀해 주십시요.
> **이장규**=미국은 연간 인구 10만 명에 120명 정도가 암으로 사망하고 일본이 약 100명꼴로 사망한다고 합니다.
> **김석환**=다시 말해서 일본은 연 1천 명에 1명 정도가 암으로 사망하니까 전체 인구를 1억으로 보면 약 10만 명가량이 매년 암으로 죽는 셈이죠. 미국 인구를 2억으로 잡으면 24만 명이 암으로 죽는 셈인데 일본보다 사망률이 다소 높게 나타나고 있는 셈입니다.
> **이장규**=우리나라는 10만에 120명가량 암으로 사망하니까 전체적으로 매년 3만 6천 내지 4만 명이 암으로 죽는 셈입니다. 현재 암으로 인한 사망은 10대 사망원인 중에서 2, 3위를 차지하고 있읍니다.

---

9) 『조선일보』는 1985년 3월 14일 서울의대 산부인과 교수 등을 지내면서 여성 암 퇴치에 진력했던 김석환의 부고 기사에 이렇게 썼다. "그는 늘 미국, 일본 등의 활발한 범국가적 암 퇴치운동을 부러워하며, 우리 정부와 국민의 무관심을 안타까와했다."

김석환=전 세계 인구가 현재 37억가량 되는데 인구 6억에 대해서 100만이 암으로 죽는다고 되어 있으니까 전 세계적으로 600만 이상이 암으로 죽는다는 말이 됩니다.10) 참으로 무서운 질병입니다. 다시 말해서 세계 인구 중에서 매년 서울시 인구만큼씩 암으로 없어지는 셈이죠.

그림 5-36. 『월간중앙』 1972년 6월호 「암에의 도전」

이장규=1900년경에 암으로 사망한 사람은 인구 10만 명에 80명꼴이었다고 하니 지금은 사망률이 더욱 늘어나고 있는 셈입니다.11) 의학이 발달함에 따라 다른 질병에 의한 사망자는 줄어 가는데 암으로 죽는 사람은 늘어 가고 있어요. 폐암의 경우 지난 30년간 15배나 사망률이 늘었읍니다.

김석환=사망률 증감 추세는 암에 따라서 달라요. 폐암은 발견이 어려운 점도 있으므로 사망률이 늘어 가지만 위암이나 자궁암 등은 각국의 사망률

---

10) 세계 인구 6억 명 중 암 사망자 100만 명은 인구 10만 명당 암 사망자 167명이라는 말이다. 미국인 10만 명당 암 사망자 120명과 견주어 볼 때 40%나 높은 수치이다. 요컨대 선진국 미국의 암 사망이 세계 평균보다 오히려 적다는 뜻이다. 또한 당시 37억 인구에 암 사망자 600만 명은 현재 세계 인구 78억 명에 암 사망자 1천만 명과 비교해도 더 많은 수치이다. 더욱이 당시 인구의 연령 구성과 통계 역량의 미비로 통계에서 누락된 암 사망자를 고려할 때 당시의 암 피해는 지금보다 훨씬 높았다고 해석된다. 대담자들은 의식하지 못했지만, 그들은 "통념"과는 크게 다른 암에 관한 "진실"을 말하고 있었다고 여겨진다. 감염병 등 다른 질환들과 마찬가지로 암 역시 선진국형 질환이 아니라 후진국형 질환이라는 진실을 말이다.

11) 1900년과 1970년의 인구의 연령 구성, 즉 고령화 정도를 감안하면 1900년 인구 10만 명당 암 사망자 80명은 1970년에 결코 뒤지지 않는 수치이다. 조사망률(CDR)은 늘었지만, 연령표준화사망률(ASDR)은 비슷하거나 오히려 줄었다고 해석하는 것이 타당하다.

이 현저히 줄어들고 있습니다. 반면에 췌장암은 조기발견도 어렵거니와 발견을 해도 치료가 힘들기 때문에 늘어 가요. 전체적으로 볼 때 암으로 인한 사망자가 늘고 있을 겁니다.

암 발생과 사망은 연령 증가에 따라 기하급수적으로 증가한다. 전체 인구 중 고령인구의 비율이 암 발생과 사망에 큰 영향을 미치는 까닭이다. 유엔 인구분과 자료(『세계인구전망 2022』)에 따르면, 1972년의 65세 이상 인구 비율이 한국 3.6%, 일본 7.5%, 미국 10.0%였다. 한국의 65세 이상 인구 비율이 일본의 절반 이하, 미국의 3분의 1 남짓인데 인구 10만 명당 암 사망자는 미국과 같고 일본보다 많다는 것이다. 이것만으로 ASDR을 계산할 수 없지만, 한국의 암 ASDR이 일본과 미국보다 월등히 높다는 점은 명백하다.

표 5-11에서 보듯이, 2022년도 한국인의 65세 이상 인구 비율은 17.5%이고, 전체 암 사망자 중 65세 이상 인구가 차지하는 비율은 74.5%, 암 사망률(CDR)은 162.7이다. 65세 이상 인구 비율이 3.6%에 불과했던 1972년의 암 사망률이 120이라면 지금보다 월등히 높은 값임은 분명하다. 『사망원인통계』상의 1983년 암 사망률은 72.1이다.

1972년 5월 25일 자 『조선일보』도 충격적인 보도로서 "우리나라의 암 발생률이 미국보다 훨씬 높다"라는 이장규 소장의 말을 전한다.

> 미국보다 높은 발병
> 기초데이터 작성 시급
> 방사선의학연구소장 이장규 박사
> 오늘은 "암의 날" 인터뷰
> 25일은 대한암협회 제정 제5회 암의 날. 각지에서 산발적으로 암을 연구,

표 5-11. 한국인 연령별 인구 비율, 암 사망자 비율, 암 사망률(2022)

연령별	인구 비율(%)	암 사망자 비율(%)	암 사망률(인구 10만 명당)
계	100.00	100.00	162.7
0~4	2.87	0.04	2.1
5~9	4.15	0.05	1.9
10~14	4.47	0.05	1.7
15~19	4.41	0.07	2.3
20~24	6.00	0.12	3.2
25~29	7.02	0.18	4.4
30~34	6.55	0.29	7.5
35~39	6.73	0.59	14.6
40~44	7.80	1.30	27.1
45~49	7.86	2.28	46.6
50~54	8.68	4.23	78.5
55~59	7.95	6.09	125.2
60~64	8.03	10.22	205.7
65세 미만	82.53	25.50	48.5
65~69	5.93	12.10	326.8
70~74	4.20	13.47	522.9
75~79	3.10	15.00	779.6
80세 이상	4.23	33.92	1303.1
65세 이상	17.47	74.49	689.3

자료: KOSIS.

그림 5-37. 조선일보 1972년 5월 25일 자

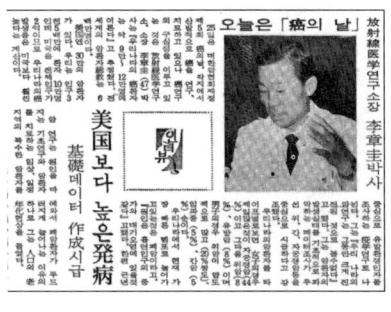

▎우리나라 "암 연구의 구심점을 이루고 있는 방사선의학연구소" 이장규 소장은 "암의 날" 인터뷰에서 "우리나라의 암 발생률은 미국보다 훨씬 높다"라고 주장했다.

치료하고 있으나 암 연구의 구심점을 이루고 있는 것은 방사선의학연구소. 소장 이장규(47) 박사는 "우리나라의 암 환자12)는 약 9만~12만 명에 이른다"라고 추정했다. 전 세계의 암 환자 총수는 600만 명이다. 미국에는 30만의 암 환자가 있다. 우리는 인구 3,500만에 환자 10만 명인데 미국은 전체 인구가 2억이므로 우리나라의 암 발생률은 미국보다 훨씬 높다는 계산이다.

이장규의 잇단 발언이 진실인지는 앞으로 관련 자료들을 발굴하여 면밀하게 추적해 볼 필요가 있다. 그와는 별도로 그의 발언이 전혀 터무니없지는 않다는 점을 뒤에 다른 자료들로 설명할 것이다.

1983년 정부가 『사망원인통계』를 발표한 이래 40년 동안 암은 한국인 사망원인 1위를 고수하고 있다. 『조선일보』 1980년 12월 28일 자 사설 "암 보험과 국민의료"는 다음과 같이 1983년보다 9년 앞선 1974년에 이미 암이 사망원인 1위에 올라섰다고 언급했다.

> 우리나라에서는 1년에 약 2만 8천 명이 암으로 죽는다는 사실이 경제기획원의 "사인별 사망률" 통계에서 나타났다고 한다. 한국인의 10대 사망원인에서도 53년의 결핵 1위, 암 9위가, 74년 이후로는 암 1위, 결핵은 10위권 밖으로 역전되었다. 한 전문병원의 74~78년간의 내원환자 수는 암 환자의

---

12) 이 기사의 "암 환자"가 "신환(新患)"인지 "유병자(有病者)"인지 분명하지 않은데 전자를 가리키는 것으로 보인다. 이장규는 앞서 "우리나라의 암 발생과 이로 인한 사망은 현재 10만 명 내외의 발생과 연 4만 명이 사망하는 것으로 추정된다"(『조선일보』, 1970년 10월 29일 자), "우리나라의 암 발생 현황은 연간 10만 명에 달하고 연간 사망률은 4만 명에 이르고 있다"(1971년 "암의 날" 세미나)라고 한 바 있다.

그림 5-38. 『조선일보』 1980년 12월 28일 자

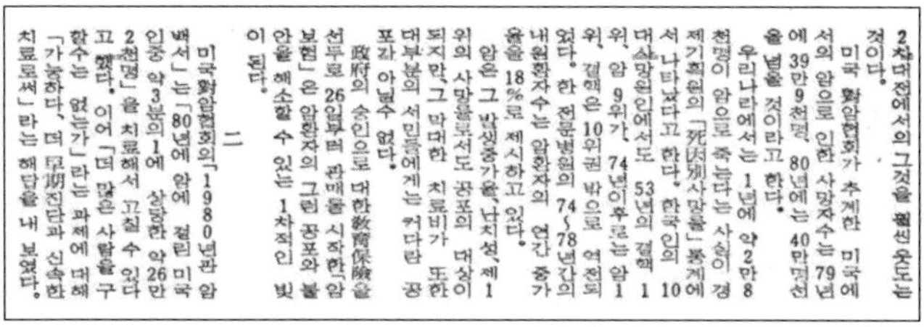

■ 사설 "암 보험과 국민의료". 1974년 이후로 암이 사망원인 1위 자리를 지키고 있다고 언급했다.

연간 증가율을 18%로 제시하고 있다.

 암은 그 발생 증가율, 난치성, 제1위의 사망률로서도 공포의 대상이 되지만, 그 막대한 치료비가 또한 대부분의 서민들에게는 커다란 공포가 아닐 수 없다.

 이에 앞서 『경향신문』도 1980년 12월 25일 자 "치료비 공포 벗어나는 암. 첫 보험제 도입 그 의미"에서 "우리나라의 각종 사망통계에 따르면 10대 사망원인 중 지난 53년에는 결핵이 1위, 암이 9위였으나 74년 이후에는 결핵은 10위권 밖으로 물러난 반면 암이 1위로 올라서" "또 보사부의 성인병 실태조사를 보면 성인병 환자 100명 중 37명이 암 환자로 가장 큰 비중을 차지하고 있다"라고 보도했다. 『조선일보』 사설과 『경향신문』 기사가 맞는 것이라면 그동안의 통설과 달리 암은 40년이 아니라 50년 동안 사망원인 1위를 고수하고 있는 셈이다.

 『조선일보』 1980년 8월 9일 자는 아래와 같이 조금 다른 보도를 하고 있다. 1978년, 1979년 2년 동안 경제기획원 조사통계국이 조사한 결과에 따르면, 뇌혈관 질환이 14.8%로 1위, 위암·폐암·유방암 등 모든 악성 신생물을 합해서 11.7%로 2위라는 것이다. 그리고 결핵도 4.9%로 5위를 지키고 있다고 했다. 두 가지 차이 나는 보도 중에 어느 쪽이 실제에 부합할까? 단

정할 수는 없지만, 구체적인 수치가 제시되어 있는 8월 9일 자 기사, 즉 경제기획원 조사통계국의 조사 결과가 신뢰성이 더 높아 보인다.

그리고 또 한 가지, 정부는 1983년의 『사망원인통계』 작성과 발표에 앞서 "사인별 사망률"을 조사, 발표했던 사실을 이 기사를 통해 알 수 있다. 하지만 1978년, 1979년에 조사된 "사인별 사망률 보고서"는 현재 비공개 처리되어 있다. 『사망원인통계』에 대해서도 처음 몇 해 동안 신뢰성과 정확성에 문제 제기가 적지 않았는데, 비슷한 문제로 역사 뒤로 감춰지거나 아예 사라진 것이 아닌가 짐작된다. 1978년, 1979년의 "사인별 사망률" 조사에 따르면, 암 사망자는 연간 2만 8천 명으로 의학계에서 통용되어 온 "4만 명"이나 "5만 명"과 제법 차이가 있다. 『사망원인통계』에 따르면 암 사망자가 4만 명을 넘어선 것은 1991년, 5만 명 이상이 된 것은 1995년이었다. 정부의 공식적 통계가 더 정확할 것이라는 "상식"은 앞서 여러 차례 부인된바 있다.

> 우리나라 사람들은 뇌혈관 질환, 고혈압, 교통사고와 자살, 위암 등의 순서로 많이 사망하고 있다. 한 해 평균 26만 3천 명이 사망, 1천 명 가운데 7명이 이 세상을 떠나고 있는 셈인데 이를 성별로 보면 남자는 15만 명으로 1천 명에 8명, 여자는 11만 3천 명으로 1천 명에 6명이 사망, 남자의 사망률이 여자보다 32%나 높은 것으로 나타났다.
>
> 이러한 사실은 경제기획원 조사통계국이 78년, 79년 2개년 동안을 대상으로 "우리나라 사람의 사인별 사망률"을 조사한 결과 밝혀진 것이다.
>
> 우리나라 사람들은 어떠한 이유로 가장 많이 사망하고 있을까. 뇌혈관 관계 병이 14.8%로 가장 높고 다음이 고혈압(8.6%) 등으로 나타나 전체 순환기계 질환에 의한 사망은 전체 사망자의 35.4%를 차지하고 있으며 이

는 인구 10만 명당 224명이 순환기계 질환으로 사망하고 있음을 보여 주는 것이다.

세 번째로 높은 사망원인은 교통사고, 자살 등 외적 손상에 의한 사망으로 전체 사망자 가운데 7.0%나 된다. 여기에 중독사고에 의한 사망(3.2%)을 합하면 외적 원인에 의한 죽음은 전체 사망자의 10.2%를 차지, 인구 10만 명당 64명이 이 외적 원인으로 사망하고 있는 셈이다.

그리고 위암에 의한 사망은 5.3%로 단일 사인으로 네 번째로 높은 것으로 집계되었는데 위암, 기관지 및 폐암, 유방암 등 모든 악성 신생물에 의한 사망은 전체의 11.7%로 인구 10만 명당 74명이나 된다.

결핵 등 감염성 및 기생충성 질환에 의한 사망은 6.5%로 지난 1938~1942년(14.4%)보다 크게 줄었으나 이 중 결핵으로 인한 사망은 4.9%로, 아직도 결핵으로 세상을 떠나는 사람이 다섯 번째나 될 정도로 많다.

이 밖에 만성 간질환 및 경변증에 의한 사망은 3.8%로 인구 10만 명에 24명, 중독 및 독성 영향이 3.2%, 폐렴 3.1%로 나타났다(『조선일보』, 1980년 8월 9일 자).

대한병리학회의 조사연구 논문: 한국인 생검례(生檢例) 및 부검례(剖檢例)에 의한 악성 종양의 통계적 조사연구

이 논문은 1968년 『대한병리학회지』 2권 2호 부록(1~73쪽)에 게재된 대한병리학회 주관 논문으로, 1960년대 당시 악성 종양의 통계와 역학에 관한 한국 의학계의 대표적인 연구 결과이다. 논문은 1958~1967년 10년간 전국 각 의과대학 및 부속병원을 비롯한 17개 주요 의료기관에서 생검(2만 1,921례) 및 부검(287례)에 의하여 병리조직학적으로 확인된 원발성 악성 종양 총 2만 2,208례를 집계하여 WHO 질병 분류법에 따른 분류, 연도별 분

그림 5-39. 한국인 생검례 및 부검례에 의한 악성 종양의 통계적 조사연구

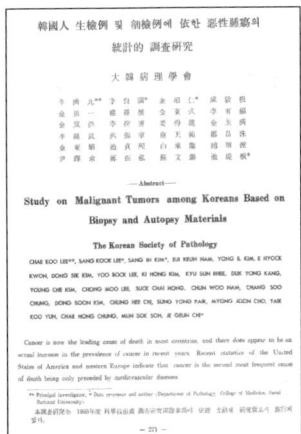

■『대한병리학회지』 2권 2호(1968) 부록(1~73쪽)에 게재된 대한병리학회 주관 논문으로, 제1저자인 이제구(李濟九, 1911~1986)의 『이제구 교수 연구 업적집』(1971)에 수록되어 있다. 저자는 모두 24명으로 당시 한국 병리학계의 대표적인 학자들이다. 『대한병리학회지』 2권 2호 부록은 대한병리학회와 서울의대 병리학교실도 소장하고 있지 않다는 사실이 확인되었다. 다행히 『이제구 교수 연구 업적집』에 수록된 것을 찾아낼 수 있었다. 소중한 성과와 업적도 관리를 소홀히 하면 아예 없었던 일이 될 수 있는 것이다.

류, 연령별 분류, 성별 분류, 지역별 분류 등을 시행한 것이다.

논문의 저자들이 강조하듯이, 국가적 차원에서 암 문제에 대해 가장 기초적이고 중요한 것은 암 발생과 사망에 관한 통계학적 데이터를 구축하는 것이다. 정부가 할 역할을 민간 연구자들이 대신 수행하여 이룬 성과가 이 논문이다.

이 연구를 통해 당시 한국인에 발생하는 암의 특성에 대해 새로운 지견을 많이 얻었다. 하지만 전체적인 암 발생 상황을 알 수 있는 인구 모집단 중 암 환자(신환) 비율은 논문의 "Table 5. Cancer in Korea, 1958~67. Number of new cases diagnosed per year per 100,000 population, by primary site, sex, age in city of Seoul" 외에는 없었다. 필자가 이 데이터를 이용하여 암종별 연령표준화발생률(ASIR)을 구한 것은 뒤에 소개할 것이다.

논문의 "요약 및 결언" 부분은 다음과 같다.

오늘날 전 세계의 대다수 국가에 있어서의 사망원인 중 악성 종양(암)은

증가 경향을 보이고 있으며 미국을 위시한 서구 제국에서 악성 종양은 그 사망률 순위에 있어서 심맥관계 질환 다음가는 제2위를 차지하고 있다.

한 나라에서의 암 문제에 대한 가장 기초적이고도 중요한 것은 그 발생 상황에 관한 통계학적 조사연구라 할 수 있으며, 이러한 조사는 정확한 진단, 즉 병리조직학적으로 확인된 진단에 근거하여야 함은 재언을 불요한다고 하겠다.

선진 제국에서는 이미 이 방면의 연구가 많이 발표되어 있으며 또 계속적 국가사업으로 진행되고 있으나 우리나라에서는 비교적 범위가 좁은 소수의 연구가 발표되어 있을 뿐이다.

이러한 의미에서 본 조사연구의 연구자들은 전국의 각 의과대학을 위시하여 주요 종합병원을 망라하여 한국인 전반의 악성 종양에 관한 통계적 조사연구가 의학의 발전 및 국민의 보건 향상에 크게 기여하리라 생각했다.

본 조사연구는 1958년부터 1967년까지 10년 동안 전국 각 의과대학 및 부속병원을 위시한 17개 주요 의료기관에서 생검 및 부검에 의하여 병리 조직학적으로 확인된 원발성 악성 종양 총 22,208례를 집계하여 이를 punch card 제도에 의하여 WHO 질병 분류법에 따른 분류, 연도별 분류, 연령별 분류, 성별 분류, 지역별 분류 및 기타 분류를 시행한 것이다.

연구 결과를 요약하면 다음과 같다.

1. 생검으로 확인된 총 악성 종양은 21,921례로서 이 중 남성이 10,408례(47.48 %)이고 여성이 11,513례(52.52%)이다. 총 악성 종양의 평균연령은 46.1세이며 남성에서는 47.2세, 여성에서는 44.9세이다.
2. 총 악성 종양의 연도별 분포(표 2-A 참조)는 조사 초년도인 1958년 이래로 점차적으로 증가하고 이러한 연차적 증가 경향은 남성보다 여성에서 더욱 현저하다.

3. 총 악성 종양의 지방별 분포(표 2-B 참조)는 서울이 전례의 과반수 (61.98%)를 차지하고 다음이 경상도, 전라도, 강원도 및 기타 순이다.

4. 악성 종양의 종양별 발생률의 연도별 증감 경향(별표 1 참조)을 보면 자궁경부암 및 후두암 등은 연차적으로 증가하는 한편 악성림프종, 구강암, 직장암 및 비강암 등은 감소 경향을 보인다. 위암은 1962년에 증가되었다가 1967년에는 다시 낮은 율을 나타내고, 유암은 1958년에 비하여 1962년 및 1967년은 공히 낮으나 1962년과 1967년의 차이는 없다.

5. 생검으로 확인된 총 악성 종양의 성별에 따른 검출례수의 순위(표 6 참조)는 남성에서는 위암이 가장 많아 전체의 19.72%를 차지하고 그다음이 순차적으로 간암(8.16%), 악성림프종(7.67%), 피부암(6.41%), 구강암(6.03%), 후두암(5.43%), 폐 및 기관지암(4.08%), 직장암(4.00%), 비강암(3.24%) 및 설암(3.05%) 등이고, 한편 여성에서는 자궁경부암이 가장 많아 전체의 44.86%를 차지하고 그다음이 순차적으로 위암(8.02%), 유암(7.48%), 난소암(3.06%), 악성림프종(2.97%), 갑상선암(2.72%), 직장암(2.68%), 피부암(2.51%), 융모암(2.18%) 및 구강암(2.18%) 등이다.

6. 악성 종양의 부위별, 지방별, 성별 및 연령별 분포(표 4 참조)를 가장 례수가 많은 종양순으로 제5위까지 보면 다음과 같다. 즉, 생검으로 확인된 총 악성 종양 21,921례 중에서 자궁경부암은 5,157례(23.54%)로서 제1위이며 여성에서도 역시 제1위(44.86%)를 차지하고 있다. 한편 전 자궁경부암 5,157례 중 3,509례가 서울에서 관찰되었다. 조직학적 검사 시의 평균연령은 44.8세이며 지방에 따른 차이는 근소하다. 이를 서울에 있어서 인구 100,000명에 대한 교정연령빈도로 환산하면 40세대가 가장 높고 다음이 50세대 그리고 30세대 등의 순이다. 위암(2,977례)은 제2위(13.58%)로서 남성에서는 제1위(19.72%), 여성에서는 제2위(8.02%)를

차지하고 남녀 비율은 2.2 대 1이다. 평균연령은 남 49.9세, 여 46.32세이며 최고 교정연령빈도(서울)는 남녀 공히 50세대이다. 악성림프종(1,207례)은 제3위(5.20%)로서 남성에서는 역시 제3위(7.67%), 여성에서는 제5위(2.97%)이며 남녀 비율은 2.3 대 1이다. 총 악성림프종 1,207례중 림프육종이 424례로 가장 많고 망상세포육종이 388례이다. 평균연령은 남 34.8세, 여 36.6세이며 최고 교정연령빈도(서울)는 남성은 60세대 이상이고 여성은 50세대이다. 간암(1,040례)은 제4위(4.74%)로서 남성에서는 제2위(8.16%), 여성에서는 제12위(1.65%)를 차지하며 남녀 비율은 4.5 대 1이다. 평균연령은 47.2세이고 지방에 따라 차이가 있어 서울 남자는 42.7세인 데 비하여 경상도 남자는 49.2세이다. 최고 교정연령빈도(서울)는 남녀 공히 50세대이다. 피부암(957례)은 제5위(4.37%)로서 남성에서는 제4위(6.41%), 여성에서는 제8위(2.51%)이며 남녀 비율은 2.3 대 1이다. 서울이 전체의 과반수를 차지하며 평균연령은 50.8세이다. 최고 교정연령빈도(서울)는 남녀 공히 60세대 이상이다.

7. 전 악성 종양 중 평균연령이 가장 높은 것은 전립선암(61.2세)이며 다음이 후두암(57.6세) 및 구순암(56.8세) 등의 순이고, 한편 가장 낮은 것은 안구의 악성 종양(19.1세)이며 다음이 부신암(21.0세) 및 말초신경암(24.0세) 순이다.

8. 부검으로 확인된 총 악성 종양은 287례로서 이 중 남성이 188례, 여성이 99례이다. 이들의 부검 시 평균연령은 33.9세로서 남성이 33.1세, 여성이 34.3세이다. 총 287례는 전부 서울에서 수집되었다.

9. 부검으로 확인된 총 악성 종양의 성별에 따른 검출례수의 순위(표 8 참조)는 남성에서 제1위가 백혈병(24.95%)이고 그다음이 위암(19.58%), 악성림프종(9.01%), 간암(7.41%), 폐 및 기관지암(4.21%) 등의 순이고

여성에서는 위암(23.0%)이 제1위이고 그다음이 백혈병(9%), 융모암(10%), 간암(7%), 자궁경부암(5%) 순이다.

이상과 같은 조사연구 결과는 한국에 있어서의 악성 종양(암)에 관한 현황을 파악함에 적지 아니한 공헌을 했다고 생각된다.

본 조사연구의 수치는 비록 통계학적 관점에서는 완벽한 것이 못 된다고 하더라도 전 한국을 대표할 수 있는 것이라고 믿는다. 그리하여 본 조사연구의 결과는 앞으로 우리나라에 있어서 암 연구의 기틀이 될 것이며 의학교육 및 국민보건 분야에도 적지 않은 도움이 될 것으로 믿는다.

완벽한 통계수치를 얻기 위하여는 악성 종양에 대한 생검 및 부검 례수가 더욱 증가하여야 할 것이다. 이를 위하여 무엇보다 중요하고도 긴급한 것은 의사가 만나는 모든 암 환자는 이를 적절한 병리조직학적 검사로서 확인하고 또 이를 보고할 것을 제도화하는 이른바 암 등록제도의 실시라고 확신하는 바이다. 이러한 제도가 전국적으로 잘 실천되면 병리학은 물론 의학 전반을 위하여 큰 자극이 될 것이며, 나아가서는 후진국 의학 발전의 최대 장애물인 부검률의 저조로부터 벗어나 결국은 우리나라에 있어서의 정확한 사인통계의 바탕이 될 것이다.

표 5-12에 원논문 Table 5 "1958년부터 1967년까지 10년 동안 서울 시민 10만 명당 암종별·성별·연령별 발생자 수(Number of new cases diagnosed per year per 100,000 population, by primary site, sex, age in city of Seoul)"를 조발생률(CIR) 순으로 정리하여 보이고, 이 데이터들로 연령표준화발생률(ASIR)을 계산했다.

표 5-12에서 오늘날과 비교할 수 없을 정도로 암 발생률이 낮다는 사실을 볼 수 있다. 그리고 주목할 점은 연령이 증가하면서 암 발생률이 기하급수

표 5-12. 서울 시민 10만 명당 암 발생자 수(1958~1967)

여성	연령군								1957~1968년	
	0~4	5~9	10~19	20~29	30~39	40~49	50~59	60+	CIR	ASIR
자궁경부암	0.1	0.1	0.1	0.0	48.5	100.4	89.4	34.8	18.8	39.8
위암	0.0	0.0	0.0	1.2	4.7	13.3	22.8	15.6	3.3	7.7
유방암	0.0	0.0	0.0	0.7	5.6	16.4	20.1	8.4	3.2	7.1
난소암	0.2	0.1	0.2	1.2	2.7	4.0	6.0	3.4	1.3	2.5
대장직장암	0.0	0.0	0.0	0.6	1.6	4.7	8.1	4.8	1.2	2.7
갑상선암	0.1	0.0	0.1	1.5	3.2	3.8	4.0	2.0	1.2	2.1
피부암	0.2	0.0	0.2	0.5	1.1	2.7	4.5	5.8	0.9	2.0
자궁체부암	0.1	0.0	0.0	0.4	1.0	3.1	7.3	2.1	0.8	1.8
구강암	0.1	0.1	0.1	0.4	0.5	1.9	7.1	5.0	0.8	1.9
비강암	0.0	0.1	0.1	0.3	0.8	2.5	5.5	3.8	0.7	1.7
합계	4.1	2.6	2.2	15.3	82.2	176.1	133.3	100.6	50.0	74.9
남성	연령군								1957~1968년	
	0~4	5~9	10~19	20~29	30~39	40~49	50~59	60+	CIR	ASIR
위암	0.0	0.0	0.1	1.1	7.2	24.1	56.7	47.6	8.2	17.6
간암	0.0	0.1	0.2	0.6	3.7	12.9	20.1	10.9	3.4	6.5
피부암	0.2	0.1	0.3	1.1	1.7	7.2	12.6	22.8	2.6	6.0
후두암	0.1	0.0	0.0	0.1	0.6	4.3	14.2	31.6	2.2	6.4
구강암	0.0	0.0	0.1	0.6	1.1	3.6	11.7	28.5	2.1	5.8
대장직장암	0.0	0.0	0.2	0.9	1.6	5.2	10.5	12.2	1.9	4.0
폐암	0.0	0.0	0.0	0.0	0.8	4.5	11.5	16.6	1.6	4.2
비강암	0.1	0.0	0.2	0.5	1.8	3.9	8.6	7.3	1.5	2.9
방광암	0.3	0.1	0.0	0.1	1.1	2.7	6.3	13.7	1.2	3.1
망상세포육종	0.2	0.1	0.4	0.8	1.9	3.3	3.2	4.4	1.2	2.0
합 계	7.3	3.1	5.5	12.5	34.0	104.5	120.3	223.0	41.0	68.4

▎CIR: crude incidence rate(조발생률), ASIR: age-standardized incidence rate(연령표준화발생률).
▎표준인구는 "2005년 한국 표준인구".

적으로 증가하는 현상이 발견되지 않는다는 것이다. 오히려 50대 이상에서 거꾸로 암 발생률이 낮아지는 모습을 발견할 수 있다. 특히 여성에서 그러하다. 이것은 파악되지 않는 암 발생이 대단히 많았다는 사실을 말해 준다. 이 논문의 조사 결과를 참고할 때 특별히 조심해야 할 사항이다. 당시 암 발생의 통계적 연구에 어려움이 매우 많았음을 보여 주는 것이다.

5. 한국인의 급속한 건강수준 향상과 그에 따른 초고속 고령화

통계청이 2023년 9월 21일 발표한 『2022년 사망원인통계 결과』에 따르면 암(악성 신생물)은 한국 정부가 공식적으로 사망원인통계를 발표한 1983년 이래 40년째 한국인 사망원인 1위를 고수하고 있다.[13] 더욱이 심장질환 등 차상위 사망원인들과의 격차는 해가 갈수록 벌어져 왔고, 전체 사망자 중 암 사망자 비율(사망분율)도 급증했다가 2010년 이후는 감소하는 추세이다(표 5-13). 가히 한국 사회는 최근 몇십 년 동안 "암 팬데믹"을 겪고 있다고 할 만하며, 언제 그 팬데믹이 사그라들지 예측하기 쉽지 않아 보인다.

또한 암은 이미 수십 년 전부터 우리나라뿐만 아니라 세계적으로도 순환계 질환과 더불어 주요 사망원인으로 군림해 왔다.

그러면 암은 언제부터 한국인과 세계인을 괴롭히는 주요 원인이 되었을까? 여기에서는 국내외 대표적인 통계자료들을 세밀하게 분석하여 20세기 후반부터 오늘날까지의 사정을 살펴볼 것이다.

---

13) 2022년 한국인 사망원인 순위는 다음과 같다. 1.암 2.심장질환 3.코로나-19 4.폐렴 5.뇌혈관 질환 6.자살 7.알츠하이머병 8.당뇨병 9.고혈압성 질환 10.간질환. 이 가운데 3위 코로나-19는 느닷없이 끼어든 것이고 유행이 지남에 따라 곧 랭킹에서 사라질 것이다.

표 5-13. 한국인 주요 사망원인별 사망자 수(1983~2022)

	전체 사망	암	심장질환	폐렴	뇌혈관 질환	자살	알츠하이머병	당뇨병	암 사망분율
1983	254,563	28,787	19,000	4,431	26,922	3,471	0	1,807	11.3
1985	240,418	31,181	18,728	3,335	27,883	3,802	0	2,509	13.0
1990	241,616	39,240	16,956	2,218	27,039	3,251	7	4,241	16.2
1995	242,838	50,434	16,866	1,923	36,416	4,930	10	7,873	20.8
2000	248,740	58,197	18,407	3,904	34,965	6,522	147	10,808	23.4
2005	245,874	65,529	19,298	4,182	31,415	12,096	1,129	11,850	26.7
2010	255,405	72,048	23,402	7,431	26,514	15,566	2,046	10,349	28.2
2015	275,895	76,855	28,326	14,718	24,455	13,513	5,034	10,558	27.9
2020	304,948	82,204	32,347	22,257	21,860	13,195	7,532	8,456	27.0
2022	372,939	83,378	33,715	26,710	25,420	12,906	11,624	11,178	22.4

▌사망원인의 배열은 2022년 사망원인 순서에 따랐다. 코로나-19는 제외했다.
자료: KOSIS 국가통계포털 ▷ 주제별 통계 ▷ 보건 ▷ 사망원인통계(2023.10.29)

표 5-14. 한국인 주요 사망원인별 사망률, 인구 10만 명당(1983~2022)

	전체 사망	암	심장질환	폐렴	뇌혈관 질환	자살	알츠하이머병	당뇨병
1983	637.8	72.1	47.6	11.1	67.5	8.7	-	4.5
1985	589.2	76.4	45.9	8.2	68.3	9.3	-	6.1
1990	563.6	91.5	39.6	5.2	63.1	7.6	0.0	9.9
1995	532.1	110.5	36.9	4.2	79.8	10.8	0.0	17.3
2000	523.3	122.4	38.7	8.2	73.6	13.7	0.3	22.7
2005	505.1	134.6	39.6	8.6	64.5	24.8	2.3	24.3
2010	512.0	144.4	46.9	14.9	53.2	31.2	4.1	20.7
2015	541.5	150.8	55.6	28.9	48.0	26.5	9.9	20.7
2020	593.9	160.1	63.0	43.3	42.6	25.7	14.7	16.5
2022	727.6	162.7	65.8	52.1	49.6	25.2	22.7	21.8

▌사망원인의 배열은 2022년 사망원인 순서에 따랐다. 코로나-19는 제외했다.
자료: KOSIS 국가통계포털 ▷ 주제별 통계 ▷ 보건 ▷ 사망원인통계(2023.10.29)

그림 5-40. 한국인 남성과 여성의 연간 총 사망자 및 ASDR 변화(1983~2020)

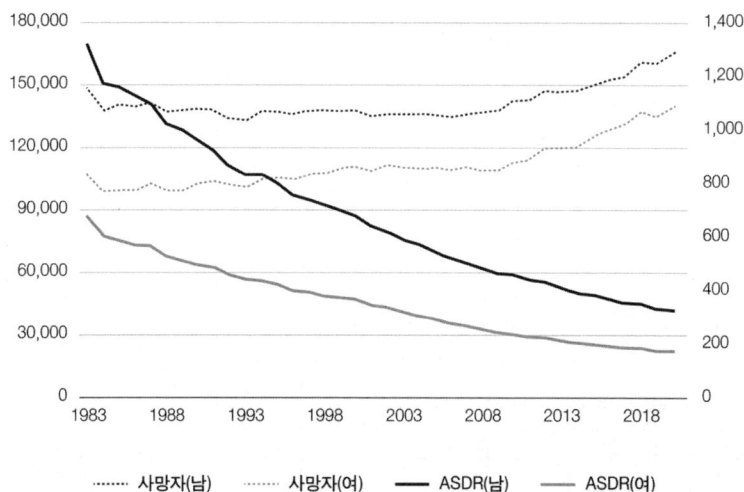

┃통계청에서는 ASDR을 1996년치부터 발표하고 있다. 이 글에서는 KOSIS 국가통계포털의 사망통계와 인구통계(연령별 인구)를 이용하여 1983년부터 2020년까지의 ASDR을 구했다. 그리고 앞서 언급한 바와 같이, 표준인구로 세계표준인구를 사용했으므로, 통계청 값과는 같지 않다(이하 같음).
자료: KOSIS 국가통계포털 ▷ 주제별 통계 ▷ 보건 ▷ 사망원인통계(2022.8.5) 및 주제별 통계 ▷ 인구 ▷ 장래인구추계 ▷ 전국(2017년 기준) ▷ 성 및 연령별 추계인구(2022.8.5, 이하 같음)

그림 5-41. 한국인 남성과 여성의 연령구간별 사망률 및 ASDR 변화(1983~2020)

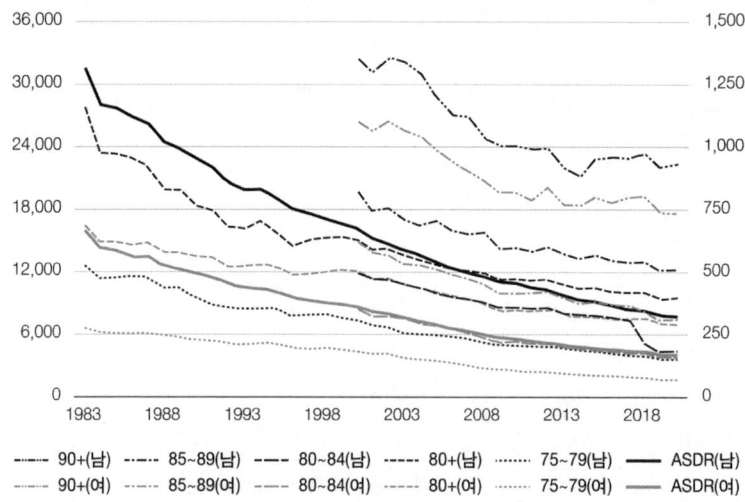

370 한국인 암의 역사

1980년대 이래 한국인의 건강수준은 괄목할 정도로 개선되었다. 한국인 남성의 ASDR은 1983년 1,318, 1990년 958, 2000년 677, 2010년 459, 2020년 326으로, 여성의 ASDR도 1983년 669에서 1990년 497, 2000년 367, 2010년 236, 2020년 174로 크게 개선되었다. 40년도 채 되지 않는 기간 동안 남성과 여성의 사망률이 공히 4분의 1 수준으로 낮아진 것이다(그림 5-40).

그리고 모든 연령구간에서 사망률이 급속하게 감소했는바 특히 연령이 높을수록, 또한 남성이 여성보다 그러한 변화가 더욱 뚜렷했다. 그렇게 남녀 간 차이는 계속 줄어들었지만 2020년에도 여전히 모든 연령구간에서 여성의 사망률이 남성보다 낮았다(그림 5-41).

전체 인구에서 65세 이상 인구가 차지하는 비율이 7% 이상이면 고령화 사회, 14% 이상이면 고령 사회, 20%를 넘으면 초고령 사회라고 한다. 한국은 2000년에 고령화 사회, 2018년에 고령 사회가 되었으며, 2025년에 초고령 사회로 진입할 전망이다. 세계적으로 고령화 사회에서 고령 사회가 될 때까지 18년밖에 걸리지 않은 것도 유례를 찾아보기 어렵거니와 불과 7년 만에 고령 사회로부터 초고령 사회로 이행하는 것은 전무후무한 일이다. 최근 격화된 저출산 현상도 이런 초고속 고령화의 한 가지 원인이지만 가장 중요한 요인은 고령층의 급속한 사망률 감소이다. 표 5-15는 한국 사회의 고령화 실상을 생생하게 보여 준다.

그림 5-42와 그림 5-43은 유엔 인구분과의 최근 자료 『세계인구전망 2022』 데이터를 인용 또는 이용하여 계산한 1950~2020년 한국, 일본, 미국의 평균수명(life expectancy: LE), 영아사망률(infant mortality rate: IMR), 연령표준화사망률(age-standardized death rate: ASDR)이다.

한국은 한국전쟁(1950~1953년)의 영향으로 LE, IMR, ASDR 등 건강지표가 극도로 악화되었다가 1955년 무렵 전쟁 전의 상태로 회복된 것으로 여

표 5-15. 연령별 인구 구성의 변화 추계치(1980~2040)

성별	연령별	1980	1990	2000	2010	2020	2030	2040
전체	65~69세	1.64	2.10	2.94	3.79	5.14	7.88	8.42
	70~74세	1.12	1.40	1.96	3.11	3.84	6.87	8.01
	75~79세	0.60	0.92	1.29	2.07	3.09	4.51	7.27
	80세 이상	0.47	0.71	1.03	1.86	3.62	5.73	10.17
	65세 이상	3.82	5.12	7.22	10.83	15.69	25.00	33.87
	80~84세			0.66	1.14	2.13	2.95	5.65
	85~89세			0.27	0.53	1.05	1.80	2.92
	90~94세			0.08	0.16	0.36	0.78	1.21
	95~99세			0.01	0.03	0.07	0.18	0.34
	100세 이상			0.00	0.00	0.01	0.02	0.05
남성	65~69세	1.37	1.74	2.51	3.50	4.93	7.75	8.41
	70~74세	0.84	1.09	1.49	2.67	3.58	6.54	7.80
	75~79세	0.38	0.61	0.91	1.55	2.63	4.10	6.87
	80세 이상	0.23	0.37	0.57	1.09	2.39	4.30	8.32
	65세 이상	2.83	3.81	5.49	8.82	13.54	22.70	31.40
	80~84세			0.41	0.72	1.58	2.49	4.99
	85~89세			0.13	0.29	0.62	1.28	2.31
	90~94세			0.03	0.07	0.16	0.44	0.82
	95~99세			0.00	0.01	0.03	0.08	0.18
	100세 이상			0.00	0.00	0.00	0.01	0.02
여성	65~69세	1.91	2.47	3.37	4.08	5.34	8.02	8.43
	70~74세	1.40	1.71	2.44	3.55	4.11	7.19	8.22
	75~79세	0.82	1.22	1.68	2.59	3.55	4.92	7.66
	80세 이상	0.71	1.04	1.49	2.64	4.85	7.16	11.99
	65세 이상	4.83	6.45	8.98	12.86	17.85	27.29	36.31
	80~84세			0.92	1.57	2.68	3.41	6.31
	85~89세			0.41	0.77	1.48	2.31	3.52
	90~94세			0.13	0.24	0.56	1.11	1.59

				0.02	0.05	0.12	0.29	0.50
95~99세								
100세 이상				0.00	0.01	0.01	0.04	0.08

자료: KOSIS 국가통계포털 ▷ 주제별 통계 ▷ 인구 ▷ 장래인구추계 ▷ 전국(2017년 기준) ▷ 성 및 연령별 추계인구(2022.8.5).

그림 5-42. 한국, 일본, 미국의 ASDR과 LE(1950~2020)

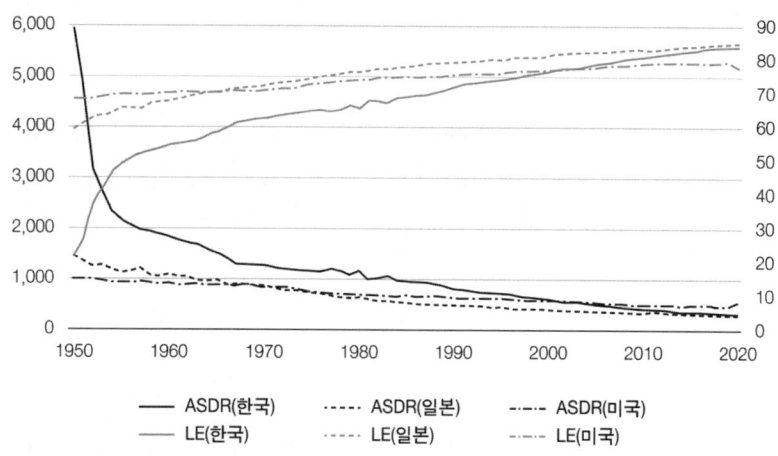

자료: World Population Prospects 2022.

그림 5-43. 한국, 일본, 미국의 ASDR과 IMR(1950~2020)

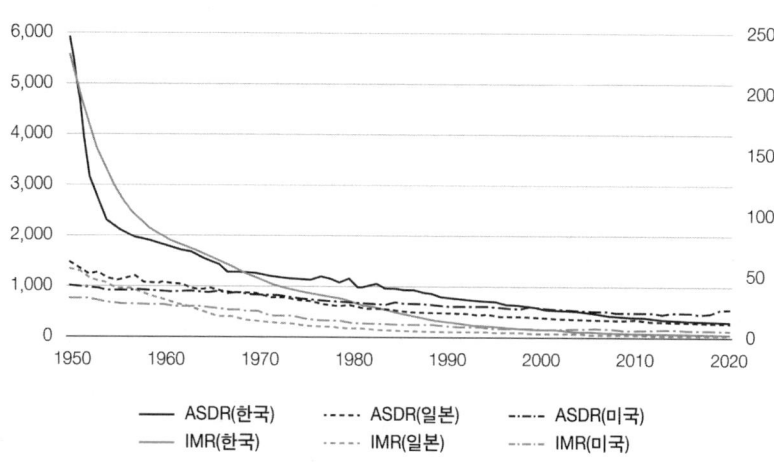

자료: World Population Prospects 2022.

표 5-16. ASDR, LE, IMR(1950~2021)

	ASDR				LE				IMR			
	세계	한국	일본	미국	세계	한국	일본	미국	세계	한국	일본	미국
1950	2,120	5,928	1,458	994	46.5	21.3	59.2	68.1	143.4	232.4	56.0	31.7
1951	2,070	4,702	1,340	989	47.1	26.5	61.0	68.2	141.3	200.9	53.5	31.4
1952	1,986	3,159	1,237	973	48.2	36.9	63.0	68.4	137.3	174.3	47.5	31.2
1953	1,943	2,704	1,269	960	48.8	41.7	63.3	68.7	134.5	152.2	46.8	29.9
1954	1,881	2,294	1,160	910	49.6	46.9	64.5	69.5	131.7	134.2	43.4	28.5
1955	1,848	2,146	1,111	912	50.1	49.1	65.7	69.5	128.8	119.7	39.0	27.8
1960	1,955	1,824	1,068	902	47.7	54.3	67.7	69.8	135.1	82.9	30.5	26.4
1965	1,609	1,500	964	876	53.9	58.2	70.2	70.2	108.4	66.2	19.4	24.1
1970	1,478	1,258	852	846	56.1	62.3	72.0	70.7	98.5	48.3	13.5	20.9
1975	1,338	1,140	714	750	58.3	64.6	74.3	72.5	90.7	37.2	9.7	15.9
1980	1,235	1,163	618	699	60.6	65.4	76.1	73.7	80.4	29.8	7.3	12.7
1985	1,151	955	532	661	62.2	68.7	77.8	74.6	72.4	20.7	5.4	10.8
1990	1,063	800	479	623	64.0	71.9	79.0	75.4	64.6	13.4	4.6	9.7
1995	1,017	711	449	603	64.9	73.9	79.7	75.9	60.6	9.0	4.2	7.8
2000	946	590	392	567	66.5	76.5	81.2	76.8	53.3	6.5	3.3	7.2
2005	873	500	367	531	68.2	78.5	82.0	77.6	44.9	4.7	2.8	7.0
2010	793	410	338	479	70.1	80.8	82.9	78.8	37.1	3.5	2.3	6.2
2015	722	343	307	477	71.8	82.6	83.9	78.9	31.5	2.9	2.0	5.9
2020	725	307	287	535	72.0	83.6	84.7	77.4	28.3	2.5	1.8	5.5
2021	780	306	284	542	71.0	83.7	84.8	77.2	27.9	2.4	1.8	5.4

▎ASDR: World Population Prospects 2022 데이터로부터 계산.
▎LE 및 IMR: World Population Prospects 2022 데이터.
▎한국은 한국전쟁(1950~1953년)의 영향으로 ASDR, LE, IMR 등 건강지표가 극도로 악화되었다가 1955년 무렵 전쟁 전의 수준으로 회복된 것으로 여겨진다.(추정 데이터조차 없는 1950년 이전 상황에 대해 앞으로 연구가 필요하다.) 그리고 그 뒤 건강지표들이 매우 빠르게 향상되었으며, 그 결과 급속한 고령화도 초래되었다.

겨진다. 그리고 그 뒤 건강지표들이 매우 빠르게 향상되었으며, 그 결과 급속한 고령화도 초래되었다.

1950년부터 최근까지 일본인과 미국인의 평균수명(LE), 영아사망률(IMR), 연령표준화사망률(ASDR) 등 건강지표의 개선도 뚜렷하지만 한국인의 개선 정도는 비교가 불가능할 정도로 획기적이다. 이는 건강과 관련한 국내 자료가 보다 풍부한 1980년대 초반부터 지금까지의 사정을 보여 주는 그림 5-40, 그림 5-41과 잘 부합한다.

6. 암, 심장질환, 뇌혈관 질환 등 3대 만성 퇴행성 질환의 사망자 및 ASDR 변화 추이

한국 정부(통계청)가 사망원인통계자료를 집계, 발표하기 시작한 1983년 이래 최근까지 암, 심장질환, 뇌혈관 질환 등 이른바 "만성 퇴행성 질환"은 사망자 수 기준으로 사망원인 1~3위를 차지해 왔다. 그 가운데 암은 40년 동안 1위를 고수했고, 심장질환은 1983년부터 2011년까지는 3위, 2012년부터는 2위 자리를 지키고 있다. 한편 뇌혈관 질환은 1983년부터 2011년까지 2위, 2012년부터 2017년까지 3위, 2018년부터는 폐렴과 순서를 바꿔 4위로 내려앉았다.

이들 3대 만성 퇴행성 질환의 사망자 및 ASDR은 비슷하면서도 조금씩 다른 변화 추이를 보인다.

우선 암에 대해 살펴보자. 암 사망자는 조사자료가 있는 40년 동안 남녀 공히 빠른 속도로 늘어났는바, 특히 남성에서 증가 속도가 컸다. ASDR은 1994년 남성 189, 여성 77로 정점을 찍고는 남녀 모두 계속 급감하여 2020

년에는 남성 98, 여성 48을 나타냈다.

요컨대 암의 경우 사망자가 꾸준히 늘어났지만, ASDR은 처음 11년 동안은 증가하다 그 이후로는 감소하는 양상을 보였다.[14] 즉, 암 사망자 증가는 1994년 이후에는 무엇보다 고령화에 기인한 것이며, 고령화 요인을 제거하면 오히려 감소 중인 것이다.

한편 심장질환은 암과는 다른 양상을 나타낸다. 사망자는 남녀 모두 1983년부터 2005년까지 큰 증감 없이 정체 상태를 보이다 2006년 이후 빠른 속도로 늘어난다. 하지만 ASDR은 남녀 공히 1983년부터 2005년까지는 급속하게, 그 이후로는 완만하게 감소한다. 그리하여 남성은 1983년 89에서 2020년 30으로, 여성은 1983년 52에서 2020년 17로 크게 감소했다.

즉, 1983년에 비해 2020년에 심장질환 사망자가 2배 가까이 늘어났지만, 그것은 그 사이의 인구 증가와 고령화에 기인하는 것일 뿐 그 요인을 제거하면 남녀 모두 3분의 1 수준으로 크게 감소한 것이다. 심장질환 사망자가 늘어난 겉모습과는 달리 "본질적으로는" 감소한 것이다.

뇌혈관 질환은 또 다른 양상을 보인다. 사망자 수로는 1983년부터 1991년까지 정체, 1992년부터 1994년까지 급증, 1995년부터 2005년까지 다시 정체, 2006년 이래 감소라는 다소 복잡한 모습을 나타낸다. 그런데 이 가운데 1992년부터 1994년까지의 급증은 질병 분류 기준의 변경으로 뇌혈관 질환의 범주가 크게 늘어난 데 기인하는 것으로 해석된다. 그러한 사정을 감안하면, 뇌혈관 질환 사망자는 1983년부터 2005년까지 정체 상태를 나타내다 이후 감소한 것이다.

ASDR은 남성은 1983년 144에서 2020년 20으로, 여성은 1983년 80에서

---

14) 이 점에 관해서는 7절에서 상세하게 논의할 것이다.

그림 5-44. 연간 암질환 사망자 및 ASDR(1983~2020)

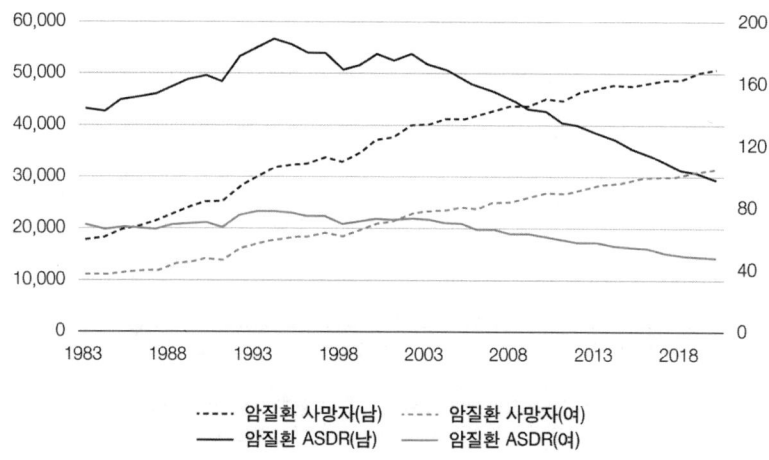

그림 5-45. 연간 심장질환 사망자 및 ASDR(1983~2020)

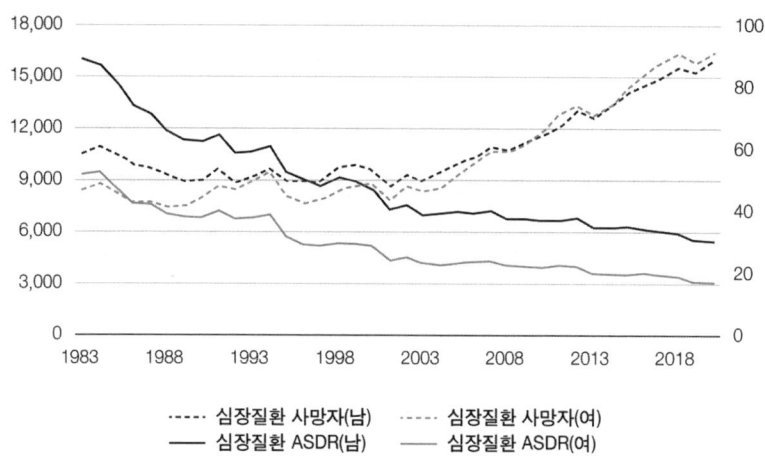

2020년 12로, 남녀 모두 37년 동안 대략 7분의 1 수준으로 급감했다. 그 사이 질병 분류 기준의 변경까지 감안하면 뇌혈관 질환 ASDR 감소는 통계치보다 더욱 큰 것으로 판단된다.

종합하자면 암과 심장질환은 최근 사망자 수가 크게 늘어나고 있지만

5장 현대사회 선진국 국민들과 한국인의 암 사망 변천사 377

그림 5-46. 연간 뇌혈관 질환 사망자 및 ASDR(1983~2020)

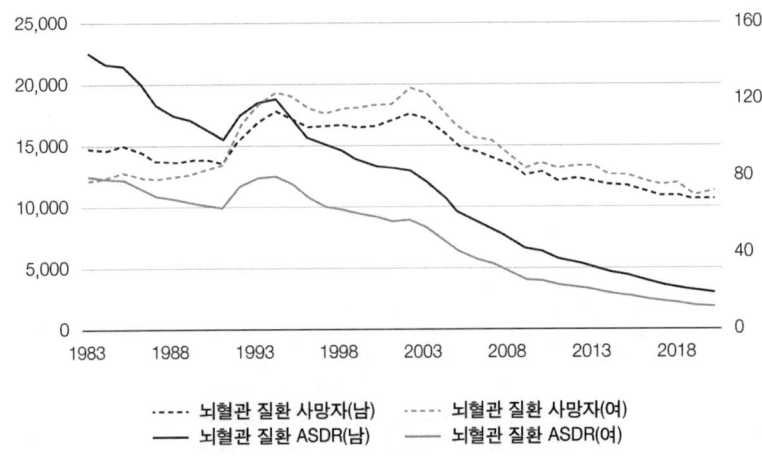

그림 5-47. 연간 3대 질환과 기타 사인 사망자 및 ASDR(1983~2020)

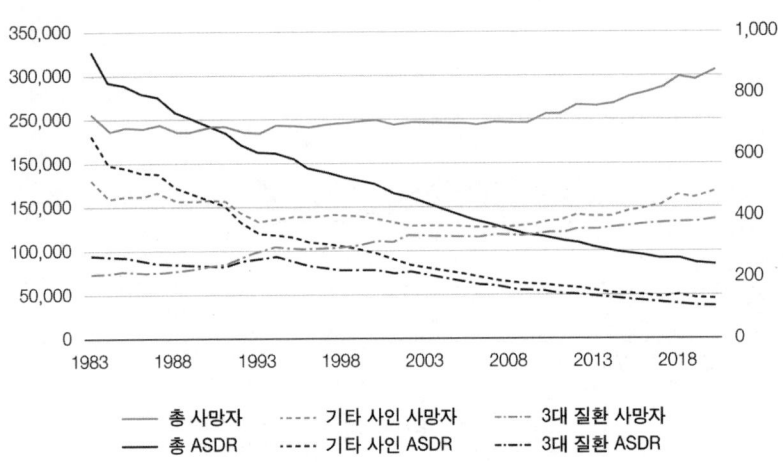

ASDR은 반대로 빠른 속도로 감소 중이며, 뇌혈관 질환은 사망자 수와 ASDR 모두 빠르게 줄어들고 있다.

그림 5-47은 암, 심장질환, 뇌혈관 질환 등 "3대 질환"과 그것들을 제외한 "기타 사인"에 의한 사망의 추이를 보여 준다. "3대 질환"의 경우 1983년부

터 2020년 사이 연간 사망자는 7만 4,709명에서 13만 6,411명으로 늘어났지만 ASDR은 273에서 109로 크게 줄어들었다. 사망자 증가는 고령화와 인구 증가에 기인한 겉모습일 뿐 "본질적으로는" 감소한 것이다.

같은 기간 동안 "기타 사인"의 ASDR은 657에서 135로, 모든 사인에 의한 ASDR 역시 931에서 244로 급감했다.

요컨대 "3대 질환"을 제외한 "기타 사인"에 의한 사망 감소가 더욱 뚜렷했지만 암, 심장질환, 뇌혈관 질환 등 "3대 질환"의 사망 감소도 한국인의 건강수준 향상에 크게 기여한 것이다.

7. IHME 통계자료의 시사점: "결핵 왕국" 한국은 또한 "암 왕국" 이었나?

한국은 1970년대까지 "결핵 왕국", "기생충 왕국"으로 불렸다. 그만큼 결핵과 기생충증이 만연했고, 피해도 엄청났다. 하지만 "암 왕국"이라는 말은 별로 회자되지 않았다. 간혹 "위암 왕국"이라는 말이 반신반의하면서 쓰일 정도였다.

2007년에 설립된 미국 민간 연구기관인 IHME는 2012년부터 대체로 2년에 한 번씩 "세계 질병부담 연구(GBD)" 결과를 발표해 왔다. 최신판은 2024년 5월 25일 『랜싯』에 게재된 2021년 판이다. IHME 홈페이지의 GBD 결과집에는 세계 204개 지역과 국가의 각종 암을 비롯한 281가지 질병, 손상들의 사망, 발생, 유병 자료가 수록되어 있다. 특히 1980년부터 2021년까지 사망원인별 시계열 자료가 작성, 발표된 것은 "역사통계학"적으로 의미가 매우 크다. IHME는 각 국가의 통계자료들을 단순히 수집, 정리하는 소극적

그림 5-48. (좌) 『동아일보』 1967년 11월 9일 자
그림 5-49. (우) 『경향신문』 1974년 7월 8일 자

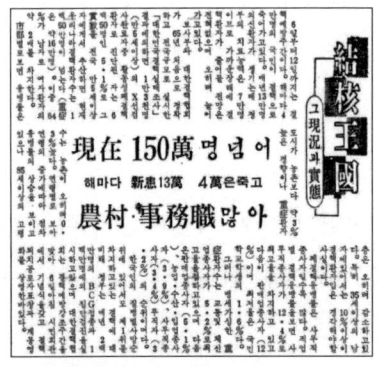
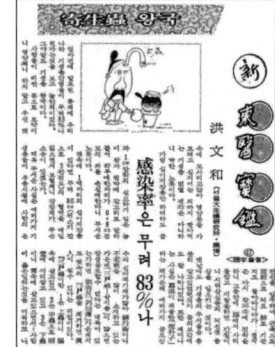

▍(좌) "결핵 왕국. 그 현황과 실태"
▍(우) "기생충 왕국. 감염율은 무려 83%나"

그림 5-50. 『동아일보』 1975년 12월 12일 자

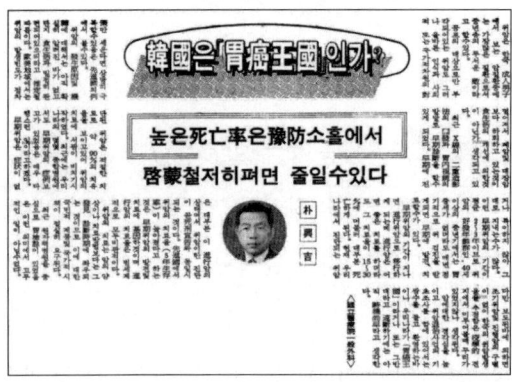

▍"한국은 위암 왕국인가?" 이 글을 쓴 박흥길은 "우리나라가 위암 왕국이라거나 또는 그 반대라고 속단하기에는 아직 시기상조라고 생각한다"라고 했다. 2024년 5월, IHME는 한국이 1980년의 암 ASDR 최상위권 국가(남자는 1위, 여자는 6위)라고 발표했다. 위암은 남녀 모두 1위였다. IHME에 따르면 한국은 "위암 왕국"이자 "암 왕국"이었다. 지금은 암 퇴치의 모범국이 되었다.

표 5-17. 국가별 모든 암의 ASDR, 남성, 1980년 및 2021년과 그 비율

1980년 순위	남성	1980년(A)	2021년(B)	2021년 순위	(B)/(A)
	전 세계	193.8	145.7		0.75
1	한국	379.8	158.4	64	0.42
2	그린란드	355.0	224.6	9	0.63
3	산마리노	324.3	119.0	133	0.37
4	벨기에	304.1	162.7	57	0.53

5	안도라	301.9	174.3	45	0.58
6	모나코	296.5	253.2	2	0.85
7	프랑스	293.7	175.2	43	0.60
8	버뮤다	291.5	178.9	38	0.61
9	룩셈부르크	286.0	148.8	77	0.52
10	몽골	283.1	274.5	1	0.97
11	카자흐스탄	275.1	130.0	112	0.47
12	중국	271.5	190.7	30	0.70
13	네덜란드	270.8	166.5	54	0.61
14	체코	270.3	182.0	35	0.67
15	헝가리	260.1	218.7	11	0.84
16	우루과이	258.9	243.0	4	0.94
17	크로아티아	256.0	214.0	15	0.84
18	사이프러스	252.0	140.2	89	0.56
19	오스트리아	252.0	141.3	86	0.56
20	영국	248.8	160.2	60	0.64
22	폴란드	247.7	229.5	8	0.93
23	슬로바키아	242.7	205.6	20	0.85
30	라트비아	222.1	216.6	14	0.97
31	에스토니아	221.7	208.1	18	0.94
36	미국	217.5	142.8	83	0.66
42	도미니카	210.1	213.9	16	1.02
51	일본	200.6	151.9	73	0.76
55	리투아니아	196.3	218.6	12	1.11
62	몬테네그로	191.1	230.1	7	1.20
67	에스와티니	188.1	248.1	3	1.32
76	그레나다	178.5	232.2	6	1.30
90	세인트키츠네비스	166.5	209.8	17	1.26
95	그루지아	161.0	206.0	19	1.28
102	불가리아	156.0	217.6	13	1.39
107	레소토	152.2	241.1	5	1.58
146	카보베르데	117.6	223.4	10	1.90

▎이 표에는 1980년과 2021년의 1~20위 국가, 그리고 미국과 일본의 암 ASDR을 보였다. 한국은 1980년에 1위(ASDR 379.8)였지만, 2021년에는 64위(ASDR 158.4)로 매우 빠른 속도로 개선되었다. 한국은 지난 40여 년간 암 퇴치의 모범국이었다.
자료: Results from the 2021 Global Burden of Disease(GBD) study.

표 5-18. 국가별 모든 암의 ASDR, 여성, 1980년 및 2021년과 그 비율

1980년 순위	여성	1980년(A)	2021년(B)	2021년 순위	(B)/(A)
	전 세계	123.9	93.6		0.76
1	그린란드	278.2	164.1	6	0.59
2	팔라우	218.3	223.1	2	1.02
3	볼리비아	194.0	162.4	7	0.84
4	몽골	186.2	170.9	4	0.92
5	브루나이	184.6	132.4	21	0.72
6	한국	177.9	72.3	177	0.41
7	아프가니스탄	166.1	154.1	9	0.93
8	에티오피아	163.3	105.1	76	0.64
9	룩셈부르크	161.7	95.7	109	0.59
10	칠레	161.3	97.2	104	0.60
11	중국	161.1	93.7	122	0.58
12	벨기에	160.9	101.3	93	0.63
13	하이티	159.8	143.7	14	0.90
14	모나코	159.6	170.5	5	1.07
15	아랍에미리트	159.1	291.7	1	1.83
16	세인트키츠네비스	159.1	113.3	56	0.71
17	나우루	158.4	151.0	10	0.95
18	덴마크	156.6	124.8	35	0.80
19	르완다	156.1	117.8	46	0.75
20	영국	155.7	118.6	45	0.76
22	우루과이	154.3	140.5	15	0.91
24	짐바브웨	151.9	202.6	3	1.33
29	에리트리아	148.2	145.4	13	0.98
30	바베이도스	147.7	138.3	16	0.94
48	미국	134.4	104.2	80	0.78

55	우간다	131.7	135.0	20	1.03
57	그레나다	130.1	137.1	17	1.05
59	도미니카	128.3	136.6	18	1.06
76	잠비아	121.4	146.6	12	1.21
87	아메리칸사모아	116.8	135.7	19	1.16
100	일본	112.9	80.7	159	0.72
109	에스와티니	110.9	150.2	11	1.36
162	레소토	83.5	159.0	8	1.90

▌이 표에는 1980년과 2021년의 1~20위 국가, 그리고 미국과 일본의 암 ASDR을 보였다. 한국은 1980년에 6위(ASDR 177.9)였지만, 2021년에는 177위(ASDR 72.3)로 매우 빠른 속도로 개선되었다. 한국은 지난 40여 년간 암 퇴치의 모범국이었다.
자료: Results from the 2021 Global Burden of Disease(GBD) study.

인 차원을 넘어 자체적으로 개발한 연구 방법을 통해 적극적으로 통계자료들을 작성하고 있다. 하지만 자세한 연구 방법과 원자료는 공개되어 있지 않다.

IHME에 따르면, 한국은 1980년 암 ASDR 순위에서 남성 1위, 여성 6위를 차지했다. 가히 "암 왕국"이라고 부를 만하다. 하지만 이것이 전혀 새로운 연구 결과이거나 지적은 아니다. 이미 한국의 암 전문가들은 1970년대 초부터 한국의 암 상황이 매우 심각하다고 경고했다. 다만 김석환의 지적대로 "우리 정부와 국민의 무관심 때문에" 진실이 백일하에 드러나지 않았던 것이다. 적극적으로 고령층의 암을 발견해서 치료할 사회적 여건이 마련되지 않았던 것도 암의 실상이 가려진 데 중요하게 작용했다.

앞에서 보았듯이, 1960~1970년대 한국 최고의 암 전문기관인 방사선의학연구소의 이장규 소장은 "1천 명 중 7명꼴로 우리나라에 부인암 환자가 있다는 것은 미국 1명꼴, 일본 4명꼴에 비해 너무 많다", "우리나라의 암 발생 현황은 연간 10만 명에 달하고 날로 절대 수가 늘고 있으며 연간 사망률은 4만 명에 이르고 있다", "미국은 연간 인구 10만 명에 120명 정도가 암으로 사망하고 일본이 약 100명꼴로 사망한다고 한다. 우리나라는 10만에 120명가량 암으로 사망하니까 전체적으로 매년 3만 6천 내지 4만 명이 암으로 죽는 셈이다", "우리나라의 암 발생률이 미국보다 훨씬 높다"라고 계속 경종을 울렸다.

더 거슬러 올라가면 일제 강점기 세브란스병원의 외과 교수로 재직하던 러들로우는 1929년 「조선인의 암. 예비 보고」라는 제목의 영문 논문에서 조선인에게 선진국 사람들에 못지않게 암이 많다고 주장했다. 단지 대부분 제대로 암 진단을 받지 못해 암이 많다는 사실이 드러나지 않고 있을 뿐이라는 것이다. 러들로우는 논문의 결론부에서, "앞으로 조선에서 의학이 발달하면, 조선인에게서 암종뿐만 아니라 모든 종류의 악성 종양 빈도가 유럽인이나 미국인들과 거의 같다는 사실이 밝혀질 것이라 예견한다"라고 했다.

또한 필자는 일제 강점기의 여러 자료를 분석하여 당시 조선의 암 사망과 발생이 선진국들에 못지않다는 사실을 실증했다(4장 참조). 필자는 그보다 더 앞선 1885~1886년의 제중원 자료를 검토하여 조선 말기에도 암이 우리나라에 결코 적지 않았다는 사실도 규명했다(3장 참조).

그림 5-51과 그림 5-52는 한국이 남녀 모두 몽골(1980년 남성 10위 여성 4위), 벨기에(1980년 남성 4위 여성 12위), 일본, 미국 등 다른 어떤 나라보다도 암 ASDR이 급격하게 감소했음을 잘 보여 준다. 그만큼 암 문제가 빠른 속도로 개선되었다는 것이다. 1980년 "암 왕국"이었던 한국은 빠른 시간 안에 오명을 벗을 수 있었다.

그림 5-53과 그림 5-54는 1980년 한국과 몽골의 ASDR치가 실제로는 더 높았을 것이라는 점을 시사한다. 통계 역량이 높은 1980년의 벨기에와 2021년의 한국의 통계치는 연령이 증가함에 따라 사망률이 지수함수적으로 증가하는 교과서적인 모습을 잘 유지한다. 반면 통계 역량이 높지 않은

그림 5-51. 모든 암의 ASDR 변화, 남성(1980~2021)

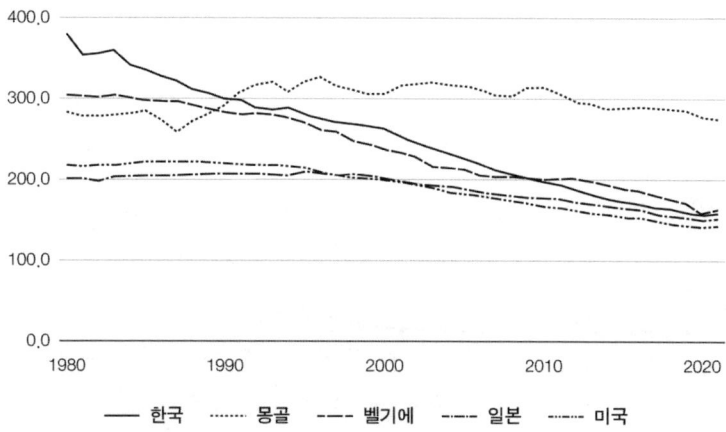

자료: Results from the 2021 Global Burden of Disease(GBD) study.

그림 5-52. 모든 암의 ASDR 변화, 여성(1980~2021)

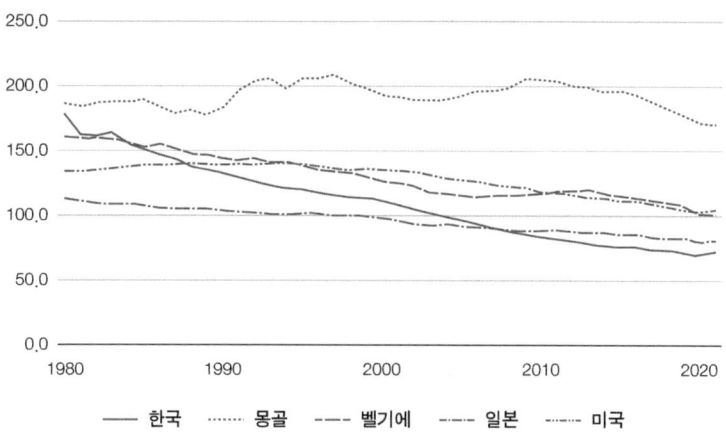

자료: Results from the 2021 Global Burden of Disease(GBD) study.

1980년의 한국과 몽골은 연령이 증가함에 따라 사망률에 왜곡이 발생한다. 통계 역량이 더 낮은 몽골이 더욱 뚜렷하다. 고령층에서 누락자가 많기 때문에 생기는 현상이다.

그림 5-53. 연령구간별 모든 암의 사망률, 남성(1980)

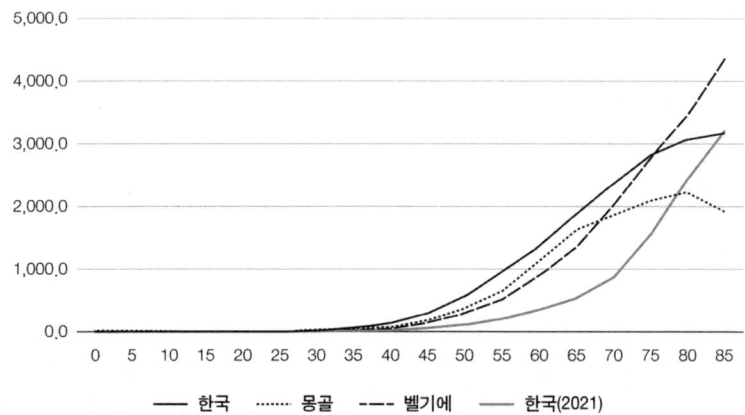

▌0은 1~4세, 5는 5~9세, 10은 10~14세…를 뜻한다.
▌한국(2021)은 2021년의 한국을 뜻한다.
자료: Results from the 2021 Global Burden of Disease(GBD) study.

그림 5-54. 연령구간별 모든 암의 사망률, 여성(1980)

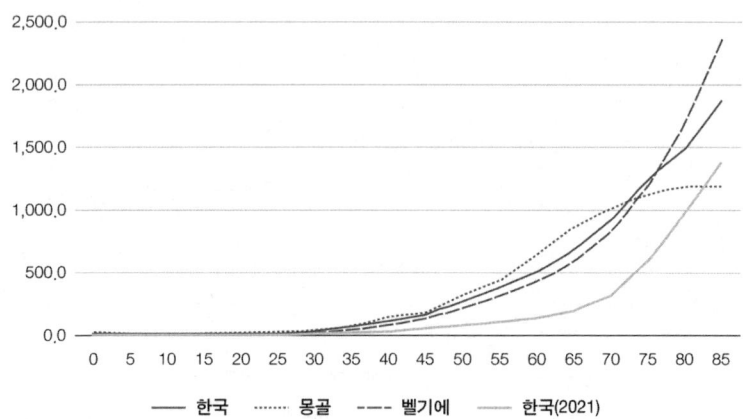

▌0은 1~4세, 5는 5~9세, 10은 10~14세…를 뜻한다.
▌한국(2021)은 2021년의 한국을 뜻한다.
자료: Results from the 2021 Global Burden of Disease(GBD) study.

우리나라의 경우 불과 한 세대 전만 해도 적극적으로 고령자의 암을 발견하여 치료하려는 노력이 오늘날보다 매우 미흡했다. 따라서 암을 가지고 있다 하더라도 제대로 진단 받지 못해 암으로 사망했다는 사실이 밝혀지지 않는 경우가 적지 않았다. 생전에는 암을 앓고 있는 줄 몰랐다가 사망 후에 암이 발견될 수도 있다. 부검을 통해서이다. 하지만 한국은 구미 선진국들과 달리 사후 부검률이 극히 낮으므로 그럴 가능성도 거의 없다. IHME 자료는 구체적인 방법을 공개하지는 않았지만 고령층의 암 사망률 왜곡을 많이 보정한 것으로 보인다. 그런데도 암 사망률에 왜곡이 나타난다.

표 5-19는 1980년부터 최근까지의 모든 암 사망자 수를, 한국 통계청이 공식적으로 집계해서 발표한 값과 IHME가 추산한 값을 대비하여 보여 준다. 통계청이 『사망원인통계』를 발표한 것은 1983년부터이지만, IHME는 1980년까지 소급해서 암 사망자, 사망률(ASDR, CDR, 연령별 사망률) 등을 추산했다.

이 표에서 가장 주목할 점은 IHME가 추산한 1980년대의 한국인 암 사망자 수가 통계청 발표치의 거의 2배나 된다는 점이다. IHME의 추산은 과연 타당한 것인가? 한국 통계청 자료를 면밀하게 분석해서 IHME 추산의 타당성 여부를 검토해 보자.

그림 5-55와 그림 5-56은 1983년부터 2022년까지 통계청이 집계한 연령 구간별 암 사망률을 나타낸 것이다. 2010년과 2022년 값은 연령이 증가함에 따라 사망률이 지수함수적으로 증가하는 교과서적인 모습을 보이지만 1983년, 1985년, 1990년 값은 매우 심한 사망률 왜곡 현상을 보이고 있다. 대략 50세 값부터 사망자의 누락이 나타나며, 연령이 증가할수록 누락(왜곡)의 정도가 심해진다. 그 사망자 누락을 어떻게 보정할 것인가?

필자는 다음과 같은 방식으로 1983년도 한국 남성의 모든 암 사망 값을

표 5-19. 모든 암 사망자 수, 한국 통계청 집계 및 IHME 추산과 그 비율(1980~2021)

	한국 통계청 집계(A)			IHME 추산(B)			(A)/(B)
	남성	여성	남녀 합	남성	여성	남녀 합	
1980				33,022	21,391	54,413	
1981				31,494	20,201	51,696	
1982				32,815	20,821	53,636	
1983	17,789	10,998	28,787	34,386	22,012	56,397	0.51
1984	18,304	10,935	29,239	33,566	21,458	55,024	0.53
1985	19,791	11,390	31,181	34,105	21,580	55,686	0.56
1990	25,144	14,096	39,240	35,695	22,171	57,866	0.68
1995	32,261	18,173	50,434	38,400	23,280	61,680	0.82
2000	37,224	20,973	58,197	41,915	25,479	67,394	0.86
2005	41,335	24,194	65,529	44,302	26,835	71,136	0.92
2010	45,209	26,839	72,048	48,502	28,867	77,369	0.93
2015	47,678	29,177	76,855	53,119	32,384	85,503	0.90
2021	50,922	31,766	82,688	62,141	37,917	100,058	0.83
2022	51,236	32,142	83,378				

그림 5-55. 모든 암의 연령구간별 사망률, 한국 남성(1983~2022)

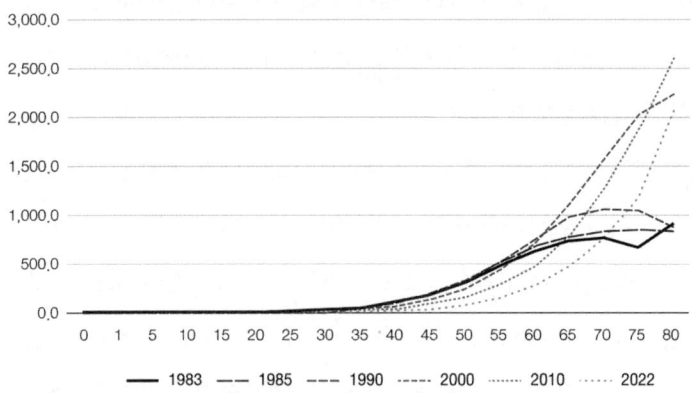

┃ KOSIS 사망원인(104항목)/성/연령(5세)별 사망률.

그림 5-56. 모든 암의 연령구간별 사망률, 한국 여성(1983~2022)

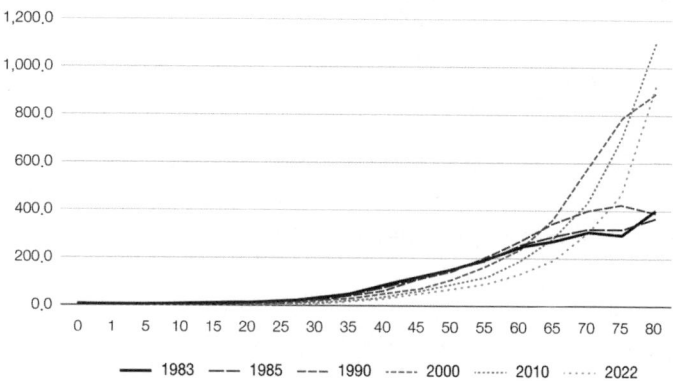

▌KOSIS 사망원인(104항목)/성/연령(5세)별 사망률.

표 5-20. 모든 암 사망 값의 보정, 한국 남성(1983)

연령	사망률					IHME 표준인구 (%)	사망자		
	1983(A)	2022(B)	(A)/(B)	50~54세 이상 보정비율			1983	50~54세 이상 보정비율	
				x4.0	x4.9			x4.0	x4.9
0세	4.7	0.8	5.9	4.7	4.7	2.03	20	20	20
1~4	5.0	2.4	2.1	5.0	5.0	8.01	85	85	85
5~9	4.6	2.2	2.1	4.6	4.6	9.66	96	96	96
10~14	3.7	2.3	1.6	3.7	3.7	8.99	88	88	88
15~19	9.5	3.1	3.1	9.5	9.5	8.29	211	211	211
20~24	9.1	3.6	2.5	9.1	9.1	7.80	204	204	204
25~29	17.4	4.3	4.0	17.4	17.4	7.59	330	330	330
30~34	29.0	7.2	4.0	29.0	29.0	7.32	424	424	424
35~39	56.1	12.5	4.5	56.1	56.1	6.83	691	691	691
40~44	121.6	24.6	4.9	121.6	121.6	6.15	1,426	1,426	1,426
45~49	199.2	44.2	4.5	199.2	199.2	5.51	2,006	2,006	2,006
50~54	316.6	86.9	3.6	347.6	425.8	4.91	2,249	2,469	3,025
55~59	491.5	155.5	3.2	622.0	762.0	4.35	2,630	3,328	4,077
60~64	639.9	280.3	2.3	1,121	1,374	3.68	2,700	4,731	5,795

65~69	750.5	473.0	1.6	1,892	2,318	2.99	2,157	5,438	6,661
70~74	778.3	769.7	1.0	3,079	3,772	2.27	1,415	5,597	6,857
75~79	682.0	1,181	0.6	4,724	5,787	1.60	611	4,233	5,185
80+	914.4	2,058	0.4	8,233	10,086	2.03	442	3,980	4,875
ASDR	158.6	120.5		483.1	585.3				
사망자							17,785	35,357	42,056

▎원자료: KOSIS 사망원인(104항목)/성/연령(5세)별 사망률.

보정했다.

① 1983년과 2022년의 연령구간별 사망률 비율을 구했다[표 5-20 (A)/(B)]

② 50~54세 구간부터 사망 값의 왜곡(누락)이 뚜렷이 나타남을 확인했다.

③ 50~54세 구간부터 2022년 사망률 값에 보정비율 4.0 또는 4.9를 곱했다(4.0은 25~49세 구간의 최저치, 4.9는 그 구간의 최대치).

④ 그렇게 구한 연령구간별 사망률로 ASDR(IHME 표준인구 적용)과 연령구간별 암 사망자 수 및 암 사망자 총수를 구했다.

⑤ 보정비율 4.0을 적용하면 ASDR은 483.1(보정 전 158.6), 남성 암 사망자 총수는 3만 5,537명(보정 전 1만 7,785명)으로 산출되었다.

⑥ 여성에게서도 마찬가지 방식으로 ASDR 189.7(보정 전 74.9), 암 사망자 총수 2만 2,329명(보정 전 1만 994명)을 산출했다.

IHME는 보다 정교한 통계 처리 방식과 보완 자료들을 이용해서 1983년 한국 남성의 암 사망자 총수를 3만 4,386명으로 산출했을 것으로 생각한다. 필자는 위에 언급한 단순한 추론과 어림셈으로 IHME의 추산이 타당함을 확인할 수 있었다. 요컨대 IHME의 추산 값이 통계청의 집계 값보다 사실에 훨씬 가깝다는 것이다. 그렇다면 1983년 무렵 한국인 암 사망자의 절반가량은 자신이 암에 걸렸다는 사실을 모른 채 살았고, 또 죽어 갔던 것이다.

"중진국" 한국이 그 정도였으니, 대부분의 "후진국"과 더 과거의 한국은 그 정도가 훨씬 심했을 것이다. "아는 만큼 보인다"라는 금언은 암 역사에도 해당한다.

20세기 초 필리핀에서 진료 활동을 하던 미국인 의사 더들리는 1907년에 발표한 논문에서 "통계상으로는 필리핀인들에게 암이 매우 적은 것으로 나타나지만 앞으로 (의과대학 영안실에서) 부검을 많이 하게 되면 암이 미국인들보다 오히려 더 많다는 사실이 밝혀질 것"이라고 주장했다. 더들리는 부검을 주목했지만, 앞으로 역사통계학이 감춰졌던 진실을 드러내게 되지 않을까 생각한다.

1980년 "암 왕국" 한국의 가장 중요한 암종은 남녀 모두 위암과 간암이었다(표 5-21). 그리고 한국이 빠른 속도로 암 왕국에서 벗어난 것도 위암과 간암으로 인한 사망이 급속히 감소했기 때문이었다(그림 5-57).

1980년 남녀 모두 세계 1위를 차지했던 위암, 그리고 2위 자리에 있었던 간암은 그 뒤 거의 직선적으로 감소했다. 현대의료의 공헌도 컸지만 위생 상태의 향상, 냉장고 사용 등 안전한 식품 보관·저장법의 보급, 위염과 간염의 감소 등도 못지않게 중요한 역할을 했다. 반면에 폐암은 위암, 간암과 다른 양상을 보였기 때문에 좀 더 세밀한 검토가 필요하다.

폐암의 연령군별 사망률에서 50~54세군, 60~64세군은 1980년부터 꾸준히 감소한 반면, 70~74세군과 80~84세군은 1980년대 후반부터 꾸준히 상승하여 2000년에 최고점에 이른 뒤 감소하는 양상을 보였다. 상대적 저연령군과 고연령군의 이러한 차이를 어떻게 해석해야 할까?

2000년 이전, 고연령군에서 폐암 진단 누락자가 많아서 생긴 현상일까? 만약 그렇다면 통념과는 달리 폐암 ASDR도 위암, 간암과 마찬가지로 1980년부터 꾸준히 감소해 온 것일지 모른다.

표 5-21. 암종별 ASDR, 한국인 남성과 여성, 1980년 및 2021년 값과 그 비율

남성	1980(A)	2021(B)	(B)/(A)	여성	1980(C)	2021(D)	(D)/(C)
모든 암	379.8	158.4	0.42	모든 암	177.9	72.3	0.41
위암	126.4	20.5	0.16	위암	59.7	8.1	0.14
간암	85.4	23.8	0.28	간암	24.6	6.8	0.28
폐암	53.3	41.0	0.77	대장직장암	14.7	9.4	0.64
대장직장암	19.7	17.0	0.86	담낭담도암	13.4	4.8	0.36
담낭담도암	16.9	7.6	0.45	폐암	11.7	11.7	1.00
식도암	14.2	4.7	0.33	자궁경부암	10.9	2.3	0.21
췌장암	11.5	9.4	0.82	췌장암	6.3	6.0	0.95
방광암	7.2	4.2	0.59	유방암	6.0	6.3	1.04
백혈병	6.7	3.1	0.46	백혈병	5.6	1.9	0.34
후두암	6.3	1.1	0.18	기타 암	3.8	1.5	0.39
전립선암	5.9	7.7	1.30	자궁체부암	3.0	0.8	0.27
기타 암	5.3	2.3	0.44	비호지킨 림프종	2.2	1.9	0.88
비호지킨 림프종	5.0	3.3	0.66	뇌암	2.1	1.8	0.85
뇌암	2.8	2.1	0.75	식도암	2.1	0.4	0.20
신장암	2.1	2.7	1.30	난소암	2.0	2.8	1.38
입술 및 구강암	1.9	1.2	0.65	방광암	1.6	0.9	0.56
비흑색종 피부암	1.5	0.5	0.36	비흑색종 피부암	1.3	0.5	0.38
다발성 골수종	1.1	1.5	1.28	갑상선암	1.1	0.6	0.60
비인두암	1.1	0.4	0.37	후두암	0.9	0.1	0.13
연체조직 육종	1.0	0.4	0.38	다발성 골수종	0.8	1.0	1.16
기타 종양	0.9	1.5	1.61	신장암	0.8	0.8	1.02
기타 인두암	0.8	1.0	1.25	연체조직 육종	0.8	0.3	0.34
골암	0.7	0.3	0.49	입술 및 구강암	0.7	0.5	0.76
갑상선암	0.6	0.4	0.68	골암	0.6	0.2	0.33
흑색종	0.4	0.3	0.69	흑색종	0.3	0.2	0.73
중피종	0.3	0.3	0.78	비인두암	0.3	0.1	0.26
호지킨 림프종	0.3	0.1	0.23	기타 종양	0.3	0.6	2.00

유방암	0.2	0.1	0.31	기타 인두암	0.1	0.1	0.57
고환암	0.1	0.0	0.33	호지킨 림프종	0.1	0.0	0.25
안구암	0.1	0.0	0.38	중피종	0.1	0.1	0.78
신경모세포종	0.1	0.1	1.00	신경모세포종	0.1	0.1	0.88
				안구암	0.1	0.0	0.29

자료: Results from the 2021 Global Burden of Disease(GBD) study.

그림 5-57. 위암·간암·폐암의 ASDR 변천, 한국인 남성과 여성(1980~2021)

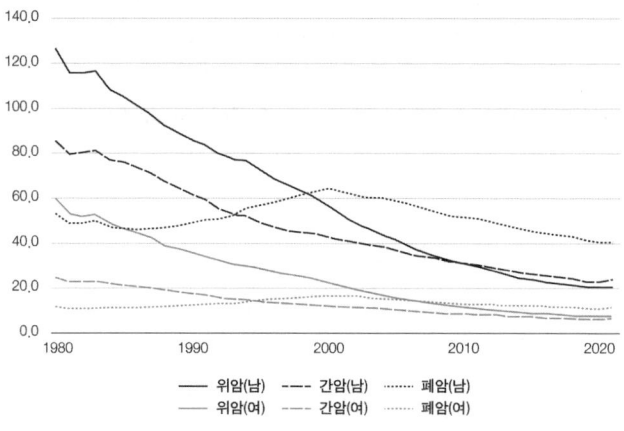

자료: Results from the 2021 Global Burden of Disease(GBD) study.

핀란드는 폐암의 연령군별 사망률이 50~54세군부터 80~84세군까지 모두 1980년부터 꾸준히 감소해 왔다. 따라서 ASDR도 직선적으로 감소했다. 핀란드의 이러한 양상은 이미 오래전부터 잘 알려져 있다.

한국도 실제로는 핀란드와 마찬가지 경로를 걸었는데, 고연령군의 사망률 왜곡(누락)으로 현상적으로 달리 보이는 것일까? 한국과 핀란드의 그래프를 함께 나타내면 그런 점이 보다 명확해진다(그림 5-60).

2000년 이전 한국 남성 고연령군의 폐암 사망이 크게 누락된 것이라면 한국 남성은 1980년에 폐암 ASDR에서도 세계 최상위권이었다는 뜻이 된

그림 5-58. 폐암의 연령군별 사망률 및 ASDR, 한국 남성(1980~2021)

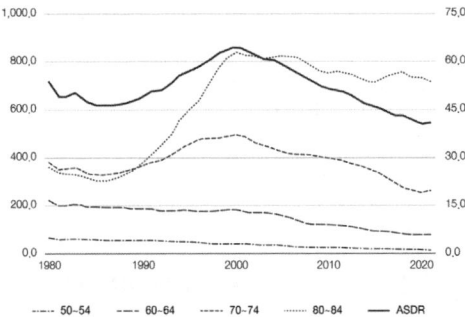

자료: Results from the 2021 Global Burden of Disease(GBD) study.

그림 5-59. 폐암의 연령군별 사망률 및 ASDR, 핀란드 남성(1980~2021)

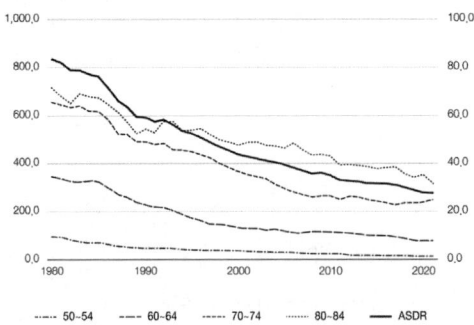

자료: Results from the 2021 Global Burden of Disease(GBD) study.

그림 5-60. 폐암의 연령군별 사망률 및 ASDR, 핀란드 및 한국 남성(1980~2021)

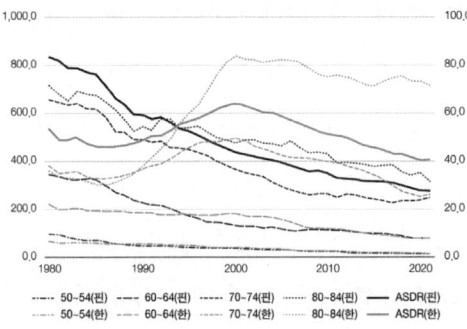

자료: Results from the 2021 Global Burden of Disease(GBD) study.

다. 폐암의 역사를 전면적으로 재검토해야 할지도 모를 일이다.

7절에서 보았듯이, 후발 산업국가이자 의료 면에서도 대부분의 선진국들에 뒤졌던 한국은 1980년 이래 최근까지 암 퇴치에 괄목할 성과를 보이고 있다. 또 앞으로도 지금까지의 추세가 지속되어 여타 선진국들보다 암 사망이 더 빠른 속도로 낮아질 것으로 예측되고 있다.

한국은 후발 산업국가 가운데 경제적으로도 의료 면에서도 역사상 매우 이례적이라고 할 만큼 크게 성공한 나라여서 한국의 사례를 다른 후발 산업국가들에 적용하기에는 무리가 따른다.

8. 북한의 암 실태

북한은 최근까지도 "감염병 왕국"으로(만) 알려져 왔다. 이른바 "고난의 행군"이라고 불리는 1990년대 후반의 경제·사회 침체기에 온갖 종류의 감염병이 창궐하여 수십만 명의 환자와 사망자를 초래했다는 당시의 풍문은 한국과 유엔의 협조로 이루어진 과학적 인구조사를 통해 정설로 받아들여지고 있다. 북한 주민들은 20세기 말에 "역병의 시대"를 다시 경험한 셈이다.

아직도 감염병의 위협에서 충분히 벗어난 것은 아니지만, 현재 북한의 가장 큰 보건의료 문제는 감염병이 아니다. 사담이지만, 필자는 남북 간에 교류·협력이 활발하게 펼쳐지던 2000년대에 주로 평양의학대학병원과의 보건의료 협력지원사업에 참여했다. 그러면서 평양의학대학병원의 책임자들과 친분을 맺게 되고 대화도 많이 나누었다. 필자는 주로 감염병 위주의 지원이 적절한 것인지를 확인하기 위해 북한의 보건의료 문제에 대해 질의했고, 병원의 책임자는 감염병이 아니라 암과 순환계 질환이 가장 큰 문제라고 대답하곤 했다. 필자는 작지 않은 충격을 받았다. "고난의 행군" 시대에 시선이 고착되어 북한의 현실을 제대로 보지 못하고 있었다는 사실을 깨달아서였다. 2007년경, 북한 최고의 의학자 가운데 한 사람인 필자의 카운터 파트는 분명하게 암, 특히 폐암이 최대의 문제라고 말해 주었다. 북한을 연구하는 국제 의학계에서 "이중 부담(double-burden)" 담론이 제기된 것도 그 무렵이었다. 감염병과 더불어 암, 순환계 질환 등 만성 퇴행성 질환이 북한의 위중한 보건의료 문제라는 뜻이다.

어떤 분야든 북한을 연구하는 사람은 자료의 빈곤에 부딪힌다. 보건의료 분야 역시 마찬가지이다. 북한 보건의료의 현실과 역사를 알려 주는 자료가 우선 양적으로 부족하다. 또 자료가 있더라도 진위를 가리기가 어려운 경우도 많다.

2000년 이후로는 WHO가 정기적으로 북한의 사망지표 등에 관한 추정치를 발표하고 있지만, 그 전 시기에 대해서는 자료가 더욱 부족하다. 필자가 2000년 이전 북한의 암에 관해 접한 자료는 다음 한 가지다. 표 5-22는 1960년부터 1986년까지 북한의 사망원인별 사망분율을 보여 주는 북한 중앙통계국의 자료이다. 북한은 한국전쟁 피해에서 회복되고 본격적으로 북한식 사회주의 체제를 구축해 가던 1960년부터 전국적인 사망원인통계를 작성한 것으로 여겨진다. 통계조사를 5년마다 했는지, 이 자료를 자신의 책에 수록한 에버스타트(Nicholas Eberstadt, 1955~)가 5년마다의 통계치를 보여 주는 식으로 정리한 것인지는 알 수 없다.

이 자료에 따르면 북한도 감염성 질환이 급속하게 퇴조하면서, 암과 순환계 질환의 사망분율이 급증하는 양상을 보였다. 그리하여 순환계 질환이 1970년에 1위에 올랐고 암은 1980년부터 2위 자리를 지키게 되었다. 사망률 통계치가 없는 것이 유감스럽지만 1960년부터 1980년대 중반까지 북한

표 5-22. 북한의 사망원인별 사망분율(1960~1986)

사망원인	1960	1965	1970	1975	1980	1985	1986
순환계 질환	12.1	16.1	22.9	32.6	42.3	45.5	45.3
신생물 (암)	2.6	2.9	5.7	8.5	12.0	14.1	13.9
소화계 질환	14.4	17.2	20.6	15.5	10.6	10.6	10.4
호흡계 질환	14.2	13.5	14.9	13.4	10.3	9.0	9.4
손상 및 중독	2.9	3.1	4.0	5.6	6.5	7.0	7.7
감염성 및 기생충성 질환	28.3	29.1	10.9	7.5	5.2	4.0	3.9
분명치 않은 증상, 징후 및 상태	13.7	8.0	10.7	9.5	5.7	2.6	2.6
정신 질환	1.2	1.1	1.2	1.1	1.4	1.5	1.5
신경계 및 감각기 질환	2.0	2.0	0.7	0.6	1.2	1.3	1.3
비뇨생식계 질환	2.1	2.0	1.4	2.1	1.3	1.2	1.1
선천성 기형	0.4	0.3	1.1	0.6	0.9	0.9	0.8
내분비, 영양 및 대사성 질환	4.7	2.8	2.1	0.5	0.7	0.7	0.6
주산기(周産期) 원인	0.3	0.5	2.7	1.1	0.9	0.6	0.6
혈액 및 조혈기관 질환	0.4	0.5	0.4	0.8	0.4	0.5	0.4
임신, 출산, 및 산욕기 합병증	0.4	0.4	0.5	0.3	0.3	0.2	0.2
근골격계 및 결합조직 질환	0.2	0.3	0.1	0.2	0.2	0.2	0.2
피부 및 피하조직 질환	0.1	0.2	0.1	0.1	0.1	0.1	0.1
합계	100	100	100	100	100	100	100

자료: 북한 중앙통계국, 『조선민주주의 인민공화국 보건통계』, Eberstadt, *The Population of North Korea* (1992), p. 56에서 재인용.

의 사망원인과 암 사망에 대해서 최소한의 정보는 가질 수 있게 되었다.

에버스타트의 책 57쪽에는 남북한의 사망원인별 사망분율 데이터가 함께 실려 있다. 남한은 1985년, 북한은 1986년 통계치이다. 남한은 북한과 달리 노쇠(senility)를 사망원인으로 설정하고 있다. 표 5-23의 보정값(남한)은 노쇠를 제외하고 다시 사망분율을 구한 것이다. 1980년대 중반 남북한은 각 사망원인에 대해 비슷한 사망분율을 보였다. 남북한 공히 암이 순환

표 5-23. 남북한의 사망원인별 사망분율

사망원인	남한 1985년	남한 보정값	북한 1986년
순환계 질환	31.8	37.4	45.3
신생물 (암)	15.1	17.8	13.9
소화계 질환	9.0	10.6	10.4
호흡계 질환	4.6	5.4	9.4
손상 및 중독	11.6	13.6	7.7
감염성 및 기생충성 질환	4.1	4.8	3.9
분명치 않은 증상, 징후 및 상태	3.0	3.5	2.6
정신질환	0.6	0.7	1.5
신경계 및 감각기 질환	1.2	1.4	1.3
비뇨생식계 질환	0.9	1.1	1.1
선천성 기형	0.4	0.5	0.8
내분비, 영양 및 대사성 질환	1.9	2.2	0.6
주산기(周産期) 원인	0.04	0.05	0.6
혈액 및 조혈기관 질환	0.1	0.1	0.4
임신, 출산, 및 산욕기 합병증	0.1	0.1	0.2
근골격계 및 결합조직 질환	0.4	0.5	0.2
피부 및 피하조직 질환	0.02	0.02	0.1
노쇠	15	-	0
합계	100	100	100

자료: Eberstadt, *The Population of North Korea* (1992). p. 57.

계 질환에 이어 사망원인 2위였다.[15]

WHO는 2000년, 2010년, 2015년, 2019년 회원국들의 사망원인별 ASDR

---

[15] 『사망원인통계』에서와 달리 뇌혈관 질환, 심장질환, 고혈압성 질환을 함께 묶은 대분류 방식이어서 생긴 현상으로 보인다. 그리고 『사망원인통계』(1985)의 사망분율은 순환계 질환 27.3%, 암 13.0%로 표 5-23과 약간 차이가 있다.

표 5-24. 남북한의 사망원인별 ASDR

		남한		북한	
		2000	2019	2000	2019
모든 원인		599.5	312.1	1241.9	750.8
감염성 및 영양결핍성 원인		43.4	38.5	529.7	99.0
비감염성 질환		495.3	237.1	648.8	597.0
악성 종양(암)		149.5	94.7	123.0	117.8
1.	구강암 및 구강인두암	3.2	1.6	1.7	1.6
2.	식도암	3.9	1.8	4.2	3.8
3.	위암	30.7	9.1	14.9	12.0
4.	대장직장암	11.7	10.6	9.5	10.4
5.	간암	24.3	12.6	22.1	16.7
6.	췌장암	7.1	7.3	3.9	4.9
7.	폐암	30.3	20.9	35.6	37.7
8.	흑생종 및 기타 피부암	0.9	0.6	0.5	0.5
9.	유방암	2.8	3.4	4.1	4.4
10.	자궁경부암	3.2	1.2	2.5	2.3
11.	자궁체부암	0.2	0.5	0.5	0.4
12.	난소암	1.4	1.5	1.4	1.7
13.	전립선암	1.8	2.3	0.6	0.7
14.	고환암	0.0	0.0	0.0	0.0
15.	신장암	1.5	1.8	1.2	1.3
16.	방광암	2.4	1.7	1.7	1.6
17.	뇌암	2.4	2.0	2.7	2.9
18.	담낭담도암	7.3	5.7	2.7	2.4
19.	후두암	2.0	0.4	1.0	0.9
20.	갑상선암	0.8	0.4	0.6	0.5
21.	중피종(中皮腫)	0.1	0.2	0.2	0.2

22.	림프종, 다발성 골수종	3.6	3.7	1.9	1.8
23.	백혈병	3.3	2.6	3.9	3.4
24.	기타 악성 종양	4.7	2.6	5.8	5.8
	양성 종양	2.5	1.9	0.1	0.1
	심혈관계 질환	175.3	63.9	305.9	301.1
3.	허혈성심질환	47.7	27.8	92.3	105.4
4.	뇌혈관 질환	112.2	25.5	176.1	162.1

자료: Department of Data and Analytics, World Health Organization(December 2020).

을 발표했다. 표 5-24는 그중 2000년과 2019년의 남북한 통계치를 정리한 것이다. 북한의 통계치는 북한 당국이 제출한 것이 아니라 WHO의 추정치이며, 정확성과 신뢰도는 낮은 것으로 평가된다. 따라서 통계를 읽는 데 주의를 기울여야 하지만, 북한의 사정을 개괄적으로 이해하는 데는 도움이 된다. 모든 사망원인의 남북한 ASDR은 비교할 수 없을 정도로 차이가 나며, 개별 사망원인의 ASDR도 대부분 남북 간의 차이가 뚜렷하다.

다행히 북한의 감염성 질환 ASDR은 20년 사이에 획기적으로 떨어졌다. 하지만 암, 순환계 질환 등 만성 퇴행성 질환 ASDR은 거의 개선되지 않았다. 그리고 감염성 질환이 퇴조하면서 만성 퇴행성 질환의 위험성이 더욱 선명해지고 있다. 북한도 남한만큼은 아니지만 빠른 속도로 고령화가 진행되고 있다. 그만큼 암, 순환계 질환들이 가져올 위험은 시시각각 증대되고 있는 셈이다. 게다가 북한은 스스로 그러한 위험을 감당할 능력을 갖추고 있지 못하다.

참고문헌

프롤로그

『숙종실록(肅宗實錄)』,『경종수정실록(景宗修正實錄)』,『영조실록(英祖實錄)』,『정조실록(正祖實錄)』,『순조실록(純祖實錄)』

『2022년 사망원인통계 결과』(통계청, 2023)

Contrary to nature: being an illustrated commentary on some persons and events of historical importance in the development of knowledge concerning … cancer(Michael B. Shimkin, National Institutes of Health, 1977)

[인터넷 사이트]

국가암정보센터(National Cancer Information Center, https://www.cancer.go.kr/)

국가통계포털 KOSIS(https://kosis.kr/index/index.do)

미국 국립암연구소(National Cancer Institute, https://www.cancer.gov)

IARC(https://www.iarc.who.int/)

IHME의 GBD(Global Burden of Disease Study) 결과집(https://vizhub.healthdata.org/gbd-results/)

1장

『강희자전(康熙字典)』(張玉書·陳廷敬, 1716)

『경성제국대학일람(京城帝國大學一覽)』(1930, 1932, 1933)

『광제비급(廣濟秘笈)』(李景華, 1790)

『규슈제국대학일람(九州帝國大學一覽)』(1933)

『다산시문집』(한국고전번역원, 1985)

『단계심법(丹溪心法)』(朱震亨, 1481)

『단계심법부여(丹溪心法附餘)』(方廣, 1536)

『단곡경험방(丹谷經驗方)』(李鎭泰, 18세기 중엽)

『단방비요경험신편(單方秘要經驗新編)』(申海容, 1913)

『동의보감(東醫寶鑑)』(許浚, 1613)

『본초강목(本草綱目)』(李時珍, 1596)

『비급천금요방(備急千金要方)』(통칭 千金方, 孫思邈, 652)

『성제총록(聖濟總錄)』(趙佶, 1111~1118)

『수진경험신방(袖珍經驗神方)』(李麟宰, 1912)

『승정원일기(承政院日記)』

『양의미(瘍醫微)』(李宜春, 1836)

『외대비요(外臺秘要)』(王燾, 752)

『위제보서(衛濟寶書)』(東軒居士, 1171)

『의림촬요(醫林撮要)』(鄭敬先·楊禮壽, 1580년경)

『의문보감(醫門寶鑑)』(周命新, 1724)

『의학강목(醫學綱目)』(樓英, 1396)

『의학입문(醫學入門)』(李梴, 1580년경)

『의학정전(醫學正傳)』(虞搏, 1515)

『의휘(宜彙)』(錦里散人, 1871)

『인재직지방론(仁齋直指方論)』(楊士瀛, 1264)

『제병원후총론(諸病源候總論)』(巢氏病源, 巢元方, 610)

『조선의사연표(朝鮮医事年表)』(三木榮, 1985)

『조선의서지(朝鮮医書誌)』(三木榮, 1956)

『조선의학사 및 질병사(朝鮮医学史及疾病史)』(三木榮, 1963)

『주후비급방(肘後備急方)』(葛洪, 4세기)

『진우신방(晋寓神方)』(저자 미상, 1700년대)

『천금익방(千金翼方)』(孫思邈, 682?)

『태평성혜방(太平聖惠方)』(王懷隱, 992)

『한국의학사(韓國醫學史)』(金斗鍾, 1966)
『향약구급방(鄕藥救急方)』(저자 미상, 1417 重刊)
『향약집성방(鄕藥集成方)』(兪孝通·盧重禮·朴允德, 1433)

[인터넷 사이트]

신농씨(神農氏, http://www.shen-nong.com/chi/front/index.html)
한의학고전DB(한국한의학연구원, https://mediclassics.kr/)

2장

[서양서]

『부검 실례(Sepulchretum sive Anatomica Practica)』(Theophili Boneti, 1679)
『생리 및 병리 조직학적 관점으로 본 세포병리학(Die Cellularpathologie in ihrer Begrundung auf physiologische und pathologische Gewebelehre)』(Rudolf Virchow, 1858)
『암 연구(Recherches du Cancer)』(Joseph Claude Anselme Récamier, 1829)
『질병들과 치유의 원인들에 관한 숨겨진 비밀과 경이로움(De Abditis nonnullus ac Mirandis Morborum et Sanationum Causis)』(Antonio Benivieni, 1507)
『질병의 장소와 원인에 관한 해부학적 연구(De Sedibus et Causis Morborum per Anatomem Indagatis)』(Giovanni Battista Morgagni, 1761)
『질병의 장소와 원인에 관한 해부학적 연구(Seats and Causes of Diseases Investigated by Anatomy)』(Morgagni 저, William Cooke 역, 1822)

[동양서]

『난학계제(蘭學階梯)』(大槻玄澤, 1788)
『내과신설(內科新說, Practice of Medicine & Materia Medica)』(Benjamin Hobson[合信], 1858)
『도역법리마(道譯法爾瑪)』(吉雄如淵, 1816)

『병리통론(病理通論)』(山田良叔·長谷川順次郞 편, 1890)

『병리통론(病理通論)』(山田良叔·長谷川順次郞 편, 劉昌熙·池錫永 역, 1902)

『병리통론(病理通論)』(山田良叔·長谷川順次郞 편, 역자 미상, 1907)

『서의약론(西醫藥論, First Lines of the Practice of Surgery in the West)』(Benjamin Hobson[合信], 1857)

『신기천험(身機踐驗)』(崔漢綺, 1866)

『역건(譯鍵)』(藤林普山, 1810)

『영화대역수진사서(英和對譯袖珍辭書, A Pocket Dictionary of the English and Japanese Language)』(堀達之助, 1862)

『외과신설(外科新説獨來氏)』(Robert Druitt 저, 森鼻宗次 역, 1874)

『외과통론(外科通論)』(佐藤進, 1880)

『의학명사휘편(醫學名詞彙編)』(科學名詞審査會[中華民國], 1931)

『의학영화자석(醫學英華字釋, A Medical Vocabulary in English and Chinese)』(Benjamin Hobson[合信], 1858)

『인조실록(仁祖實錄)』

『진기한 질환들과 그 외과 치료법 도해(奇疾外療圖卷)』(華岡青洲, 1825년경)

『파유마화해(波留麻和解)』(稻村三伯, 1796)

『해체신서(解體新書)』(杉田玄白·前野良澤 등, 1774)

『화영음운자전집성(華英音韻字典集成)』(Wilhelm Lobscheid[羅布存德], 1906)

[논문]

Hajdu, Steven I. 2010. "The First Printed Case Reports of Cancer." *Cancer*, 116: 2493~2498.

Hajdu, Steven I. 2012. "A Note From History: Landmarks in History of Cancer, Part 3." *Cancer*, 118: 1155~1168.

[인터넷 사이트]

한의학고전DB(한국한의학연구원, https://mediclassics.kr/)

3장

『계림의사(鷄林醫事)』(小池正直, 1887)

『대한제국병원 연례보고서(Annual Report of the Imperial Korean Hospital)』(Oliver R. Avison, 1901)

『백내장, 코의 폴립, 음낭암, 다양한 종류의 파열 및 발가락과 발의 괴저(壞疽)에 관련된 외과적 관찰(Chirurgical observations relative to the cataract, the polypus of the nose, the cancer of the scrotum, the different kinds of ruptures, and the mortification of the toes and feet)』(Percivall Pott, 1775)

『봉백씨약론(朋百氏藥論)』(Johannes Pompe 저, 司馬凌海 역, 1869)

『일반 및 특수 병리학과 치료학(Allgemeine und specielle Pathologie und Therapie)』(Johann Lukas Schönlein, 1832)

『조선정부병원 제1차년도 보고서(First Annual Report of the Korean Government Hospital)』(Horace Newton Allen & John W. Heron, 1886)

[논문]

Newsholme, Arthur·King, George. 1893. "On the Alleged Increase of Cancer." *Proceedings of the Royal Society of London*, 54: 209~242.

4장

『경성제국대학일람(京城帝國大學一覽)』(1928)

『대만인구동태통계(臺灣人口動態統計)』(臺灣總督府, 1905~1942)

『대한암학회 40년사: 1974~2014』(대한암학회, 2014)

『독립유공자공훈록(獨立有功者功勳錄)』(國家報勳部, 1986~2024)

『병리학원론』(이응렬, 세문사, 1956)

『병리학자 이응렬. 유품으로 본 나의 아버지. 그의 생애와 활동』(이국, GNA communications, 2014)

『사망원인통계』(통계청, 1983~2023)

『서울대학교 의과대학 병리학교실 100년(1913~2013)』(서울대학교 의과대학 병리학교실, 2014)
『오카야마제6고등학교일람(岡山第六高等學校一覽)』(1919~1920)
『위암발생론(胃癌發生論)』(山極勝三郎, 1905)
『일본근현대의학인명사전 1868~2011(日本近現代医学人名事典 1868~2011)』(泉 孝英, 医学書院, 2012)
『일본제국사인통계(日本帝國死因統計)』(日本帝國 內閣統計局, 1906~1938)
『일본제국인구동태통계(日本帝國人口動態統計)』(日本帝國 內閣統計局, 1899~1943)
『전 세계의 암 사망 현황(Mortality from Cancer Throughout the World)』(Frederick Ludwig Hoffman, 1915)
『조선인구동태통계(朝鮮人口動態統計)』(朝鮮總督府, 1938~1942)
『조선인사흥신록(朝鮮人事興信錄)』(朝鮮新聞社, 1935)
『조선정부병원 제1차년도 보고서(First Annual Report of the Korean Government Hospital)』(Horace Newton Allen & John W. Heron, 1886)
『조선총독부통계연보(朝鮮總督府統計年報)』(朝鮮總督府, 1910~1943)
『친일인명사전』(민족문제연구소, 2009)
『한국 의학의 개척자 (I)』(정구충, 동방도서, 1985)

[신문]

『경향신문』,『동아일보』,『매일경제』,『매일신보』,『조선일보』

[논문]

김은정. 2015.「박완서 노년소설에 나타나는 질병의 의미」. 한국문학논총, 70: 293~332.
이응렬·이용훈·조창호. 2014.「한국인 종양의 통계적 관찰」.『병리학자 이응렬. 유품으로 본 나의 아버지. 그의 생애와 활동』. GNA communications.
이정빈 등. 1984.「한국인 사망원인에 대한 경시적 비교 연구: 1930년대와 1960년대의 부검예를 중심으로」. 서울의대학술지, 25(4): 517~526.

지제근. 2014. 「김현주의 생애와 학문」. 『서울대학교 의과대학 병리학교실 100년(1913~2013)』. 서울대학교 의과대학 병리학교실, 19~20쪽.

편집부. 1962. 「한국의학의 선구자를 찾아서 (4) 김익남씨 편」. 대한의학협회지, 5(11): 113~114.

황상익. 2014. 「보건의료를 통해 본 일제 강점기: 식민지 근대화론의 허와 실」. 국제고려학, 15: 47~68.

황상익. 2020. 「도립의원 늘었다고 조선인 의료 혜택도 커졌을까?」. 『누구를 위한 역사인가 : '뉴라이트 역사학의 반일종족주의론' 비판』. 푸른역사, 138~150쪽.

황상익. 2021.7.3. 『조선인구동태통계(1938~1942)』의 분석을 통해 본 일제 강점기 조선인의 건강과 질병 상태. 제20회 중·동유럽한국학회(The Central and East European Society of Koreanology: CEESOK) 국제학술대회(온라인).

金顯周. 1921. 「原發性脾臟肉腫」. 朝鮮醫學會雜誌, 32: 65~66.

金顯周. 1921. 「原發性肺臟癌ニ就テ」. 朝鮮醫學會雜誌, 36: 409~428.

金顯周. 1926. 「多發性神經腫ニ就テ」. 朝鮮醫學會雜誌, 68: 1~19.

能勢義一. 1940. 「原發性肺臟癌の病理學的觀察」. 日本醫科大學雜誌, 11(8): 1211~1226.

稻本亀五郎. 1914. 「移植シ得ベキ 鷄腫瘍ノ一新材料」. 日本病理學會會誌, 3: 419~426.

藤浪鑑·稻本亀五郎. 1911. 「移植シ得可キ鷄ノ腫瘍ニ就テ(第二報告)」. 癌, 5: 140~148.

藤浪鑑·稻本亀五郎. 1912. 「移植シ得可キ鷄ノ腫瘍ニ就テ(第三報告)」. 癌, 6(1): 1~18.

藤浪鑑·稻本亀五郎. 1912. 「移植シ得可キ鷄ノ腫瘍ニ就テ」. 日本病理學會會誌, 1: 336~342.

藤浪鑑·稻本亀五郎. 1914. 「移植シ得可キ鷄腫瘍ニ就テ(第四報告)」. 日本病理學會會誌, 3: 427~434.

李應洌·李容勛·堂木昌鎬. 1942. 「半島人に於ける腫瘍の統計的觀察」. 癌, 36: 80~99.

尹泰權·武田正房. 1926. 「子宮癌腫ノ內鮮人ニ於ケル比較統計的觀察」. 滿鮮之醫界, 61: 47~55.

長與又郞. 1932. 「癌の統計的硏究に就て」. 癌, 26(4): 353~361.

井崎精一. 1911. 「胃癌兼肺石ノ一例」. 朝鮮醫學會雜誌, 1: 131~136.

Choy, Paul D. 1933. "The Result of 740 Sections Diagnosed." *Journal of Severance Union Medical College*, 1: 45~57.

Dudley, F. W. 1908. "The Prevalence of Cancer in the Philippine Islands." *JAMA*, L21:1663~1665.

Ludlow, Alfred Irving. 1929. "Carcinoma in the Korean. Preliminary Report." *China Medical Journal*, 43: 465~472.

Vedder, Edwad B. 1927. "The Incidence of Cancer in Filipinos." *JAMA*, 88(21): 1627~1629.

Willcox, Walter F. 1917. "On the Alleged Increase of Cancer I." *Publications of the American Statistical Association*, 15(119): 701~749.

Yun, I. S. 1949. "A Statistical Study of Tumors Among Koreans." *Cancer Research*, 9(6): 370~371.

5장

『경제연감(4282년 판)』(조선은행 조사부, 1949)

『대한민국 통계연감(창간호)』(공보처 통계국, 1952)

『북한의 인구(The Population of North Korea)』(Nicholas Eberstadt and Judith Banister, University of California Berkeley, 1992)

『사망원인통계』(통계청, 1983~2023)

『세계인구전망 2022(World Population Prospects 2022)』(유엔 인구분과, 2022)

『우리나라의 인구동태(我が國の人口動態)』(일본 후생노동성, 2019)

『이제구 교수 연구 업적집』(서울의대 병리학교실, 1971)

『일본제국사인통계(日本帝國死因統計)』(日本帝國 內閣統計局, 1906~1938)

『일본제국인구동태통계(日本帝國人口動態統計)』(日本帝國內閣統計局, 1899~1943)

『조선방역통계(朝鮮防疫統計)』(1920~1940)

『조선인구동태통계(朝鮮人口動態統計)』(朝鮮總督府, 1938~1942)

『한국통계연감(1962년 판)』(경제기획원, 1962)

[신문]

『경향신문』, 『동아일보』, 『조선일보』

[논문]

김석환·민광식·이문호·이장규. 1972. 「대담 암에의 도전」. 월간중앙, 6월호, 338~340쪽.

이제구 등. 1968. 「한국인 생검례 및 부검례에 의한 악성 종양의 통계적 조사연구」. 대한병리학회지, 2권 2호 부록, 1~73쪽.

Hay, Simon I. et al. 2024. "Burden of disease scenarios for 204 countries and territories, 2022-2050: a forecasting analysis for the Global Burden of Disease Study." *The Lancet*, 403: 2204~2256.

Hay, Simon I. et al. 2024. "Global age-sex-specific mortality, life expectancy, and population estimates in 204 countries and territories and 811 subnational locations, 1950-2021, and the impact of the COVID-19 pandemic: a comprehensive demographic analysis for the Global Burden of Disease Study 2021." *The Lancet*, 403: 1989~2056.

Hay, Simon I. et al. 2024. "Global burden and strength of evidence for 88 risk factors in 204 countries, 1990-2021: a systematic analysis for the Global Burden of Disease Study 2021." *The Lancet*, 403: 2162~2203.

Hay, Simon I. et al. 2024. "Global burden of 288 causes of death and life expectancy decomposition in 204 countries and territories and 811 subnational locations, 1990-2021: a systematic analysis for the Global Burden of Disease Study 2021." *The Lancet*, 403: 2100~2132.

Hay, Simon I. et al. 2024. "Global incidence, prevalence, years lived with disability(YLDs), disability-adjusted life-years(DALYs), and healthy life expectancy(HALE) for 371 diseases and injuries in 204 countries and territories and 811 subnational locations, 1990-2021: a systematic analysis for the Global Burden of Disease Study 2021." *The Lancet*, 403: 2133~2161.

Ludlow, Alfred Irving. 1929. "Carcinoma in the Korean. Preliminary Report." *China Medical Journal*, 43: 465~472.

[인터넷 사이트]

국가암정보센터(National Cancer Information Center, https://www.cancer.go.kr/)

국가통계포털 KOSIS(https://kosis.kr/index/index.do)

미국 국립암연구소(National Cancer Institute, https://www.cancer.gov/)

IARC(https://www.iarc.who.int/)

IHME의 GBD(Global Burden of Disease Study) 결과집(https://vizhub.healthdata.org/gbd-results/)

찾아보기

(ㄱ)

가쓰라 다로(桂太郎) 267
「가을의 노래」 289
가임기 여성 199
각기 153
『간(Gann, 癌)』 176
간암 210, 258, 267, 352, 364, 365, 391
간염 391
간장암 255, 260, 261, 264
갈레노스, 클라우디우스(Claudius Galenos) 95, 104, 160
갈홍(葛洪) 83
감염 115
감염병(전염병, 역병) 24~27, 30, 63, 163, 247, 310, 327, 329, 336, 346, 355, 395
감염병 왕국 395
감염병의 시대 24
감염성 질환 20, 327, 396, 400
갑상선암 364
『강희자전(康熙字典)』 55
거대세포육종 144
건강수준 178, 179, 182, 204, 205, 309~311, 315, 379
건강지표 371, 374, 375

결절(Tuberkel) 151
결핵(結核) 149, 151, 172, 186, 189, 197, 204, 205, 211, 216, 327, 342, 343, 345, 346, 358, 359, 361
결핵 왕국 379, 380
경락(經絡) 67, 69, 72
경성의학전문학교 176, 232~235, 237, 239, 241, 243, 244, 248, 280, 281, 292
경성제국대학 의학부 60, 215, 241, 269~271, 273, 281, 292, 342
경성제국대학 의학부장 240
경옹(硬癰) 127~130
『경제연감』 334
『경험(經驗)』 87
『계림의사(鷄林醫事)』 154
계부(季父) 가옹(稼翁)의 행장(行狀) 90, 91, 118
고난의 행군 395, 396
고령인구 334, 356
고령층 168, 169, 174, 178, 197, 211, 213, 314, 315, 319, 371, 383, 385
고령화(高齡化) 30, 333, 355, 368, 371, 374~376, 379, 400
고령화 사회 371
고연령군 319, 320, 391, 393

고이케 마사나오(小池正直) 154, 155
고토 신페이(後藤新平) 182
고혈압 360
고환암(cancer scroti) 106, 158
골육종(osteosarcoma) 155, 157, 161, 162, 172, 173
과학명사심사회(科學名詞審查會) 136, 137
과학적 의학(scientific medicine) 95, 104
『광제비급(廣濟秘笈)』 86
교통사고 360, 361
교호(享保) 개혁 121
구강암 364
구개골종양(palatal tumor) 155
구순암 365
국가암정보센터(National Cancer Information Center) 15
「국가암퇴치법(National Cancer Act)」 30
국가통계포털 22, 191, 217, 369, 370, 373
국립보건통계센터(NCHS) 322, 324
국립암센터(National Cancer Center) 15
국립암연구소(National Cancer Institute) 16
국민교육 311
국세조사 327
국소병리학 104

국제암연구소(IARC) 18, 19, 23, 37, 38, 314
국제암학회(UICC) 266
국제통계기구(ISI) 38
굴뚝청소부암(chimney sweeps' cancer) 155, 157, 158
근대의학(modern medicine) 52, 101, 108, 149, 152, 285
글리슨, 프랜시스(Glisson, Francis) 112
금리산인(錦里散人) 89
기관지염 189, 199, 216
기생충 왕국 379, 380
기타 신경계 질환 185
기타 위질환 185, 189
기타사토 시바사부로(北里柴三郎) 248
기혈(氣血) 55, 68, 69
김교준(金敎準) 229, 230
김명식(金明植) 235, 242, 248
김석환(金錫煥) 354, 355, 383
김영흥(金英興) 280
김응탁(金應鐸) 54
김익남(金益南) 138, 163, 229, 230, 246~248
김해지(金海志) 280
김현주(金顯周) 175, 176, 232~235, 237~243, 245~248, 252
김현철(金顯哲) 237

(ㄴ)

나가사키(長崎) 97, 116, 120, 121, 150, 151
나가요 마타로(長與又郞) 266, 267
　나가요 마타로 상 267
나가요 센사이(長與專齋) 266
나병 153
나쓰메 소세키(夏目漱石) 267, 282
나카니시 마사슈(中西政周) 241
난방의학(蘭方醫學) 97, 116, 118
난소암 325, 326, 364
난학(蘭學) 121
『난학계제(蘭學階梯)』 122
남만학(南蠻學) 121
『내과신설(內科新說, Practice of Medicine & Materia Medica)』 125, 134, 135
내부옹저(內部癰疽) 135
내시경 49, 158, 162, 166
네덜란드 상관 121
노동시간 310
노동여건 310
노동운동 310
『노동자들의 질병[직업병](De morbis artificum)』 158
노동환경 327
노벨 생리의학상 247, 248
노쇠(senility) 185, 189, 197, 199, 397
노중례(盧重禮) 54

농업혁명 310
뇌막염 189, 197, 216, 327
뇌혈관 질환 18, 20, 22, 30~33, 185, 187~189, 193~197, 199~202, 204, 327~329, 332, 334, 359, 360, 369, 375~378, 398, 400
누영(樓英) 60
누적위험도(Cum Risk, %) 39~41, 45~47
뉴스홈, 아서(Arthur Newsholme) 163, 164, 168, 223
니시카와 조켄(西川如見) 121
닉슨, 리처드(Richard Nixon) 30

(ㄷ)

다발성 신경종 234, 237
다카키 가네히로(高木兼寛) 163
다케다 마사부사(武田正房) 273
『단계심법(丹溪心法)』 55
『단계심법부여(丹溪心法附餘)』 58
『단곡경험방(丹谷經驗方)』 89
『단방비요경험신편(單方秘要經驗新編)』 89
담배 351
대만 180, 182, 183
『대만인구동태통계』 181, 183
대암협회(對癌協會) 347, 348
대장암 106, 158, 324, 325
『대한민국 통계연감』 334, 335, 337, 338, 340

대한병리학회 361, 362
『대한병리학회지』 361, 362
대한암협회 350, 356
『대한제국병원 연례보고서(Annual Report of the Imperial Korean Hospital)』 169, 170, 172
더들리, 프랭크(Frank A. Dudley) 175, 222, 223, 391
덕혜옹주 225, 226, 249
데몬스트라치온(示說) 247
데지마(出島) 97, 116
도립의원 213, 214, 268
『도역법리마(道譯法爾瑪)』 123
도쿠가와 요시무네(德川吉宗) 121
도쿠미쓰 요시토미(德光美福) 240, 251, 268, 271
독창(毒瘡) 137
『동의보감(東醫寶鑑)』 54, 57~60, 87
동헌거사(東軒居士) 52, 79
두창(천연두) 310
드루이트, 로버트(ロベルト・ドロイ, Robert Druitt) 119
디스토마 153

(ㄹ)

라마치니, 베르나르디노(Bernardino Ramazzini) 158
『랜싯(The Lancet)』 18, 379
러들로우, 알프레드 어빙(Alfred Irving Ludlow) 175, 176, 221~223, 252, 253, 259, 261, 262, 266, 322, 324, 342, 384
레카미에, 조제프(Joseph Claude Anselme Récamier) 130
롱, 크로포드(Crawford Long) 115
림프종(lymphoma) 106

(ㅁ)

마비탕(痲沸湯) 97, 118
마에노 료타쿠(前野良澤) 121
마이봄, 요한 하인리히(Johann Heinrich Meibom) 113
마취술 97, 115, 116, 118
마취제 116, 118, 131, 132
마츠이 곤다이라(松井權平) 280, 281
만드라고라 116
만성 퇴행성 질환 189, 309, 313, 327, 329, 346, 375, 396, 400
말라리아 153
말초신경암 365
말피기, 마르셀로(Marcello Malpighi) 101, 103, 113
망원경 129
매독 153, 328
멜라닌증[黑色症] 153
모르가니, 조반니 바티스타(Giovanni Battista Morgagni) 94~96, 100~114
모리바나 소지(森鼻宗次) 119, 120
모성사망 190, 199
모성사망비(MMR) 190

모턴, 윌리엄(William Morton) 97,
  115, 116
목설(木舌) 60
목신(木腎) 51, 52, 60, 64, 90, 148
몸이 야위거나 축나는 병 151
문명병 110, 172, 204, 222
미래위험도 40
미몽수(迷蒙水) 131
미분류 종양(unclassified tumor) 157
미세해부학(현미경 해부학) 101
미키 사카에(三木榮) 50, 51, 53, 56,
  59~61, 63~65, 84
민영소(閔泳韶) 137
민주화 309, 311

(ㅂ)

바르톨린, 토마스(Thomas Bartholin)
  112
『박물신편(博物新編)』 125
박에스터(본명 김점동) 280
박완서(朴婉緖) 287, 288
박윤덕(朴允德) 54
박창훈(朴昌薰) 242
반위(反胃) 51, 52, 56, 57, 64, 90,
  148
반화창(反花瘡) 52, 54, 84~86, 89,
  90, 148
반화창질(反花瘡疾) 83
발살바, 안토니오(Antonio Valsalva)
  101~103, 105~107, 109

발암(發癌) 실험 247
방광암 96, 112
방사선 암 치료법 247
방사선 진단법 102
방사선의학연구소 349~352, 356~
  358, 383
방추형세포육종 144
방한숙(方漢肅) 235
『백내장, 코의 폴립, 음낭암』 158
백인제(白麟濟) 242, 243, 280~282
백일해 327
백혈병 365, 366
버니, 패니(Fanny Burney) 115, 119
번역 장벽 109
번화창(飜花瘡) 54, 55, 87~89
법의부검(法醫剖檢) 215
법정전염병(10종) 180, 185, 189,
  197, 205, 327
베니비에니, 안토니오(Antonio Benivi
  eni) 96, 111~114
베더, 에드워드(Edward B. Vedder)
  175, 222, 223
베살리우스, 안드레아스(Andreas Vesa
  lius) 95, 104
벨츠, 에르빈 폰(Erwin von Bälz) 99,
  137, 283~286
병리부검(病理剖檢) 215, 219, 220
병리부검사례 217
『병리통론(病理通論)』 99, 137~139
『병리학원론』 253, 254

보건복지연구소(AIHW)   31
「보건의료를 통해 본 일제 강점기. 식
    민지 근대화론의 허와 실」   182
보네티, 테오필(Theophili Boneti)   96,
    101, 102, 111~114
보약(補藥)   103
복녕당(福寧堂) 양씨(梁氏)   225, 226
『본조경험방』   78
본체론(本體論, ontology)   94, 104
『본초(本草)』   87, 89
『본초강목(本草綱目)』   87
볼로냐 대학   101
부검(剖檢, autopsy)   95, 96, 100~102,
    105~107, 109, 111~113, 126, 129,
    149, 151, 154, 175, 215~220, 222,
    230~234, 236, 256, 257, 262, 267,
    361~363, 365, 366, 387, 391
부검 소견   101, 102, 105, 106, 109,
    112, 113, 126
『부검 실례(Sepulchretum sive Anato-
    mica Practica)』   101, 113, 114
부검례   259
부신암   365
부위를 확정할 수 없는 암(cancer, po-
    sition undefined)   164, 165
부인암   351, 383
북한   395, 397~400
불령선인(不逞鮮人)   282
『붕백씨약론(朋百氏藥論)』   152
비강 폴립(비용종[鼻茸腫], polypous
    nose)   155
비강암   364
『비급천금요방(備急千金要方)』   73, 77
비샤, 자비에(Xavier Bichat)   94, 95,
    104
빌 & 멜린다 게이츠 재단   18

(ㅅ)

사망력   315
사망분율(%)   21, 34~36, 336, 337,
    339, 340, 342, 368, 369, 396~398
사망원인   18, 20, 21, 30, 31, 36, 38,
    113, 163, 168, 174, 178~180, 185~
    190, 193~196, 198~204, 213, 215,
    216, 225, 226, 230, 315, 316, 327~
    331, 339, 354, 358, 359, 361, 362,
    368, 369, 375, 379, 388~390, 396~
    399
사망원인통계   18, 22, 27, 179, 204,
    217, 315, 326, 368~370, 396
『사망원인통계』   204, 212~214, 356,
    358, 360, 387, 398
『사망원인통계 결과』   327
    『2022년 사망원인통계 결과』   18, 339,
    341, 368
사망원인통계자료   375
사망지표   396
사망진단   178, 180, 182~186, 205,
    210, 345
사망진단서   180, 181, 184, 257

찾아보기   417

사망진단자 174
사망통계 183, 320
사비에르, 프란시스코(Francisco Xavier) 120
사상충증 153
사토 스스무(佐藤進) 119
사혈(瀉血) 100
사회교육 346
산업혁명(공업혁명) 310
『삼화자방』 77
『삼화자향약방(三和子鄕藥方)』 54, 77
상고하심 엄혈지의(上高下深 嚴穴之義) 51, 54, 65
상피종(epithelioma) 170, 171
생검 361~364, 366
『생리 및 병리 조직학적 관점으로 본 세포병리학(Die Cellularpathologie in ihrer Begrundung auf physiologische und pathologische Gewebelehre)』 98, 119
생명표 312
생존자 비율(%) 312, 313
생활수준 327
서양 전통의학 109
『서의약론(西醫藥論, First Lines of the Practice of Surgery in the West)』 124, 134, 135
석저(石疽) 73, 74, 78
선세포암 141
선입관 175

선천성 매독 328
설사 및 장염 185, 186, 189, 197, 199, 204, 211, 216, 327
설암(舌癌) 50, 59, 60, 63, 255, 261, 364
성인병 359
『성제총록(聖濟總錄)』 54, 70, 71, 85
성토머스 병원(St. Thomas Hospital) 163
『성혜방(聖惠方)』 56, 67, 68, 86
세계 질병부담 연구(GBD) 379
세계보건기구(WHO) 18, 26~28, 38, 42~45, 168, 314, 361, 363, 396, 398, 400
세계의학 149
『세계인구전망 2022(World Population Prospects 2022)』 341, 356, 371
세계표준인구 23, 204, 370
세브란스병원 139, 176, 219, 252, 253, 384
세브란스(연합)의학전문학교 177, 219, 221, 239~241, 248, 250~253, 264, 322
세포(細胞)병리학 17, 50, 64, 94, 104, 116
소모성 질병 151
『소씨병원(巢氏病源)』 58
소아마비 346
소원방(巢元方) 58, 83, 84
소작법(燒灼法) 160

손사막(孫思邈) 73, 77
쇤라인, 요한 루카스(Johann Lukas Schönlein) 149, 150
쇼크 115
수종(蝦腫) 123
수직 감염 328
『수진경험신방(袖珍經驗神方)』 89
순환계 질환 396, 397
순회검진반 349
스기다 겐파쿠(杉田玄白) 121
『승정원일기』 92
시가 기요시(志賀潔) 240, 251, 342, 344
시노자키 테쓰히로(篠崎哲四郎) 60
시바 료우카이(司馬凌海) 150, 151
시진(視診) 131
식도암(食道癌) 50, 56~58, 63, 64, 158, 229, 283, 284
식·주·의(食住衣) 25, 311, 327
식품 저장·관리 방법 321, 322, 391
『신기천험(身機踐驗)』 98, 124~127, 133~135, 139
신생물 189
신성우(申聖雨) 238
신용균(申龍均) 243
신장염 185, 189, 199, 216, 327
신해용(申海容) 89
『신효만전방(神效萬全方)』 78
심장질환 18, 19, 22, 187~189, 193~197, 199~203, 327~329, 332~334, 368, 369, 375~377, 398
심호섭(沈浩燮) 242
심훈(沈熏) 289

(ㅇ)

아오키 곤요(青木昆陽) 121
아이야 간(藍屋勘) 97, 117, 118
아편 116
악성 신생물 18, 203, 328, 338, 359, 361, 368
악성 종양(암)(malignant tumor) 56, 65, 154, 155, 157, 361, 363~366, 384, 399
악성림프종 364, 365
악성종류(惡性腫瘤) 83
악증(惡症) 123, 124
안면상피종(epithelioma face) 155, 158, 159
안수경(安壽敬) 280
안중근(安重根) 223~225
알 권리 275
알렌, 호러스 뉴턴(Horace Newton Allen) 152~155, 157, 159, 161, 162, 166, 170, 172, 286, 287
알츠하이머병 19, 368
알코올 116
암(신생물) 185
암 고지(告知) 274, 282, 283
암 등록사업 352
암 등록제도 366

암 보험 358, 359
암 쎌 348
『암 연구(Recherches du Cancer)』 130
암 예방운동 346
암 왕국 379, 380, 383, 384, 391
암 진단 30, 42, 45, 162, 169, 175, 176, 211, 213, 221, 222, 252, 274, 275, 282, 310, 320, 384, 391
암 진단 고지 275
암 팬데믹 18, 368
암 협회 347
암 호발(好發) 연령(군) 174, 178
암성 종양 17
암연구회(がん硏究會) 267
암의 날 350~352, 356~358
암의 사회적·문화적 이미지 287
암의 정의 16, 17
암의 청정지역 205, 210, 215, 273
「암의 통계적 연구에 대하여(癌の統計的研究に就て)」 267
암적 존재 288
암종(癌腫, 癌瘇, カンカル, carcinoma) 51, 53, 64, 65, 119, 124, 139, 140, 157, 176, 220, 254, 288~290, 336, 384
암증(癌症) 81
야마기와 가쓰사부로(山極勝三郎) 163, 246, 248, 250, 267
야마다 료슈쿠(山田良叔) 99, 137, 139
양사영(楊士瀛) 51, 52, 54, 65, 78, 79

양성 종양(benign tumor) 17, 157
양예수(楊禮壽) 54, 89
『양의미(瘍醫微)』 89
양창(瘍瘡) 124
업적심사제도 241
에버스타트, 니콜라스(Nicholas Eberstadt) 396, 397
에비슨, 올리버(Oliver R. Avison) 169, 170, 172
에우스타키, 바르톨로메오(Bartolomeo Eustachi) 112
에테르 97, 115, 116
엑스선 촬영기 49
『역건(譯鍵)』 122, 123
역병(疫病) 25, 30
역병의 시대 25, 346, 395
역사통계학 21, 379, 391
연령 요인 30, 315
연령(구간)별 사망률 203, 204, 190, 211, 319~321, 370, 387~389, 391, 394
연령(구간)별 암 사망률 313, 337, 338
연령별 인구 구성 333
연령조정사망률(AADR) 23
연령표준화 23
연령표준화발생률(ASIR) 33, 362, 366, 367
연령표준화사망률(ASDR) 21~23, 27, 28, 31, 34~36, 39~41, 45~47, 169, 174, 178, 190, 203~205, 209~214,

315~325, 327, 329, 331~333, 355, 356, 370, 371, 373~378, 380, 382~384, 387, 390~394, 398, 399

연앙인구(年央人口) 23

연옹(軟癰) 127~131

연주창 153

영아사망률(IMR) 309~311, 371, 373~375

영양 상태 310

『영화대역수진사서(英和對譯袖珍辭書, A Pocket Dictionary of the English and Japanese Language)』 97, 119, 120, 124

예정된 죽음 287

예정된 죽음을 품위 있게 준비할 수 있는 장치 288

오가와 시게시(小川蕃) 280~282, 286

오쓰기 겐타쿠(大槻玄澤) 121

오희원(吳熙源) 227~229

옹(癰) 80, 83, 84, 125, 137

옹저(癰疽) 52, 65, 66, 68, 74, 89, 90, 98, 126, 127, 131, 135~137, 139

옹저론(癰疽論) 135

「옹저창양문(癰疽瘡瘍門)」 51, 54, 65

「옹저창양문 2」 66, 67

「옹저창양문 5」 84

옹종(癰腫) 68

완저(緩疽) 69, 70

왕회은(王懷隱) 56

「외견상의 암 증가(On the Alleged Increase of Cancer)」 163, 164

외과(外科) 95, 96, 105, 116, 130, 172, 176, 221, 252, 270, 272, 279~282, 384

외과술 97, 118

『외과신설(外科新説 獨來氏)』 119, 120

외과의 101

『외과통론(外科通論)』 119

『외대비요(外臺秘要)』 77

요시오 조엔(吉雄如淵) 124

우단(虞摶) 88

우두술 310

『우리나라의 인구동태(我が國の人口動態)』 329~331, 333

「원발성 비장 육종(原發性脾臟肉腫) 233, 234, 236

원발성 폐암 236, 237

원주상피암 141

원형세포육종 145

위 내시경 102, 154

위암(胃癌) 50, 51, 53, 56, 58, 59, 63, 64, 95, 96, 105, 112, 154, 155, 158, 174, 178, 210~214, 221, 223, 225, 230, 231, 248, 255, 258, 259, 261, 262, 267, 321, 324, 348, 349, 351~353, 355, 359~361, 364~366, 380, 391

위암[胃癰] 135

위암 왕국   379, 380
『위암발생론(胃癌發生論)』   248
위염   391
위옹(胃癰)   125, 126, 134
위옹저(胃癰疽)   135
『위제보서(衛濟寶書)』   52, 79, 81
위험도   49
윌리스, 토머스(Thomas Willis)   113
윌콕스, 월터 프랜시스(Walter Francis Willcox)   223
유방 제거수술   115
유방암(乳房癌)   45, 47, 49, 50, 53, 63, 84, 96, 97, 106, 115~119, 122, 125, 127, 131, 158, 165, 166, 221, 225~267, 325, 326, 359, 361
유방종양   115, 118
유선암   259, 260
유암(乳岩, 乳巖, Carcinoma mammae)   52, 55, 83, 84, 90, 118, 122, 124, 148
유암(乳癌)   55, 255
유암[乳癰]   126, 130, 131
유암 (적출) 수술   97, 118
유옹(乳癰)   55, 125
유일준(兪日濬)   242, 243
유전성   130
유창희(劉昌熙)   137, 138
육종(肉腫, sarcoma)   55, 139, 140, 143, 146, 147, 157, 170, 171, 220, 233, 254, 256, 262, 263
윤일선(尹日善)   175, 177, 237~242,

246, 248~253, 264~266
윤치오(尹致旿)   249
윤치형(尹治衡)   242
윤태권(尹泰權)   273
융모암   366
음경 절단수술   173
음경상피종(epithelioma penis)   155, 157, 158, 160, 162, 172, 173
음경암(陰莖癌)   50, 51, 59, 60, 63, 64, 107, 221, 255, 258, 260~262, 264, 267, 268, 286
음양   68
의과고강서(醫科考講書)   54
『의림촬요(醫林撮要)』   89
의무교육   311
『의문보감(醫門寶鑑)』   89
의사(醫師)   174, 180~186, 213, 344, 345
의사면허   280, 286
의사에 의한 사망진단 비율   178, 184
의사윤리   286
의생(醫生)   174, 178, 180~182, 184~186, 344
『의학(De medicina)』   160
『의학강목(醫學綱目)』   60
의학관   94, 95, 104
의학교(醫學校)   99, 137, 138, 248, 235
『의학명사휘편(醫學名詞彙編)』   136
『의학영화자석(醫學英華字釋)』   125,

135
『의학입문(醫學入門)』 54, 88
『의휘(宜彙)』 89
이경화(李景華) 86
이광수(李光洙) 275, 279~282
이나모토 카메고로(稻本龜五郎) 236, 238~240, 242~246, 248
이나무라 삼파쿠(稻村三伯) 122
이노우에 가오루(井上馨) 284
이명원(李命源) 54
이병모(李秉模) 86
이사키 세이이치(井崎精一) 231
이성조(李聖肇) 92, 93
이시진(李時珍) 87
이와쿠라 도모미(岩倉具視) 283~286
이와쿠라 사절단 283, 285
이용훈(李容勛) 176, 253, 264
이응렬(李應烈) 176, 177, 219, 252~254, 264~266
이의춘(李宜春) 89
이인재(李麟宰) 89
이장규(李章圭) 350~358, 383
이재복(李在馥) 243
이제구(李濟九) 362
이중 부담(double-burden) 396
이진태(李鎭泰) 89
이질 327
이천(李梴) 55
이케베 요시오(池部義雄) 225, 226
이토 히로부미(伊藤博文) 284, 285

인구동태통계 183
인구총조사[국세조사(國勢調査)] 190, 326
『인재직지방론(仁齋直指方論)』 51, 52, 54, 76, 78, 79
인체해부학 17, 95, 104, 149, 160
인플루엔자 203, 327
인플루엔자 팬데믹 25, 311, 312, 316
인후암 106
일격(噎膈) 52, 56~58, 82, 84, 90, 148
『일반 및 특수 병리학과 치료학(Allgemeine und specielle Pathologie und Therapie)』 149, 150
일본암학회(日本癌學會) 254, 267
『일본제국사인통계(日本帝國死因統計)』 181, 203, 206, 326, 328~331, 333
『일본제국인구동태통계(日本帝國人口動態統計)』 181, 182, 207, 219, 326
임상 소견 101, 102, 105, 109, 112
임상의학 149
임파종 352
『입문(入門)』 88

(ㅈ)
자궁경부암 45, 47, 106, 259, 364, 366
자궁암 49, 158, 165, 166, 174, 178, 210, 211, 213, 214, 221, 226, 227, 255, 258, 259, 267, 273, 324, 325, 349, 351, 352, 355

찾아보기 423

「자궁암종의 내·선인에서의 비교 통계적 관찰(子宮癌腫ノ內鮮人ニ於ケル 比較統計的觀察)」 273
자궁체부암 259
자기 결정권 275
자르코, 사울(Saul Jarcho) 103
자살 360, 361
장기(臟器)병리학 94, 104
장티푸스 327
저(疽) 80, 137
저출산 371
적취(積聚) 52, 82, 84, 90, 148
전곡리 사람들(全谷里人) 148
전립선 특이 항원(PSA) 326
전립선암 325, 326, 365
전신마취 97, 116~118
전이(轉移, metastasis) 17, 96, 106, 130, 132, 145, 161, 287
전인적(全人的) 94, 103, 104
『전체신론(全體新論)』 125
전통의학(traditional, premodern medicine) 51, 52, 64, 65, 90, 95, 105, 108, 135, 148, 149, 344
접근하기 쉬운 암(accessible cancer) 50, 63, 107, 158, 161, 164~167, 171, 172
접근하기 어려운 암(inaccessible cancer) 158, 164~167
정경선(鄭敬先) 89
정구충(鄭求忠) 237, 242

정두원(鄭斗源) 129
정약용(丁若鏞) 53, 90, 115, 118
정예남(鄭禮男) 55
정작(鄭碏) 54
『정전(正傳)』 88
정충(程充) 55
제1차 을병대기근 24
제2차 을병대기근 24
제너, 에드워드(Edward Jenner) 310
『제병원후론(諸病源候論)』 83, 84
제생의원(濟生醫院) 154
제중원(濟衆院) 152, 153, 155, 159~162, 165, 166, 169, 170, 172, 268, 286, 287, 384
조기 진단 45
조마리아 223~225
조사망률(CDR) 211
『조선방역통계』 343
『조선의사연표(朝鮮医事年表)』 61~63
『조선의서지(朝鮮医書誌)』 61~63
『조선의학사』 62
『조선의학사 및 질병사(朝鮮医学史及疾病史)』 61, 63
조선의학회(朝鮮醫學會) 231, 245, 291, 292
『조선의학회잡지(朝鮮醫學會雜誌)』 175, 231~234, 236, 237, 252, 291, 292
「조선인 종양의 통계적 관찰(半島人に於ける腫瘍の統計的觀察)」 176, 253,

254, 264
「조선인구동태조사규칙」 180
『조선인구동태통계(朝鮮人口動態統計)』
    174, 178, 180~190, 193~202, 204,
    205, 207, 208, 210, 212~214, 219,
    336~338, 340, 344
「『조선인구동태통계』(1938~1942)의
    분석을 통해 본 일제 강점기 조선
    인의 건강과 질병 상태」 177
「조선인의 암. 예비 보고(Carcinoma in
    the Korean. Preliminary Report)」 176,
    252, 384
『조선정부병원 제1차년도 보고서』
    152, 153, 156, 157, 170, 286
『조선질병사(朝鮮疾病史)』 50, 53, 56,
    63
조선총독관방조사과 205
「조선총독부경무총감부령」 제6호 180
『조선총독부관보』 218
조선총독부의사시험 280
조선총독부의원 232~235, 237, 238,
    241, 243, 244, 273, 280, 286, 292
『조선총독부통계연보』 174, 177~180,
    186, 205~207, 216, 219
조직검사(생검) 131, 151, 166, 281
조직(組織)병리학 94, 104
조창호(趙昌鎬) 176, 253, 264
조헌영(趙憲泳) 344
종류(腫瘤) 82, 84
종양등록사업 176, 252

종양통계연구 177
주명신(周命新) 89
주진형(朱震亨) 55
『주후비급방(肘後備急方)』 83
중독사고 361
지방종(fatty tumor) 170
지석영(池錫永) 89, 99, 137, 138
지제근(池堤根) 235
지청천(池靑天) 237
지케이의원 의학교 163, 247, 248
직업성 암(occupational cancer) 157
직장암 364
『직지방(直指方)』 51, 53, 65, 74, 76
『진기한 질환들과 그 외과 치료법 도
    해(奇疾外療圖卷)』 117
진병호(秦柄鎬) 339, 340, 342, 345,
    347
『진우신방(晋寓神方)』 89
진통 116
질병 분류 182
질병관(疾病觀) 52, 90, 94, 95, 103,
    104, 108, 109, 148, 149
『질병들과 치유의 원인들에 관한 숨
    겨진 비밀과 경이로움(De Abditis
    nonnullus ac Mirandis Morborum et
    Sanationum Causis)』 96, 111, 113
질병명 52, 149
질병의 의미 287
『질병의 장소와 원인에 관한 해부학
    적 연구(De Sedibus et Causis Morbo

rum per Anatomem Indagatis)』(1761)
　95, 102, 105, 108, 114
『질병의 장소와 원인에 관한 해부학적 연구(Seats and Causes of Diseases Investigated by Anatomy)』 106
질병통제예방센터(Centers for Disease Control and Prevention) 322
질암 165, 166

(ㅊ)
『차이나 메디컬 저널(China Medical Journal)』 176
척추암종(脊椎癌腫) 119
『천금방(千金方)』 73, 86
『천금익방(千金翼方)』 77
청진법 102
체액병리학 95, 104
초고령 사회 371
초과 사망 27
최고령층 199
최동(崔棟) 176, 253, 266
최명학(崔明鶴) 241
최일문(崔日文) 242
최한기(崔漢綺) 98, 124~126, 129, 133~135
출혈 115
충수염 100
췌장암 106, 356
치명률(치사율, fatality rate) 22, 30
『친일인명사전』 242

(ㅋ)
켈수스, 아우렐리우스 코넬리우스 (Aulus Cornelius Celsus) 160
코로나-19 18~20, 22, 25~29, 189, 368, 369
코흐, 로베르트(Robert Heinrich Hermann Koch) 247
콘하임, 율리우스 프리드리히(Julius Friedrich Cohnheim) 142
콜레라 24, 30, 189
콜레라 방역의사 235
쿡, 윌리엄(William Cooke) 106
킹, 조지(George King) 163, 164

(ㅌ)
『태평성혜방(太平聖惠方)』 56
통계청 18, 327, 368, 370, 375, 387, 388, 390
통념 174, 178, 190, 211, 239, 324, 353, 355, 391
통선산(通仙散) 97, 118
통증 115
통찰 175, 176, 221, 223, 252

(ㅍ)
파도바 대학 101
파라켈수스(Paracelsus) 112
『파유마화해(波留麻和解)』 122, 123
파이어, 요한 콘라트(Johann Conrad Peyer) 113

팔로피오, 가브리엘레(Fallopius, Gabriele) 112
페니실린 336
페르넬, 장(Jean Fernel) 112
페리, 매슈 캘브레이스(Matthew Calbraith Perry) 116
편평상피암 141
평균수명(LE) 110, 309~311, 371, 373~375
평양의학대학병원 395
폐결핵(肺結核) 154, 155, 177, 253, 346
폐렴 185, 186, 189, 197, 203, 204, 211, 216, 327, 329, 375
폐로(肺勞) 154, 155
폐암(肺癌) 227~229, 232, 288, 289, 315, 317~319, 321~323, 348~353, 355, 359, 361, 391, 393, 394, 396
포경 262
포트, 퍼시발(Percivall Pott) 157, 158
폼페, 요하네스(Johannes Lijdius Catharinus Pompe van Meerdervoort) 151
표저 70, 71, 73~75, 77, 78
표준인구 23, 168, 204, 331, 333, 367, 370, 389
풍저(風疽) 72
피르호, 루돌프(Rudolf Virchow) 94, 95, 97, 98, 100, 101, 104, 106, 119, 246, 247, 353

피부과 116
피부암 50, 54, 55, 63, 83, 159, 164, 255, 258, 260~262, 264, 267, 364, 365
피부암종(皮膚癌腫) 118
필리핀인 175, 222, 391

(ㅎ)
하나오카 세이슈(華岡靑洲) 97, 116~119, 122
『하나오카의 처(華岡靑洲の妻)』 118
하마종(점액낭종, ranula) 155
하세가와 준치로(長谷川順治郞) 99, 137, 139
하즈두, 스티븐(Steven I. Hajdu) 95, 96, 105, 107, 110, 112, 113
학교교육 346
「한국인 암에 관한 통계학적 연구」 266
「한국인 종양의 통계학적 연구(A Statistical Study of Tumors Among Koreans)」 264
한국전쟁 346, 371, 374, 396
『한국통계연감』 335, 338~340, 342
한국한의학연구원 52, 66, 90
한규설(韓圭卨) 226, 227
한의사 186
한의학 52, 66, 79, 94, 103
한의학고전DB(https://mediclassics.kr/) 52, 90, 125, 126

항결핵제 327
항생제 327, 336
항암제 130
해부병리학 17, 94, 95, 99, 102, 104, 105, 149
『해체신서(解體新書)』 121
행려사망자 215~218, 232, 234
『향약간이방(鄕藥簡易方)』 53, 66, 76, 77
『향약구급방(鄕藥救急方)』 59
『향약집성방(鄕藥集成方)』 51, 54, 57, 58, 64~67, 76~78, 84
허영숙(許英肅) 275, 280~282, 286
허준(許浚) 54, 55
헤론, 존(John W. Heron) 152~154, 157, 159, 161, 162, 166, 170
현대문명 177, 288, 290, 321, 326
현대병 204, 288
현대의학 49, 51, 64, 101, 108, 109, 177, 290, 326, 346, 350
현대화(근대화) 309
현미경 129, 247, 353
혈관종(angioma) 170
호리 타스노스케(堀達之助) 97, 119, 120
호발연령 258, 261
호프먼, 프레드릭 루드윅(Frederick Ludwig Hoffman) 222, 223
혼마 겐초(本間玄調) 118
홉슨, 벤자민(Benjamin Hobson) 65, 66, 98, 124, 125, 133, 135
홉슨 의서 5종 98, 124
홍역 189, 197, 216, 327
『화란문역(和蘭文譯)』 121
『화란문자약고(和蘭文字略考)』 121
『화영음운자전집성(華英音韻字典集成)』 137
『화이통상고(華夷通商考)』 121
『황제내경(黃帝內經)』 82
후두암 364, 365
후지나미 고이치(藤浪剛一) 246
후지나미 아키라(藤浪鑑) 239, 240, 242~248, 250, 251
후지나미 육종 244, 246
후지바야시 후잔(藤林普山) 122
흉막내피종 236
『흠정사고전서(欽定四庫全書)』 76, 79
흡입마취 131
희귀 질병 50, 63
히오시아민 116
히포크라테스(Hippocrates) 95, 102, 104, 108, 112, 149, 160, 353

(숫자와 영어, 한자)
3·1운동 327
3대 사망원인 19, 189
4일열(four-day ague) 153
「740개 조직표본의 진단 결과(The Result of 740 Sections Diagnosed)」 176, 253

A Medical Vocabulary in English and Chinese 136

consumption 151

ICD(국제질병분류) 38~41, 315~317
    ICD-11 38

IHME(보건계측·평가연구소) 18, 20, 21, 27, 28, 379, 380, 387~390

IHME 표준인구 389, 390

Results from the 2021 Global Burden of Disease(GBD) study 18, 20, 21, 26, 29, 31~36, 382, 383, 385, 386, 393, 394

Schwindsucht 151

tuberculosis 151

Tuberkulose 150, 151

WHO Mortality Database 168, 313

World Health Statistics 44

癌上高下深巖穴之義 70

지은이 _ 황상익

서울대학교 의과대학 명예교수
대한민국 의학한림원 종신회원

[약력]
1952년 경상남도 진해 출생
1977년 서울대학교 의과대학 졸업
1982년 서울대학교 대학원 박사과정 졸업(의학박사, 생리학)
1985~1994년 서울대학교 의과대학 전임강사, 조교수(생리학)
1994~2016년 서울대학교 의과대학 부교수, 교수(의사학/인문의학)
2015~2020년 연변대학교 객좌교수
2017~2019년 성신여자대학교(성신학원) 이사장(교육부 파견)

1999~2002년 한국의료윤리교육학회 총무이사
2003~2005년 한국과학사학회 회장
2004~2006년 한국생명윤리학회 회장
2006~2009년 대한의사학회 회장
2012~2016년 국제고려학회 부회장 겸 서울지회 회장
2000~2001년 과학기술부 생명윤리자문위원회 위원 겸 운영위원장
2003~2004년 대통령 소속 의문사진상규명위원회 위원
2005~2008년 대통령 소속 국가생명윤리심의위원회 위원
1996~2000년 5·18 완전 해결과 정의 실현, 희망을 위한 과거청산국민위원회
    집행위원장
2001~2005년 전국교수노동조합 제1대, 제2대 위원장

[대표 저서]

『김익남과 그의 시대』(2018)

『한 학도의 배움길』(2017)

『역사가 의학을 만났을 때』(2015, 세종도서)

『콜럼버스의 교환: 문명이 만든 질병, 질병이 만든 문명』(2014, 세종도서)

『근대의료의 풍경』(2013, 학술원 우수학술도서)

『인물로 보는 의학의 역사』(2004, 학술원 우수학술도서)

『첨단의학시대에는 역사시계가 멈추는가』(1999)

[대표 역서]

『문명과 질병』(2008, 학술원 우수학술도서)

『생명이란 무엇인가?』(1992)

『핵전쟁과 인류』(1987)

[대표 논문]

「보건의료를 통해 본 일제 강점기: 식민지 근대화론의 허와 실」, 국제고려학, 13호(2014)

「의학사적 측면에서 본 '4·3'」, 『제주 4·3 연구』(역사비평사, 1999)

「근대이전 서양의학의 질병관과 극복과정」, 한국과학사학회지, 17권 1호(1995)

「20세기 초 미국 의학교육의 개혁과 '플렉스너 보고서'」, 의사학, 3권 1호(1994)